STANDARD TEXTBOOK

PT OT

물리치료·작업치료

전문기초분야

■ 편집 : 梶原博毅 · 横井豊治
■ 역자: 이 재 갑 외

병 리 학

Pathology

개정 3판

영 문 출 판 사

■ 옮긴이 (가나다 순)

김주현	용인대학교 외래교수	우영근	전주대학교 물리치료학과 교수
박주형	경북전문대학교 작업치료과 교수	이인학	대전보건대학교 물리치료과 교수
박형기	마산대학교 물리치료과 교수	이재갑	경동대학교 물리치료학과 교수
양영애	인제대학교 작업치료학과 교수	정재엽	경북과학대학교 작업치료과 교수
엄기매	여주대학교 물리치료과 교수	홍준혁	울산과학대학교 외래강사

《標準理学療法学·作業療法学　専門基礎分野》病理学　第 3 版
ISBN: 978-4-260-00735-1
シリーズ監修　奈良　勲・鎌倉 矩子
編集　梶原 博毅・横井 豊治
published by IGAKU-SHOIN LTD., TOKYO Copyright © 2009

물리치료 · 작업치료 전문기초분야

병리학 개정 3판

2013년 2월 15일 초판인쇄
2013년 2월 22일 초판발행

편　집 : 梶原博毅 · 横井豊治
옮긴이 : 이 재 갑 외
발행인 : 박 병 조
발행처 : 도서출판 영문출판사
등　록 : 1987년 12월 21일 제 2-419호
주　소 : 서울시 강남구 삼성동 69-1
전　화 : (02)514-5590, 776-5590
팩　스 : (02)756-8943
홈페이지 : www.ymsbook.net
e-mail : yeongmunsa@empal.com
정　가 : 35,000원

ISBN 978-89-7224-319-9 93510

• 파본은 교환해 드립니다.

간행의 말

일본에 최초의 물리치료사 · 작업치료사 양성학교가 만들어진 후 벌써 30여년이 지났다. 현재 전국의 물리치료사 · 작업치료사 양성학교의 수는 각각 100을 넘게 되었다. 처음에 파라메디칼(의학에 부속하여 있는 전문직)을 표방하고 있었던 2개의 직종은 어느덧 코메디칼(의학과 협업하는 전문직)을 자칭하게 되어 전문학교에서만 시행되고 있었던 양성교육은 단기대학, 대학에서도 시행하게 되었다. 거기서 가르치고 있는 것은 바야흐로 물리치료, 작업치료만이 아니라 물리치료학, 작업치료학이다. 교육을 대강화하는 물결은 이 세계에도 미치고 교육의 세부사항을 법령에 의해서 세부적으로 규제되는 시대는 지났다.

하지만 이러한 변혁 속에서도 거의 바뀌지 않고 이어져 온 것이 있다. 그것은 전문기초교육이라 불리는 것이다. "사람", "질환과 장애", "보건의료복지의 이념"에 대한 교육과목 그룹을 관계자는 이와 같이 부른다. 특히 전2자는 이른바 기초의학계 과목, 임상의학계 과목으로 겉보기에 같지만 실제는 물리치료학 · 작업치료학 교육에 걸맞은 것이 되도록 역점을 바꿔서 가르쳐 온 것이다. 내용 재편성의 방법은 개개의 교사에게 맡기고 있었다. 물리치료 학생, 작업치료 학생의 전용 교과서는 없었다.

그러나 현재 고유의 교과서를 만들어내야 할 시대가 다가왔다. 전국에 일찍이 없었을 만큼 많은 물리치료 학생, 작업치료 학생, 그리고 신임 교사들이 탄생하였다. 노련한 교사들에게 교과서의 공개를 요청해야 할 시대가 온 것이다.

이리하여 본 교과서 시리즈 "표준 물리치료학 · 작업치료학 전문기초분야"는 기획되었다. 물론 이 밖에 각각의 "전문분야"를 다루는 시리즈가 없어서는 안 되지만 이것은 또 다른 기획에 맡기게 되었다.

코메디칼(co-medical)을 자칭하여 온 사람들 중에 의학모델로부터의 이탈을 선언하는 사람들이 나타나게 된지도 오래다. 이 경향은 향후 가속될 것이지만, 그러나 어떠한 시대가 오든 물리치료학 · 작업치료학 교육 속에서 사람의 신체와 마음, 그 발달, 그리고 질환과 장애의 특성을 학습하는 것의 의미가 상실되는 일은 없을 것이다. 물리치료가 물리치료이고 작업치료가 작업치료이기 위해서 이들의 지식은 항상 필수적인 기반을 제공해온 것이기 때문이다.

1999년 12월

시리즈 감수자

제3판의 서문

이 책의 초판이 2000년 3월에 출판된 후 이미 약 9년이 지나고 그 동안 2003년 11월에 제2판이 출판됨과 동시에 2004년 1월에 이 책이 한국어로 번역되었다. 이와 같이 이 책은 일본만이 아니라 이웃나라인 한국에서도 물리치료사 · 작업치료사를 비롯하여 많은 의료기술자를 양성하기 위한 교과서로서 사용되어왔다. 그러나 현재까지 집필하신 선생에는 정년을 맞이하여 대학을 떠난 선생도 있고 또한 병리학의 내용에도 해마다 새로운 전개가 있어 이번에 제3판을 발간하게 되었다.

제3판을 발간함에 있어서 이제까지의 편집체제를 상당히 크게 변경하고 장래를 향한 새로운 기획을 시도하였다.

우선 첫째로 편집 작업을 2인 체제(가지하라 히로키 히로시마대학 명예교수 및 요코이 토요하루 나고야대학 교수)로 하고 물리치료사 · 작업치료사를 비롯하여 기타 많은 의료기술자의 양성에 적합한 보다 세부적인 편집을 시행하였다.

둘째로 집필자도 물리치료학과 및 작업치료학과를 가진 의료기술계 대학의 교관을 중심으로 한 체제를 조직하고 새로이 가나자와대학의 카와라 사카에 교수, 가고시마대학의 요시다 아이치 교수, 오카야마대학 다카하시 교수 및 도쿄대학의 이토 교수에게 집필을 부탁드렸다.

셋째로 내용에 관해서도 새로운 식견이 많이 도입되었다. 또한 이 책의 가장 큰 특징으로서 본문 중의 사진이나 그림, 특히 육안, 조직의 사진은 시각적인 측면에서도 이해하기 쉽도록 이제까지의 흑백사진을 대체하여 컬러사진으로 하였다.

이상과 같이 제2판과는 상당히 큰 변경이 이루어져 이제까지보다 한층 더 충실화된 아름다운 병리학의 교과서가 완성되었다고 확신한다. 이 제3판이 물리치료사 · 작업치료사를 비롯하여 많은 의료기술자의 양성에 크게 공헌할 것을 마음으로부터 기대한다.

마지막으로 이 책의 출판에 있어서 다대한 도움을 주신 이가쿠쇼인의 관계자 여러분에게 마음으로부터 감사의 뜻을 표명한다.

2009년 1월

가지하라 히로키
요코이 토요하루

초판의 서문

의료에 종사하는 모든 사람, 즉 모든 의료인은 질병에 대해서 충분한 지식과 경험을 갖고 있어야 한다.

병리학(pathology)은 병의 원인(etiology)과 그 발병기전[병태발생(pathogenesis)]에 대한 학문이며 의학 · 의료의 가장 기본적인 학문이다. 즉, 각각의 질병에 관해서 그 원인을 밝히고 그 원인이 생체에 어떻게 작용하고 그에 대한 생체의 반응이 어떠한 것이며, 그 결과 어떠한 경과를 거쳐 질병이 성립하여 진행, 종식하여 가는지를(예후) 아는 학문이다. 따라서 병리학은 치료에 직결되는 학문이며 의료에 종사하는 사람이 필수적인 학문이다.

되돌아보건대, 일본의 물리치료사 · 작업치료사의 교육은 오랜 동안 3년제의 전문학교, 단기대학을 중심으로 시행되어 왔으나, 1992년에 히로시마대학 의학부 보건학과가 설치된 이래, 물리치료사 · 작업치료사의 4년제 대학 교육이 시작되고 현재는 대학원(석사 · 박사과정) 교육도 시행하게 되었다. 이러한 전개는 의료 · 의학이 급속도로 발전하고 고령화 사회의 진전과 더불어 의학 · 의료의 내용도 고도화되어 전문화, 세분화가 진행되어온 것에 의한 것으로 단순히 물리치료사 · 작업치료사만이 아니라 의사 및 모든 의료관련 직종에 관해서 풍부한 교양과 고도의 전문지식을 가진 의료인 교육이 필요하게 되었기 때문이다.

이 책은 이러한 학문적 조류에 입각하여 물리치료사 · 작업치료사 교육을 관점에 두고 편집된 최초의 병리학의 교과서이다. 그 내용은 총론과 각론으로 나뉘어 있고 상당히 엄선하여 쓴 것이지만, 또한 방대하고 한정된 시간 내에 충분히 학습하는 것은 매우 어렵다. 따라서 학생 여러분에게는 졸업 후 의료인이 되어도 질병에 직면할 때마다 항상 병리학으로 되돌아가 질병을 깊이 이해한 다음에 보다 좋은 의료를 시행할 수 있는 보다 좋은 의료인이 되도록 노력할 것을 간절히 바란다.

2000년 1월 연구실에서

가지하라 히로키

역자 서문

병리학은 의대의 병리학이나 의료기술계의 임상병리학과 뿐만 아니라, 그 외 의학에 관련되는 약학, 간호학, 의료기술학, 한의학 분야는 물론 생물학이나 기타 인체를 대상으로 하는 대부분이 분야에서 교육받아야 하는 필수적 기초과목이다. 그만큼 범위도 넓고 깊다. 그러기에 한 학기 수강으로 병리학 전부를 공부한다는 것은 쉽지 않은, 아니 불가능한 것처럼 여겨지기도 한다. 병리학을 배웠고 이제 병리학을 가르치는 입장이 되어서도 한 학기에 병리학을 제대로 강의한다는 것이 매우 어려운 일임을 부인할 수 없다. 그러므로 물리치료학 및 작업치료학, 그리고 의료기술분야에 적합한 내용으로 꾸며진 교과서를 늘 갈구하게 되었다.

본 서는 2000년에 초판이 발행되었고, 그리고 2009년 주로 물리치료학과 및 작업치료학과의 교수를 중심으로 한 체제로 집필진이 교체되면서 물리치료학 및 작업치료학, 그리고 의료기술계에 초점을 맞춘 교재로 대폭 개정되어 제 3판이 출간되었다. 그리고 본서는 제 3판의 번역서이다. 병리학은 기초의학이지만 병의 발생 원인을 밝히는 등의 임상의학과의 깊은 관련성으로 임상으로 진출할 사람에게도 전공이 아닌 한 그저 배우고 이수하는 정도의 기초의학이 아니라 필수적으로 이해하고 머릿속에 간직해야 할 학문이기도 하다. 그러나 너무 광범위하여 병리학이 주 전공이 아닌 한 공부 할 엄두를 내기가 어려운 과목이기도 하다.

본 서는 총론과 각론으로 구분하여 저술되어 있다. 총론이 좀 더 기초의학적 부분을 강조하고 있다면 각론은 임상의학적 부분에 도움이 될 수 있도록 구성되어 있다. 그런 점은 지금 병리학을 공부하는 학생신분에서 뿐만 아니라, 임상에서 환자를 치료하거나 일을 하는 의료기술계의 분들에게도 좋은 참고서가 될 수 있을 것이라 생각한다. 본 서가 다른 병리학 저서들에 비해 엄청난 다른 내용을 지니고 있다거나 다른 병리학 저서의 내용과 크게 차이가 난다고는 하지 않겠다. 다만, 물리치료학 및 작업치료학, 그리고 의료기술 분야의 학문을 배우는 이들에게 가장 적합한 내용으로 구성되었다는 점을 강조하고 싶다. 깊을 뿐만 아니라, 넓은 병리학의 학문체계에게 병리학의 모든 부분을 깊이있고 넓게, 빠짐없이 공부한다는 것은 아마도 병리학 자체를 주 전공으로 하지 않는 한 이상적 생각이라 할 수 밖에 없다. 의학의 한 분야를 전공하는 한 병리학은 필수 기초학문이므로 자신의 전공 영역에 적합한 방식 및 내용으로 효율적 공부를 하고져 하는 분에게 이 책을 권하고 싶다. 그런 점에서 본 서는 특히 물리치료학 및 작업치료학, 그리고 의료기술분야의 학문을 수업 중이거나 강의 중인 분에게 권하고 싶은 교과서라고 다시 한번 강조하고 싶다.

이 책을 접할 수 있도록 도움을 주신 영문출판사 박병조 사장님과 본 서가 출판되기까지 많이 수고해 주신 직원분들에게도 진심어린 감사의 말씀을 전하고져 한다.

2012년 12월 이 재 갑

목 차

각론

서론

PT · OT와 병리학의 관계

재활의학은 제3의 의학(① 예방의학, ② 치료의학, ③ 재활의학)이라고도 일컬어지는 것처럼 질병에 대한 치료 후, 생활기능의 일부가 결락한 환자의 사회생활에 복귀하는 것에 대한 학문(의학)이다. 이 재활의학의 매우 중요한 부분을 담당하는 것이 물리치료학 · 작업치료학이다.

생활기능의 결락을 가진 환자에게 물리치료 또는 작업치료를 시행하려면 그 기능의 결락에 이르게 한 질병의 원인과 병태발생, 즉 질병의 병리를 충분히 이해하는 것이 필요하다.

병리학은 질병의 원인과 그 발병기전(병태발생)을 밝히는 학문이며 의학 · 의료의 가장 기본적인 학문이다. 따라서 의료에 관여하는 모든 인간이 충분히 터득해두어야 할 필수적인 학문이기도 하다.

19세기 초두에 확립된 근대병리학은 약 2세기를 거쳐 오늘에 이르고 있고, 그 내용은 크게 병리학 총론과 각론으로 분류되고 있다. 병리학 총론은 퇴행성 병변(조직변성, 괴사 등), 순환장애, 염증, 종양 등 질병에 공통되는 병변에 대한 학문이며 병리 각론은 각 장기 · 조직의 질환 개개에 대한 학문이다. 따라서 의료를 시행하는 경우에는 그 질병에 관한 각론적인 깊은 지식과 그 때에 일어나는 총론적인 현상을 충분히 이해할 필요가 있다. 예컨대, 뇌경색이라는 질병의 원인은 어떠한 것이며 이 때문에 조직에 어떠한 변화가 일어나고 그 결과 어떠한 기능장애가 나타나는가, 그 기능회복에는 생체 측에 어떠한 재생능력을 기대할 수 있는가를 알 필요가 있고 그러한 후에 기능결락에 대해서는 어떠한 지원이 필요한가를 알 수 있다.

이상 언급한 것처럼 물리치료학 · 작업치료학을 학습하는 학생에게는 병리학, 특히 그 양론이라고도 할 수 있는 총론과 각론을 학습하는 것이 필요하며 졸업 후도 항상 병리학을 염두에 두고 의료를 시행할 필요가 있다.

이 책은 물리치료학 · 작업치료학을 학습하는 학생, 대학원생의 좋은 병리학의 교과서가 되도록, 또한 졸업 후 사회에서 활약하는 물리치료사 · 작업치료사에게도 도움이 되도록 집필자 전원이 예의 노력하였다고 생각한다.

총론

제 1 장

병리학의 개요

학습 목표
- 고대그리스, 로마에서의 질병관을 이해한다.
- 중세말기(대학의 탄생)에서부터 르네상스 이후의 인체해부와 병리해부의 발전을 이해한다.
- 19세기 이후의 병리학의 발전과 현재의 병리학을 이해한다.

A 병리학의 역사

1 고대의 의학에서부터 병리해부로

병리학(pathology)이란 병의 원인(etiology)과 그 발병기전(pathogenesis)을 추구하는 것에 의해서 병의 본태를 밝히는 학문이다.

근대적인 병리학이 확립된 것은 19세기 중반부터이지만 인류가 병의 본질을 추구하기 시작한 것은 인류가 지구상에 나타났을 때부터라고 생각한다.

선사시대에서 외상, 화상, 동상과 같이 원인이 명백한 질환에 관해서는 그 병리는 명료하지만, 원인이 명확하지 않은 질환, 예컨대 기형, 감염증, 대사 장애, 종양 등에 관해서는 그 발병기전에 다양한 억측이 이루어지고 미신적, 주술적인 요소가 많이 가미되어 왔다.

고대그리스에서는 인문과학, 사회과학 및 자연과학은 고도로 발전하고 의학에서도 쿠니도스파, 코스파 등에 볼 수 있는 것처럼 논리적, 객관적, 실증적인 의학이 발전하였다. 특히 코스파의 히포크라테스[Hippocrates, B.C. 460-370 무렵]는 의학의 선조라 일컬어지며 의료의 윤리를 확립하고 병의 원인에 관해서는 주술적인 요소를 극력 배척하여 객관적, 실증적으로 파악하려 하였다. 이 무렵의 질병관은 생체를 구성하는 요소(혈액, 점액, 황담즙, 흑담즙)의 평형상태가 건강이고 그 흐트러짐이 질병이라 생각되고 있었다. 이른바 체액병리학설이다.

이 시대의 신전(temple)의료에서는 운동, 일광욕, 식사요법, 야외극장에서의 연극관람, 신탁(신관)에 의한 심리요법 등, 이미 물리치료, 작업치료의 원형을 볼 수 있다.

이 그리스의학의 흐름은 프톨레마이오스왕조의 알렉산드리아에 계승되고 인체해부의 선조로 알려진 헤로필로스[Herophilos, B.C. 280년 무렵 활약]나 에라시스트라토스[Erasistratos, B.C. 310~240 무렵]의 활약으로 연결되어 갔다. 그 후 로마시대에 이르기까지 알렉산드리아는 의학의 메카로서 부동의 지위를 구축하였다.

로마시대에는 페르가몬 출신인 갈레노스[Galenos, 129-199]가 동물실험에 의해서 생체구조의 기능적 의미를 추구함과 동시에 그리스의학을 집대성하였다.

유럽 중세에서는 자연과학의 쇠퇴와 더불어 의학도 정체되었으나 그리스의학의 흐름은 이슬람 문화권에서 발전하고 아비세나[Avicenna, 980-1037]의 "의학정전(카논)"으로 집대성되었다.

유럽 중세의 말기에 남이탈리아의 살레르노에 의학교가 생기고 그리스의학의 부흥이 시작되었다. 또한 12세기에 대학이 탄생하면서 대학에서 의학교육이 시작되고 외과학의 강의와 함께 인체해부학의 강의가 시작되었다. 르네상스의 예술가들도 인체해부를 시행하였고 이 무렵 이미 베니비에니[Antonio Bervieni, 1514-1564]에 의해서 1542년에 계통적인 인체해부학의 저서 "인체해부학(Fabrica)"(전7권)이 출판되었다. 이것에 이어서 팔로피오[Gabriele Falloppio, 1523-1562], 유스타키우스[Bartolomeo di San Severino Eustachius, 1500-1574], 파브리시오[Girolamo Fabricio ab Aquapendente, 1533-1619] 등에 의해서 근대적인 해부학이 확립되어 갔다.

특히, 파브리시오에 의한 정맥판막의 발견은 그 후 영국의 내과의사 하비[William Harvey, 1578-1657]에 의한 혈액순환의 발견으로 연결되어 갔다.

16세기에는 코페르니쿠스[Nicolas Copernicus, 1473-1543], 케플러[Johannes Kepler, 1571-1630], 갈릴레오[Galileo Galillei, 1564-1642] 등에 의한 천문학의 발달, 나침반의 출현 등을 거쳐 대항해시대를 맞이하고 이에 수반해서 매독을 비롯한 외래 전염병이 맹위를 떨쳤다. 이 무렵, 프랑스의 대외과의사 파레(Ambroïse Paré, 1517-1590]는 혈관결찰에 의한 팔다리 절단술을 고안하고 의수, 의족의 개발에 정력을 기울였다.

17세기는 과학적 혁명의 시대라고도 불리며 물리, 화학, 수학, 천문학 등이 비약적으로 발달하고, 의학에서도 해부학만이 아니라 의화학, 의물리학 등의 기초의학이 발전하고 또한, 내과학, 외과학, 산부인과학 등의 임상의학이 발전하여 왔다. 병리학의 영역에서는 파도아대학의 모르가니[Giovanni Battista Morgagni, 1682-1771]가 병리해부를 정력적으로 시행하고 "병의 자리는 기관에 있다"라 하는 "장기병리학"을 확립하였다. 이 무렵부터 병을 이해하려면 병리해부가 매우 효과적인 수단이라 인식하게 되고 임상의사는 환자가 사망한 후 병리해부를 시행하게 되었다.

19세기 초엽에는 파리학파의 중심인물 피넬[Philippe Pinel, 1745-1826]은 그때까지 사슬로 묶여 있었던 정신병환자를 사슬로부터 해방하고 근대정신의학으로의 길을 개척함과 동시에 작업치료적 수법(운동과 수작업)을 사용해서 치료를 시행하였다. 또한 파리대학의 외과의사 비샤[Marie Francois Xavier Bichat, 1771-1802]는 조직이라는 개념을 제창하고 "병의 자리는 조직에 있다"라는 "조직병리학"을 확립하였다. 19세기 중반 무렵부터 의학 영역에 현미경을 사용하게 되고 생체는 세포의 집합체라는 것이 알려졌고 독일의 병리학자 비르효우[Rudolf Virchow, 1821-1902]는 "세포는 세포에서 발생한다"는 것을 알게 됨과 동시에 "세포가 손상됨으로써 병이 발생한다"라고 하는 "세포병리학"을 제창하였다. 이 무렵 오스트리아의 빈대학 종합병원에서는 병리해부의 수가 많았고 로키탄스키[Carl von Rokitansky, 1804-1878]는 전임 병리학자가 되어 활약하였다.

19세기의 의학은 비약적으로 발전하고 기초의학에서도 세균학, 면역학, 생화학, 생리학, 위생학 등, 근대적인 의학이 발전하여 왔다.

2 오늘날의 병리학

현재는 병리학 분야에 광학현미경만이 아니라 투과형 및 주사형 전자현미경에 의한 연구, 그리고 조직화학, 면역조직학, 자가조직방사선촬영술(autoradiography), 분자생물학 등의 기술이 사용되어 연구가 전개되고 있다.

오늘날의 병리학은 일반적으로 **인체병리학과 실험병리학**으로 나뉜다. 인체병리학에서는 생검, 수술 중 신속조직검사, 수술재료 조직검사, 세포진단 및 병리해부가 포함된다. 외과병리학(sur-gical pathology)이라는 개념이 미국에서 발전해왔으나 이것은 수술 중 신속조직검사, 수술재료 조직검사 및 생검을 말한다. 실험병리학에서는 동물을 사용해서 질병모델을 만들고 이것을 병리학적으로 연구하는 것이다.

최근에는 질병의 발생기전을 유전자수준에서, 또는 분자수준에서 해석하는 수법이 개발되고 분자병리학이라 불리는 영역이 차츰 발전하고 있다.

B 물리치료 · 작업치료와의 관련사항

의학, 의료의 원점은 병리학이며 병리학을 학습하는 것은 의학, 의료의 역사를 학습하는 것이다. 의료의 역사 속에서 이미 고대그리스의 신전의료에서 야외극장이나 운동에 의한 치료법, 신관에 의한 심리요법이 있다는 것으로부터도 명백한 것처럼 물리치료 · 작업치료는 예부터 존재한다. 각 시대에서의 병리학의 개념과 그 변천을 더듬어가는 것은 이제부터의 물리치료 · 작업치료가 있어야 할 방향성을 생각하는 데에 크게 도움이 된다.

복습의 요점

- 히포크라테스로 대표되는 고대그리스 의학은 알렉산드리아에서의 인체해부를 촉진하고 갈레노스의 실험의학(병리학)으로까지 발전하여 왔다.
- 대학의 탄생과 의학부 교육은 인체해부학, 병리해부학이 발전을 촉진하고 과학적, 실증적인 의학의 발전에 크게 기여하였다.
- 오늘날의 병리학은 인체병리학을 중심으로 발전하여 왔으나 현재는 인체병리학과 실험병리학으로 나뉘고 각각의 분야에서 전문화가 진행되고 있다.

제 2 장

병인론

학습 목표

- 모든 질환은 어떠한 원인(병인)을 기초로 발생한다는 것을 이해한다.
- 병인에는 내인과 외인이 있고 그 상호작용으로 병이 이루어진다는 것을 이해한다.
- 사회나 의학의 진보에 의해서 병 그 자체도 병에 대한 사고방법도 크게 바뀌었다는 것을 이해하고 오늘날의 의학의 과제를 생각하는 태도를 양성한다.

병인이란 질환의 원인이며 **외인**, 즉 독물이나 병원체 등 몸의 외부의 것이 병을 일으키는 원인이 되는 것, 및 **내인**, 즉 연령, 성별, 유전적 요인 등, 생체에 갖춰진 병에 대한 감수성이나 저항력이 있고 이들의 상호작용에 의해서 야기된다.

A 외인

1 물리적 요인

물리적 요인에는 외상, 화상, 동상과 자외선 · 방사선에 의한 손상 등이 있다.

a 외상

외상이란 기계적 외력에 의한 신체의 손상이며 **뇌좌상**, **대량출혈**, 골절에 의한 **지방색전**, **내장파열**, **좌멸증후군** 등은 어느 것도 죽음으로 연결되기 때문에 구명의학이 필요한 사태이다.

특히 주의해야 하는 것은 좌멸증후군이며 지진 등에 의해서 무너진 건물에 깔려 구출된 환자에 관찰되는 것이다. 외상이 없어도 근육이 압박되어 괴사를 일으키고 근육에서부터 대량의 미오글로빈이 혈중에 방출되어 그것이 콩팥 토리(사구체)에서 여과된 붉은 미오글로빈뇨(myoglobinuria)로서 배설된다. 대량의 미오글로빈은 요세관 상피를 손상시키고 이 때문에 급성요세관 괴사가 일어나 급성콩팥기능상실(급성신부전)을 일으키는 것으로서 방치하면 사망한다. 그러나 요세관은 재생되기 때문에 인공투석으로 급성기를 극복하면 완전히 회복할 수 있다. 지진의 나라에 사는 일본인이 꼭 알아두어야 하는 것이다.

b 화상과 동상

화상은 고온에 의한 조직손상이고 정도에 따라 I, II, III도로 구분된다. I도는 피부의 홍반, II도는 수포 · 미란, III도는 괴사를 초래한다. 또한 몸 표면의 부상면적도 중증도와 관계가 있다.

동상은 저온에 의한 조직손상이고 역시 마찬가지로 I, II, III도로 구분된다.

c 자외선 · 방사선 손상

어느 것도 높은 에너지 광자(photon)에 의한 조직손상이며 높은 에너지 광자는 물 등의 분자와 충돌하여 **유리기(free radical)**를 만들어낸다. 유리기란 원자핵의 가장 외각을 도는 전자(electron)가 짝(pair)으로 되어있지 않은 반응성이 높은 불안정한 물질이고 다른 물질로부터 전자를 빼앗아(즉 산화하여) 안정화한다. 전자를 빼앗긴 물질은 이번에는 자기가 유리기가 되어서 다른 물질로부터 전자를 빼앗아 … 이러한 손상의 릴레이가 진행한다. 유리기에 산화되기 쉬운 물질은 세포막의 지질이나 핵 내의 DNA, 또는 혈액의 리포단백질 등의 거대분자이고 그 결과 급성 손상으로서 세포사가 일어나고 만성 손상으로서 종양의 발생이나 동맥경화 등이 일어난다.

방사선에 의한 급성 손상에 특히 민감한 것은 항상 활발하게 세포가 증식하고 있는 골수나 림프계 조직, 소화관 점막, 성샘(정소 · 난소), 피부 등이다. 자외선은 X선 등의 방사선에 비하여 에너지가 낮으므로 급성 손상은 별로 문제가 되지 않지만, 만성적으로 자외선을 쬐는 것에 의해서 피부암이나 악성흑색종(malignant melanoma) 등의 위험성이 높아진다.

2 화학적 요인

a 에탄올

에탄올(ethanol)에 의한 장애에는 급성중독과 만성중독이 있다. 급성중독은 한 번에 대량의 알코올음료를 섭취한 경우에 일어나고 중증의 경우에는 호흡중추가 마비되어 사망한다. 만성알코올의존증에서는 지방간, 알코올성 간장애, 만성 췌장염, 심근증, 베르니케뇌증 등이 야기된다.

b 흡연

담배에 함유된 니코틴, 타르, 일산화탄소 등의 유독물질이 생체를 손상시킨다. 일본의 흡연에 의한 의료비의 직접적 손실은 연간 몇 십조 엔(몇 백조 원)을 넘어선다고 추정되고 있다. 이것에 흡연에 의한 화재나 인적 손실, 그것에 의한 경제적 손실을 생각하면 그 손해는 막대한 것이 된다. 담배에 함유되는 타르에는 발암물질이나 유리기가 많이 포함되고 그 결과 폐암이나 후두암, 폐기종이나 만성기관지염, 동맥경화에 의한 심근경색이나 뇌졸중 등을 일으킨다. 임신부의 흡연은 유산이나 조산, 미숙아 출산 등의 원인이 된다.

또한 다른 사람의 흡연에 의한 간접흡연도 그 유해성이 지적되어 있다.

c 아스베스토스

내화성이 우수한 아스베스토스(asbestos)는 과거에는 많은 건축자재나 공업제품에 사용되었다. 이 때문에 이에 관여하였던 많은 사람들에게 아스베스토스에 의한 폐 손상이 일어나 사회문제로 되어있다. 아스베스토스는 폐에 흡입되면 생체는 이것을 소화할 수 없어 아스베스토스폐라 불리는 구속성 폐질환이나 중피종(mesothelioma), 폐암을 일으킨다.

d 일산화탄소

일산화탄소는 혈액 중의 헤모글로빈에 산소의 200배나 되는 친화성이 있는 맹독성이고 일산화탄소가 헤모글로빈에 결부되면 혈액의 산소운반 능력이 크게 손상된다. 공기 중의 치사량은 불과 1,500ppm(0.15%)이고 무자극성, 무미 · 무취이며 석유나 가스난로의 불완전 연소나 화재 때에 일산화탄소가 발생하면 알아차리지 못한 채로 일산화탄소 중독으로 사망하는 일이 많다.

e 기타의 유해물질

납, 수은, 카드뮴, 크롬, 비소 등의 중금속, 에테르, 벤젠, 자이렌, 클로로포름, 톨루엔, 시너 등의 유기용매, 사염화탄소, 염화에틸렌, 염화비닐 등의 염소화합물, 청산염, 파라치온이나 파라코트 등의 농약, 메틸알코올 등, 수많은 물질이 생체를 손상시킨다.

3 생물학적 요인

인간에게 병원성을 발휘하는 미생물에는 바이러스, 세균, 리케차, 원충, 진균, 기생충 등이 있다.

a 바이러스 감염

바이러스는 자기를 복제하기 위한 약간의 유전자와 감염에 필요한 최소한의 단백질만을 가진 생물과 무생물의 중간에 있는 물질이다. DNA 바이러스와 RNA 바이러스로 분류되고 RNA 바이러스에는 통상의 RNA 바이러스와 역전사효소를 가진 레트로바이러스(retrovirus)가 있다.

인간에게 병원성이 있는 DNA 바이러스의 주된 것은 단순헤르페스바이러스(HSV), 엡슈타인–바 바이러스(Epstein–Barr virus, EBV), B형간염바이러스(HBV), 아데노바이러스, 인간 · 파필로마바이러스(HPV), 엔테로바이러스, A형간염바이러스(HAV) 등이다. 이들의 바이러스는 다양한 비종양성의 질환을 야기하지만 EBV는 악성림프종, HPV는 자궁경부암 등의 악성종양을 일으킨다.

통상의 RNA 바이러스에서는 C형간염바이러스(HCV)가 간세포암의 생성원인에 깊이 관여하고 있다. 특히 HCV는 혈액제제 중에 포함되어 출산, 부상 또는 외과수술에 의한 지혈을 위하여, 또는 감염증 대책을 위하여 이 혈액제제가 투여된 많은 환자에게 C형만성간염이 일어나고 그 대부분이 간경변 · 간세포암을 갖게 되는 등 큰 사회문제로 되어 있다.

레트로바이러스로 인간의 악성종양의 원인으로 되어 있는 것에 성인T세포백혈병바이러스(HTLV–I)가 있다. 이 바이러스는 남큐슈나 오키나와, 서남 시고쿠의 주민에 만연하고 있고 그 중에서 빈도는 낮지만 성인T세포백혈병이 발생한다.

인간면역부전바이러스(HIV)도 레트로바이러스이다. HIV는 1970년대 말기에 미국의 남성 동성애자 사이에 만연한 AIDS(후천성면역부전증후군)의 원인 바이러스로서 발견되었으나 통상의 성행위를 통해서 순식간에 전세계 속으로 확대하였다. AIDS는 최근까지는 죽음의 병이었으나 현재는 몇 종류의 항HIV제를 조합한 칵테일요법이 개발되어 사망률도 감염자의 QOL도 대폭적으로 개선되었다. 그러나 환자는 매우 고가의 약을 규칙적으로 평생에 걸쳐서 계속 복용해야 하며, 그래서 강한 약제의 부작용, 사회적 차별 등 많은 어려운 문제를 안고 있다. HIV감염자는 선진국에서는 차츰 감소하고 있으나 일본만은 예외이고 젊은이의 HIV에 대한 무지와 무관심, 안이하고 동시에 분방한 성행위가 젊은이 사이에 HIV 감염을 확산시키고 있다.

현재 가장 염려되고 있는 바이러스성 질환은 신종인플루엔자이다. A군 인플루엔자 바이러스는 야생조류를 숙주로 하는 RNA 바이러스이고 다수의 종류가 있으며 통상은 인간에게 감염하지 않지만 유전자의 변이가 급속하고 이것이 축적되면 인간에게도 감염하게 되는 일이 있다. 이러한 감염은 새와 인간이 같은 생활권 안에서 생활하는 남아시아 여러 나라에서 빈번하게 일어나고 있다. 게다가 이 바이러스가 인간에서 인간으로 감염할 수 있는 것 같은 변이를 축적함으로써 새로운 인간 · 인플루엔자 바이러스가 생겨난다. 인플루엔자 바이러스의 특징은 공기감염을 하는 것과, 그 감염력이 매우 강하다는 것이다. 인플루엔자의 특징은 보통의 감기와 달리, 고열을 수반하는 전신성의 질환이고 중증의 경우는 폐렴이나 뇌염을 일으키고 다장기 부전으로 사망한다. 신종인플루엔자 바이러스에 대해서는 누구도 면역을 갖고 있지 않으므로 교통수단이 발달한 오늘날에서는 이 바이러스는 순식간에 세계 속으로 만연한다.

이러한 신종인플루엔자 바이러스에 의한 세계적 유행성 감염증은 자주 일어나고 있으며 가장 유명한 예가 1917~1919년에 만연한 스페인독감이다. 이것에 의해서 세계 중에서 적어도 4,000만 명이 사망하였다고 추정되고 있다. 최근의 연구에서 스페인독감은 **H1N1형 인플루엔자 바이러스**가 일으켰다는 것이 판명되었다.

현재 세계 속의 조류에 만연하고 있는 **H1N5형 인플루엔자 바이러스**는 조류에서부터 인간으로의 감염이 남아시아 여러 나라에서 다수 보고되어 있다. 이 바이러스는 맹독성이고 감염자의 실제로 60%가 사망하고 있다. 이 바이러스가 맹독성을 유지한 채로 인간에서 인간으로 옮기는 세계적 유행성 바이러스(pandemic virus)로 변이한다면 그 참화는 헤아릴 수 없다. 세계에서 사망자가 수억 명에 도달한다는 예측도 있으나 스페인독감의 사망률이 2%였다는 것을 생각하면 그것이 반드시 근거가 없는 숫자라고는 할 수 없다.

b 세균감염

피부에 정주하는 세균으로서 **황색포도구균**, **연쇄구균**이 있고 많은 화농성 질환을 일으킨다. 호흡기에 감염하여 폐렴 등을 일으키는 세균으로서 **폐렴구균**, **인플루엔자균** 등이 있다. 소화관에 감염하는 세균에서는 위점막에 감염하여 만성위축성위염이나 위궤양의 원인이 되는 **헬리코박터 · 필로리균**, 대장에 감염하여 대장염을 일으키는 대장균, 이질균, 콜레라균 등이 있다. **살모넬라균**이나 **보툴리누스균**은 세균이 만들어내는 독소가 식중독을 일으킨다.

현재 큰 문제가 되어있는 세균은 대부분의 항균제가 듣지 않는 **다제내성균**이고 **메티실린내성황색포도구균**(MRSA)이 그 대표적인 것이다. MRSA는 약독성이고 건전한 사람에게는 거의 병원성을 발휘하는 일은 없으나 상재균으로서 시설의 직원 등의 몸 표면에 존재하고 체력이 쇠약한 시설 입원환자에게 감염하여(이러한 감염을 원내감염이라 한다) 병원성을 발휘하는 기회감염균이다. 이러한 다재내성균은 항균제의 안이한 과다사용이 만들어낸 것으로 MRSA 이외에도 **다제내성녹농균**이나 **다제내성결핵균** 등이 의료에서 큰 문제로 되어 있다.

c 원충, 진균

칸디다, 아스페르길루스, 뉴모시스티스 · 가리니, 크립토코쿠스, 이질아메바 등이 대표적인 것이다. 약독성이고 대부분이 건전한 사람에게는 해를 끼치지 않고 체력이 쇠약한 사람에게만 해를 끼치는 기회감염 병원체이다.

B 내인

1 인종

종전에 현대인은 외관과 거주하는 지역에 따라 백색인종, 황색인종, 흑색인종, 오스트레일리아 · 오세아니아인종 등으로 나뉘어 왔으나 이러한 "인종"이라는 개념은 과거의 유물이다. 현대인인 호모 · 사피엔스는 약 20만 년 전에 아프리카에서 탄생하고 불과 약 6만 년 전에 그 일부인 극히 소수의 사람들이 아프리카를 나와 전 세계로 널리 퍼진 것이 차츰 밝혀지고 있다.

그러므로 "인종"이라는 개념은 생물학적으로 무의미한 개념이고 세계의 사람들이 겉보기에 다양하게 다른 것은 환경에 적응하기 위해 비교적 최근 일어난 극히 약간의 유전자 변이에 원인이 있는 것에 지나지 않는다. 따라서 특정 질병의 발생빈도의 차이를 "인종"에 추구하는 것은 불합리하고 그 대부분이 환경에 대한 적응의 차이나 문화나 생활습관의 차이에 원인이 있다는 것이 밝혀져 왔다.

예컨대, 종전에 일본인에서는 위암이 많고 대장암이 드물었으나 서구인은 그 반대이다. 그러나 최근에 일본인의 위암의 감소와 대장암의 증가가 현저하다. 이러한 것의 원인이 "인종"이 아니라 식생활에 있다는 것은 명백하다.

다른 예로서, 대부분 아프리카인 내지 아프리카계 주민에만 관찰되는 낫적혈구증(sicklemia)이라는 적혈구가 낫의 형태로 변형하여 몸속의 혈관에 막혀버리는 치명적인 유전병이 있다. 이 질환은 부모로부터 원인유전자를 계승한 호모 보인자만이 발병하고 부모의 어느 쪽인가 한쪽으로부터만 계승한 헤테로 보인자는 발병하지 않는다. 그러나 헤테로 보인자의 적혈구에는 원인유전자를 계승하고 있지 않은 사람들의 적혈구보다도 훨씬 말라리아 원충이 기생하기 어렵다는 특징이 있다.

이것은 말라리아 다발지대에서는 큰 생존상의 이점이고 이 때문에 열대지역에 사는 낫적혈구 유전자의 헤테로 보인자가 많은 것이지만 뉴욕에 사는 경우는 헤테로 보인자인 것이 아무런 이점으로 되지 않을 뿐더러 자손에게 낫적혈구증을 발병시키는 위험성을 갖게 되는 것이다.

2 성별

생식기질환이나 젖샘질환에서 남녀 차이가 있는 것은 당연하지만 남녀 공통의 질환에서도 질환에 따라서는 발생빈도에 큰 차이가 있다. 관절류마티스나 전신성 홍반 루푸스, 바세도우병(Basedow disease), 하시모토병 등의 자기면역질환은 압도적으로 여성에 많다. 수막종(meningioma)이나 알츠하이머병도 여성에 많다. 이에 반해서 위암이나 폐암 등의 통상의 악성종양에 이환하는 비율은 남성 쪽이 여성의 2배 정도 높다. 당뇨병이나 고혈압 등의 생활습관병은 이환율도 사망률도 압도적으로 남성 쪽이 높다.

또한 세계 중의 어느 나라에서도 예외 없이 여성 쪽이 남성보다 오래 사는 것은 그것이 기호나 생활양식의 차이가 아니라 남녀 간의 생물학적 차이에 유래하고 있다는 것을 시사하고 있다.

3 연령

연령에 따라서 걸리는 질환은 크게 다르다. 일반적으로 위암, 폐암, 유방암 등의 악성종양은 중년 이후에 많지만, 신경모세포종, 골육종이나 림프성백혈병 등의 특정 악성종양은 소아에 잘 발생한다. 또한 당뇨병이나 고혈압증 등의 생활습관병 등은 일반적으로 중년 이후에 현저해진다.

4 염색체 · 유전자 이상

다양한 염색체 이상이나 유전자 이상이 존재하고 이들이 다양한 선천성 질환의 원인으로 되어있다. 게다가 인간게놈 해석에 의해서 생활습관병이나 암, 특정 질환에 걸리기 용이함, 약의 작용이나 부작용의 개인차를 예측하는 이른바 '맞춤형의 의료' 가 가까운 장래에 확립되는 것이 기대된다.

5 영양장애

다양한 비타민 섭취부족으로부터 오는 비타민 결핍증이 알려져 있다. 일본인에 가장 친숙한 비타민결핍증은 **비타민 B_1**의 결핍에 의한 **각기(beriberi)**(말초신경장애와 심부전)이다. 예부터 각기는 도시주민의 백미를 주로 하는 식생활이 원인이었다. 백미는 비타민 B_1이 많은 배아를 제거한 쌀이고 에도시대 무렵부터 에도(현재의 도쿄) 등의 도시의 주민에게 보급되었다.

각기가 가장 맹위를 떨친 것은 메이지시대였

다. 노일전쟁에서는 육군의 전사자의 절반이 각기에 의한 사망자였던 것에 반해서 해군에서는 각기에 의한 사망자는 한 사람도 나오지 않았던 것은 유명한 이야기이다. 이것은 해군병사가 보리밥을 먹고 있었기 때문이다. 각기에 대한 치료로서의 보리밥요법은 예부터 한방의사에게 알려져 있었으나 각기를 영양장애라 간파한 다카키(高木兼寬)가 각기환자의 다발에 고뇌하는 해군당국에 작용하여 각기대책으로서 해군병사의 식사에 보리밥과 양식을 채택시켰기 때문이다. 이에 반해서 육군에서는 군의관 수뇌부가 각기는 세균감염증이라고 하는 당시의 의학회에서 지배적인 사고방법에 추종하여 보리밥은 거들떠보지도 않고 백미 만을 계속 병사에게 먹였다. 이 때문에 육군에서는 각기환자가 25만 명에 도달하고 그것에 의한 사망자는 2만 8천 명에 이르렀다.

비타민 B_1의 발견이라는 세계적 업적을 이룬 것도 일본인의 스즈키(鈴木梅太郎)이다. 최근에 과거의 병이라 생각되고 있던 각기다비타민 B_1이 부족한 인스턴트식품이나 그 부족을 초래하는 설탕이 많은 음료를 다량으로 섭취하는 현대의 젊은이에게 다시 볼 수 있게 되었다.

또한, **칼슘**의 섭취부족은 **골다공증**을 일으킨다. 일본인은 원래 칼슘을 섭취하는 양이 적고 이것은 종전의 일본식에 원인이 있는 것이지만, 식생활이 상당한 정도 서구화된 오늘날에도 일본인의 칼슘 섭취량은 서구인의 1/3 정도밖에 되지 않는다. 특히 중고년 여성의 칼슘 부족은 심각하고 폐경에 의한 영향도 서로 작용하여 골다공증이 만연하고 골절 때문에 자리보전이 되는 사람도 적지 않다.

기아나 영양실조는 내전이나 자연재해에 고통을 받는 개발도상국만의 문제는 아니다. 일본에서도 노인병동의 환자의 약 절반이 영양불량이고 20%가 영양실조의 상태에 있다. 이것은 식사의 양이나 질의 문제라기보다 치료자나 의료행정 측이 영양의 문제를 중시하지 않았던 것에 원인이 있다. 자리보전으로 오로지 수액에 의존하고 있었던 영양불량의 상태에 있는 환자가 병원 스태프들의 원조로 식사를 입으로부터 먹을 수 있게 되면 영양상태가 극적으로 개선하여 욕창이나 폐렴이 치유되고 일어나서 스스로의 발로 걸으려고 한다. 그리고 환자는 삶의 의욕과 인간의 존엄을 회복한다. 이러한 사례가 수많이 보고되어 영양의 문제가 의료의 중요과제로서 다시 보게 되는 기운이 차츰 높아지고 있다.

비만도 영양실조의 일종이고 당뇨병이나 동맥경화증 등의 생활습관병의 중요한 원인이다. 특히 미국에서는 저소득층을 중심으로 고도의 비만이 만연하는 사태로 되어 있다. 이것은 영양의 균형이 잡히지 않은 값이 싸고 높은 칼로리 · 고지방의 정크 푸드(junk food)의 다식과 운동부족이 주된 원인이다.

C 물리치료 · 작업치료와의 관련사항

병인을 생각할 때 생물학적 원인만이 아니라 그 질병의 사회적 배경이나 역사, 그 질병에 대한 사고방법의 변천을 이해하는 것도 중요하다. 목전의 환자의 재활을 계획할 때, 이러한 지식이 환자에게 유익한 방침을 만들어내기 위한 중요한 지표가 된다.

복습의 요점

- 외인, 내인의 의미에 대해서 이해한다.
- 좌멸증후군에 대해서 이해한다.
- 방사선 손상과 유리기(free radical)에 대해서 이해한다.
- 흡연의 해독에 대해서 이해한다.
- 아스베스토스의 해독에 대해서 이해한다.
- 일산화탄소의 독성을 이해한다.
- 바이러스란 무엇인가를 이해한다.
- C형간염바이러스(HCV) 감염과 과거에 투여된 혈액제제의 관계를 이해한다.
- HIV 바이러스에 대해서 이해한다.
- HIV 바이러스 감염에서의 일본의 현 상황을 이해한다.
- 조류인플루엔자와 신종인플루엔자의 관계를 이해한다.
- 다제내성균의 종류와 원내감염을 이해한다.
- 맞춤형 의료란 무엇인가를 이해한다.
- 비타민 B_1결핍증과 각기에 대해서 이해한다.
- 입원환자의 영양불량, 실조의 개선의 중요성에 대해서 이해한다.
- 경구 영양섭취의 중요성에 대해서 이해한다.

제 3 장

퇴행성 병변

학습목표

- 퇴행성 병변에 속하는 변성, 위축, 괴사에 대해서 학습한다.
- 특수한 괴사의 유형이나 괴사조직의 귀결에 대해서도 학습한다.

A 변성

괴사에 이르지 않은 정도의 세포나 조직의 장애를 변성(degeneration)이라 한다. 손상을 받은 세포나 세포사이물질에는 비정상적인 물질이 출현하거나 생리적인 물질이라도 비정상적인 양, 또는 생리적으로는 존재하지 않는 것 같은 부위에 나타나거나 한다.

변성에서는 일반적으로 세포나 조직의 기능은 감퇴하여 있지만, 유리 방울 변성이나 각질 변성에서는 기능은 오히려 항진하고 있다.

1 세포변성

a 혼탁종창과 공포변성

혼탁종창(cloudy swelling)은 간, 콩팥, 심장 등의 실질장기에 일어나기 쉽고 장기는 부어오르고 그 분할 면에서는 혼탁하고 부풀어서 보인다. 광학현미경적으로도 세포는 부어오르고 세포질은 미세과립모양을 나타낸다. 이것은 미토콘드리아가 장애되어 부풀었기 때문이고 그 원인으로서는 산소결핍이나 중독, 급성감염증 등을 열거할 수 있다.

혼탁종창보다도 진행된 상태가 공포변성(vacuolar degeneration)이며 세포질에는 크고 작은 공포가 형성된다. 이것은 미토콘드리아나 소포체에 수분이 괴어 확장되고 부풀었기 때문이며, 따라서 수포변성(hydropic degeneration)이라고도 불린다.

b 점액변성

소화관 등의 점막에는 점액을 생산하여 분비하는 상피세포가 존재한다. 점막이나 점액샘(mucous gland)으로부터 발생한 암세포에는 그 세포질 내에 다량의 점액이 괸 것이 관찰되고 핵이 세포의 한쪽으로 밀어내어진 반지세포(인환세포, signet ring cell)의 형태를 취하는 것도 있다. 또한 점액 형성이 현저하고 암세포가 점액 중에 부유하여 있는 것을 점액암(아교모양암)이라 한다.

또한 점액변성(mucous degeneration)은 세포내만이 아니라 사이질 결합조직에 일어나는 일도 있다. 예로서 갑상샘 기능저하 때에 피부의 결합조직에 점액이 괴는 점액수종, 태생기의 아교모양조직과 유사한 모양을 취하는 점액종(myxoma) 등을 열거할 수 있다. 이 사이질 결합조직에 관찰되는 점액변성은 무코이드변성(mucoid degeneration)이라고도 불린다.

c 유리 방울 변성

유리 방울 변성(hyaline droplet degeneration)은 일반적으로 단백뇨가 출현하는 것 같은 콩팥 질환의 요세관 상피세포에 흔히 관찰되는 변화이고 세포질 내에는 유리모양의 크고 작은 원형과립(유리 방울)이 다수 관찰된다. 이들은 재 흡수된 단백질이 세포질 내에 괸 것이며 요세관 상피세포가 정상 이상으로 기능을 하고 있는 증거이기도 하다. 그러나 이 유리 방울변성도 고도가 되면 세포의 기능은 마침내 장애를 받게 된다.

d 각질변성

각질변성(keratin degeneration)은 각화기능이 병적으로 항진한 상태이며 예로서는 과도한 각화인 과다각화(hyperkeratosis)나 탈핵을 하지 않고 각화가 진행되는 이상각화(parakeratosis) 등을 열거할 수 있다.

e 지방변성

산소결핍증이나 빈혈, 중독 등에서는 세포의 미토콘드리아에 에너지 생성의 장애, 산화적 인산화 저하, 지방의 산화장애가 일어나 세포질 내에 중성지방이 방울모양으로 출현한다. 이것이 좁은 의미의 지방변성(fatty degeneration)이며, 산소 소비량이 많고 대사가 활발한 간세포(▶그림 1)나 신요세관 상피세포, 심근 등에 일어나기 쉽다.

간에 지방공급 과잉 또는 간에서부터의 지방전송장애에 의해서 간세포에 중성지방이 축적하는 현상을 지방침윤(fatty infiltration)이라 한다. 그러나 지방침윤과 좁은 의미의 지방변성을 엄밀히 구별하는 것은 어려우며 이들을 일괄해서 지방화(fatty change : 넓은 의미의 지방변성)라 부르는 일이 많다.

f 글리코겐 변성

글리코겐은 생리적으로 간이나 골격근 등에 저장되어 있으나 다량의 글리코겐이 세포 내에 축적하는 상태를 글리코겐 변성(glycogen degeneration)이라 한다.

예로서 당뇨병에서의 간세포핵이나 요세관 상피세포에의 글리코겐 축적이 있다.

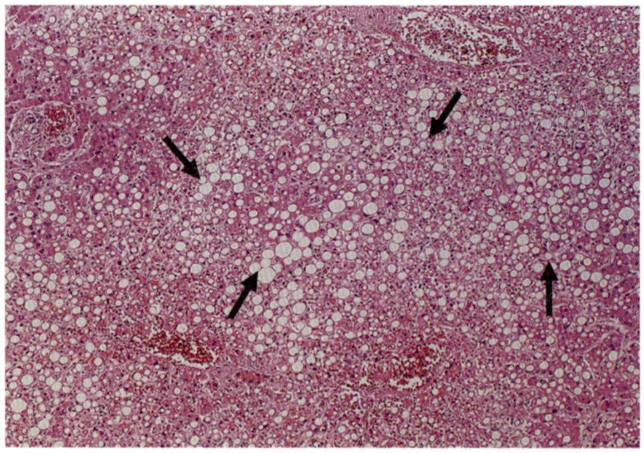

▶그림 1 간세포의 지방변성

간세포에는 크고 작은 공포모양의 지방방울(화살표)이 다수 인지된다.

2 세포사이물질 변성 (➡ NOTE 1)

a 유리변성

유리변성(hyaline degeneration)은 단백질이 주성분인 균질의 구조가 없는 세포 사이의 기질이나 세망섬유, 교원섬유에 침착한 상태이며 유

NOTE

1 세포물질

조직을 구성하는 세포와 세포 사이에 존재하는 물질이고 섬유와 그 사이를 메우고 있는 기질로 구성된다. 섬유에는 교원섬유, 탄성섬유, 세망섬유가 있고 기질은 단백질과 다당류를 포함하는 구조가 없는 부분을 말한다.
이 세포사이물질의 물리화학적인 성상에 따라서 조직의 경도나 변형성이 결정됨과 동시에 세포사이물질은 세포의 운동이나 형태유지, 세포 사이의 대사나 정보전달 등에 관여하고 있다.

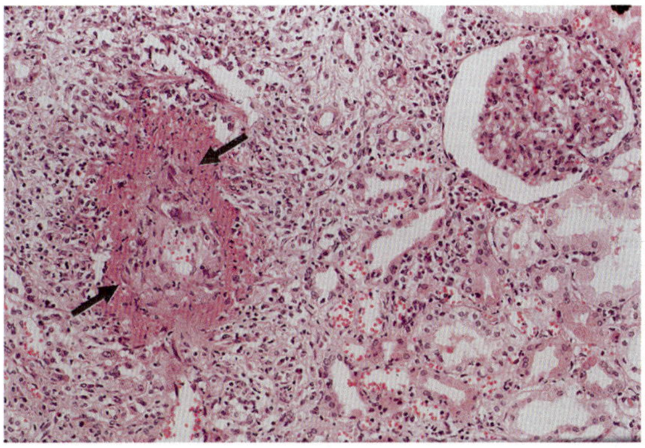

▶그림 2 섬유소모양 변성
콩팥의 소동맥 벽의 섬유소모양 변성 영상(화살표)

리화(hyalinization)라고도 한다.

동맥경화를 일으킨 소동맥 벽이나 만성토리콩팥염의 토리(사구체), 흉터조직 내의 교원섬유 등에 관찰되는 경우가 많다.

b 섬유소모양 변성

섬유소모양 변성(fibrinoid degeneration)은 혈장 중의 섬유소를 포함하는 단백질이 교원섬유나 그 섬유사이 기질에 침착한 병변이며 교원섬유는 부풀어서 균질하게 된다(▶그림 2).

교원병이나 알레르기성 질환, 악성고혈압 등에서 주로 소동맥 벽이나 결합조직에 인지되는 변성이다.

c 아밀로이드 변성

아밀로이드(amyloid)라 불리는 섬유성 단백질의 일종이 세포사이나 조직 간극, 기저막, 혈관 등에 침착하는 병변이 아밀로이드 변성(amyloid degeneration)이고 간, 지라(비장), 콩팥, 심장, 혀, 소화관 등에 일어나기 쉽다.

아밀로이드가 침착하여 일어나는 병태를 아밀로이드증(amyloidosis)이라 하고 전신성의 것과 국소성의 것으로 나뉜다. 전신성 아밀로이드증에는 원인불명의 원발성의 것, 다발성골수종에 수반하는 것, 만성화농성염증이나 결핵 등에 속발하는 것이 있다.

생화학적으로는 15종류 정도의 아밀로이드단백이 보고되어 있으나 전신성아밀로이드증에서는

① 면역글로불린의 가벼운 사슬(light chain) 유래의 것(AL)
② 혈청아밀로이드 A(SAA)라 불리는 단백질에 유래하는 것(AA)
③ 아밀로이드 전구단백이 트란스타이레틴(transthyretin)[프리알부민(prealbumin)]인 것(ATTR)
④ 아밀로이드 전구단백이 β_2-마이크로글로불린(microglobulin)인 것(Aβ_2M)

의 4종류가 주된 것이다(▶표 1). 원발성 및

▶표 1 아밀로이드단백의 성상과 병형

아밀로이드단백	아밀로이드 전구단백	병형
① AL	면역글로불린 가벼운 사슬 (light chain)	원발성아밀로이드증 다발성골수종에 수반하는 것
② AA	혈청 아밀로이드 A(SAA)	속발성아밀로이드증 가족성지중해열
③ ATTR	트란스타이레틴(프리알부민)	가족성 아밀로이드 다발신경병증 전신성 노인성 아밀로이드증
④ Aβ_2M	β_2-마이크로글로불린	투석 아밀로이드증

AL : immunoglobulin light chain-derived amyloid protein
AA : amyloid A-derived amyloid protein
ATTR : transthyretin-derived amyloid protein
Aβ_2M : β_2-microglobulin-derived amyloid protein
SAA : serum amyloid A

다발성골수종에 수반하는 아밀로이드증에서는 AA단백의 형태이다. 또한 장기간 혈액투석치료를 받은 경우, β_2-마이크로글로불린 유래의 아밀로이드단백이 관절 윤활막을 중심으로 침착하여 손목굴증후군 등의 뼈관절 증상을 초래하는 투석아밀로이드증이 발병하는 것이 주목되고 있다.

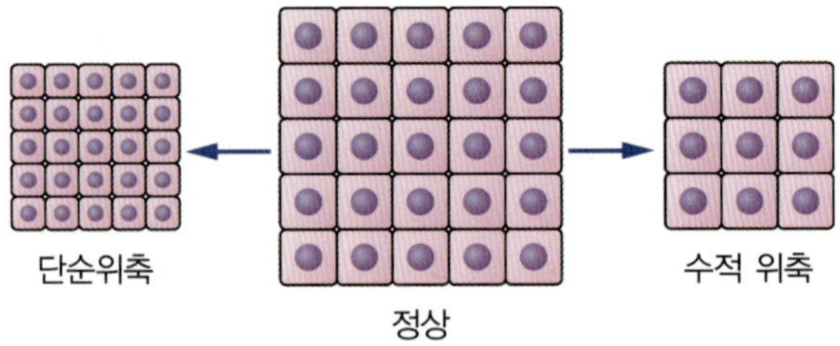

▶그림 3 위축의 유형

B 위축

일단 정상적 크기까지 발육한 조직이나 장기의 용적이 어떠한 원인에 의해서 축소하는 것을 위축(atrophy)이라 한다. 위축한 세포, 조직, 장기에서는 그 기능은 다소나마 저하한다.

위축은 조직이나 장기를 구성하는 세포의 개개의 용적이 감소하는 단순위축(simple atrophy)과 구성세포의 수가 감소하는 수적 위축(numerical atrophy)으로 나뉜다(▶그림 3). 그러나 실제로는 양자가 조합하여 일어나는 경우가 많다.

1 위축의 여러 유형

a 생리적 위축

생리적 위축(physiological atrophy)은 나이가 듦과 함께 생리적으로 관찰되는 것이며 퇴축(involution)이라 불리고 있는 사춘기 이후 가슴샘의 위축이나 노화현상에 의한 여러 장기의 노인성 위축(senile atrophy)이 이것에 속한다.

b 기아위축

영양물 섭취의 부족이나 악성종양, 결핵과 같은 만성소모성 질환에서는 전신성, 특히 지방조직이나 근육조직, 간 등에 현저한 위축이 일어난다. 이 기아위축(starvation atrophy)은 영양장애성 위축(malnutritional atrophy)이라고도 불린다.

c 압박위축

압박위축(pressure atrophy)이란 조직이나 장기가 지속적으로 압박을 받고 있을 때에 일어나는 위축이고 예로서 물뇌증(수두증) 때의 뇌실질 위축, 물콩팥증(수신증)에서의 콩팥실질 위축, 가슴 대동맥류 압박에 의한 복장뼈 침식, 코르셋간(corset liver) 등이 있다.

d 폐용위축

폐용위축(disuse atrophy)은 조직이나 장기의 기능이 정지 또는 억제된 경우에 일어나는 것으로 무위위축이라고도 불린다.

골절고정 때의 근육이나 안구적출 후의 시신경 위축 등을 예로서 들 수 있다.

e 신경성 위축

신경성 위축(neurogenic atrophy)이란 조직이나 장기를 지배하는 신경에 장애가 있는 경우, 그 지배 하의 조직이나 장기가 위축하는 유형이며 예로서는 근위축성 측삭경화증, 척수성 진행성 근위축증, 말초신경성 진행성 근위축증 등을 열거할 수 있다.

f 호르몬성 위축

호르몬의 분비정지나 저하에 기초한 표적 조직·장기의 위축이 호르몬성 위축(hormonal atrophy)이다. 예로서 뇌하수체 기능 탈락 때의 내분비 어려 장기의 위축이 있다.

C 괴사

생체 내의 국소적인 세포·조직의 죽음을 괴사(necrosis)라 한다. 괴사에 빠진 세포에서는 핵에 농축, 붕괴, 융해 등이 일어나고 미토콘드리아 등의 세포 소기관도 팽화(swelling), 붕괴하여 세포질은 호염기성이 상실되고 호산성이 된다. 마침내 핵은 소실하고 세포 전체가 축소, 구조가 없는 작은 덩이가 된다.

괴사를 일으키는 원인으로서는,

① 순환장애
② 외상, 열, 전기, 방사선 등의 물리적 인자
③ 산, 알칼리, 수은, 인 등의 화학적 인자
④ 세균독소, 바이러스 등의 생물학적 인자
를 열거할 수 있다.

1 괴사의 여러 유형

a 응고괴사

응고괴사(coagulation necrosis)는 세포·조직의 단백질이 응고하는 유형의 괴사이며 괴사부분은 회백색에서부터 회백황색을 띠고 주위와의 경계는 명료하다.

해부학적으로 끝동맥(end artery) 지배를 받고 있는 심장, 콩팥, 지라 등과 같은 장기에서의 혈행 차단성의 빈혈성 경색이 응고괴사의 대표적인 예이다(▶그림 4).

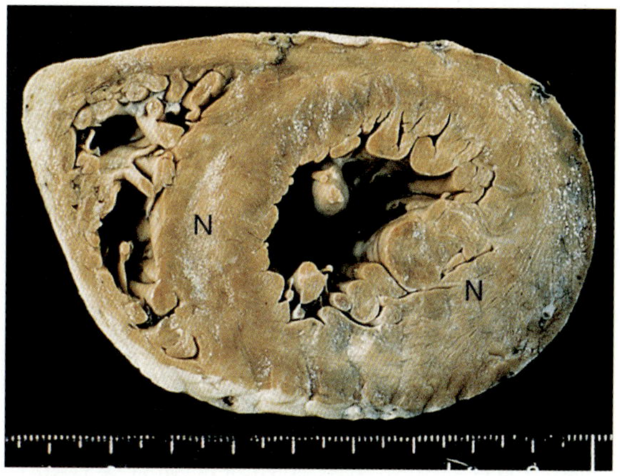

▶그림 4 심장의 응고괴사 모양
N : 응고괴사병소

b 융해괴사

융해괴사(colliquative necrosis)는 괴사조직이 연화·융해하여 액상이 된 것으로 액화괴사(liquefaction necrosis)라고도 불린다.

예로서 혈행장애에 의한 뇌경색(뇌연화증)을 들 수 있는 것처럼 이 유형의 괴사는 뇌에 일어나기 쉽다. 중추신경계의 백색질에서는 말이집(myelin sheath)의 붕괴에 의해서 지질이 유리하고 게다가 단백질 성분이 적기 때문에 응고가 방해되어 융해가 일어나는 것이라 생각되고 있다.

2 특수한 괴사

a 건락괴사

응고괴사 중의 한 유형이다. 결핵결절이나 매독의 고무종(gumma) 내에 관찰되는 응고괴사는 황색을 띤 치즈모양의 외관을 나타내고 있기 때문에 건락괴사(caseous necrosis)라 불리고 있다.

b 괴저

괴사조직이 부패균의 번식이나 건조라 하는 외계의 영향을 받으면 괴저(gangrene)가 일어난다.

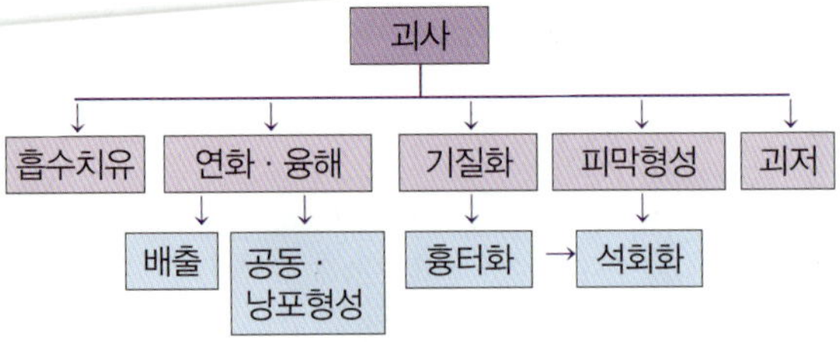

▶그림 5 괴사조직의 귀결

(1) 습성괴저

혐기성부패균의 감염에 의해서 괴사조직이 부패, 융해한 것으로 폐나 충수에 일어나는 일이 많다. 가스생산균에 의한 경우에는 가스괴저라 한다.

(2) 건성괴저

괴사조직이 외기에 노출되어 수분이 증발하고 건조한 상태를 말하며 미라(mirra)화라고도 불린다. 건성괴저는 동맥경화증이나 당뇨병 등에서 동맥의 폐색에 의해서 팔다리 말단부분이 괴사에 빠졌을 때에 일어나기 쉽다.

c 세포자멸사

여러 가지의 원인에 의해서 일어나는 수동적인 세포사가 괴사이고 이에 반해서 유전자의 지배하에 프로그래밍이 된 능동적인 세포사를 세포자멸사(apoptosis)라 한다.

세포자멸사는 세포 · 조직계의 발생이나 변태, 분화, 성숙, 노화와 깊은 관계가 있다. 형태학적으로는 핵 크로마틴의 응집화라는 핵의 변화가 크다. 동시에 세포용적은 축소하고 세포는 세로막에 싸인 채로 단편화하여 세포자멸사 소체가 된다. 세포자멸사 소체나 세포자멸사의 과정에 있는 세포는 신속하게 대식세포(macophage)에 탐식, 소화된다. 따라서 세포자멸사에서는 염증반응은 일어나지 않는다.

3 괴사조직의 귀결

괴사에 빠진 조직은 이물질로서 처리된다. 이 경우 괴사병소의 크기나 성상, 개체 쪽의 조건 등에 따라 배출(배제 : disposal), 기질화(organization), 피막형성(encapsulation) 등의 과정을 거친다(▶그림 5).

작은 괴사조직이라면 호중구나 대식세포의 작용에 의해서 완전히 흡수되는 경우가 있다. 또한 괴사병소에 호중구 침윤이 가해져 연화 · 융해를 초래한 경우에는 누공(fistula)이 형성되어 연화된 물질이 몸 밖 또는 기존의 관강 내에 배출되는 경우도 있다. 이 경우, 조직결손이 수복되지 않으면 공동이나 낭포가 형성된다.

큰 괴사조직은 괴사병소 주위에서부터 침입한 육아조직(granulation tissue)에 의해서 치환된다. 이것을 기질화라 한다. 육아조직은 마침내 흉터조직(scar tissue)이 된다. 또한 석회침착(석회화)이 일어나는 일도 있다.

괴사조직이 흡수성이 나쁜 것이나 매우 큰 경우에는 기질화가 일어나지 않고 괴사병소 주위는 육아조직에 의해서 피막형성이 되어 건전한 조직에서부터 격리, 분계가 된다. 이 육아조직은 마침내 섬유성의 피막이 된다.

D 물리치료 · 작업치료와의 관련사항

세포, 조직, 장기에서의 공통의 변화로서의 변성, 위축, 괴사라는 퇴행성 병변은 질병을 이해하는 데에 중요한 사안이며 물리치료 · 작업치료에서의 치료나 재활의 기반이 되는 것이다.

복습의 요점

- 괴사에 이르지 않을 정도의 세포나 조직의 장애를 변성이라 한다. 세포의 변성과 세포사이물질의 변성에 대해서 설명한다.
- 일단 정상의 크기까지 발육한 조직이나 장기의 용적이 어떠한 원인에 의해서 축소하는 것을 위축이라 한다. 위축의 종류에 대해서 예를 들어 설명한다.
- 생체 내의 국소적인 세포 · 조직의 죽음을 괴사라 한다. 괴사조직이 2차적으로 부패, 또는 건조한 것이 괴저이다. 각각의 경과과정에 대해서 설명한다.
- 괴사와 세포자멸사의 차이를 설명한다.
- 괴사조직의 귀결에 대해서 설명한다.

제 4 장

대사이상

학습 목표

- 생명을 유지해가기 위해서는 세포나 조직은 다양한 물질대사를 시행하고 있다. 대사계에서 어떠한 형태적 · 기능적 이상이 야기되는지를 이해한다.
- 대사이상에 속하는 단백질 · 아미노산 대사이상이나 지질 대사이상, 당질 대사이상, 무기물질 대사이상, 색소 대사이상 등에 대해서 학습한다.

A 단백질 · 아미노산 대사이상

1 저단백혈증

혈장단백질 총량의 감소를 저단백혈증(hypoproteinemia)이라 부르고 있으나 그 대부분은 혈장단백질의 50~60%를 차지하는 알부민 양의 저하에 의한 것이다. 저단백혈증에서는 아교질 침투압이 저하하고 부종이나 강수증(역주 : 체강 내에 일어나는 부종)을 일으키며 또한 창상의 치유가 저해되어 감염도 일어나기 쉽다.

저단백혈증의 원인으로서는

① 소재부족 : 기아, 흡수부전증후군
② 생성장애 : 간염, 간경변증 등의 간질환
③ 상실 : 콩팥증후군, 화상, 외상
④ 분해항진 : 갑상샘기능항진증

등을 열거할 수 있다.

2 요독증

요독증(uremia)이란 콩팥기능부전 등으로 요소, 요산, 크레아티닌, 크레아틴 등의 비단백성 질소화합물(nonprotein nitrogen : NPN)이 혈중에 증가하여 중독증상을 일으킨 상태이다.

의식장애, 경련, 출혈경향 등이 나타나 요독증성폐렴이나 체강의 장막에 섬유소성염을 일으키기 쉽다.

3 간성혼수

중증의 간 장애(극증간염이나 간경변증)에서는 간에서 암모니아가 요소회로(urea cycle)에 의한 요소에의 대사처리가 이루어지지 않기 때문에 혈중에 괴어 고암모니아혈증(hyperammonemia)을 초래한다. 이것에 의해서 중추신경계가 장애되고 여러 가지 정도의 의식장애, 신경증상, 혼수 등의 증상이 나타난다. 이 상태를 간성혼수(hepatic coma)라 한다.

4 통풍

핵산에 유래하는 퓨린체의 대사이상에 의해서 요산이 혈중에 증량한 상태를 고요산혈증(hyperuricemia)이라 한다.

▶**표 1 주된 선천성 아미노산 대사이상증**

병명	유전형식	결손효소	증상
페닐케톤뇨증	상염색체 열성	phenylalanine hydroxylase	혈중 · 요중 페닐알라닌 증가, 페닐케톤뇨, 지능장애, 경련, 멜라닌색소 감소
타이로신혈증 I 형	상염색체 열성	*p*-hydroxyphenylpyrubic acid oxidase	혈중 타이로신 증가, 요중 *p*-하이드록시페닐피루빈산 배설, 황달, 출혈경향, 간경변증, 콩팥뇨세관기능장애, 콩팥구루병(renal rickets)
알캅톤뇨증	상염색체 열성	homogentistic acid oxidase	요중 호모겐티신산 배설(방치하면 흑색으로 변화), 흑색관절염, 결합조직 색소침착
백피증	상염색체 열성	tyrosinase	백피, 백발, 눈부심(photophobia), 눈떨림(안구진탕)
트립토판뇨증	상염색체 열성?	tryptophan pyrrolase	혈중 · 요중 트립토판 증가, 지능장애, 펠라그라모양 피진
호모시스틴뇨증	상염색체 열성	cystathionine synthetase	혈중 · 요중 호모시스틴 증가, 혈중 메티오닌 증가, 지능장애, 경련, 골격이상, 수정체 탈구, 혈전증

[다카하시(高橋 潔) : 대사장애(퇴행성병변). 사와이(澤井高志) 외(편) : 에센셜 병리학, 5판 pp32–34, 医歯薬出版, 2000에서 표를 만듦]

고요산혈증의 약 10%에 요산염이 조직에 침착한 병태의 통풍(gout)이 발병한다. 요산염(urate)은 손가락, 발가락, 무릎 등의 관절, 특히 관절주머니나 연골에 침착하여 이물질형 다핵거대세포를 수반한 통풍결절(tophus)을 형성한다. 이 때, 급성관절염을 반복하고 반복되는 통증발작을 일으킨다. 또한 요산의 요중 배설도 증가하여 콩팥요세관이나 그 주위에 요산결정이 침착한다. 이것에 만성사이질콩팥염(만성간질성신염)이나 콩팥세동맥경화증이 더해진 상태를 통풍콩팥(gouty kidney)이라 한다.

고용산혈증을 초래하는 원인으로서는,

① 퓨린체의 과다섭취 : 다량의 육식
② 세포의 붕괴항진 : 혈액질환, 악성종양
③ 퓨린체의 생합성 이상 : 당원병 I형, 레쉬-나한증후군(Lesch-Nyhan syndrome)
④ 콩팥에서부터 요산배설 저하 : 만성콩팥기능상실(만성신부전) 등을 열거할 수 있다.

5 아미노산 대사이상증

선천성의 아미노산 대사이상증으로서는 약 40종류가 알려져 있으나 어느 것도 그 발생빈도는 낮다. **표 1**에 주된 질환을 열거하였다.

아미노산 대사이상은 혈중이나 요중에 특정 아미노산이 증가하고 이것에 의해서 진단이 이루어진다. 따라서 일본에서도 조기진단을 위한 신생아 집단선별검사(mass screening)가 실시되고 있다.

B 지질 대사이상

1 비만

공급되는 에너지가 소비되는 에너지를 상회함으로써 체내에 지방이 과잉으로 저장, 축적된 상

▶표 2 주된 선천성 지질축적증

병명	결손효소	축적지질	임상병리 소견 (축적부위)
Farber 병	acid ceramidase	세라미드	유아기에 발병, 관절종창, 피하결절, 후두점막 종창, 심장비대, 동맥비후(그물내피계통을 중심으로 전신성)
Gaucher 병	glucocerebrosidase	글루코실 세라미드	유아기에는 중추신경계 장애를 수반한다. 간비종을 초래하고 조혈기관에 Gaucher세포의 출현. 성인형에서는 중추신경계 장애가 결여(그물내피계통을 중심으로 전신성)
Fabry 병	α-galactosidase A	트리헥소실세라미드, 디갈락토실세라미드	사춘기에 발병, 볼기부분에 angiokeratoma, 콩팥장애, 심혈관계 장애로 장년기에 사망(그물내피계통을 중심으로 전신성)
Tay-Sachs 병	β-*N*-acetylhexos-aminidase A	GM_2-강글리오시드	유아기에 발병, 중추신경계 장애 (중추신경계)
Sandhoff 병	β-*N*-acetylhexos-aminidase A, B	GM_2-강글리오시드, 글로보시드와 그 아시아로 유도체	Tay-Sachs병과 유사. 내장 여러 장기에도 지질 축적(그물내피계통을 중심으로 전신성)
전신성강글리오시도증	GM_1-ganglioside-β-galactosidase	GM_1-강글리오시드, 올리고당	유전성점액다당류증과 Tay-Sachs병의 병상을 나타낸다. 영아형, 유아형, 성인형(전신성)
공모양세포 (globoid cell) 뇌백색질변성증 (Krabbe 병)	galactocylcerami-dase	갈락토실 세라미드	중추신경계에 공모양세포의 출현 (중추신경계)
Niemann-Pick 병	sphingomyelinase (A형, B형) sphingomyelinase 활성화단백(C형)	스핑고미엘린	A형(급성신경형), B형(만성비신경형)은 영유아에 발병. 중추신경증상, 간비종, Niemann-Pick 세포의 출현(그물내피계통을 중심으로 전신성)
이염성뇌백색질변성증	arylsulfatase A	설파티드	만발유아형, 청년형, 성인형, 이염성 과립의 축적 (중추신경계, 말초신경계, 콩팥, 기타)

Fabry병은 반성열성, 기타는 상염색체열성 유전형식
[다카하시(高橋 潔) : 대사장애(퇴행성병변). 사와이(澤井高志) 외(편) : 에센셜 병리학, 5판, 医歯薬出版, 2000에서 일부 변경]

태이며, 피하지방조직의 증대만이 아니라 여러 장기 실질 내나 그 주위에도 지방조직의 증가, 침입, 침착이 관찰된다.

비만증(obesity)은 과식과 운동부족에 의한 단순성비만증과 유전성[로렌스-문-비들(Laurence-Moon-Biedl)증후군 등]이나 시상하부성[프뢰리히(Frölich)증후군 등), 내분비성[당뇨병, 쿠싱증후군(Cushing syndrome) 등] 등에 기초하는 증후성 비만증으로 나뉜다.

2 고지혈증

혈청지질의 주성분인 콜레스테롤, 트리글리세리드, 인지질, 유리지방산의 어느 것인가 하나 이상이 증가하여 있는 상태를 고지혈증(hyperlipemia)이라 한다.

또한 LDL콜레스테롤 140 mg/dℓ 이상, HDL콜레스테롤 40 mg/dℓ 미만, 중성지방(트리글리세리드) 150 mg/dℓ 이상의 경우에는 지질이상증이라 진단 된다.

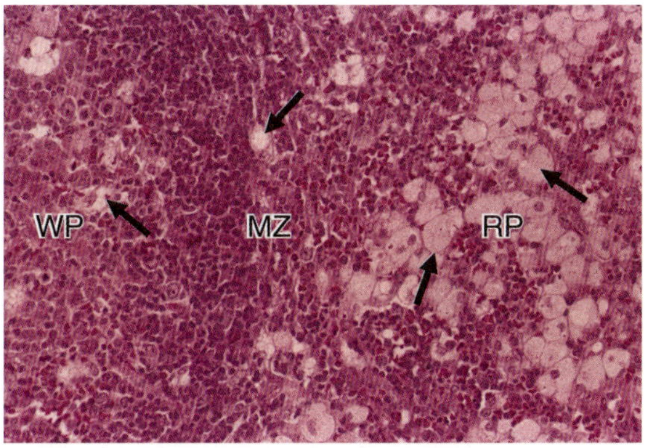

▶그림 1 Niemann-Pick병의 췌장

백색지라속질(white splenic pulp, WP), 여포주변대(MZ) 및 적색지라속질(red splenic pulp, RP)의 대식세포에는 스핑고미엘린(sphingomyelin)이 축적하고 그 세포질은 포말모양으로 되어 있다(화살표)

고지혈증이 장기간 지속되면 조직의 지질침착이 일어나 죽상경화증이나 황색종(xanthoma) 등이 발생한다.

3 지방간

만성 알코올중독이나 약물중독, 저산소 상태 등으로 지방화가 간 전체에 미친 것을 지방간(fatty liver)이라 한다. 간의 지방변성에 대해서는 제3장 A. 1 e항 "지방변성"(➡ 16페이지) 참조.

4 선천성지질축적증

지질대사에 관여하는 효소가 선천적으로 결손이 되어 있기 때문에 주로 그물내피계통(➡ NOTE-1)나 중추신경계에 각종 지질이 축적하는 질환을 총칭하여 선천성지질축적증이라 한다(▶표 2). 이들의 대부분은 복합지질인 스핑고지질의 축적에 따른다는 것으로부터 스핑고리피드증(sphingolipidosis)이라고도 불리고 있다(▶그림 1).

NOTE

1 그물내피계통(RES)

림프절, 지라, 간, 골수 등에 존재하는 대식세포(macrophage)(조직구), 세망세포, 세망내피세포 등의 중간엽계 세포는 왕성한 탐식능력을 갖고 생체방어에 주요 역할을 담당하고 있다는 것으로부터 이들의 세포군은 합쳐서 그물내피계통(reticuloendothelial system; RES)이라 명명되어 왔다.

그 후의 연구로부터 세망세포나 세망내피세포에는 탐식능력은 거의 없다는 것이나 대식세포는 골수 기원의 단구에 유래한다는 설(mononuclear phagocyte system ; MPS), 게다가 최근에는 대식세포에는 단구 유래의 삼출대식세포(단핵구계 대식세포)와 난황주머니나 골수 유래의 기생 대식세포가 있다는 것 등도 제창되고 그물내피계통의 개념은 재검토되고 있다. 그러나 현재도 림프절, 지라, 간, 골수 등을 총칭하여 그물내피계통 조직·장기라고 부르는 일이 많다.

C 당질 대사이상

1 당뇨병

췌장의 랑게르한스(Langerhans)섬의 B세포로부터 분비되는 인슐린의 결핍 또는 작용부전에 의해서 고혈당과 요당이 지속하는 만성 질환이다.

당뇨병(diabetes mellitus)은 원인불명의 1차성(진성) 당뇨병과 원인이 명백한 2차성 당뇨병으로 나뉜다. 또한 1차성 당뇨병은 인슐린 의존형의 1형과 인슐린 비의존형의 2형으로 구별된다.

당뇨병의 발병에는 유전적 소인이 중요시되지만, 기타 유발인자로서 과다영양이나 비만, 스트레스 등을 열거할 수 있다. 상세한 것은 각론 제7장 F. 2항 "당뇨병"(➡ 255쪽) 참조.

▶표 3 당원병의 병형

병형	병명	결손효소	당원구조	축적부위
Ia	von Gierke병	glucose-6-phosphatase	정상	간, 콩팥
Ib		glucose-6-phosphate translocase	정상	간(콩팥), 백혈구
II	Pompe병	acid maltase(α-1, 4-glucosidase)	정상	전신성(심근, 골격근, 신경계, 그물내피계통, 간 등)
III	Cori병(Forbes병)	amylo-1, 6-glucosidase oligo-1, 4 → 1, 4-glucan transferase	비정상	간, 골격근, 심근, 백혈구
IV	Andersen병	amylo-1, 4-1, 6-transglucosylase	비정상	간, 그물내피계통, 심근, 골격근
V	McArdle병	muscle phosphorylase	정상	골격근
VI	Hers병	liver phosphorylase	정상	간, 백혈구
VII	포스포프룩토키나아제 결핍증	muscle phosphofructokinase	정상	골격근, 적혈구
VIIIa		liver phosphorylase kinase	정상	간, 백혈구
VIIb		muscle phosphorylase β-kinase	정상	간, 골격근, 백혈구

VIIIa는 반성열성, 기타는 상염색체열성유전형식
[다카하시(高橋 潔) : 대사장애(퇴행성병변). 사와이(澤井高志) 외(편) : 에센셜 병리학, 5판, 医歯薬出版, 2000에서 일부 변경]

2 당원병

당원(glycogen)의 합성 · 분해에 관여하는 효소의 선천적 결손에 의해서 간이나 심근, 골격근 등에 당원이 비정상적으로 축적하는 유전성 질환을 당원병(glycogen storage disease)이라 한다.

현재, 당원병으로서 표 3에 나타낸 병형이 알려져 있으나 빈도로서는 Ia형[폰 기르케(von Gierke)병]이 가장 많고 전체 당원병의 약 50%를 차지하고 있다. 이어서 II형[폼페(Pompe)병], VI형(허스(Hers)병]의 순서로 되어 있다.

3 유전성점액다당류증

유전성점액다당류증(genetic mucopolysaccharidosis)이란 산성 점액다당류의 분해과정에 관여하는 리소좀효소의 선천적 결손에 의해서 점액다당류가 주로 조혈 장기나 결합조직의 대식세포에 축적하는 유전성 질환의 총칭명이다 (▶표 4).

대부분은 소아기에 발병하고 특유의 괴물(gargoyle)모양 얼굴, 골격의 변형, 간비종, 지능장애 등이 인지되고 요중에 점액다당류의 배설이 증가하고 있다. 이 특유의 얼굴로부터 유전성점액다당류증은 gargoylism이라고도 불린다.

D 무기물질 대사이상

1 칼슘 대사이상

생체 내에서는 칼슘의 약 99%는 뼈나 치아에 있으며 다른 조직이나 체액에는 1% 이하밖에 존재하지 않는다.

칼슘의 대사는 부갑상샘호르몬이나 칼시토닌, 비타민 D에 의해서 조절되고 있고, 혈청농도는 8.8~10.2㎎/dℓ로 유지되어 있다. 이 농도가 증가한 상태를 고칼슘혈증(hypercalcemia), 감소한 상태를 저칼슘혈증(hypocalcemia)이라 한다.

▶**표 4 유전성점액다당류증의 병형**

병형		병명		유전형식	산성점액다당류	결손효소
GMP	IH	Hurler병		상염색체열성	HS, DS	α-L-iduronidase
	IS	Scheie병		상염색체열성	HS, DS	α-L-iduronidase
	IH/S	Hurler-Scheie 복합체		상염색체열성	HS, DS	α-iduronidase
GMP	II	Hunter병		반성열성	HS, DS	idurosulfatase
GMP	III	Sanfilippo증후군	A	상염색체열성	HS	sulfamidase
			B	상염색체열성	HS	α-*N*-acetyl-D-glucosaminidase
			C	상염색체열성	HS	acetyl CoA: α-glucosaminide *N*-acetyltransferase
			D	상염색체열성	HS	*N*-acetylglucosamine 6-sulfatase
GMP	IV	Morquio증후군	A	상염색체열성	KS	*N*-acetylgalactosamine 6-sulfatase
			B	상염색체열성	KS	β-galactosidase
GMP	V	결번(이전에 Scheie증후군이라)				
GMP	VI	Maroteaux-Lamy 증후군		상염색체열성	DS	*N*-acetylgalactosamine 4-sulfatase (arylsulfatase B)
GMP	VII	(Sly 증후군)		상염색체열성	DS, HS	β-glucuronidase

HS : heparan sulfate(헤파란황산염), DS : dermatan sulfate(더마탄황산염),
KS : keratan sulfate(케라탄황산염)
[다카하시(高橋 潔) : 대사장애(퇴행성병변). 사와이(澤井高志) 외(편) : 에센셜 병리학, 5판, 医歯薬出版, 2000에서 일부 변경)

고칼슘혈증은 부갑상샘 기능항진이나 어떤 종류의 악성종양(폐암, 콩팥암, 유방암, 갑상샘암 등 중의 일부의 것)에 의한 부갑상샘호르몬 분비과다, 원발성 또는 전이성골종양에 의한 용골성 흡수, 비타민 D 과다 등에 의해서 일어나고 저칼슘혈증은 부갑상샘 기능저하나 비타민 D 결핍, 콩팥기능장애 등으로 일어난다.

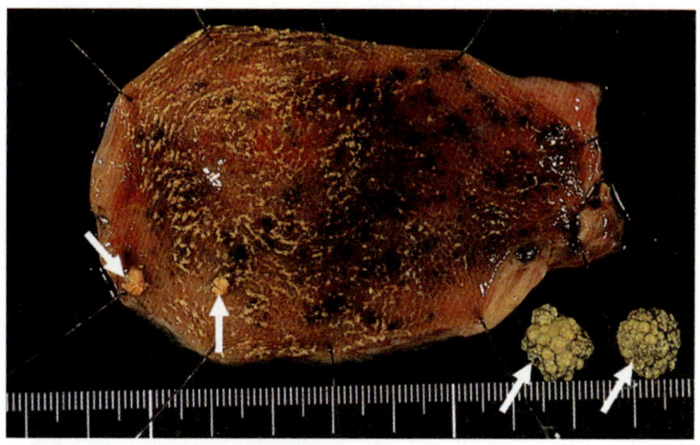

▶**그림 2 담낭의 결석(담석)**
담낭 내 및 끄집어낸 결석(화살표)

a 석회침착(석회화)

정상에서는 칼슘염이 존재하지 않는 부위에 칼슘 침착을 초래하는 것을 석회침착(calcification : 석회화)이라 한다.

고칼슘혈증의 상태에서는 콩팥요세관 상피나 허파꽈리 벽, 위점막, 혈관 벽 등에 석회침착이 관찰된다. 이것을 전이성석회침착(metastatic calcification)이라 한다.

혈청칼슘 수치가 정상범위에 있어도 변성, 괴사에 빠진 세포 · 조직에는 석회침착이 일어나기 쉽고 이것은 비정상조직석회화(dystrophic calcification)라 불리고 있다. 오래된 결핵결절 병소나 죽상경화를 초래한 동맥벽, 자궁평활근종의 변성부분 등이 그 예로서 열거할 수 있다.

b 결석

담낭 · 담관, 요로(콩팥, 요관, 방광, 요도), 장관, 침샘, 췌장, 전립샘 등의 관강을 가지는 장기의 공간 내에 형성된 칼슘을 포함하는 딱딱한 고형물을 결석(calculus 또는 stone)이라 한다(▶그림 2).

결석이 움직여서 관강을 폐색하였을 때에는 산통(colic)이라는 격렬한 통증이 일어난다.

2 구리 대사이상

성인의 구리 함유량은 약 100㎎이며 전체의 약 50%가 근육이나 뼈에 있다. 이 밖에 간, 뇌 등에 존재한다.

a Wilson병

윌슨병(Wilson disease)은 상염색체열성 유전형식을 취하고 구리 대사이상의 대표적인 질환이다.

세룰로플라스민(ceruloplasmin)의 형성장애와 담즙 안에의 구리의 배설장애에 의해서 혈청세룰로플라스민 농도나 혈청구리 수치는 저하한다. 따라서 알부민과 결합하는 구리는 증가하지만, 이 구리는 조직에 침착하기 쉽고 또한 요중에도 배설되기 쉽다. 그 결과 간, 대뇌, 각막, 콩팥 등에는 구리가 과도하게 침착하여 간경변증이나 대뇌 렌즈핵 변성을 일으킨다. 각막에는 구리 침착에 의한 녹갈색조의 색소 고리[카이저-플라이셔 고리(Kayser-Fleischer ring)]가 형성되고 또한 콩팥요세관 장애도 일어난다.

b 멘케스증후군

멘케스증후군(Menkes syndrome)은 곱슬머리 증후군(kinky hair syndrome)이라고도 불리며 반성열성의 유전성 질환이고 남아에 관찰된다.

구리의 흡수장애가 있으며 혈청세룰로플라스민과 혈청구리 수치가 모두 낮고 간 내 구리 함유량도 감소하여 있다.

곱슬머리, 비틀린 머리카락, 뻣뻣한 머리카락 등의 모발의 이상, 발육장애, 정신운동 발달장애, 저체온, 저색소침착 등이 관찰된다.

E 색소 대사이상

1 철 대사이상

성인의 생체 내의 철 함유량은 3~5g이며, 그 중의 2.3g 전후가 헤모글로빈철이다. 1.2~1.5g이 저장철로서 페리틴(ferritin), 헤모시데린(hemosiderin)(혈철소)의 형대로 간이나 지라, 골수 등의 그물내피계통 세포에 저장되고 나머지는 미오글로빈이나 함철효소, 혈청 트랜스페린(transferrin)과 결합한 유형 등으로 존재한다.

적혈구의 생리적 붕괴에 의하여 방출된 철은 헤모글로빈이나 함철 효소의 합성 및 저장철로서 재이용된다. 따라서 외부로부터는 땀, 분뇨 또는 월경 등으로 배설되는 철의 양을 보충하면 되는 것이 된다. 그러나 음식물 중의 철은 2가의(bivalent) 철로 환원되어 십이지장이나 빈창자(공장) 상부로부터 흡수되는 것이지만 그 약 10%가 흡수되는 것에 지나지 않는다. 따라서 철 평형을 유지하기 위해서는 음식물 중의 철은 1일 철 필요량의 약 10배가 되어야 한다.

철분이 부족한 식사나 철 흡수장애에 의한 철 섭취량 부족, 성장이나 임신, 수유 등에 의한 철 수요의 증가, 월경이나 병적 출혈 등에 의한 철 배설의 증가에 의해서 철 결핍상태가 발생한다. 따라서 철결핍성 빈혈은 영아나 사춘기 이후의 여성, 균형이 잡혀있지 않은 식사를 하는 사람 등에 일어나기 쉽다.

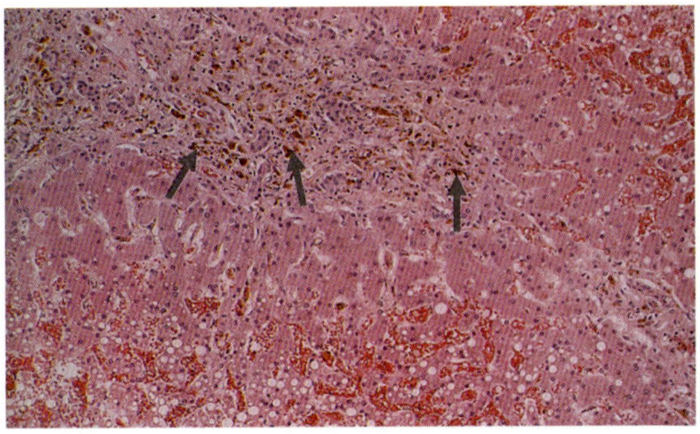

▶**그림 3 간의 혈철소증(hemosiderosis)**
간에는 황갈색, 과립모양의 헤모시데린(혈철소) 침착(화살표)이 관찰된다.

적혈구의 파괴에 의한 국소적인 헤모시데린 침착은 출혈부위나 헤모글로빈요증의 콩팥 몸쪽요세관 등에 관찰된다.

대량수혈 또는 적혈구 철 이용률이 저하하여 있는 재생불량성빈혈이나 거대적모구성빈혈에서는 지라, 간, 골수, 림프절 등의 그물내피계통을 중심으로 전신성으로 헤모시데린 침착이 관찰된다. 이 상태를 혈철소증(hemosiderosis)이라 하고 침착된 장기는 갈색 또는 적갈색을 나타낸다(▶그림 3).

또한 장관의 철 흡수기전의 파탄에 의해서 철 흡수량이 많고 동시에 배설은 적다는 철 대사이상에 의해서 그물내피계통을 비롯하여 피부나 간, 췌장, 심장 등의 실질세포에도 과도한 헤모시데린 침착을 초래하여 조직 장애가 심하고 기능장애도 관찰되는 병태를 혈색소침착증(hemochromatosis)이라 한다. 전형적인 혈색소침착증에서는 피부는 청동색을 띠고, 간경변증, 당뇨병도 병발하므로 청동당뇨병(bronzed diabetes)이라고도 일컬어진다.

2 빌리루빈 대사이상

담즙색소의 주성분인 빌리루빈(bilirubin)의 대사는 아래와 같이 시행된다(▶그림 4).

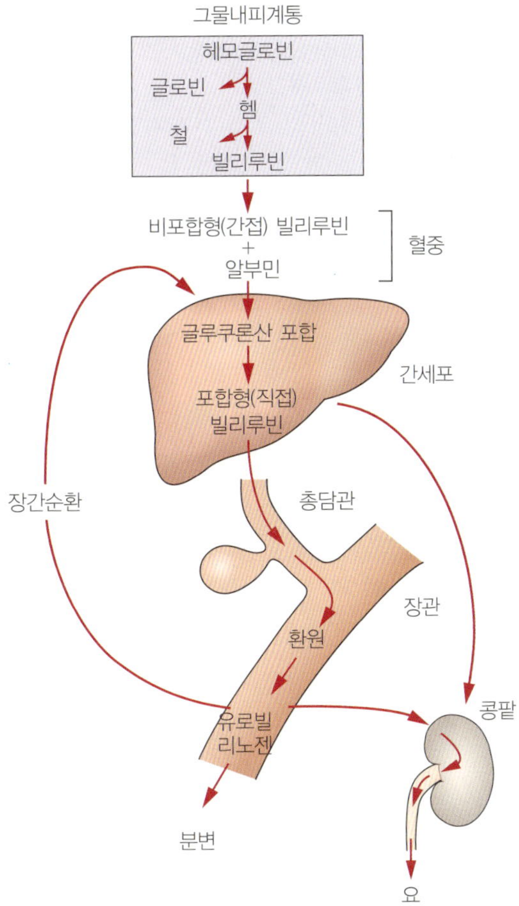

▶**그림 4 빌리루빈 대사**
[카미야마(神山隆一) : 표준 병리학, 2판, 文光堂, 2004, p.58에서]

혈중 빌리루빈의 약 85%는 노폐한 적혈구가 그물내피계통 조직에 있는 대식세포에 의해서 탐식, 파괴 처리되는 과정에서 만들어진 헴(heme) 색소에 유래한다. 혈중에서는 비포합형(간접) 빌리루빈으로서 알부민과 결합하여 존재하고 간세포 내에서 글루쿠론산 포합을 받아 포합형(직접) 빌리루빈이 된다.

혈중의 포합형 빌리루빈은 요중에 배설되지만 비포합형 빌리루빈은 배설되지 않는다. 담즙 중에 분비된 포합형 빌리루빈은 장관 내에서 유로빌리노젠으로 변화하고 그 대부분은 분변 중으로 배설되지만, 일부는 장관으로부터 흡수되어 혈

▶표 5 황달의 분류

1. 간전성황달(빌리루빈의 과잉생산) 비포합형(간접) 빌리루빈 증가	용혈성빈혈, 션트고빌리루빈혈증, 신생아황달(생리적 황달), 신생아용혈성 질환 등
2. 간성황달(간세포 장애) 대부분은 포합형(직접)빌리루빈>비포합형(간접) 빌리루빈의 형태로 증가	간염, 중독성 간 장애, 약제성 간 장애, 간 기능상실, 알코올성 간 장애, 바일병(Weil disease) 등
3. 간후성황달(간내, 간외의 폐색성 황달) 포합형(직접) 빌리루빈 증가	• 간세포로부터 모세담관으로의 배설장애 담즙울체형간염, 알코올성간염 • 모세담관 · 세담관의 폐색 약제 알레르기, 메틸테스토스테론에 의한 장애, 악성림프종의 간의 침윤, 중증감염증 • 간 내 담관의 폐색 원발성담즙성간경변증, 경화성담관염, 간 내 담도 폐쇄, 담관암 • 간 외 담도계의 폐색 담석, 암(간외담도계, 췌두, Vatar 젖꼭지부분), 간문부분 림프절의 암 전이, 염증 후의 경화, 수술 후의 협착

[마쓰바라(松原 修), 외 : 임상검사학 강좌, 병리학/병리검사학. 医歯薬出版, 2000에서 일부 변경]

류로 되돌아가 간에서 다시 이용되거나(장간순환) 콩팥을 거쳐 요중으로 나간다.

나머지의 약 15%는 골수 내에서의 무효적혈구 조혈의 결과 생긴 헤모글로빈 또는 기타의 헴 유도체에 유래하는 션트 빌리루빈이다.

성인에서는 혈청 총 빌리루빈 수치는 0.2~1.2 ㎎/㎗, 포합형 빌리루빈 수치는 0.4㎎/㎗ 이하, 비포합형 빌리루빈 수치는 0.1~0.8㎎/㎗이다.

혈중에 빌리루빈의 양이 증가한 상태가 고빌리루빈혈증(hyperbilirubinemia)이고 조직에 빌리루빈의 황색의 착색이 일어난 병태가 황달(jaundice 또는 icterus)이다(▶표 5).

또한 체질성 황달(constitutional jaundice)이란 선천성 빌리루빈 대사이상에 의한 만성의 황달이며, 비포합형 빌리루빈이 증가하는 질베르증후군(Gilbert syndrome)이나 크리글러-나자르증후군(Crigler-Najjar syndrome)과 포합형 빌리루빈이 증가하는 듀빈-존슨증후군(Dubin-Johnson syndrome)이나 로터증후군(Rotor syndrome)이 있다.

3 멜라닌

멜라닌은 생리적으로는 피부, 모발, 망막, 뇌흑색질, 뇌 연막 등에 존재하는 흑갈색의 단백질성 색소과립이며, 멜라닌세포(melanocyte)에 의해서 만들어진다. 이 멜라닌의 형성은 뇌하수체로부터 분비되는 멜라닌세포자극호르몬에 의해서 조절되고 있다. 멜라닌세포자극호르몬은 부신피질호르몬에 의해서 억제되므로 부신피질기능부전증인 애디슨병(Addison disease)에서는 피부의 멜라닌이 증가 한다.

이 밖에, 병적인 상태로서 국소적인 멜라닌세포가 증식하고 있는 색소성무반이나 악성종양에 속하는 악성흑색종이 있다.

4 지방갈색소와 세로이드

지방갈색소(lipofuscin)는 황갈색 과립모양의 색소이고 지질이나 단백질을 함유하는 중합체이며 심근세포나 간세포, 신경세포 등에 존재하고 나이가 듦에 따라 증가한다.

또한 지방갈색소는 소모성 질환에서도 증가하므로 소모성 색소라고도 일컬어진다. 소모성 질환으로 위축한 심장이나 간에 지방갈색소의 침착을 초래하면 이들의 장기는 갈색기미를 띠므로 이것을 갈색위축(brown atrophy)이라 한다.

세로이드(ceroid)의 성상은 지방갈색소와 유사한 것으로 간 등에서 조직의 붕괴가 있을 때, 주로 그 부분의 대식세포에 축적한다.

F 물리치료 · 작업치료와의 관련사항

총론에서의 대사이상은 각론에서 기술되는 각 질병을 이해하는 데에 매우 중요한 항목이다. 따라서 대사이상을 잘 파악, 이해하여 대사이상을 어떻게 일으키지 않도록 노력하는지가 물리치료 · 작업치료에서의 예방이나 재활로 연결되어 가는 것이다.

복습의 요점

- 단백질 · 아미노산 대사이상에 대해서 예를 들어 설명한다.
- 지질 대사이상, 당질 대사이상에 대해서 이해한다.
- 생체는 많은 무기물질을 보유하고 있고, 물질대사에 중요한 역할을 수행하고 있다. 무기물질 대사이상에 대해서 예를 들어 설명한다.
- 색소 대사이상에 대해서 이해하고 동시에 황달의 발생기전과 분류를 설명한다.

제 5 장

진행성 병변

학습목표

- 비대 및 과다형성의 정의와 차이점에 대해서 이해한다.
- 비대 · 과다형성 · 화생 · 이형성의 생리적 역할과 병리학적 의미를 이해한다.
- 세포조직의 재생 및 창상치유에 대해서 이해한다.

진행성 병변은 다양한 자극이나 부하에 대해서 생체가 나타내는 적응반응이고 장기용량의 증대, 세포증식, 대사 · 생리기능의 항진 등을 수반하는 적극적인 반응패턴이다. 비대 · 과다형성, 화생, 이형성, 재생 · 창상치유 등의 사항이 포함된다.

A 비대와 과다형성

비대 및 과다형성은 기능적 요구의 증대에 대한 세포조직의 적응성 반응으로서 일어난다. 세포증식을 수반하지 않는 장기용량의 증대를 의미하는 비대와 세포증식을 수반하는 과다형성과는 개념적으로 구별되어 있으나 엄밀하게는 구별할 수 없는 경우도 많다. 따라서 세포증식을 수반하지 않는 심근이나 골격근의 용량 증대에 한해서 "비대"라는 명칭을 사용하고 세포증식에 의한 장기 크기의 증대나 기능항진상태를 "과다형성"이라 부르는 것이 현실적일 것이다(▶그림 1).

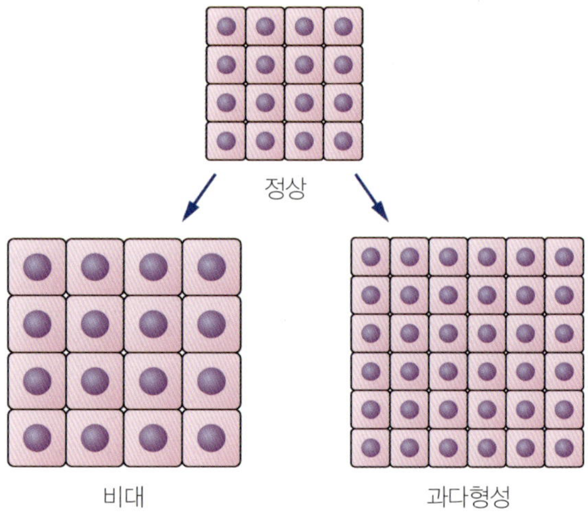

▶그림 1 비대와 과다형성
비대는 세포용적의 증대에 의하고, 과형성은 세포 수의 증가에 의한다.

1 비대

비대(hypertrophy)는 세포증식을 수반하지 않는 세포용적의 증대에 의한 적응반응이고 장기의 크기는 커진다. 작업부하가 가해진 경우의 골격근이나 심근에 관찰된다(▶그림 2). 세포질 내의 근섬유의 양이 증가하는 결과 근육세포의 수축능

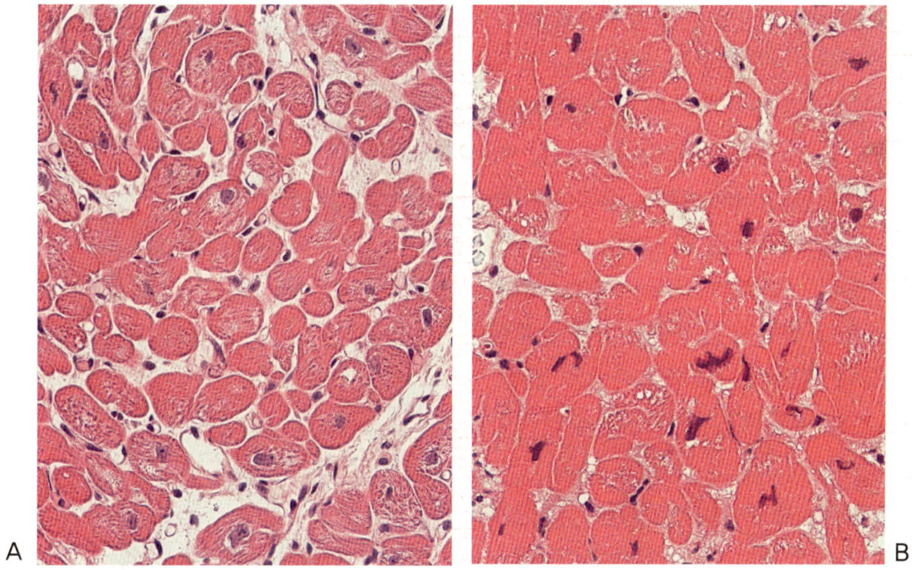

▶**그림 2 심근세포의 비대**(A와 B는 같은 배율)
A : 정상 심근세포의 횡단영상
B : 비대한 심근세포. 정상 심근세포(A)와 비교해서 세포 크기의 증대가 현저하다.

력이 증가한다. 일반적으로, 골격근은 괴사에 빠진 경우에는 재생성 증식을 나타내지만, 작업부하가 가해진 경우의 반응양식으로서는 과다형성이 아니라 비대를 나타낸다.

a 작업성 비대

작업성 비대(work hypertrophy)에는 스포츠 선수나 근육노동자의 골격근이나 심근 등에 관찰되는 생리적 비대와 고혈압이나 심장판막증 등의 경우에 지속적인 부하가 가해진 좌심실 심근에 관찰되는 것 같은 병적 비대가 있다.

b 보상성 비대

보상성 비대(compensatory hypertrophy)에서는 한 쌍으로 존재하고 있는 장기(콩팥, 부신 등)가 한쪽이 어떠한 원인(적출 등)에 의해서 기능을 상실한 경우, 잔존하는 반대쪽 장기가 용량을 증대시킴으로써 기능이 보상된다. 육안소견(크기의 증대)의 표현양식으로서 사용된다.

c 가성(거짓) 비대

가성(거짓) 비대(pseudohypertrophy)란 실질세포가 위축에 빠진 경우에 지방조직이나 결합조직이 위축부분을 보완하여 육안으로는 장기가 마치 비대하여 있는 것 같은 형태를 나타내는 현상을 가리킨다. 진행성근육퇴행위축의 골격근 등에서 관찰된다.

2 과다형성

과다형성(hyperplasia)은 다양한 자극에 대해서 세포분열에 의해서 세포 수를 증가시킴으로써 장기기능을 항진시키는 적응반응이다. 자극이 없어지면 세포증식이 정지한다는 점에서 종양의 자율성 증식과는 다르다. 장기의 크기는 증대한다.

a 호르몬이나 증식인자의 자극에 의한 과다형성

대표적인 과다형성의 예로서 종양 이외의 요인

에 의한 내분비장기의 다양한 기능항진증을 열거할 수 있다. 갑상샘기능항진증에 수반하는 갑상샘 과다형성, 부신피질자극호르몬 과다에 의한 부신피질 과다형성, 성장호르몬 과다에 의한 거인증이나 말단비대증(acromegaly), 간 기능저하에서 관찰되는 에스트로겐의 분해 장애에 의한 여성화 유방, 에리트로포이에틴(erythropoietin) 증가에 의한 골수 조혈항진 등 여러 갈래에 걸친다. 제2차 성징에 수반하는 젖샘 · 자궁의 발달, 임신이나 수유기의 젖샘세포 증식 등도 생리적인 과다형성에 속한다.

또한 양성전립샘비대증이라는 질환의 명칭처럼 원래는 과다형성의 범주에 넣어야 할 질환을 습관적으로 비대라 호칭하고 있는 경우도 있으므로 주의를 요한다.

b 만성자극에 의한 과다형성

만성 기계적 자극에 의한 표피의 각질 증식(굳은살), 보통의 사마귀나 콘딜로마(condyloma) 등의 바이러스 감염에 의한 표피 과다형성, 위나 대장에 자주 발생하는 과다형성성 용종 등 많은 종류의 병적 상태가 만성 자극에 의한 과다형성의 결과로서 일어난다.

B 화생

일단 성숙 분화한 세포조직이 환경으로부터의 스트레스나 만성적인 상해성의 자극에 대한 후천적 적응반응으로서 별개의 종류의 분화한 세포조직으로 변화하는 현상을 화생(metaplasia)이라 한다. 화생세포는 보다 불리한 환경조건 하에서 적응하여 생존이 가능해진다. 화생은 가역성 변화로 간주되고 있으나 화생 중에는 악성종양 발생의 모체가 될 가능성을 가진 것이 있다.

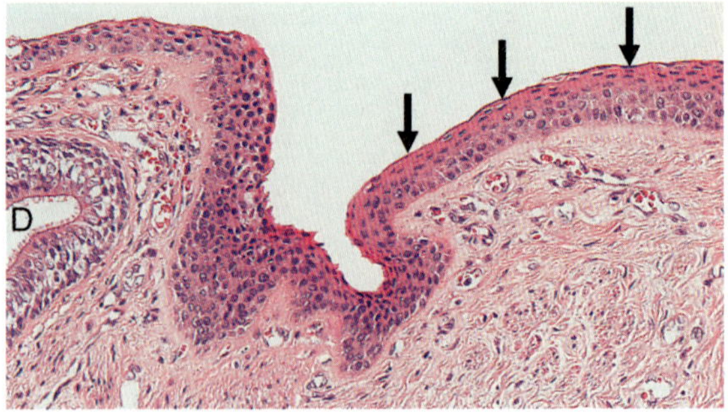

▶그림 3 기관지 상피의 편평상피 화생

기관지 내강면(위)에 편평상피 화생이 관찰된다(화살표). 왼쪽 끝의 기관지샘(bronchial gland) 도관(D)에는 섬모상피가 잔존하고 있다.

c 위점막의 장상피 화생

장상피 화생(intestinal metaplasia)이란 위점막이 만성적으로 자극을 받아 나이가 듦에 따라 장점막과 유사한 상피로 치환되는 현상을 가리킨다. 장상피 화생 위점막을 모체조직으로 하여 분화형 위암이 발생하는 일이 있다.

d 기도점막의 편평상피 화생

흡연 등의 만성자극에 의해서 기관이나 기관지, 부비강 등의 다열 섬모상피가 중층 편평상피로 치환된다(▶그림 3). 화생 편평상피는 섬모상피보다 적응생존능력이 우수하지만 기도점막에 원래 갖춰져 있는 섬모에 의한 이물질 재제기전이나 점액분비능력이 상실되기 때문에 기도의 방어기능이 저하한다. 게다가 화생 편평상피에 흡연 등의 만성자극이 가해짐으로써 이형성의 단계를 거쳐 편평상피암의 발생으로 연결된다고 생각되고 있다. 비타민A결핍증에서도 이러한 기도의 편평상피 화생(squamous metaplasia)이 일어난다.

e 자궁경부의 편평상피 화생

자궁경부의 샘(선)상피세포는 만성자극에 의해서 편평상피 화생을 나타낸다. 화생 편평상피

안에 이형성이 발생하고 그 일부가 자궁경부 편평상피암으로 진전하는 경우가 있다.

C 이형성

이형성(dysplasia)이란 다양한 정도의 세포분화 이상이나 세포이형을 수반하는 이상세포 증식을 의미하는 현미경 레벨의 개념이다. 경증의 이형성은 원인이 제거됨으로써 소실하는 가역적 변화이지만, 고도의 이형성 중에는 악성종양으로 진전하는 것도 있어 전암성병터(precancerous lesion)라 생각되고 있다. 편평상피암의 발생과정에서는 편평상피 화생병소 내에 이형성이 자주 인지되고 편평상피 화생, 이형성, 편평상피암이라는 일련의 진전과정을 시사하고 있다.

실제적으로는 현미경 레벨에서 악성의 조직학적 진단요건을 완전히 충족하지 않기 때문에 악성이라 확정 진단을 할 수 없는 이형병소에 대해서 "이형성"이라는 진단명이 사용되는 경우가 많다(예: 자궁경부 이형성, 식도 이형성, 기관지 이형성, 골수 이형성증후군 등).

D 재생과 창상치유

손상된 조직이 염증반응에 의해서 청소 제거되고 재생이나 증식 등의 생체반응을 거치면서 수복이 진행하여가는 과정을 창상치유(wound healing)라 부른다. 창상치유에는 손상을 받은 세포의 재생과 결합조직의 증식(육아조직 증식과 흉터화)이라는 두 가지 요인이 관여하고 있다. 또한 창상치유과정은 총론 제8장(➡ 68쪽)에서 학습하는 "염증의 시간경과에 따른 변화"과 깊은 연관성이 있다.

1 재생

재생(regeneration)이란 어떠한 원인에 의해서 죽음에 빠진 세포조직이 같은 종류의 세포의 증식복제에 의해서 보완되는 현상을 가리킨다. 태생초기에는 모든 세포가 높은 분열증식능력을 갖고 있으나 개체발생의 진행과 더불어 세포는 분화하고 세포의 종류에 따라 증식재생능력에 차이가 발생하기 때문에 복수의 종류의 세포조직이 손상된 경우의 재생과정은 복잡해진다. 손상된 조직이 완전히 수복되고 손상의 흔적을 남기지 않는 경우를 완전 치유, 그리고 어떠한 흉터를 남겨서 치유하는 경우를 불완전 치유(흉터치유)라 한다.

a 생리적 재생

정상적인 기능을 유지하기 위해서 항상적으로 세포갱신이 일어나고 있는 혈액세포, 피부의 표피, 장관상피조직 등에서는 일정한 수명을 끝낸 세포는 세포자멸사(apoptosis)에 의해서 사멸하고 줄기세포(stem cell)의 새로운 분열에 의해서 생긴 세포에 의해서 보충된다. 이것을 생리적 재생(physiologic regeneration)이라 부른다.

b 완전재생

위 · 십이지장 점막 내에 국한된 얕은 소화성 궤양(Ul-I) 등, 손상된 조직이 소량인 경우에는 흔적을 남기지 않고 완전한 원래의 조직구축이 재생된다. 이것을 완전재생(complete regeneration)이라 한다.

c 불완전 재생

외상이나 경색 등에 의해서 큰 손상을 받은 경우에, 복수의 종류의 세포가 손상되고 상실된 세포가 살아남은 세포의 증식에 의해서 충전되는

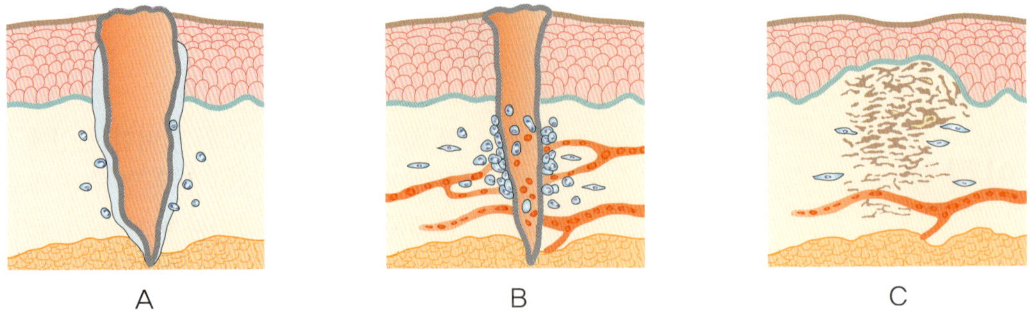

▶그림 4 피부의 창상치유과정

A : 부상 직후 : 창상부위에 괴사조직이나 피브린 등의 삼출물이 관찰된다.
B : 육아형성기 : 염증세포의 동원과 모세혈관의 증식이 고도가 된다.
C : 흉터기 : 염증세포나 모세혈관은 감소하고 교원섬유의 증가에 의한 흉터화가 관찰된다.

것을 불완전 재생(incomplete regeneration)이라 한다. 표피나 점막상피세포는 재생능력이 왕성하여 창상부위의 표면은 새로운 재생상피에 의해서 덮인다. 한편, 심근경색이 일어나면 심근세포는 재생능력을 갖지 않기 때문에 심근세포 결손부분은 육아조직의 증식에 의해서 충전되고 그것이 시간경과와 더불어 흉터화가 되어간다.

2 창상치유의 과정 (▶그림 4)

a 육아조직의 형성

손상된 세포조직이나 이물질이 염증반응에 의해서 제거된 후 육아조직(granulation tissue)의 형성이 시작된다. 육아조직은 모세혈관의 신생과 유약한 섬유모세포의 증식으로 이루어져 있고 모세혈관에 함유되는 풍부한 혈액성분에 의해서 붉고 부드러운 과립모양 형태를 나타낸다.

b 흉터조직의 형성

시간의 경과와 더불어 육아조직의 모세혈관은 차츰 감소하고 섬유모세포에 의해서 생산되는 교원섬유가 증가하여 백색기미를 띠고 경도가 증가한 흉터조직(scar tissue)으로 옮겨간다.

3 1차 치유와 2차 치유

수술창상과 같이 조직의 괴사나 결손의 양이 적고 감염을 수반하지 않는 경우에는 수복은 신속하게 진행하여 큰 흉터를 남기는 일 없이 치유한다. 이러한 치유양식을 1차 치유(primary healing)라 부른다.

이에 반해서 괴사에 의한 광범위한 조직결손이나 감염을 수반하는 창상의 경우에는 괴사조직이나 염증성 삼출물을 흡수하기 위한 염증반응이 고도가 되고 육아조직이 다량으로 형성되며 치유과정이 지연되어 큰 흉터를 남기고 치유한다. 이러한 치유양식을 2차 치유(secondary healing)라 한다.

4 창상치유에 영향을 주는 요인

창상의 치유과정은 손상의 정도나 세포조직의 재생능력 이외에도 많은 요인의 영향을 받는다. 고령자에서는 창상치유는 지연되기 쉽고 또한 전신적 영양불량이나 국소의 혈류부전, 창상 내 이물질의 유류나 감염합병 등도 창상치유를 지연시키는 요인이 된다.

E 물리치료 · 작업치료와의 관련사항

비대 · 과다형성, 화생, 이형성, 재생 · 창상치유 등, 진행성 병변에 포함되는 사항은 다양한 자극이나 부하에 대해서 일어나는 생체반응이며 그 내용을 충분히 이해하는 것은 기능회복을 목적으로 하는 의료행위를 시행하는 과정에서 중요하다. 이들의 생체반응의 과정은 연령이나 영양상태 등 다양한 요인에 의한 영향을 받고 개인차가 크다는 것에도 유의해야 한다.

복습의 요점

- 비대는 부하가 걸린 경우에 일어나는 세포증식을 수반하지 않는 장기 크기의 증대에 의한 적응반응이며 골격근이나 심근에 관찰된다. 또한 과다형성은 세포증식을 수반하는 적응반응이며 세포증식을 수반하지 않는 비대와는 다르다는 것을 이해한다.
- 세포의 종류에 따라서 증식능력이 다르기 때문에 손상 후의 재생수복의 과정은 세포조직의 종류나 손상의 정도 등에 영향을 받는다는 것을 이해한다.
- 창상치유의 과정에는 1차 치유와 2차 치유가 있고 연령이나 영양상태, 국소의 혈행동태 등이 창상 치유과정에 영향을 준다는 것을 이해한다.

제 6 장

장순환장애

학습 목표

- 본태성고혈압과 속발성고혈압의 차이를 이해한다.
- 콩팥성고혈압의 발생기전을 이해한다.
- 곁순환(측부순환)을 이해한다.
- 심장성부종과 콩팥성부종(renal edema)의 차이를 이해한다.
- 혈전증과 색전증의 차이에 대해서 이해한다.
- 빈혈성경색과 출혈성경색의 발생기전에 대해서 이해한다.

A 체액순환의 기전

생체 내의 체액은 세포외액(extracellular fluid)과 세포내액(intracellular fluid)으로 나뉘고 세포외액은 혈관내액과 사이질액(갈질액)으로 나뉜다. 혈관내액에는 혈액과 림프액이 있다.

1 혈액순환

성인의 순환혈액량은 약 5,000㎖라 일컬어지고 심장을 중심으로 전신에 둘러친 혈관 내를 끊임없이 흐르고 있다.

a 대순환(온몸순환)

혈액이 심장(좌심실)에서부터 대동맥을 거쳐 모세혈관에 보내지고, 대정맥을 거쳐 심장(우심방)으로 되돌아오기까지의 순환을 대순환, 또는 온몸순환(systemic circulation)이라 한다(▶그림 1). 동맥에는 좌심실에서부터 높은 압력(120~130 mmHg)으로 혈액이 송출되므로 고압계통이라고도 불리고 이 부분은 전체 순환 혈액량의 약 10%를 받아들이고 있다.

세동맥에서는 혈관저항이 크고 이 부분에서 혈류가 급속히 하강하므로 저항혈관이라 불리고 있다. 이 부분에서부터 모세혈관을 거쳐 세정맥에 이르는 영역을 말초순환이라 한다. 모세혈관의 벽은 내피세포의 편평한 세포질과 그것을 뒷받침하는 기저막으로 구성되어 있고 물질의 투과가 매우 용이하다. 이 부분은 기능계통 또는 교환계통이라고도 불리며 순환혈액량의 약 5%를 받아들이고 있다.

세정맥에서부터 대정맥에 이르는 영역은 혈압이 낮고 이른바 저압계통이라 불리며 이 부분은 혈류량의 약 70%를 받아들이고 있고 용량혈관이라고도 일컬어진다.

b 소순환(폐순환)

우심실에부터 폐동맥, 폐를 거쳐 좌심방으로 되돌아오기까지의 혈액순환을 소순환 또는 폐순환(pulmonary circulation)이라 한다. 이 소순환과 심장을 합친 영역은 순환혈액의 약 15%를 받

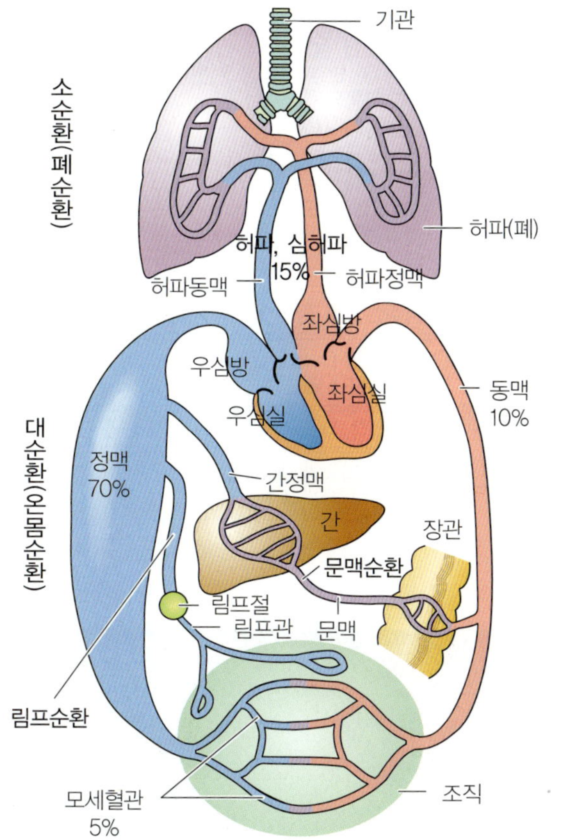

▶**그림 1　체액순환**

아들이고 있다.

c 문맥순환

문맥순환(portal circulation)이란 동맥에서부터 모세혈관을 거쳐 정맥이 된 혈관이 다시 모세혈관을 형성한 후 정맥이 되는 것 같은 혈관계통을 말한다. 그 대표적인 것이 간 안에 들어가는 문맥이다.

이 밖에 뇌하수체문맥계통이 잘 알려져 있다.

d 혈관의 2중 지배

혈관의 2중 지배를 받고 있는 장기로서 허파(폐) 및 간이 있다.

허파는 허파동맥(기능혈관)과 흉부대동맥의 가지(branch)인 기관지동맥(영양혈관)의 지배를 받고 있다. 간은 문맥(기능혈관)과 복강동맥의 가지인 간동맥(영양혈관)의 지배를 받고 있다.

▶**표 1　고혈압증의 진단기준**

분류	수축기혈압 (mmHg)		확장기혈압 (mmHg)
최적혈압	<120	동시에	<80
정상혈압	<130	동시에	<85
정상 높은 수치 혈압	130~139	또는	85~89
경증고혈압	140~159	또는	90~99
중등증고혈압	160~179	또는	100~109
중증고혈압	≧180	또는	≧110
수축기고혈압	≧140	동시에	<90

[일본고혈압학회 고혈압치료 가이드라인 작성위원회 : 고혈압치료 가이드라인 2004년판, 일본고혈압학회, 2004에서부터]

2 림프순환

림프관은 모세혈관과 함께 장기 · 조직에 널리 분포하고 모세혈관에부터 누출한 체액성분의 일부를 흡수하여 림프액으로서 중추의 가슴림프관(흉관)에 운반한다. 소화관점막에서부터 흡수된 지방은 림프관 내에 들어간다. 림프관의 도중에는 림프절이 있다. 가슴림프관(흉관)은 왼쪽 빗장밑정맥(쇄골하정맥)에 구멍을 내고 림프액은 여기서부터 혈액과 합류한다. 이 순환을 림프순환(lymphatic circulation)이라 한다.

B 전신순환장애

1 고혈압증

고혈압증(hypertension)의 진단기준은 1999년에 WHO/ISH(국제고혈압학회)에 의해서 국제적인 재검토가 시행되고 일본에서도 **표 1**에 나타낸 것처럼 일본고혈압학회에 의한 가이드라인

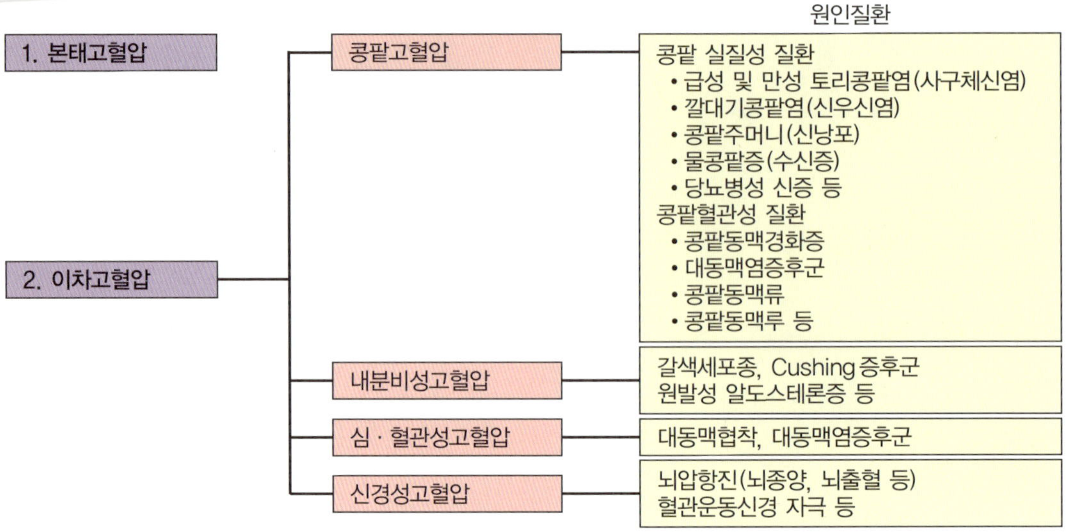

▶그림 2 이차고혈압의 분류

이 작성되어 있다. 고혈압의 수치기준은 세분화되고 확장기혈압을 기준으로 하는 경우와 수축기혈압을 기준으로 하는 경우가 있다.

고혈압증은 원인불명의 본태성과 원인이 명백한 이차성으로 분류되어 있다(▶그림 2)

a 본태고혈압증

본태고혈압증(essential hypertension)은 모든 고혈압증의 85~90%를 차지하고 있다.

(1) 원인

① 유전적 요인

본태고혈압증에 유전적 요인이 관계하고 있다는 것은 잘 알려져 있다. 이 유전양식이 멘델의 법칙에 따르는 단일 유전자에 의한 것인가, 다유전자(polygene)에 의한 것인가, 그 상세한 것은 밝혀져 있지 않다.

② 환경적 요인

혈압에 미치는 환경적 요인으로서는 기후(한랭), 식사(식염), 기호(흡연, 알코올), 심리적 요인(스트레스) 등이 있다.

(2) 병태발생

혈압의 상승은 말초저항의 증대에 따른 것이지만, 그 저항증대의 인자로서 ① 신경인자(압력수용기, 혈관운동중추 등), ② 내분비인자(카테콜아민, 부신피질호르몬 등), ③ 콩팥인자(레닌-앤지오텐신-알도스테론계통), ④ 나트륨 과다섭취 등을 열거할 수 있다.

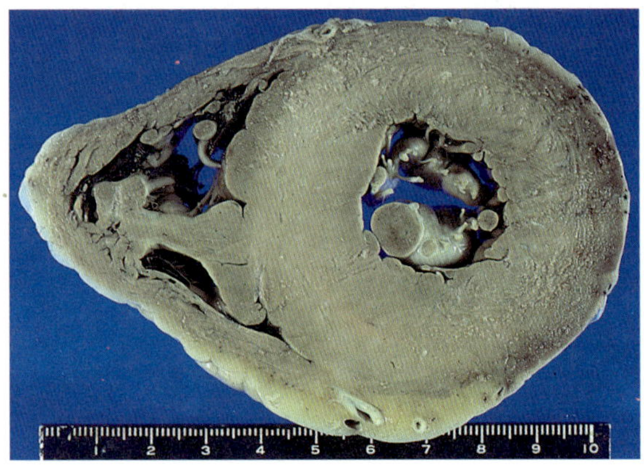

▶그림 3 좌심실비대(좌심실 횡단면)

(3) 고혈압증의 결과현상

① 심장비대 및 심장기능상실(심부전)

동맥압이 지속적으로 상승하면 좌심실에 압력부하가 가해지고 좌심실 심근세포의 비대가 발생한다. 이른바 좌심실비대이다. 이때의 심실비대는 구심성 비대이다(▶그림 3). 게다가 고혈압이

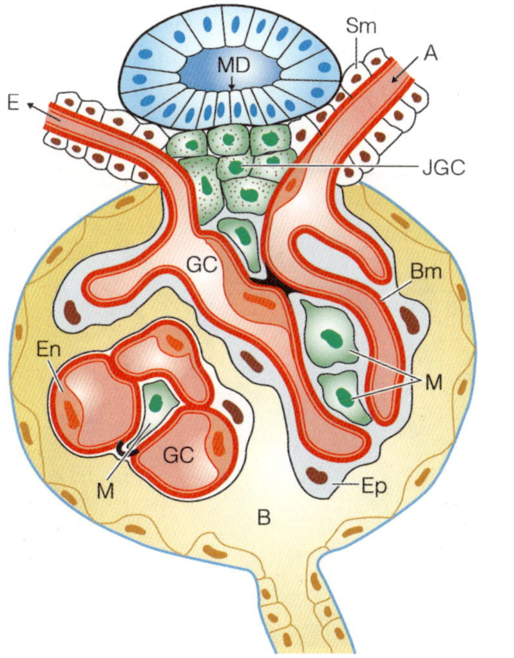

▶그림 4 토리옆장치

A: 수입동맥, E: 수출동맥, Sm: 평활근세포, JGC: 토리옆세포, MD: 치밀반점, GC: 토리모세혈관, En: 내피세포, Ep: 상피세포, 혈관사이세포(mesangial cell), Bm: 기저막, B: 보우만 주머니(Bowman capsule)

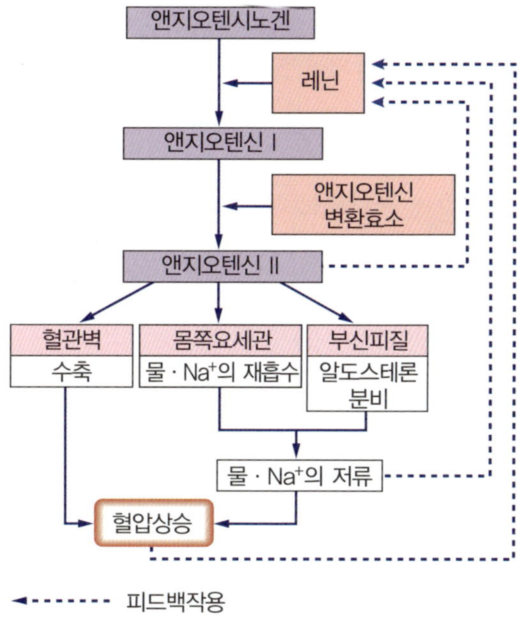

▶그림 5 레닌–앤지오텐신–알도스테론계통의 개략

지속되면 심근세포가 압력부하에 적응할 수 없게 되어 심장기능상실(심부전)의 상태에 빠진다.

② 혈관병변

동맥내압의 상승은 동맥경화증을 현저하게 촉진하고 또한 괴사성동맥염을 초래한다. 뇌동맥에서는 경화와 함께 괴사성동맥염을 초래하여 뇌경색이나 뇌출혈을 초래한다. 심장의 관상동맥경화증은 협심증, 심근경색을 초래하고 콩팥동맥경화는 콩팥위축을 초래한다.

b 이차고혈압증

이차고혈압증(secondary hypertension)의 대표적인 것을 아래에 나타낸다.

(1) 콩팥고혈압(renal hypertension)

발생빈도는 이차고혈압증 중에서 가장 높다. 고혈압을 초래하는 콩팥질환에는 ① 콩팥 실질성 질환과 ② 콩팥 혈관성 질환이 있다(▶그림 2).

발생기전 콩팥에는 토리(사구체)의 혈관극(vascular pole)에 접하여 토리옆장치(방사구추체장치, juxtaglomerular apparatus)라 불리는 특수한 장치가 있다. 이것은 수입동맥의 중막평활근세포 유래의 토리옆세포와 먼쪽 요세관의 일부인 치밀반(macula densa)으로 구성된다(▶그림 4).

토리옆세포에는 레닌(renin)이라 불리는 일종의 단백질 분해효소가 함유되어 있다. 이 레닌은 토리혈관의 혈압이 저하하면 혈중에 분비되는 것으로 혈장 중의 레닌기질(앤지오텐시노겐)을 분해하여 앤지오텐신 I(Ag I)을 만들어낸다. 이 Ag I은 혈관수축작용이 있고 혈압을 상승시킨다. 이 Ag I이 허파에 도달하면 허파꽈리 혈관내피세포에 분포하는 변환효소에 의해서 혈압상승작용이 한층 강한 앤지오텐신 II(Ag II)를 형성한다. 이 Ag II는 부신피질에도 작용하여 알도스테론의 분비를 촉진하고 Na^+의 저류와 함께 체액의 체내 저류를 촉진한다. 이 일련의 반응계를 레닌–앤지오텐신–알도스테론계통이라 한다(▶그림 5).

콩팥질환에서는 이 레닌-앤시오텐신-알도스테론계통이 활성화되어 혈압이 상승한다.

(2) **내분비성고혈압**(hypertension of endocrine causes)

고혈압을 나타내는 내분비질환으로서는 부신피질에 발생하는 갈색세포종(카테콜아민 생성), 쿠싱증후군(Cushing syndrome), 원발성알토스테론증(부신피질샘종) 등이 있다.

(3) **혈관성고혈압**(hypertension of vascular causes)

혈관이상에 기초하는 고혈압으로서는 대동맥협착증, 대동맥염증후군 등이 있다.

(4) **신경성고혈압**(neurogenic hypertension)

뇌종양, 뇌출혈 등에서 관찰되는 혈압상승은 혈관운동신경중추의 자극이 원인으로 생각되고 있다.

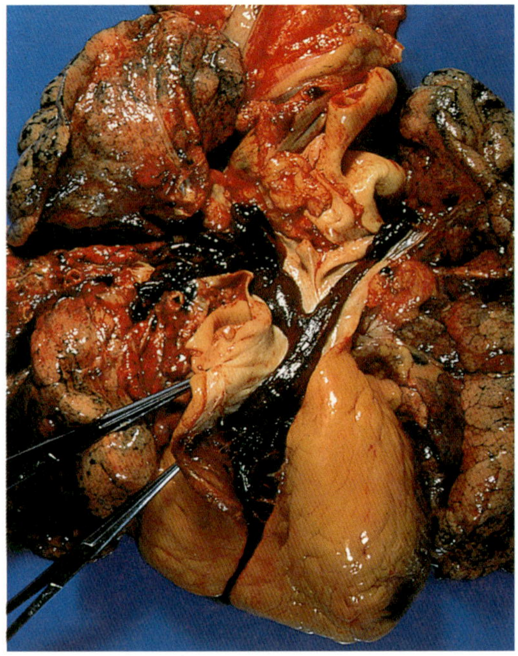

▶그림 6 허파동맥 혈전성색전증

2 허파(폐)고혈압

허파동맥압이 상승하는 경우를 허파고혈압(pulmonary hypertension)이라 한다. 이것에는 급성과 만성이 있다.

a 급성허파고혈압

대부분은 급성폐색전증이다. 이것은 외상, 수술, 출산 등 때에 일어난 정맥성 혈전이 허파동맥을 폐색하기 때문이다(▶그림 6). 대형의 허파동맥을 폐색하는 경우는 사망률이 높다.

임상증상으로서는 급격한 흉통, 호흡곤란, 쇼크, 청색증, 빈맥, 식은땀, 혈압저하 등이 관찰된다.

병리학적으로는 허파동맥의 혈전과 우심실의 두드러진 확장이 관찰된다.

b 만성허파고혈압

허파혈관에 1차적 장애가 일어나는 원발성의 것과 만성폐색성허파질환이나 폐섬유증과 같이 허파 실질의 변화에 잇달아서 일어나는 2차성의 것으로 나뉜다.

임상증상으로서는 과다호흡, 우심기능부전에 의한 정맥울혈, 다리의 부종 등이 있다. 병리학적으로는 우심실의 비대 · 확장(폐심장증, cor pulmonale), 허파동맥경화증 등이 관찰된다.

3 문맥고혈압(문맥압항진증)

문맥 내압이 상승하는 경우를 문맥고혈압(portal hypertension : 문맥압항진증)이라 한다.

원인으로는 간정맥 폐색[버드-키아리증후군(Budd-Chiari syndrome)], 간 내 혈관폐색[간경변증, 일본주혈흡충증(schistosomiasis japonica) 등], 간 외 문맥폐색(문맥혈전증) 등이 있다. 또한 특발성 문맥고혈압[반티증후군(Banti syndrome)]과 같은 원인불명의 것도 있다.

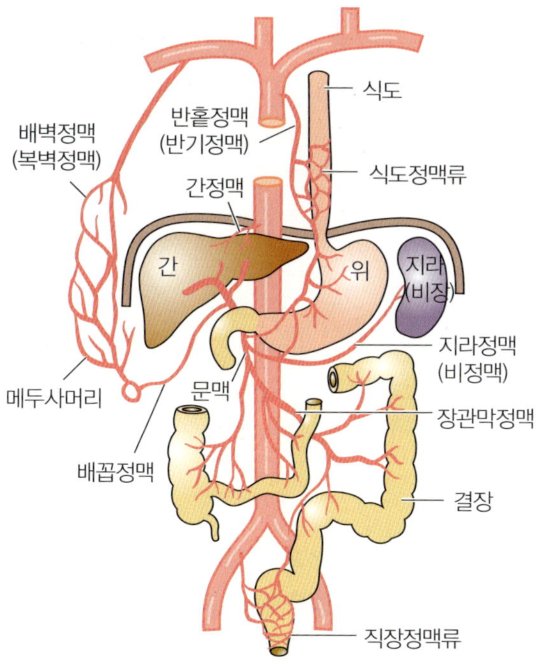

▶**그림 7 문맥항진증과 결순환**
간경변증 때의 식도정맥류. 메두사머리(Medusa head) 및 직장정맥류(치핵)의 형성

임상증상으로서는 비종, 복수 등 및 결순환이 잘 알려져 있다.

a 결순환

혈관의 일부에 폐색이 일어난 경우, 폐색부분보다 바로 앞의 혈액이 문합가지를 지나서 통상에서는 흐르지 않는 경로를 흘러가는 순환을 말한다. 그 대표적인 것이 문맥고혈압 때의 결순환이고 3개의 경로가 있다(▶그림 7).

① 우선 첫째 경로는 문맥혈이 지라정맥을 거쳐 위관상정맥, 식도정맥에서부터 반홀정맥에 도달하고 위대정맥(상대정맥)에 이르는 경로이다. 식도정맥은 주로 점막밑 조직을 지나기 때문에 대량의 정맥혈이 흘러들어 가면 확장하여 식도정맥류를 형성하고 내강으로 돌출하게 된다. 자주 파열(식도정맥류 파열)하여 대량의 출혈을 초래한다.

② 둘째 경로로서 태생 때에 열려 있었던 배꼽정맥은 생후 폐쇄되지만, 문맥압이 상승하면 다시 확장하고 이것을 거쳐 배벽정맥에 들어가고 위팔정맥을 거쳐 위대동맥에 도달한다. 배벽정맥에 대량의 정맥혈이 유입하면 상복부를 향해서 긴장한 정맥이 출현한다. 이 상태를 "메두사머리"(➡ NOTE-1)라 부르고 있다.

③ 세 번째 경로는 장간막정맥에서부터 직장정맥, 치정맥을 거쳐 속엉덩정맥(내장골정맥)으로 들어가고 아래대정맥(하대정맥)에 이르는 경로이다. 치정맥에 대량의 정맥혈이 유입하면 확장하여 치핵을 형성한다.

4 저혈압증

혈압이 정상 하한보다 낮은 것을 저혈압증(hypotension)이라 한다. 일반적으로는 수축기혈압 100 mHg 미만, 확장기혈압 60 mmHg 미만의 경우를 말한다.

a 본태성(체질성) 저혈압증

명백한 원인이 인지되지 않는 저혈압증을 본태성 또는 체질성 저혈압이라 한다. 그 병태발생은 유전적 및 환경적 요인이 관계하고 있다고 생각된다.

많은 경우, 저혈압에 의한 특별한 증상은 관찰되지 않지만 전신권태감, 불면, 현기증, 두통, 두근거림 등의 부정수소를 호소하는 일이 있다.

NOTE

1 메두사머리(caput medusae)

메두사는 그리스신화에 등장하는 괴물이며 머리카락이 모두 뱀으로 되어 있고 부풀어 오른 배벽정맥이 뱀이 꿈틀거리는 메두사머리와 유사하기 때문에 이 이름이 붙여졌다.

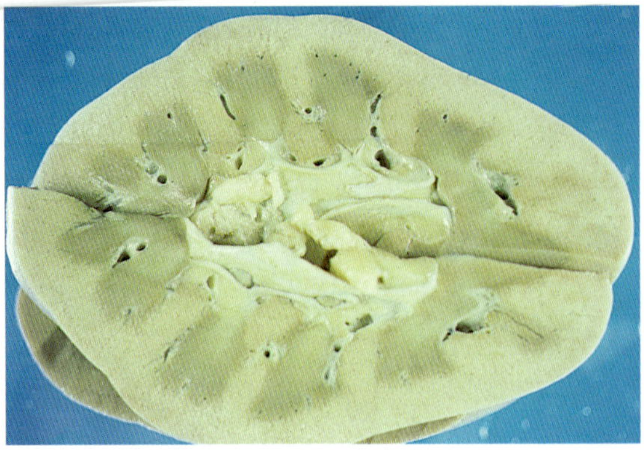

▶그림 8 쇼크콩팥

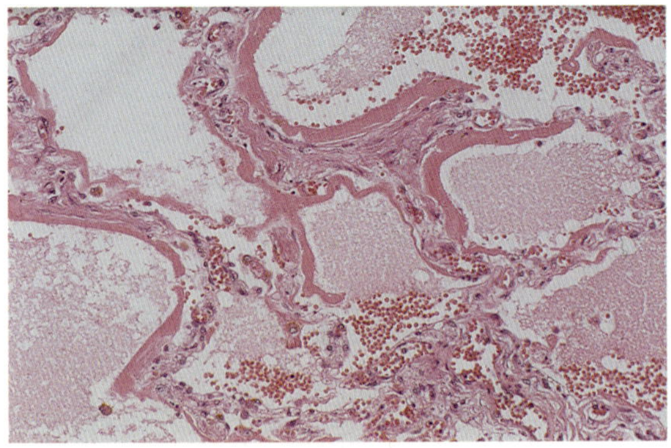

▶그림 9 쇼크폐의 조직소견
허파꽈리 벽에 유리막의 형성이 관찰된다.

b 증후성 저혈압증

(1) 급성증후성저혈압증(쇼크)

특정의 기초질환에 기초하여 혈압이 급속하게 저하한 상태를 말한다. 이른바 쇼크이다.

병태 중증의 생체침습에 기초하는 급격한 유효 순환혈액량의 감소와 혈압저하 및 말초순환장애에 의한 장기 · 조직의 기능장애를 수반한 것이다. 그 원인은 다채롭고 임상증상도 시간의 경과와 함께 변화한다.

원인 대량출혈, 중증외상, 중증화상, 수술침습, 중증감염증, 심장기능장애, 알레르기, 정신 · 신경자극 등이 잘 알려져 있다.

임상증상 예부터 피부의 창백, 식은땀, 맥박 미약, 허탈(무욕, 무관심상태)이 대표적인 것으로서 알려져 있다. 정신적으로는 불온상태로 시작되고 감정둔마, 허탈, 의식장애에 이른다. 근육은 일반적으로 이완하고 힘줄반사도 저하한다. 체온은 저하하고 피부는 얼룩무늬모양을 나타낸다. 혈압은 저하하고 맥박 미약, 속맥이 된다. 호흡은 불규칙하고 핍뇨, 무뇨를 초래한다.

분류 1차 쇼크와 2차 쇼크, 가역성 쇼크와 비가역성 쇼크 등이 잘 알려져 있으나, 오늘날 임상적으로 널리 사용되고 있는 분류로서 ① 저혈량성 쇼크, ② 심원성 쇼크, ③ 세균성 쇼크, ④ 약물성 쇼크, ⑤ 신경성 쇼크가 있다.

장기병변

- **콩팥** : 중증 외상환자에 관찰되는 "좌멸증후군"으로서 알려지고 급성콩팥기능상실(핍뇨, 무뇨)을 특징으로 한다. 외상만이 아니라 기타의 쇼크에서도 마찬가지의 콩팥기능상실을 초래한다는 것으로부터 "쇼크콩팥"이라고도 불리고 있다. 육안적으로는 부어오르고 창백하다(▶그림 8). 조직학적으로는 요세관 상피세포의 종대, 변성, 탈락이 관찰되고 관강은 확장하여 있다. 사이질에서는 울혈과 부종이 두드러지고 먼쪽 요세관 내에 원기둥 형성이 관찰된다.
- **허파** : 콩팥기능상실의 시기를 극복해도 호흡부전을 초래한다는 것이 알려지게 되어 이 허파의 병변을 "쇼크폐"라 부르고 있다. 초기의 병변은 폐수종이지만 천연하면 허파꽈리 벽의 내면에 유리모양 물질이 관찰되고 "이른바 유리막 형성성 허파 병변(hyaline membrane disease)이라 불리는 소견을 나타낸다(▶그림 9).
- **간** : 간에서는 울혈이 두드러지고 소엽중심성 간세포 괴사를 나타낸다. 간 내 담즙 울체도 관찰된다.
- **췌장** : 비교적 이른 시기부터 췌장 외분비샘 세포의 변성과 자기융해를 초래하고 주위 지방

조직의 괴사를 수반한다.

- **소화관 :** 소화관 점막도 울혈이 두드러지고 광범위한 출혈을 수반한다. 천연하면 자주 괴사성 장염을 수반한다.
- **뇌 :** 뇌에도 부종 및 소출혈이 관찰되고 천연하면 겉질의 신경세포 괴사를 수반한다.

(2) 만성증후군성저혈압

2차성의 만성혈압저하에는 ① 심장기능저하(서맥, AV 차단, 빈백 등), ② 순환혈액량의 감소(출혈, 탈수 등), ③ 내분비질환[애디슨병(Addison disease), 시한증후군(Sheehan syndrome) 등], ④ 자율신경이상(목동맥동과민증, 우울증 등) 등이 있다.

c 기립성저혈압

누운 자세에서는 저혈압을 나타내지 않지만 기립 시에 혈압이 저하하여 현기증, 두근거림, 실신 등의 증상이 관찰되는 것을 기립성저혈압이라 한다.

원인으로서는 ① 압력수용체의 이상, ② 압력수용체 반사계의 이상, ③ 미주신경 긴장, ④ 압력조절중추이상 등이 관계하고 있다.

C 국소순환장애

1 충혈

충혈(hyperemia)이란 국소의 혈관 내에 동맥혈이 다량으로 유입하는 경우를 말한다.

a 기능성(작업성) 충혈

운동 시에는 골격근에 다량의 동맥혈이 유입한다. 기타의 장기, 조직에서도 기능항진 때에는 동맥혈의 유입증가를 수반하고 있다. 이러한 충혈을 기능성 또는 작업성 충혈이라 한다.

b 신경성 충혈

혈관에는 수축신경과 확장신경이 있고 수축신경의 마비 또는 확장신경의 자극에 의해서 충혈이 일어난다. 예컨대 목의 교감신경의 장애에서는 얼굴 반쪽에 충혈이 일어난다. 또한 노여움이나 수치심 때에 얼굴이 홍조를 띠는 것도 반사적으로 혈관이 확장하기 때문이며 반사성충혈이라고도 불린다.

c 근육성 충혈

혈관 평활근이 이완하여 일어나는 충혈을 근육성 충혈이라 한다. 예컨대 온열, 자외선, 방사선 등에 의한 충혈이 이것에 속한다.

d 염증성 충혈

염증국소에 일어나는 충혈을 말한다. 그 발생기전은 복잡하지만 염증성 자극이 혈관운동신경을 마비시킬 뿐만 아니라 혈관 평활근 자체에도 작용하여 일어나는 것이라 생각된다.

e 기타

동맥의 혈류가 어떠한 원인으로 중단되고 다시 흐를 때에 충혈이 일어난다. 이것을 **반응성 충혈**이라 한다. 또한 생체의 일부에서 혈류가 차단되면 그 주위에 충혈이 일어난다. 이것을 **보상성 충혈**이라 한다. 또한 한쪽의 콩팥을 적출하면 잔존하는 콩팥의 혈류량의 증가가 관찰된다. 이러한 충혈도 보상성 충혈이라 한다.

2 울혈

정맥혈의 유출이 장애되어 정맥혈이 국소에 울체하는 것 같은 경우를 울혈(congestion)이라 한다.

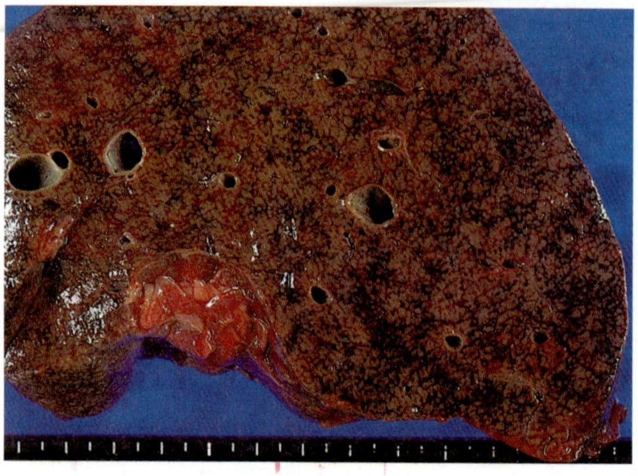

▶그림 10 울혈간(육두구간)

원인은 폐색성 기전의 것으로서 혈전, 색전, 정맥염, 종양 등에 의한 정맥의 기계적 협착, 폐색이 있다. 예컨대, 임신자궁에 의한 골반 내 정맥압박, 간경변증 때의 문맥울혈, 뇌종양 때의 울혈유두(choked disc)가 있다.

울체성의 것으로서는 심부전이 있다. 좌심부전의 경우에는 혈액이 허파에 울체하여 허파 울혈이 발생한다. 우심부전에는 정맥환류가 장애되어 전신의 정맥계통에 혈액의 울체가 발생한다. 울체하는 혈액은 정맥혈이고 적혈구의 헤모글로빈은 환원형이므로 피부나 점막은 보라색을 띤다. 이른바 청색증(cyanosis)이라 불리는 상태이다.

장기 레벨에서는 허파, 간, 콩팥 등의 울혈이 특징적이다. 허파의 울혈에서는 암적색을 띠고 부종을 수반하게 된다. 간에서는 소엽중심성으로 혈액이 울체하므로 육안적으로는 절단면이 "육두구간(nutmeg liver)"이라 불리는 상태가 된다(▶그림 10). 장기의 울혈이 만성으로 지속되면 세포는 위축, 소실하여 장기도 위축한다(울혈위축). 또한 섬유성결합조직의 증가가 일어나 딱딱해진다(울혈성간경변, 허파의 갈색경화).

3 부종 (수종)

부종(edema : 수종)이란 조직 내(세포사이)의 사이질에 조직액이 증가한 상태를 말한다.

a 조직액의 조절기전

조직액은 혈액의 액체성분이 혈관 벽을 통과하여 조직 내로 나온 것이며 이것은 다시 혈관이나 림프관 내에 흡수되어 대순환계통으로 되돌아가고 끊임없이 흐르고 있는 것이다. 이 조직액의 이동은 주로 모세혈관 부위에서 활발하게 시행된다.

모세혈관의 부위에서의 수분의 누출, 흡수는 혈관 내외의 압력 및 혈관 내외의 아교질 침투압에 의해서 조절되어 있다(▶그림 11). 동맥 쪽에서는 혈관 내외의 압력차에서부터 혈관내외의 아교질 침투압차를 뺀 압력으로 혈관 안에서부터 밖으로 수분이 이동한다. 또한 정맥 쪽에서는 정맥내외의 압력차에서부터 아교질침투압차를 뺀 압력으로 혈관 안에서부터 혈관 밖으로 이동한다(마이너스의 경우는 혈관 내로 수분이 이동한다. 즉 재흡수) 모세혈관의 동 · 정맥 쪽에서부터 수분의 누출 · 재흡수의 차이가 림프관 내에 들어가는 수분의 양이 되어 조직액의 평형이 유지되어 있다.

b 부종의 생성원인

(1) 모세혈관 내압의 상승

심부전, 혈관운동신경마비 등의 경우에는 정맥에 혈류가 울체하여 정맥압 및 모세혈관 내압의 상승을 초래하고 혈관 안에서부터 혈관 밖으로 다량의 수분이 이동한다. 이 때, 재흡수도 억제되므로 사이질에 수분이 괴어 부종이 발생한다. 이 유형의 부종은 혈액의 중량이 많이 가해지는 생체의 아래쪽으로 부종이 심하게 출현한다. 심부전 때의 부종은 **심장성부종**이라 불린다.

(2) 혈액아교질침투압의 저하

콩팥증(nephrosis), 영양불량 등 때에는 혈장단백이 감소하고 혈액의 아교질침투압이 저하하여 부종이 발생한다. 이때의 부종은 중력과는 관계가 없고 눈꺼풀, 음낭과 같은 소성결합조직

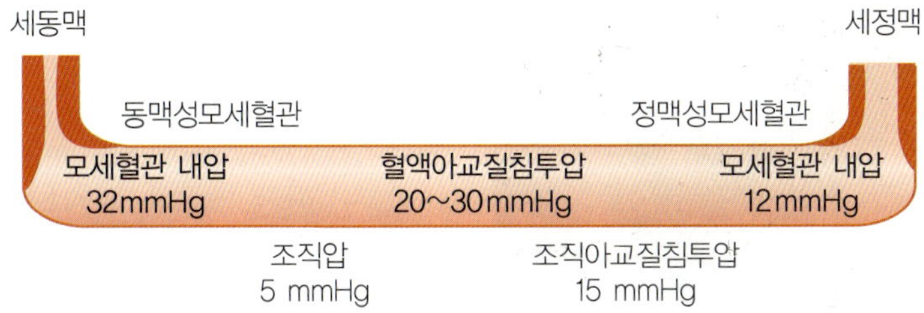

▶그림 11 모세혈관 영역의 혈관내압, 조직압 및 아교질침투압
[梶原博毅 : 표준 병리학. 文光堂, 1998, p.78에서]

의 많은 부분에 부종이 두드러진다. 콩팥증후군에 기인한 아교질침투압성의 부종은 **콩팥부종**(renal edema)이라 불린다.

(3) 조직 내 Na^+의 굄

부신피질세포종양에서 알도스테론이 과잉으로 분비되는 경우에는 콩팥 요세관으로부터의 Na^+ 및 수분의 재흡수가 항진하여 부종이 발생한다.

(4) 모세혈관 벽의 투과성 항진

다양한 원인에 의해서 모세혈관의 내피세포가 손상된 경우 혈관투과성이 항진하여 부종이 발생한다. 염증 때의 부종은 히스타민 등에 의한 내피세포 손상에 의한 것으로 염증성부종이라 불린다(▶그림 12).

(5) 림프액 환류장애

림프액의 흐름이 장애된 경우에도 부종이 발생한다. 예컨대 유방암 수술 때의 겨드랑이 림프절 절제, 종양이나 기생충 감염에 의한 림프관 폐색 등에서 관찰된다. 필라리아 감염에 의한 다리의 만성부종은 코끼리피부병(상피병, elephantiasis)이라 불린다.

4 허혈 (국소성 빈혈)

생체 국소의 혈류가 감소한 상태를 허혈(ischemia)이라 한다. 혈류가 감소하면 조직의 산소 및 영양이 부족하기 때문에 조직기능의 저하, 세포의 변성 · 괴사가 일어난다.

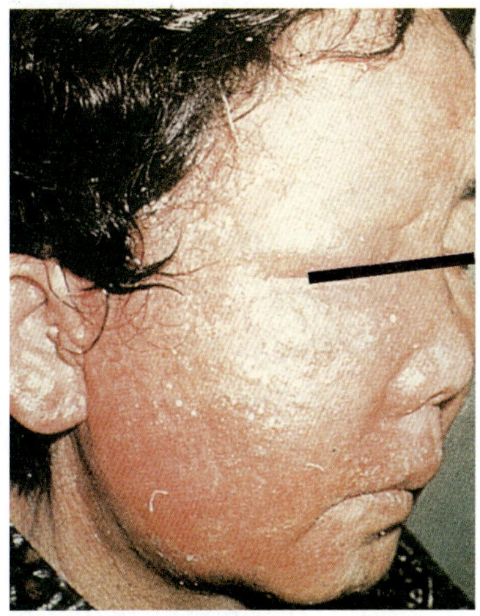

▶그림 12 눈꺼풀의 염증성 부종

허혈에는 동맥에서부터의 혈류 유입량의 감소(직접 허혈)와 정맥혈의 유출 증가(간접 허혈)가 있다. 간접 허혈로서는 기립성저혈압 때의 뇌허혈을 열거할 수 있다.

a 수축성(신경성) 허혈

혈관의 과도한 수축에 의한 허혈을 말한다. 한랭, 정신적 충격, 통증 등은 반사적으로 교감신경을 자극하여 혈관수축을 초래하기 때문에 반사성 허혈이라 한다. 레이노병(Raynaud disease)은 대칭성으로 팔다리 말단동맥의 수축신경 흥분에 의한 것으로 팔다리 말단의 허혈, 창백, 온도 저하, 통증 등을 초래한다.

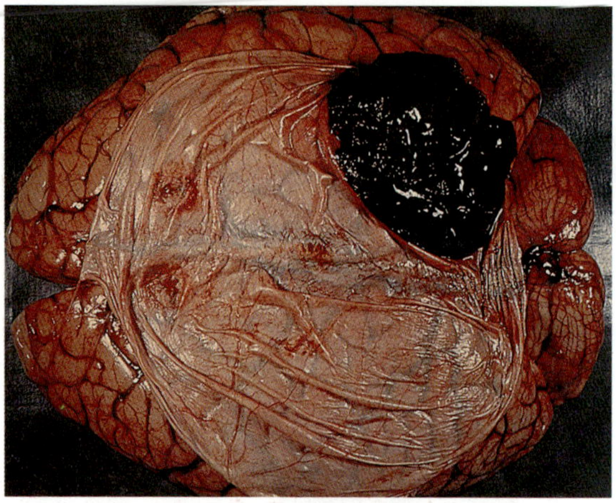

▶그림 13 외상성 경질막바깥 혈종

NOTE

2 DIC(파종성혈관내응고증후군)

혈액응고인자를 활성화하는 물질이 혈액 내에 다량으로 출현하여 다수의 혈전이 혈관 내에 발생하기 때문에 일어나는 전신성의 병태를 말한다. 이때에는 혈액 중의 피브린이나 혈소판이 대량으로 소비되어 혈액응고기능의 장애를 초래하므로 소비성응고장애라고도 불리고 있다. DIC에서는 동시에 섬유소용해계의 활성화가 일어나기 때문에 혈액 내의 피브린 분해산물(FDP)이 증가한다.

b 폐색성 허혈

혈전이나 색전, 동맥경화 등에 의한 동맥내강의 협착 내지 폐색(심근경색, 뇌경색 등), 염증 등에 의한 동맥벽의 비후와 내강협착[버거병(Buerger disease), 다카야스병(Takayasu's disease) 등] 등이 그 대표적인 것이다.

c 압박성 허혈

혈관이 주위에서부터 압박된 경우에 일어나는 허혈을 말한다. 그 대표적인 것이 욕창이고 피부의 기계적 압박에 의한 허혈과 그것에 기초하는 조직괴사에 의한 것이다.

5 출혈

혈액, 특히 적혈구를 포함하는 혈액성분이 혈관 밖으로 유출하는 것을 출혈(hemorrhage 또는 bleeding)이라 한다.

a 출혈의 원인

적혈구가 혈관 밖으로 일출하는 기전으로서는 혈관 벽이 찢어진 경우(파탄성 출혈) 및 혈관 벽이 파탄함이 없이 일출하는 경우(누출성 출혈)가 있다.

(1) 파탄성 출혈

혈관 벽이 파탄에 의한 출혈이고 외상, 수술 등의 물리적인 외력에 의한 것과 동맥경화증, 괴사성혈관염, 동맥류 등, 혈관벽 병변에 기초하는 파탄이 있다(▶그림 13).

(2) 누출성 출혈

혈관 벽에 명백한 파탄이 인지되는 일이 없이 발생하는 출혈이고 모세혈관에서부터 세정맥의 영역에서 혈관내피세포 사이의 간극을 통해서 적혈구를 포함하는 혈액성분이 누출하는 경우를 말한다. 이것에는,

① 모세혈관 내압의 상승(울혈)
② 혈관내피세포의 장애(감염, 중독 등)
③ 모세혈관 주위 기질의 변화(비타민 C 결핍 등)
④ 혈액 성상의 변화[파종성혈관내응고증후군(DIC) (➡ NOTE-2), 출혈성 소인 등]

등이 있다.

b 출혈의 종류

출혈은 그 형상, 출현하는 혈관영역, 신체의 국소 등에 의해서 다양한 명칭으로 불리고 있다. 출혈의 형상(점상출혈, 반상출혈 등), 혈관영역(동맥출혈, 정맥출혈, 모세관출혈 등), 출혈속도

▶표 2 혈액응고인자와 결핍증

응고인자	간내합성	간외합성	결핍증
I : 피브리노겐(Ia : 피브린)	○		무(저)피브리노겐혈증
II : 프로트롬빈(IIa : 트롬빈)	○(비타민 K)		저프로트롬빈혈증
III : 조직 트롬보플라스틴 (혈소판 제III인자)		○	
IV : 칼슘(Ca^{2+})			
V : 불안정 인자	○		유사혈우병
VI : (활성화 불안정 인자)			
VII : 안정 인자 (SPCA)	○(비타민 K)		
VIII : 항혈우병 인자 A (AHF-A)		○	혈우병 A
IX : 크리스마스 인자 (ATF-B)	○(비타민 K)		혈우병 B
X : 스튜아트(Stewart) 인자	○(비타민 K)		Stewart 인자결핍증
XI : 혈장트롬보플라스틴 전구물질 (PTA)	○		PTA 결핍증
XII : 하게만(Hageman) 인자	○		Hageman 인자결핍증
XIII : 피브린 안정화인자 (FSF)	?	?	

(급성출혈, 만성출혈 등), 몸의 안과 밖(외출혈, 내출혈 등), 신체국소(피하출혈, 코출혈, 뇌내출혈, 소화관출혈 등)가 있다. 이 밖에 토혈, 각혈 등도 흔히 사용되는 명칭이다.

c 혈액응고 기전

혈액에는 응고하는 능력(응고계통)과 응고한 혈액을 융해하는 능력(섬유소용해계통)이 갖춰져 있다. 응고계통은 지혈에 중요한 역할을 수행하고 있고 섬유소용해계통은 혈관 내의 혈액응고를 저지하는 역할을 수행하고 있다.

(1) 응고계통

혈액응고에 관여하는 인자로서는 **표 2**에 나타낸 것처럼 제I 인자에서부터 제XIII인자까지가 알려져 있다. 이들의 인자는 내인자계통 또는 외인자계통이 응고자극이 가해지면 **그림 14**에 나타낸 것처럼 연쇄적으로 반응하고 제1단계, 제2단계를 거쳐 제3단계에서 최종적으로 피브린이 석출하여 혈액이 응고한다.

(2) 섬유소용해계통

한편, 내인자계통의 제XII인자가 활성화되면 이 활성화 제XII인자가 동시에 플라스민 활성화인자(plasmin activator)가 되어 플라스미노겐에 작용하여 플라스민이 유리된다. 이 플라스민이 피브린이나 피브리노겐을 분해한다. 이른바 섬유소용해계통의 활성화이다. 섬유소용해계통이 활성화되면 혈장 중의 피브린이나 피브리노겐이 분해되어 혈액 중에 피브린 분해산물(FDP)이나 피브리노겐 분해산물(FgDP)이 증가한다.

d 출혈성 소인

출혈성 소인이란 용이하게 출혈하고 지혈이 곤란한 상태를 말한다. 그 원인으로서는 아래의 것이 있다.

■ 혈액응고인자의 장애

(1) 혈우병 및 그 유사질환

혈우병은 X 염색체상에 있는 항혈우병 인자(AHF)의 결손에 의해서 발생하는 반성열성 유전의 질환이고 혈우병 A(제VIII인자의 결핍)와 혈우병 B(제IX인자의 결핍)가 있다(▶표 2). 이들의 질환은 어느 것도 혈액응고계통의 제2단계(프로트롬빈→트롬빈)가 장애되기 때문에 출혈이 발생한다.

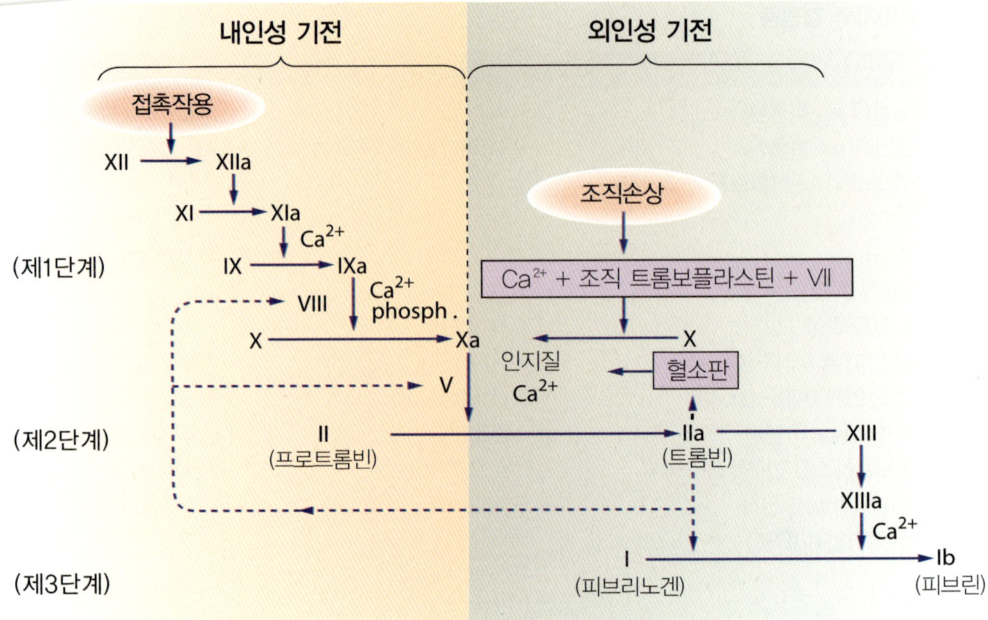

▶그림 14 혈액응고기전

로마숫자는 응고인자, a는 활성형, phosp.는 phospholipid(혈소판 제Ⅲ인자). 점선은 트롬빈의 자기촉매반응에 의한 활성화

(2) 저프로트롬빈혈증

대부분은 후천성의 것이다. 즉 프로트롬빈은 비타민 K의 존재 하에 간에서 생성되므로 간기능장애가 있는 경우에는 저프로트롬빈혈증이 된다. 또한 비타민 K는 지용성의 비타민이기 때문에 폐색성 황달 때에는 지방의 흡수장애와 함께 비타민 K의 흡수장애가 있어, 저프로트롬빈혈증이 된다.

(3) 저피브리노겐혈증

피브리노겐은 간에서 생성되므로 간기능장애가 있는 경우에는 저피브리노겐혈증이 된다.

(4) 섬유소용해계통의 항진

섬유소용해계통이 항진하면 혈중에 플라스민이 형성된다. 이 플라스민은 불용성의 피브린만이 아니라 피브리노겐이나 제V, 제VIII인자 등을 용해하여 FDP나 FgDP가 상승한다. FDP는 안티트롬빈작용, 혈소판 점착·응집억제작용을 갖고 있기 때문에 출혈이 발생한다. 섬유소용해계통의 항진은 DIC, 백혈병, 간질환 등에 관찰된다.

■ 혈소판 감소 및 혈소판 기능장애

혈소판 이상에 기초한 출혈이 있다. 특발성혈소판감소증은 원인불명의 질환이며, 혈소판이 5만/mm^3 이하로 감소하고(정상수치 15만~35만/mm^3) 피부, 점막, 내장 여러 장기에 출혈을 초래한다.

재생불량성빈혈, 백혈병 등에서는 골수거핵계통 세포의 형성 장애가 일어나고 유전성혈소판기능장애(혈소판무력증)에서는 혈소판 기능의 장애를 수반하여 출혈을 초래한다.

■ 혈관 벽의 장애

비타민 C 결핍(괴혈병)에서는 혈관주위 기질이 장애되어 혈관의 투과성 항진에 의한 누출성 출혈이 발생한다. 피부나 구강점막의 출혈을 수반한다. 감염증(패혈증), 과민증[쉔라인-헤노호

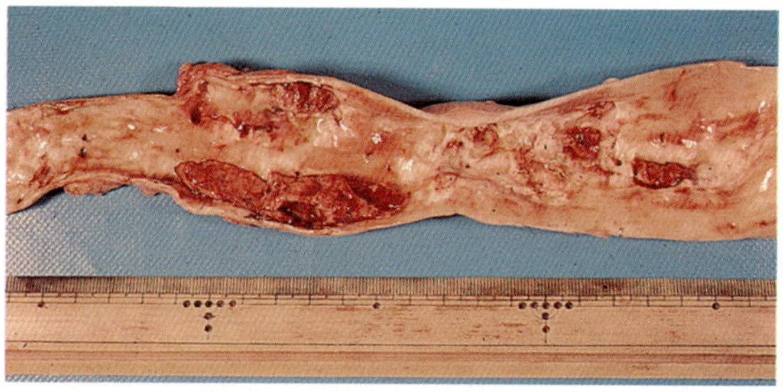

▶그림 15 대동맥 내의 혈전형성

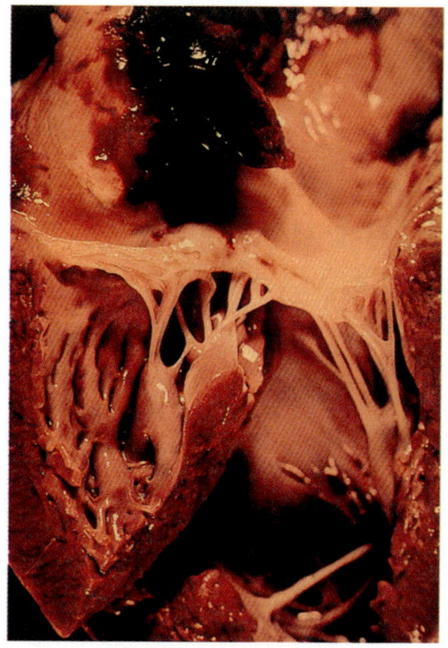

▶그림 16 좌심방 내의 혈전형성
승모판막 협착과 좌심방 확장이 관찰된다.

(Schönlein-Henoch) 자반증] 등에 의해서도 마찬가지의 출혈이 발생한다.

6 혈전증

혈액은 혈관 내에서는 액상이지만 특정 조건 하에서는 응고한다. 이 응고한 혈액을 혈전이라 하고 혈전이 형성된 상태를 혈전증(thrombosis)이라 한다.

a 혈전형성의 원인

(1) 혈관 벽 장애

혈관 내피세포는 혈액의 응고를 억제하는 기능을 갖는다. 따라서 내피세포가 장애되면 그 표면에 혈소판이 응집하기 쉬워져 혈전형성이 일어난다. 또한 내피세포가 박리되면 내피세포 바로 아래의 기저막이나 교원섬유가 노출되고 이들과 혈액이 접촉함으로써 혈액응고가 일어난다. 혈관염, 판막염, 동맥경화증 등 때에 발생하는 혈전이 그것이다(▶그림 15).

(2) 혈관이상

혈류가 정체 또는 정지하는 것 같은 경우에는 그 국소에 혈전형성이 일어난다. 또한 혈류의 변화, 특히 소용돌이가 발생하는 것 같은 부위에도 혈전형성이 일어난다. 혈류가 정체되면 혈액 내의 유형 성분, 특히 혈소판의 내피세포의 점착이 일어나고 또한 소용돌이에서는 유형 성분의 응집이 일어나, 이것을 중심으로 혈액응고가 시작된다고 생각된다. 울혈성혈전증, 확장성혈전증(정맥류, 확장심방 내 등) 등 정맥계통에 많이 출현한다(▶그림 16).

(3) 혈액성상의 변화

감염증, 중독, 빈혈 등에서는 트롬보플라스틴이나 트롬빈의 증가, 섬유소용해계통의 활성 저하가 일어나고 또한 다혈증, 백혈병 등으로 혈소판이 증가하면 혈액이 응고계통으로 기울어 혈전이 발생한다.

b 혈전의 종류와 성상

혈전은 육안적인 색조에 의해서 아래의 3종류로 나뉜다.

① 백색혈전 : 그 대부분이 혈소판과 피브린으로 구성되고 백색을 띠고 있다.

② 적색혈전 : 혈액응고와 같은 기전으로 만들어지는 것으로 피브린의 그물코에 혈구가 응집하여 만들어진 것이다. 대부분이 적혈구이기 때문에 적색을 띤다.

③ 혼합혈전 : 백색혈전과 적색혈전이 불규칙적으로 뒤섞인 혈전이다. 이것은 단독으로도 만들어지지만, 일반적으로는 백색혈전에 이어서 적색혈전이 만들어질 때에 양자의 중간에 형성된다. 이 경우, 백색혈전의 부분을 혈전의 머리 부분, 혼합혈전의 부분을 목 부분, 적색혈전의 부분을 꼬리부분이라 한다.

혈전의 현미경적인 분류로서는 피브린혈전(유리모양 혈전), 혈소판혈전, 백혈구혈전, 적혈구혈전 등이 있다(▶그림 17). DIC 때는 피브린혈전이다.

c 혈전의 운명

혈전 부착부분의 혈관 내피세포가 증식하여 육아조직을 형성하며 섬유아세포나 대식세포와 함께 세포 내에 침입하여 혈전을 흡수하고 최종적으로는 섬유성결합조직으로 치환된다(기질화). 이 섬유화가 된 부분에 석회 침착이 초래되는 경우도 있다(석회화). 또한 폐색성 혈전에서는 육아조직의 침입에 의해서 상류와 하류의 혈관이 연락되면 혈류가 재개된다(재소통). 신선한 혈전에서는 섬유소용해계의 효소나 백혈구 등의 단백질분해효소에 의해서 자주 용해된다(연화). 이 밖에 혈전이 박리되면 혈전성색전증이 일어나거나 세균이 감염(화농)하면 균혈증이나 패혈증의 원인이 되고 또한 화농성혈전성혈관염을 초래한다.

7 색전증

혈전이 유리되거나 이물질이 혈관 내 또는 림프관 내에 혼입하여 혈관 또는 림프관을 폐색한 상태를 색전증(embolism)이라 한다. 또한 혈관 또는 림프관을 폐색하는 이물질을 색전물질(embolic material)이라 한다.

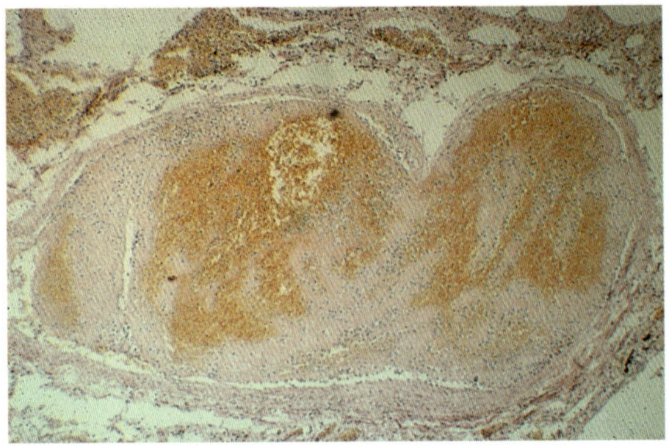

▶그림 17 허파동맥 내의 혈전(적색혈전) 형성

a 색전증의 종류

(1) 혈전성색전증

신선한 혈전은 혈압의 변동이나 혈류의 변화에 의해서 용이하게 박리한다. 이러한 유리혈전이 색전물질이 되어 혈관을 폐색하는 경우를 혈전성색전증이라 한다. 대표적인 것은 사마귀성심내막염, 좌심실벽재혈전 등에 유래하는 뇌경색, 콩팥경색, 지라경색 등이다. 또한 산욕기 골반 내 정맥혈전, 또는 다리정맥류 내 혈전에 유래하는 혈전성허파색전증도 있다.

(2) 공기성 및 가스성색전증

혈관 내에 가스나 공기가 들어가 이것이 색전물질이 되어 색전증을 일으키는 경우가 있다. 예컨대, 외상이나 수술 때에 정맥 내에 공기가 들어가는 일은 드물지 않다. 또한 외기의 기압이 급격하게 하강하면 혈액 내에 용해하여 있었던 질소가스가 급속하게 유리하여 혈액 중에 기포가 되어 출현한다. 이 가스가 색전물질이 되어 색전증을 일으킨다. 그 좋은 예가 잠함병(caisson disease)이다.

(3) 지방성색전증

외상 등으로 골절이 있는 경우, 또는 피하지방조직의 광범위한 좌멸 등이 있는 경우에는 지방조직으로부터 유리한 지방이 손상된 정맥에서부터 혈관 내로 유입하고 이 지방이 색전물질이 되어 지방성색전증을 일으킨다.

(4) 세포성 및 조직성색전증

외상, 수술, 분만 등 때에 세포 또는 조직조각이 혈관 내에 들어가는 경우가 있다. 이것이 색전물질이 되어 혈관을 폐색하면 세포성 또는 조직성색전증이 된다. 또한 암이나 육종 등의 악성종양이 혈관 벽이나 림프관 벽을 파괴하여 침입하고 전이를 일으키는 경우는 종양성색전증이다.

(5) 기타

세균덩이에 의한 세균성색전증, 기생충의 몸통이나 알에 의한 기생충색전증 등이 있다.

b 색전물질의 경로

(1) 정맥성색전증

혈전의 형성은 정맥 내에 많고 유리된 혈전성 색전물질은 혈액의 흐름을 따라서 우심방, 좌심실을 거쳐 허파동맥에 도달하고 허파동맥을 폐색하여 허파색전증을 초래한다.

(2) 동맥성색전증

좌심계 또는 동맥 내에 발생한 색전물질은 동맥의 말초부분을 폐색한다. 뇌, 콩팥, 지라 등에 많이 관찰된다.

(3) 기이성(교차성) 색전증

정맥계에 발생한 색전물질은 일반적으로는 허파에 도달하여 허파색전증을 일으키지만 드물게 정맥계에 발생한 색전물질이 심방이나 심실의 중격 결손이 있는 경우에 동맥계에 들어가 색전증을 일으키는 일이 있고 이것을 말한다.

(4) 역행성색전증

심한 기침이나 흉수가 괼 때의 급격한 체위변환 대, 흉강, 복강 내압이 상승하여 아래대정맥의 정맥혈이 일시적으로 역류한다. 이때 색전물질이 정맥 내에 있으면 역류하여 색전증을 일으킨다. 이것을 역행성색전증이라 한다.

c 색전증의 운명

색전증의 결과는 그 부위, 크기, 색전물질의 종류 등에 따라서 다르다. 뇌, 심장, 콩팥처럼 종말동맥을 가진 장기에서는 폐색된 혈관의 말초조직이 괴사에 빠진다(뇌경색, 심근경색). 허파색전증의 경우에도 색전물질이 허파동맥줄기를 크게 폐색할 때에는 급성허파성심이 되어 사망한다(뇌졸중). 색전물질이 비교적 작은 경우에는 허파경색(출혈성경색)이 발생한다.

색전물질이 지방이나 가스(공기)인 경우는 색전물질은 용이하게 흡수되고 세균덩이인 경우에는 전이병소를 형성한다.

8 경색

문합이 없는 동맥(종말동맥) 또는 있어도 기능적으로 그 역할을 충분히 수행하지 않는 동맥(기능적 종말동맥)이 폐색되면 그 말초혈류영역의 조직은 괴사에 빠진다. 이것을 경색(infarction)이라 한다. 괴사병소의 형태는 일반적으로는 폐색된 동맥을 정점으로 말초혈류영역을 향해서 원뿔모양이 되고 단면에서는 쐐기모양을 나타낸다.

a 경색의 원인

경색의 원인으로서는 혈관 벽 병변(동맥경화증, 혈전형성, 혈관염, 혈관연축 등) 여러 가지의 색전물질에 의한 혈관폐색(색전증), 주위로부터의 압박 등이 있다.

b 경색의 종류

(1) 빈혈성경색(백색경색)

심장, 뇌, 콩팥 등과 같이 동맥이 종말동맥 내지 기능적 종말동맥을 나타내는 장기에서는 동맥이 갑자기 폐색되면 그 말초혈류영역의 조직은 허혈(빈혈)에 의해서 괴사에 빠진다. 이른바 빈혈성경색이다(▶그림 18). 이 경색병소는 혈액을 상실하여 백색을 띠게 되므로 백색경색이라고도 불린다.

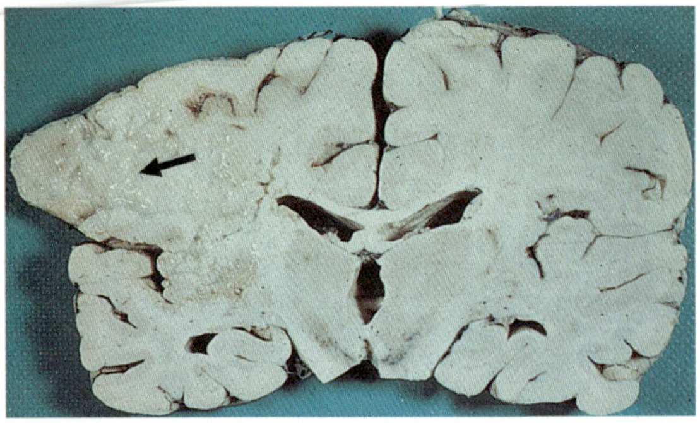

▶그림 18 뇌의 빈혈성경색 (화살표 : 병변부위)

(2) 출혈성경색(적색경색)

허파나 간과 같이 혈액의 유입로가 2개 있는 장기, 이른바 혈관이 2중 지배를 받고 있는 장기의 경우의 경색은 약간 다르다. 즉, 허파나 간에서는 기능혈관과 영양혈관이 유입하여 있고 이들의 2개의 혈관은 그 말초에서 문합하여 유출로는 하나로 되어있다. 이러한 혈관구조를 가지는 장기에서는 한쪽의 혈관이 폐색되어도 다른 쪽 혈관으로부터 혈액이 유입하여 경색은 일어나기 어렵다. 그러나 울혈이 있고 정맥압이 상승하여 있는 경우에는 경색이 형성된다. 이 경우, 폐색이 없는 다른 쪽의 혈관으로부터 혈액이 유입하여 경색병소에 출혈이 일어난다. 이른바 출혈성경색이다. 이 출혈성경색은 육안적으로 적색을 띠므로 적색경색이라고도 불린다(▶그림 19). 간의 출혈성경색은 잔경색(Zahn infarct)이라 불린다.

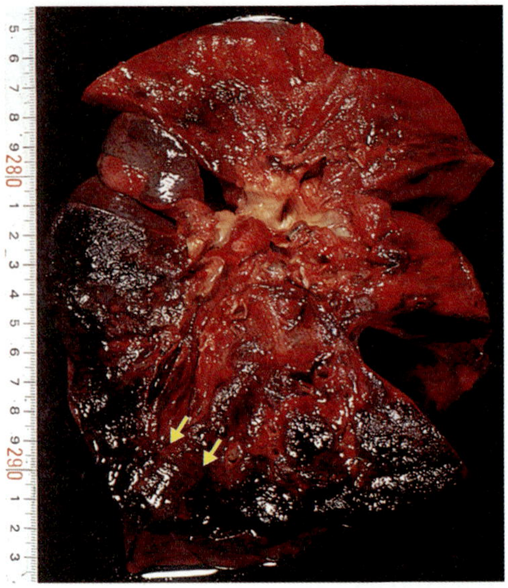

▶그림 19 허파의 출혈성경색 (화살표 : 병변부위)

c 경색병소의 운명

경색부분의 괴사조직(응고괴사)은 차츰 주위조직에서부터 경계되어 염증세포의 침윤과 함께 경계부분에 육아조직이 형성된다. 괴사조직은 차츰 흡수되어 육아조직이 경색부분의 중심을 향해서 침입하고 경색부분은 섬유성결합조직으로 치환되어 간다(기질화)(▶그림 20). 경색병소가 작은 경우에는 괴사부분은 완전히 흡수되어 흉터(기질화)가 되지만 경색병소가 큰 경우에는 괴사조직은 흡수되지 않고 남아 그 주위는 섬유성결합조직으로 싸인다. 잔존하는 괴사조직에 자주 석회의 침착(석회화)이 관찰된다.

세균감염을 수반한 혈전 등으로 동맥이 폐색된 경우, 세균이 증식하여 화농병소를 형성한다(화농). 이러한 경색을 패혈증성경색이라 한다. 또한 장관의 경우는 경색부분에 장내세균이 용이하게 감염하여 괴사성장염을 초래한다. 뇌경색의 경우 경색부분의 조직은 일시 응고하지만 차츰 경색부분 조직은 연화하고 최종적으로는 액화하여 경색부분에 공동을 형성한다(연화).

D 물리치료 · 작업치료와의 관련사항

전신순환 장애로서의 고혈압이나 저혈압의 병리와 그 결과현상을 안다는 것은 심장 및 호흡기의 재활을 고려함에 있어서 매우 중요함과 동시

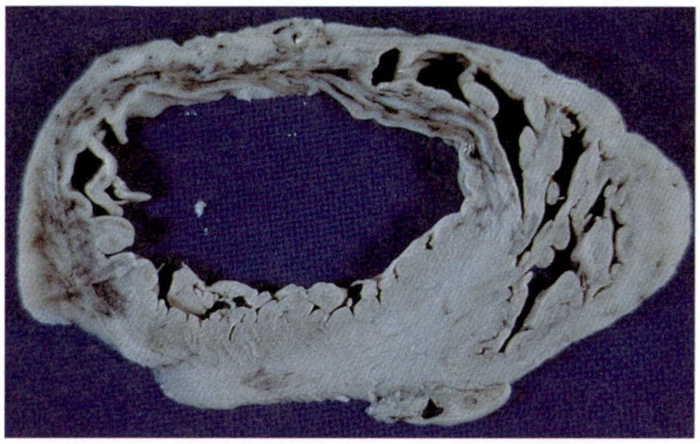

▶그림 20 좌심실 앞벽 빈혈성경색의 기질화

에 이들의 질환을 가지는 환자의 물리치료 · 작업치료를 시행할 때에는 필수조건이다. 또한 국소순환장애로서의 충혈, 울혈, 부종이나 혈전, 색전, 경색 등의 경과과정과 그 병태의 추이를 이해하는 것은 바른 물리치료 · 작업치료를 시행하는 데에 있어서 크게 도움이 되는 것이다.

복습의 요점

- 본태성고혈압은 원인불명의 고혈압인데 그 경과과정에 관한 사고방법을 이해한다. 이차성고혈압은 원인이 명백한 고혈압인데 그 원인질환과의 관계를 이해한다.
- 콩팥고혈압의 발생기전은 레닌-앤지오텐신-알도스테론계의 활성화에 의한 것인데 토리옆장치와의 관계를 이해한다.
- 곁순환의 대표적인 것은 간경변증 때에 관찰되는 것으로 식도정맥류, 메두사머리, 치핵의 발생기전에 대해서 이해한다.
- 심장성부종은 심부전(정맥울혈)에 의한 모세혈관 내압의 상승에 의한 것이며 콩팥부종은 콩팥으로부터의 혈청단백(알부민)의 상실에 의한 혈액의 아교질침투압의 저하에 의한 것이다.
- 혈전증은 혈관 내에 혈전이 발생한 것으로 그 원인, 종류, 운명을 이해한다. 또한 색전증은 색전물질에 의해서 혈관이 폐색된 것으로 색전물질의 종류, 색전증의 운명에 대해서 이해한다.
- 빈혈성경색은 혈관폐색(허혈)에 의한 조직의 괴사이고 출혈성경색은 혈관의 2중 지배인 장기에 관찰되며 경색병소에 출혈이 있는 것이다.

제 7 장

면역

학습목표

- 면역이란 어떠한 생체반응인지를 이해한다.
- 일반적으로 흔히 일컬어지는 알레르기란 어떠한 것인지를 구체적으로 이해한다.
- 이식과 면역반응의 관계를 이해한다.

A 면역의 개념

생체에 세균 등의 이물질이 침입하였을 때 생체를 지키기 위해 이른바 생체방어반응이 일어난다. 이 반응에 의해서 생체는 질병이 되지 않고 해결된다. 이것을 "역을 면하다"라는 의미에서 면역이라 하고 생체방어반응으로서 중요한 것이다. 면역에는 자연면역(innate immunity)과 획득면역(acquired immunity)의 두 가지가 있고 이들의 면역을 담당하는 세포는 여러 가지의 혈액세포이다. 면역반응은 생체방어의 근간이지만 경우에 따라서는 자기에게 상해를 초래하는 일도 있고 그 대표적인 것이 알레르기성 질환이다.

1 자연면역

자연면역이란 하등동물에서부터 고등동물에 이르기까지 이물질에 대해서 자기를 지키기 위해 태어나면서부터 갖추고 있는 생체방어기전이다. 자연면역을 담당하는 세포로서는 순환혈액 중에 존재하는 호중구 이외에 피부나 점막에 존재하는 대식세포(macrophage)나 비만세포(mast cell)를 들 수 있다. 이들의 세포는 침입하여온 세균 등의 이물질에 반응하여 그것들을 직접 탐식하거나 파괴하여 생체를 지키고 있다. 또한 혈청 중에 존재하는 보체성분도 자연면역의 일부를 담당하고 있다. 보체(complement)는 여러 가지의 당단백질로 구성되는데 세균성분(세균의 세포막에 존재하는 당단백질 등)에 의해서 활성화되고 단백질 분해효소 등에 의해서 세균을 공격하여 생체를 지키고 있다.

2 획득면역

생체 안에서는 외적의 침입에 대한 최초의 염증반응이 끝난 후 같은 외적이 다음에 침입해도 바로 대응할 수 있도록 준비가 이루어져 있다. 즉 외적이 두 번째로 침입하였을 때는 생체는 이것을 미연에 방지하여 질병이 되지 않고 해결된다. 일반적으로 "면역"이라 한 경우에는 이 획득면역을 의미하는 일이 많다.

획득면역(이하 면력)은 체내에서 림프구를 중심으로 일어나는 세포의 연속반응에 의해서 성립하여 있다. 면역이 성립하면 항체가 생기고 이것이 외적의 두 번째의 침입으로부터 생체를 지

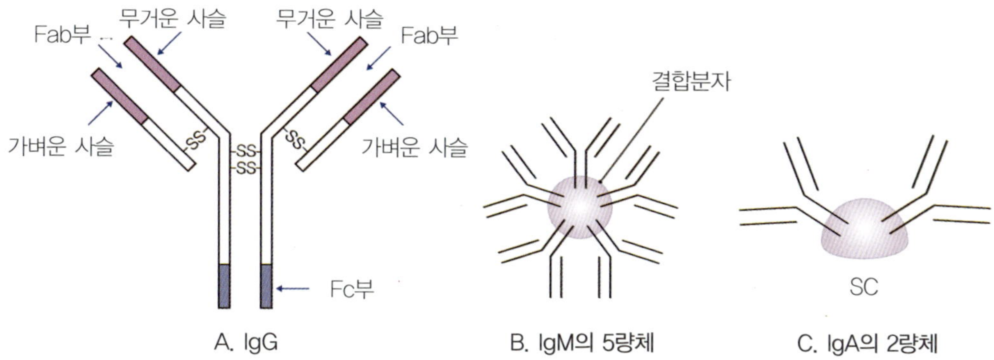

▶그림 1 면역 글로불린의 구조와 종류

A : IgG의 구조. Y형을 하고 있다. 2본의 무거운 사슬(γ)과 2본의 가벼운 사슬(κ 또는 λ)로 구성된다. 무거운 사슬과 가벼운 사슬의 보라색의 부분에서 Fab부를 구성한다. 무거운 사슬이 대면하고 있는 청색의 부분을 Fc부라 한다. Fab부에서 항원과 결합하고 Fc부에서 세포 표면에 있는 Fc수용체와 결합한다. 이 기본구조는 모든 면역 글로불린에 공통이다.

B : IgM의 5량체. Fc부에서 결합분자라 일컬어지는 단백질을 통해서 5개의 IgM이 결합하고 있다.

C : IgA의 2량체. 점막상피에서 만들어지는 분비분자(SC)를 통하여 2개의 IgA가 결합하고 점막표면에 나온다.

킨다.

항체(antibody)에는 크게 나눠서 액성 항체(humoral antibody)와 세포성 항체(cellular antibody)가 있다. 액성 항체는 면역 글로불린이라 불리는 당단백질이다. 세포성 항체는 어떤 종류의 림프구나 대식세포 자체이고 이들의 혈액세포가 스스로 외적을 공격하여 사멸시킨다. 이 액성 항체가 외적의 세포를 손상시킬 때에는 보체가 관여하는 경우도 있다. 보통, 항체라 하면 액성 항체를 의미하는 경우가 많다(이하 항체라 한다).

3 면역에 관여하는 인자 · 세포

a 항원

생체에 면역반응을 일으킬 수 있는 것을 항원(antigen)이라 한다. 단백질, 다당류, 당단백질이 있다. 항원과 유사한 것으로 항원으로서의 자극작용은 없으나 항체와의 결합능(binding capacity)은 갖고 있는 것이 있으며 불완전항원(hapten)이라 불린다.

b 항체(액성 항체)

항체(antibody)는 항원에 반응하여 생체 내에서 만들어지는 당단백질이며 항체에 결합하여 항원을 변성시키거나 대사하기 쉽도록 한다. 형질세포 및 성숙 전 단계에 있는 B림프구에 의해서 생산되고 혈청 중이나 점막표면에 당단백질로서 분비된다. 면역반응에 의한 생체방어의 주역이다.

항체는 면역 글로불린(immunoglobulin: Ig)이라 불리고 구조상 2본의 무거운 사슬(μμ, γγ, αα, ξξ, δδ)과 2본의 가벼운 사슬(κκ, λλ)가 SS 결합으로 1 면역글로불린 분자를 형성하고 있다(▶그림 1). 면역글로불린에는 아래의 5종류가 있다.

(1) IgG — γγ(κκ) 또는 γγ(λλ)

혈청 중에 가장 다량으로 존재하는 Ig이며 면역에 가장 중요한 Ig이다. 주로 형질세포에서 생산되고 태반을 통과한다(▶그림 1A).

(2) IgM — μμ(κκ) 또는 μμ(λλ)

면역반응에서 최초로 생산되는 Ig이다. 보통 혈청 중에서는 Fc부에서 5개의 IgM분자가 결합하여 5량체로서 존재한다(▶그림 1B).

(3) IgA — $\alpha\alpha(\kappa\kappa)$ 또는 $\alpha\alpha(\lambda\lambda)$

혈청 중에서가 아니라 소화관 점막표면이나 유즙 내에 분비되는 분비형 Ig로서 중요한 것이다. 분만 후의 초유에 다량으로 포함되어 있다. 영아는 생후 약 6개월 동안은 자기가 항체를 합성할 수 없으므로 어머니의 모유를 통해서 어머니로부터 받는 IgA 항체는 영아로서는 중요한 것이다. 장 또는 젖샘상피에서 합성되는 분비분자(SC)와 결합하여 보통 2분자가 결합한 2량체로 분비된다(▶그림 1C).

(4) IgE — $\xi\xi(\kappa\kappa)$ 또는 $\xi\xi(\lambda\lambda)$

혈중에서는 극소량밖에 없다. 분자구조가 다른 것과 약간 다르다. 사슬이 길다. 이 긴 사슬의 Fc부분에서 피부나 소화관점막 · 기도점막에 존재하는 비만세포와 미리 결합하여 있다. 항원이 침입하여 이 IgE 항체와 결합하면 비만세포는 세포질 과립에 함유되는 여러 가지 화학매개체(히스타민 등)를 방출(탈과립이라 한다)하고 주위에 염증반응을 일으킨다. 이 반응은 생체에 대해서 나쁜 방향으로 반응하는(여러 가지의 알레르기 증상의 원인이 된다) 일이 많으므로 일반적으로 IgE는 적은 편이 좋지만 기생충 감염에서는 기생충의 배제에 효과적인 작용을 한다.

(5) IgD — $\delta\delta(\kappa\kappa)$ 또는 $\delta\delta(\lambda\lambda)$

혈중에 거의 존재하지 않고 기능은 불명한 점이 많다.

c 인터루킨

인터루킨(interleukin : IL)은 림프구, 대식세포 등이 생산하는 항체 이외의 당단백질이며 사이토카인의 일종이다. 인터루킨은 림프구나 대식세포 등 세포표면에 있는 특이적인 수용체에 결합함으로써 그 세포의 분화, 증식, 활성화, 기능의 조절을 한다. IL-1, 2, 3, 4, 5, 6, …18이 있다.

d 보체

보체(complement: C)란 세균의 세포막상에 존재하는 당단백질 등을 감지하여 C1q → C1r → Cls → C4 → C2 → C3 → C567→ C89의 순서로 반응하여 세포손상을 야기하는 효소의 연쇄증폭반응(cascade reaction)이다. 이 때 C3을 활성화하는 것이 가장 중요하고 C3이 활성화되면 그 후의 반응은 자연히 진행되고 마지막으로 막침습복합체 C 56789가 만들어지면 세포막에 구멍이 뚫려 세포는 죽는다. 보체 활성화과정 중에 만들어지는 C3a, C5a 등의 복합체는 혈관 투과성을 항진시킨다. C5a는 백혈구의 유주를 촉진하고 염증 때의 화학매개체(chemical mediator)로서 작용한다. C3은 열에 약하고 56℃, 30분의 처리로 불활성화가 된다.

(1) 고전적 경로

고전적 경로(classical pathway)는 C1q에서부터 반응이 시작된다. 이 C1q를 활성화하는 데에 Ig의 다량체가 필요하다. 세포에 결합한 IgM 또는 IgG에 보체가 결합하면 세포손상을 일으킨다.

(2) 제2경로

감염증이나 콩팥염 등에서는 C3을 직접 활성화하는 인자가 만들어진다. 제2경로(alternative pathway)는 이 반응경로이고 C3이 활성화되어 막침습복합체가 만들어지면 그 곁에 있는 세포가 손상을 받는다.

e 림프구

림프구(lymphocyte)는 T세포와 B세포의 두 계통으로 분류된다.

(1) T세포

가슴샘유래세포(thymus-derived cell ; T cell)이다. T도움세포(helper T cell; Th), 살해T세포(killer T cell; Tk), 조절T세포(regulatory T cell; Tr) 등이 있다. 살해T세포는 세포성 항체로

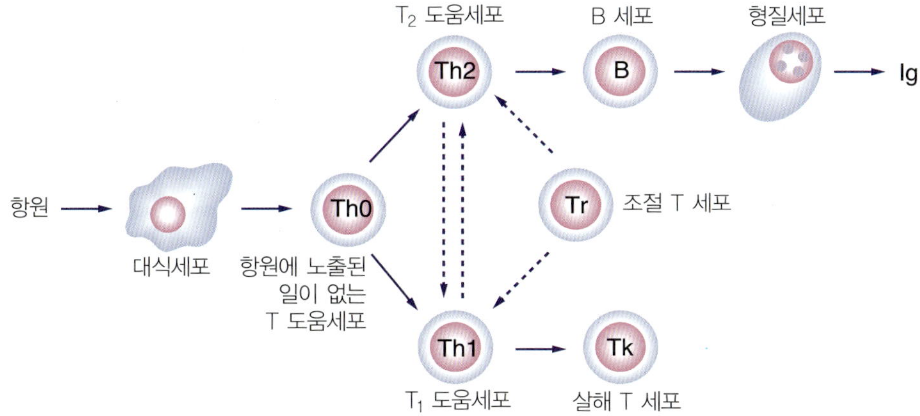

▶그림 2 면역응답의 그림

조절T세포는 Th세포를 억제적으로 조절하고 있다. 실선은 활성화를 나타내는 방향으로 작용하고 점선은 억제적으로 작용한다.

서 알려져 있는 것이고 스스로가 항원을 공격한다(이 반응을 세포성 면역이라 부른다). 한편 T 도움세포는 세포성 면역 · 액성 면역의 조절에서 중추적인 역할을 담당한다.

항원의 자극을 받는 앞의 T도움세포(Th0)는 항원과 만나면 그 종류에 따라서 Th1과 Th2의 두 종류로 분화한다. Th1은 살해T세포를 자극하여 세포성 면역을 조절하고 Th2는 B세포를 자극하여 액성 면역(액성 항체 생산)을 조절한다. 조절T세포는 Th세포를 억제적으로 조절하고 있다. Th1과 Th2는 서로를 억제한다. 따라서 항원의 종류에 따라서 액성 면역이 주로 반응하는 경우와 세포성 면역이 주로 반응하는 경우가 있으며 이 양자의 균형이 중요하다. 이 균형이 무너지면 후에 언급하는 자기면역질환이 된다고 하고 있다.

(2) B세포

항체 생산능력을 가진 림프구(B cell)이고 세포표면에 면역 글로불린을 발현하고 있다. 성인에서는 지라(비장)나 림프절에 수많이 존재하고 있고 항원항체반응 등의 면역학적인 기전에 의해서 전신의 여러 장기 · 여러 조직 내로 이동한다.

원래는 골반의 조혈줄기세포의 자손이며 여러 가지 분화단계를 거쳐 최종적으로 항체를 효율적으로 생산하는 세포가 된다. 이 최종 분화를 수행한 세포는 형질세포라 불린다. 형질세포의 형태는 특징적이고 세포는 전체적으로 타원형이며 림프구로서는 넓은 세포질을 갖고 핵은 타원의 한쪽으로 치우쳐 존재한다.

f 대식세포

대식세포(macrophage)는 탐식작용을 갖기 때문에 식세포, 탐식세포라고고 불린다. 탐식작용에 기초하여 조직의 수복이나 자연면역에서 중요한 역할을 수행한다. 또한 대식세포는 일단 탐식한 항원을 다시 자신의 세포막 표면에 제시할 수 있다. 이 능력은 항원 제시라 불리고 이 제시를 T 도움세포가 받아들임으로써 위에서 언급한 여러 가지 면역반응이 야기된다. 이러한 의미에서 대식세포는 획득면역의 최초에 작용하는 세포이고 한편, 탐식작용 자체는 원시적인 세포기능이기 때문에 자연면역을 담당하는 세포이기도 하다.

대식세포는 혈중에 존재할 때는 단구, 말초조직에서는 조직구라고도 불린다. 피부의 랑게르한스세포(Langerhans cell)는 대식세포가 특수화한 것이라 생각된다.

g 자연살해세포

자연살해세포(natural killer cell)는 간단하게 NK세포라 불리는 일도 있다. 세포의 유래에 대해서는 T세포계라고도, 대식세포계 또는 과립구계라고도 일컬어진다. 이름과 같이 세포상해 활성을 갖지만 항원 특이성은 없고 바이러스 감염 등으로 항원을 공격한다. 생체 내에서의 작용은 약하다고 생각되어 왔으나 최근, 악성종양에 대한 세포손상 활성(암 면역)에서 중요한 역할을 수행하고 있을 가능성이 주목되고 있다.

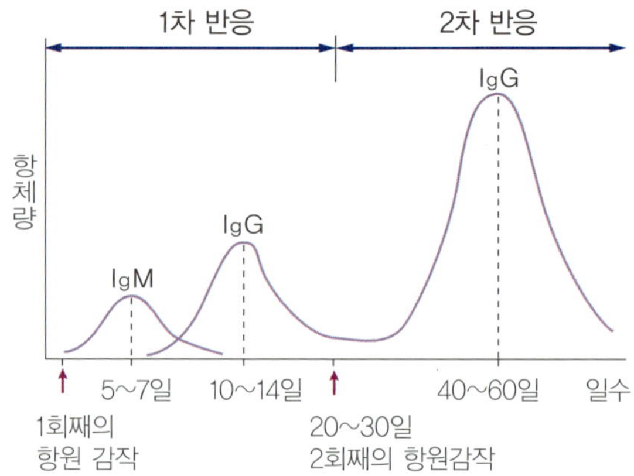

▶그림 3 항원이 체내에 들어온 다음에 항체가 만들어지기까지의 시간경과의 모식도

h 비만세포(mast cell)

림프구나 호중구가 염증이나 면역반응의 야기에 수반하여 국소에 침윤하는 것에 반하여 비만세포(mast cell)는 생리적으로 피부나 소화관점막·기도점막에 존재한다. 세포표면에 있는 수용체가 IgE 항체와 결합하고 있다. 그 IgE와 결합하는 항원이 침입하면 비만세포는 세포질에 갖고 있는 과립을 방출(탈과립)하여 주위에 염증반응(부종이나 혈관투과성 항진 등)을 일으킨다. 이 반응은 즉시형 알레르기의 병태에 관여하고 있고 IgE와 결합하는 항원은 일반적으로 알레르겐(allergen)이라 불린다.

B 면역의 성립

1 면역응답

외적의 침입에 대해서 생체가 어떻게 반응하여 면역을 획득하는 것일까. 보통 면역응답이라 불리는 림프구를 주체로 한 일련의 반응이 일어난다(▶그림 2).

면역응답에서는 각종 세포사이에서 인터루킨(IL)이라 불리는 여러 가지 사이토카인이 서로 작용함으로써 세포사이의 정보전달의 역할을 담당하고 있다. 면역응답의 결과 최종적으로 각종 항체가 생산되고 액성 면역의 주역을 담당한다. 항체는 항원 특이성이 강하고 원칙적으로 다른 항원과는 교차반응을 하지 않는다. 따라서 마진의 면역항체가 만들어져도 그것은 백일해 등에 효과가 없다. 겨울에 유행하는 인플루엔자 바이러스에 대한 면역도 바이러스의 종류가 다르면 효과가 없다. 인플루엔자 백신 접종의 효과를 반드시 기대할 수 없는 것은 이러한 점에 그 이유가 있다.

2 항체가 만들어지기까지의 시간경과

처음으로 항원이 침입하면(세균, 바이러스 등의 첫 감염 때) 최초로 IgM 항체가 생기고 그것이 감소할 무렵이 되면 IgG항체가 다량으로 만들어진다(1차 반응). 1차 반응을 마친 상태를 그 항원에 대한 감작상태라 하고 동일한 항원이 두 번째 침입한 경우에는 최초부터 IgG가 만들어져 그 양은 1차 반응 때의 양을 훨씬 초과하는 양이 만들어진다(2차 반응). 따라서 2차 반응의 항체량이 감소하여도 재차 항원의 침입이 있으면 항체는 다량으로 만들어진다(▶그림 3).

C 면역반응이 초래하는 손상 · 질환

1 알레르기성 조직손상

면역반응이 일어난 결과, 생체에 대해서 유해한 증상이 출현하는 일이 있으며 이것을 알레르기성 조직손상이라 한다. Th1과 Th2의 균형이 무너지는 것에 기인하는 원인을 생각할 수 있다. 이 반응은 아래와 같이 크게 5개로 나뉜다.

a Ⅰ형(즉시형, 아나필락시스형)

IgE 항체가 조직 내의 비만세포와 결합하고 있는 부분에 그 IgE와 결합할 수 있는 항원(알레르겐; allergen)이 침입하여 비만세포 표면에서 IgE와 결합하면 비만세포는 탈과립하고 여러 가지 염증을 일으키는 물질(히스타민 등)을 방출한다. 국소에 부종이나 혈관투과성 항진 등 급격한 염증을 일으킨다(▶그림 4). 아나필락시스쇼크(anaphylactic shock), 기관지천식, 두드러기 등.

b Ⅱ형(세포 손상형)

세포에 대한 항체에 의해서 세포손상이 일어나는 반응이다. 세포표면 항원에 액성 항체가 결합하고 거기에 보체가 작용하여 세포를 파괴한다(▶그림 5). 부적합 수혈 시의 용혈, 자기면역성 용혈성빈혈, 하시모토병 등.

c Ⅲ 형(면역복합형)

항원과 항체가 결합하면 면역복합체(immune complex ; IC)가 형성된다. 항원의 양이 적으면 다량의 항체가 항원에 결합하여 비가용성 복합체가 만들어진다. 이것은 국소의 대식세포 등에 의해서 탐식처리가 된다. 그런데 항원의 양이 많은 경우에는 항원에 결합하는 항체의 양은 상대적으로 적어져 면역복합체는 가용성이 된다. 즉 면역

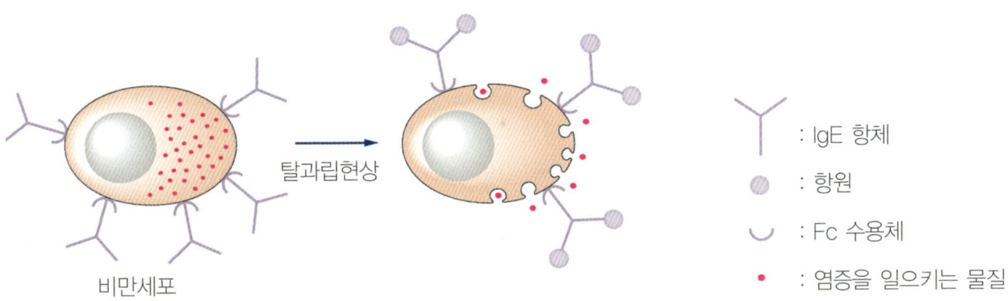

▶그림 4 알레르기 Ⅰ형 반응

탈과립현상이 일어나면 안에 함유되어 있는 염증을 일으키는 물질에 의해서 그 주위에 염증이 일어난다.

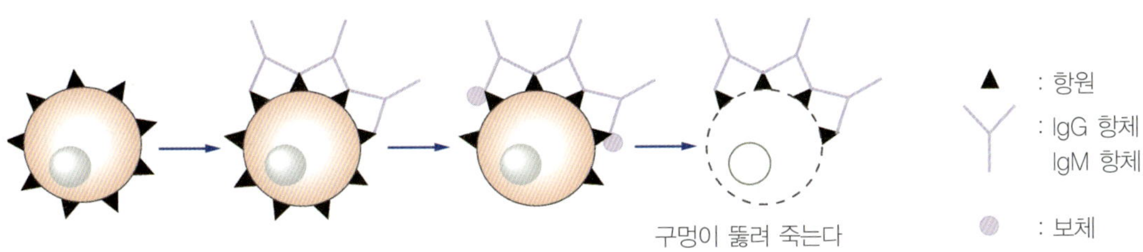

▶그림 5 알레르기 Ⅱ형 반응

세포표면 항원에 항체가 결합하면 거기에 보체가 반응하고 세포막에 구멍이 뚫려 세포는 죽는다.

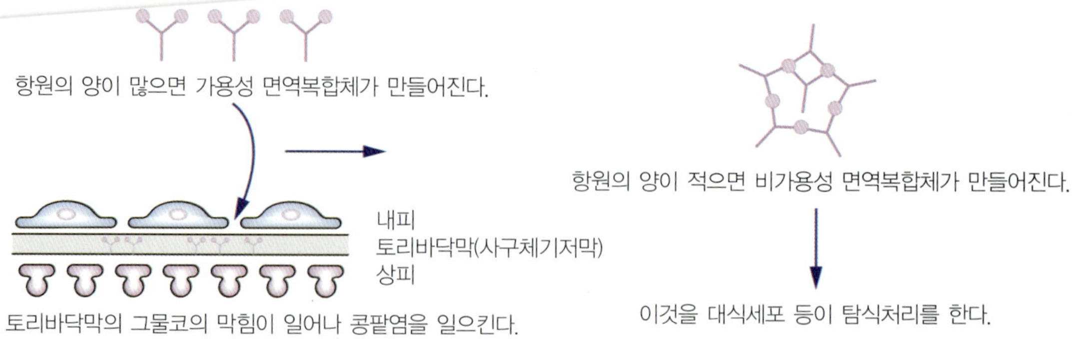

▶**그림 6 면역복합체의 형성과 알레르기 Ⅲ형 반응**
가용성 면역복합체는 콩팥 토리바닥막에 침착하고 그 주위에 염증반응을 일으킨다.

복합체는 혈중을 흘러서 여러 가지 장기에 침착하고 그 자리에서 염증반응을 일으켜 조직손상을 초래한다(▶그림 6). 토리콩팥염(사구체신염), 전신홍반루푸스(SLE), 관절류마티스(RA), 혈관염 등.

d Ⅳ 형(지연형, 투베르쿨린형)

항원 특이적인 T세포의 출현을 통한 세포성 면역에 의한 조직손상, 항원이 체내에 들어가서 48시간 경과한 다음 반응이 나타난다. 항원으로 활성화된 T세포로부터 방출되는 여러 가지 사이토카인에 의해서 대식세포, 림프구가 자극되고 항원 침입부위 국소에 모여 육아조직 등의 염증병소를 형성한다. 투베르쿨린반응, 결핵, 접촉성피부염 등.

e Ⅴ 형(자극형, 기능항진형)

자기항체와의 반응에 의해서 장기 · 조직 · 세포의 기능항진이 야기되는 반응이다. 예컨대, 세포표면에 있는 수용체에 항체가 결합하여 그 수용체를 활성화하는 경우 등이 있다. 호르몬 수용체를 항체가 자극하면 호르몬 과잉이 아닌데도 호르몬 과잉의 증상이 나타난다(▶그림 7). 바세도병(Basedow disease)에서는 IgG 분획에 포함되는 TSH(갑상샘자극호르몬) 유사물질이 알려져 있다.

2 자기면역질환과 교원병

자기의 성분(단백질, 당단백질 등 : 자기항원)을 인식하는 항체나 손상되는 림프구가 병적으로 출현하고 이 때문에 또는 이것에 수반하여 발병하는 질환을 자기면역질환(autoimmune disease)이라 한다. T도움세포의 Th1과 Th2의 균형이 무너지는 등이 원인으로서 주목되지만 각 질환의 발생기전은 여전히 불명이다. 자기항원의 일부는 확인되어 있으나 대부분은 미확인이다.

① 보통 면역계로부터 격리되어 있는 단백질이 어떠한 병적 상태에서 면역계에 노출되면 항체가 생긴다. 수정체, 포도막 등.
② 자기의 단백질이 바이러스 감염 등에 의해서 변화하고 그것에 대해서 항체가 생긴다.
③ 항원성이 유사하기 때문에 항체가 교차반응을 일으켜서 자기항체가 된다.

자기면역질환과 연관성이 있는 질환군에 교원병(collagen disease)이 있다. 교원병이란 혈관, 결합조직, 관절을 주된 자리로 하여 일어나는 질환군이며 발생의 배경에 면역이상, 특히 자기면역이 관여하고 있다고 생각되고 있으나 발생기전의 상세한 것은 불명이다. 조직학적 특징은 혈관

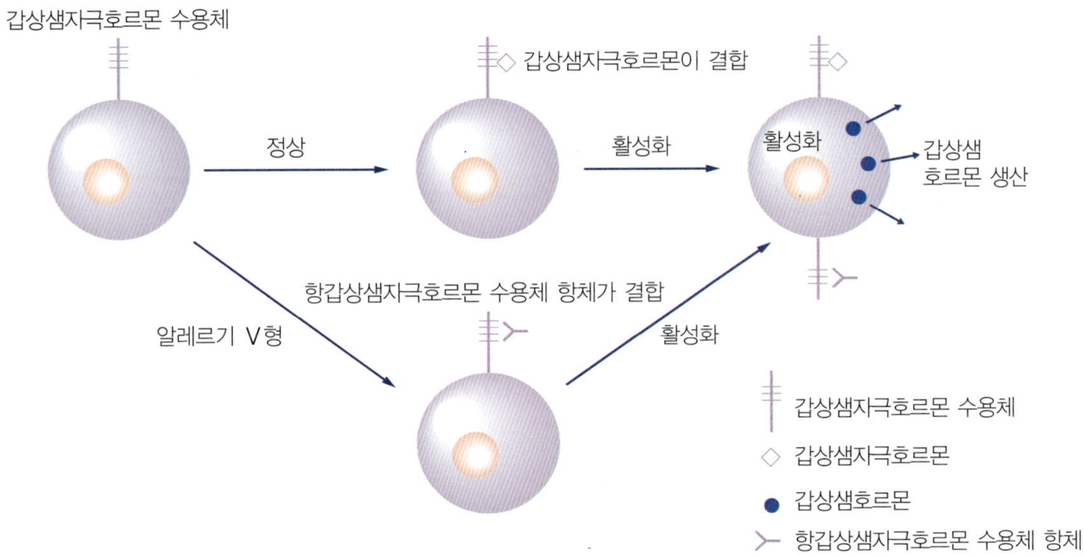

▶그림 7 알레르기 V형 반응
항호르몬수용체 항체가 결합하면 마치 호르몬이 결합한 것 같은 반응이 일어나 세포는 활성화된다.

이나 교원섬유에 괴사가 인지되는 것이며 역학적 특징은 여성에 발생하기 쉽다는 것이다.

a 전신홍반루푸스

전신홍반루푸스(systemic lupus erythematosus; SLE)는 관절염, 피진, 콩팥염을 3개 징후로 하는 질환이다. 관절증상은 거의 반드시 발생하고 다발성이다. 피부에서는 얼굴의볼에 특징적인 나비형 홍반이 출현한다(절반 이상에서). 콩팥에서는 토리(사구체)에 철사고리(wire-loop)라 불리는 변화가 출현하고 토리콩팥염(사구체신염)을 나타낸다. 발생기전으로서는 면역복합체 형성이 중요하다고 생각되고 있고 자기항체의 일종인 항핵항체(antinuclear antibody : ANA)가 양성이다.

b 관절류마티스

관절류마티스(rheumatoid arthritis : RA)에서는 무릎관절, 손가락 MP관절 등에 관절염 증상이 출현하고 완화와 재발을 반복하면서 만성이고 동시에 진행성으로 경과하여 관절변형 · 관절경직에 이른다. 병변의 주된 자리는 관절윤활막에 있으며 윤활막의 융모성 증식, 육아형성, 관절연골에 대한 판누스(pannus) 형성이 관찰된다. 혈중에 RA인자(항인간 IgG 항체)가 검출된다. 관절류마티스는 드물게(1% 이하) 발열이나 말초신경염, 장간막동맥 혈전증 등의 전신증상을 합병한다. 이것은 전신의 혈관염을 병발하기 때문이며 이 상태를 악성관절류마티스라 한다.

c 토리콩팥염의 일부

토리콩팥염(glomerulonephritis)은 면역복합체가 토리바닥막 등에 침착 또는 결합하는 것에 의해서 일어나지만, 그 일부는 토리바닥막이나 토리사이질(mesangium)세포표면의 단백질이 항원이 되는 자기면역의 기전이 관여하고 있다. 진행되면 단백뇨 · 저단백혈증을 초래하게 되고 콩팥증후군의 병태를 나타낸다. 최근에는 IgA를 포함하는 면역복합체(자기면역의 기전이 관여하는지 아닌지는 불명)가 토리에 침착함으로써 일어나는 토리콩팥염이 증가하고 있고 이것을 IgA 콩팥증이라 부른다.

d 결절성다발동맥염

혈관염(동맥염 · 정맥염)이란 혈관계를 하나의 장기로 간주하고 거기에 특이적인 염증이 일어나는 질환이다. 혈관의 중막이 변성 · 괴사에 빠지고 피브린모양의 물질이 침착한다(피브리노이드 괴사). 혈관 자체에 궤양이나 동맥류가 생기는 이외에 혈류지배영역에서 순환부전에 수반하는 증상(콩팥증상, 신경증상, 소화기증상, 피부증상 등)을 야기한다. 결절성다발동맥염(polyarteritis nodosa; PN)에서는 콩팥, 심장, 간, 소화관, 장간막 등의 중 · 소동맥이 침해된다.

e 류마티스열

류마티스열(rheumatic fever; RF)은 유소년기의 A군 β형 용혈연쇄구균 감염이 원인이라 생각되고 있다. 이 균에 대한 항체가 심근에 대해서 교차반응성을 갖기 때문에 사춘기 이후가 되어서 심장판막의 협착이나 폐쇄부전(류마티스성 심장판막증)을 초래한다. 조직학적으로는 판막이나 심근 내에 아쇼프(Aschoff)결절이라 불리는 병변이 관찰되는 경우가 있다. 일본에서는 류마티스열은 항균제의 발달에 의해서 매우 감소하였다.

f 진행성전신성경화증 또는 피부경화증

피부기름샘(피지선), 땀샘(한선) 등의 피부부속기관의 감소 · 진피섬유화의 진행에 따라 피부의 건조 · 경화를 초래하는 것을 피부경화증(scleroderma)이라 한다. 한랭에 노출되면 피부가 하얗게 되고 손가락이 움직이지 않게 되는 것(Raynaud 현상)에 의해서 발견되는 경우가 많다. 폐섬유증이나 콩팥부전, 다발관절통 등의 전신증상을 병발하는 경우에는 진행성전신성경화증(progressive systemic sclerosis; PSS)이라 불린다.

g 쇼그렌증후군

쇼그렌증후군(Sjögren syndrome)은 눈물샘이나 침샘 내에 림프구가 자기면역적인 기전에 의해서 다수 침윤하여 분비능력의 저하를 초래하는 질환이다. 각막건조 · 구강 내 건조, 침샘염(타액선염)을 초래한다. 관절류마티스를 합병하는 일이 많다.

h 혼합형결합조직병

교원병에서는 개개의 질환을 반드시 명확하게 구별할 수 있는 것은 아니며 서로 유사한 증상을 나타내는 일이 자주 있다. 혼합형결합조직병(mixed connective tissue disease; MCTD)이란 SLE, PSS 등의 각각의 증상을 조금씩 아울러 가지는 병태를 말한다.

3 면역부전증후군

면역부전증후군(immunodeficiency syndrome; IDS)에는 선천성(congenital IDS; CIDS)과 후천성(acquired IDS : AIDS)이 있다.

a 선천성면역부전증후군

선천적으로 림프구, 대식세포 등의 면역담당세포라 일컬어지는 세포의 기능이상이 있으면 면역 글로불린 생산이상이 일어나 감염증에 이환하기 쉬워진다. 아래는 CIDS의 대표적 질환이다. 어느 것도 드문 질환이다.

① 무γ-글로불린혈증 : 액성항체의 주요성분인 γ-글로불린이 만들어지지 않는다. 따라서 면역이 성립하지 않는다.

② IgA결손증 : 유전자이상에 의해서 IgA를 만들 수 없다. 점막의 면역기능이 나빠진다.

b 후천성면역부전증후군

AIDS는 HIV(human immunodeficiency virus) 감염증으로서 유명하다. T도움세포에 HIV가 감염하여 그 기능저하가 일어나 면역이 성립하지 않게 된다. 그밖에도 방사선 조사나 면역억제제 투여 등에 의해서 골수에서의 조혈이 장애되면 면역부전이 되고 건전한 때에는 감염하지 않는 세균이나 진균 등에 감염하는 일이 있다. 이것을 기회감염(opportunistic infection)이라 한다.

D 이식

1 장기이식

인간의 장기이식(organ transplantation)에서는 자기의 조직을 이식하는 경우와 타인의 조직을 이식하는 경우가 있다. 자기의 조직을 이식하는 것은 비교적 용이하다. 대표적인 예는 화상에 수반하는 피부이식이고 건전한 부위에서부터 줄기 또는 유리피판을 채취하여 화상부위에 이식한다. 타인의 조직을 이식하는 경우에는 현재의 의료수준을 갖고도 문제가 자주 발생한다. 즉 타인의 조직은 자기의 것이 아니기 때문에 생체는 이것을 이물질로 인식하여 면역반응이 시작된다. 이것이 이른바 거부반응이다. 이것을 방지하기 위해서는 가급적 조직적합 항원(후술한다)이 일치하는 사람으로부터 이식조직을 받는 것이 좋다. 이와 동시에 거부반응을 미연에 방지할 목적으로 이식 전부터 면역억제제의 투여가 시행된다.

이와 관련하여 장기를 제공하는 사람을 주는이(donor), 이식을 받는 사람을 받는이(recipient) 또는 숙주(host)라 하며 이식되는 장기를 이식편(graft)이라 한다. 현재 일본에서 가장 흔히 시행되고 있는 이식은 콩팥이식, 각막이식, 골수이식, 간이식 등이며 증상사례 수는 적지만 심장이식이나 허파이식, 작은창자 이식도 시행되고 있다. 수혈도 일종의 이식이지만 이 경우는 ABO식 혈액형 및 Rh식 혈액형이 일치하면 거부반응은 일어나지 않는다.

2 이식편 대 숙주병

골수이식 때는 이식한 골수 내의 림프구 등이 숙주(받는이)에 대해서 면역반응을 일으키는 일이 있다. 간, 피부, 소화관점막 등을 공격하여 자주 치사적으로 된다. 이것을 이식편대숙주병(graft versus host disease : GVHD)이라 부른다. 이식을 받는 숙주의 면역력이 약한 경우에는 골수이식 이외에서도 이식조직편(graft) 중의 림프구가 숙주를 공격하여 GVHD를 초래하는 경우가 있다.

3 주요조직 적합 유전자복합체

거부반응이 일어나는지, 일어나지 않는지를 규정하는 것은 무엇인가에 대한 연구가 되어 세포막 표면에 존재하는 한 그룹의 단백질이 그것이라는 것을 알게 되었다. 이들의 단백질은 주요조직 적합항원 또는 이식항원이라 불리고 이들의 항원을 부호화하는 유전자 그룹을 주요조직 적합유전자복합체(major histocompatibility complex : MHC)라 한다. MHC 유전자 영역은 재구성(rearrangement)에 의해서 각 개인에게 특유의 유전자 배열을 취하고, 예컨대 형제자매라도 그 조합은 다르다. 같은 것은 일란성 쌍둥이뿐이다. 장기이식에 있어서는 주는이와 받는이 사이에서 MHC의 유형이 상세히 비교 검토된다.

a 인간백혈구 항원

MHC는 각 동물종에 하나씩 존재한다. 인간의 MHC를 인간백혈구항원(human lymphocyte antigen : HLA)이라 하고 생쥐에서는 H-2라 한다. HLA에는 class I 항원(분자)과 class Ⅱ항원(분자)이 있다. class I 항원은 주로 혈액세포(대식세포나 림프구)에 발현하고 있다. HLA의 타이핑은 장기이식의 성공여부와 직결되는 이외에 여러 자기의 교원병(관절류마티스, 강직성척추염 등)에 걸리기 쉬움(susceptibility)과의 상관성이 알려져 있다.

b 자기와 비자기

면역은 생체를 외적으로부터 지키는 반응이라 생각되어 왔으나 자기면역질환이나 이식에서의 거부반응 등으로부터 외적이란 무엇인가라는 문제가 발생하였다. 즉 자기(self)와 비자기(not-self)를 어떻게 해서 구별하는가의 문제이며 이것은 면역학의 큰 명제이고 지금도 역시 불명의 점이 많다. 자기와 비자기의 식별이 MHC항원의 다형성에 의해서만 설명할 수 있는지 아닌지, 할 수 있었다 하여 림프구가 어떠한 기전으로 자기의 MHC 항원과 그것 이외를 식별하고 있는지 등 향후의 과제는 많다.

E 물리치료 · 작업치료와의 관련사항

관절장애 중에는 관절류마티스 등의 자기면역질환에 의한 것이 있다. 또한 의지 · 장구의 재질에 따라 피부에 알레르기반응을 일으키는 일이 있다. 이 단원은 이러한 질환, 현상을 이해하는 기초가 되는 것이다.

복습의 요점

- 면역담당 세포에는 어떠한 것이 있고 각각이 어떠한 작용을 하는가를 구체적으로 이해한다.
- 면역응답은 원래 생체를 지키기 위한 기전이지만 이 기전이 여러 가지 질환의 직접적인 원인이 될 수 있다는 것을 이해한다. 대표적인 병태와 질환이 알레르기반응과 자기면역질환이다. 어떠한 면역응답의 이상이 질병을 야기하는지 구체적으로 이해한다.
- 재생의료의 눈부신 발전이 기대되는 오늘날에 장기이식은 이제부터의 의료의 중심적 역할을 수행할 가능성이 있다. 장기이식의 문제점과 그것에 대한 대처에 대해서 잘 이해한다.

제 8 장

염증 · 감염증

학습목표

- 염증이란 무엇인지를 이해한다.
- 염증의 원인을 이해한다.
- 염증에 관여하는 세포와 체액성 인자를 이해한다.
- 염증의 시간경과에 따른 변화를 이해한다.
- 감염증의 성립에 관여하는 미생물과 숙주의 관계를 이해한다.
- 병원미생물의 종류와 그것에 의해서 야기되는 질환에 대해서 이해한다.
- 기회감염에 대해서 이해한다.

A 염증

1 염증이란

인간은 항상 다양한 외계의 자극에 노출되어 있고 그 자극에 대해서 건강한 상태를 유지하기 위한 많은 기전으로 방어한다. **염증**(inflammation)이란 그 생체방어반응의 주요한 것이다. 염증의 여러 증상은 문자 그대로 염(불꽃, flame)의 성질 그 자체이다. 고대 로마의 의사 켈스는 염증의 4징후로서 **발적**, **종창**, **발열**, **통증**을 열거하고 후에 갈레누스가 **기능장애**를 더하여 **염증의 5징후**라 하였다. 빨갛고 뜨겁고 손을 대면 아픈 염(불꽃)으로의 연상에서부터 염증, 특히 급성염증의 징후를 정확히 표현한 것이며 현대에서도 충분히 통용되는 보편성을 가진다.

염증성의 질환은 누구라도 언제나 이환될 수 있는 일반적인 질병이다. 몸 안의 어떤 장기나 조직이라도 그 뒤에 "염"을 붙이면 대개는 실제의 병명이 될 것이다. 피부염, 폐렴, 위염, 간염 등의 예를 들 것까지도 없다. 또한 그것만이 아니라 염증은 골절 등의 외상이나 위궤양 등, 다양한 질환의 주요 병태이었거나 암 등의 염증이외의 주된 병태에 수반하는 일도 자주 있다.

2 염증의 원인

외계의, 또는 체내에 유래하는 물질도 포함하여 다양한 물질이나 사상이 염증의 원인이 된다. 어느 것도 세포나 조직을 손상하여 괴사에 빠뜨린다. 염증의 원인은 대충 물리적 원인, 화학적 원인, 생물학적 원인, 기타로 분류된다(▶표 1).

3 염증에 관계되는 세포와 체액성 인자

a 염증에 관계되는 세포

염증에는 다양한 세포가 관계되지만 특히 백혈구가 중요한 역할을 수행한다. 백혈구는 대충 과

▶표 1 염증의 원인

물리적 원인	외상, 수술 등의 수술적 치료기법, 방사선, 열 · 저온, 일광, 전기
화학적 원인	산, 알칼리, 알코올 등의 유기물, 약물
생물학적 원인	미생물(바이러스, 세균, 진균, 기생충, 기타), 생물유래의 물질(화분 등)
기타	이물질[외인성 : 진폐, 내인성 : 담석, 침돌(타석)], 알레르기, 자기면역질환
원인불명	

립구(호중구, 호산구, 호염기구), 단구, 림프구로 분류되고 이들은 골수, 림프절, 가슴샘, 지라(비장) 등의 조혈장기에 의해서 공급된다. 또한 조직중간엽계 세포인 혈관내피세포나 섬유모세포도 염증의 수복에 없어서는 안 되는 세포이다.

(1) 호중구

급성염증의 중심적인 세포이며 조직손상의 국소에 최초로 유주하고 침입물질의 종류를 불문하고 탐식하여 소화한다. 세포질에 중성 호성의 과립을 가진다.

(2) 호산구 · 호염기구

호중구와 유사하지만 수는 적다. 호산구는 알레르기성 질환이나 기생충에 의한 염증에서 흔히 관찰되고 호염기구는 기관지천식 등의 즉시형 알레르기의 발병에 관계하고 있다.

(3) 단구 · 대식세포

호중구보다 후에 출현하고 주로 죽은 세포, 미생물 등의 잔해를 탐식하여 염증의 장을 청소하는 역할을 하는 세포이다. 또한 각종 사이토카인을 분비하여 염증의 과정을 진행시킨다. 또한 혈액중의 단구가 조직으로 이행하여 대식세포가 되지만 원래 조직 내에 존재하는 대식세포도 있다.

(4) 림프구

일반적으로 만성염증에 많이 관찰되는 세포이다. 이전에 감염된 일이 있는 미생물 등을 기억하고 있고 이들이 다시 침입하였을 때에 특이적으로 반응하여 이들을 격퇴한다. 또한 사이토카인의 분비에 의해서 다른 염증세포를 활성화하는 등, 염증의 다양한 국면에서 다양한 역할을 수행한다.

(5) 혈관내피세포

수복의 단계에서 염증에 의해서 결손이 된 조직을 메우는 육아조직의 주요 구성세포이다.

(6) 섬유모세포

역시 육아조직의 한 요소로서 출현하고 교원섬유를 생산하여 마침내 섬유흉터조직을 형성한다.

b 염증에 관계되는 체액성 인자

염증에서는 혈액 중에 존재하는 면역 글로불린이나 피브리노겐 등의 단백질이나 대식세포, 림프구 등에서부터 분비되는 화학매개체(chemical meditator) 등, 다양한 물질이 중요한 역할을 수행하고 있다. 대표적인 것을 아래에 나타낸다.

(1) 면역 글로불린

B림프구가 생산 분비하는 단백질이며 침입하여온 미생물 등에 특이적으로 결합하여 불활성화한다.

(2) 피브리노겐

혈관 내에서부터 염증의 장으로 이동하고 석출하여 피브린이 되고 미생물의 확산을 방지하는 등의 역할을 수행한다.

(3) 화학매개체

혈관확장, 투과성 항진의 작용이 있는 히스타민(histamine), 세로토닌(serotonin), 백혈구 유주작용이 있는 보체, 류코트리엔(leukotrien), 급성기 반응물질인 인터류킨-1(IL-1), 종양성 괴사인자(TNF) 등이 있다. 이들의 일부는 사이토카인이라고도 불리고 염증에서의 세포 상호간의 복잡한 정보전달을 담당하고 있다.

4 염증의 시간경과에 따른 변화

염증이라는 현상에는 몇 가지의 단계가 있으며 각각에 특징적인 변화가 관찰된다. 각 단계는 각

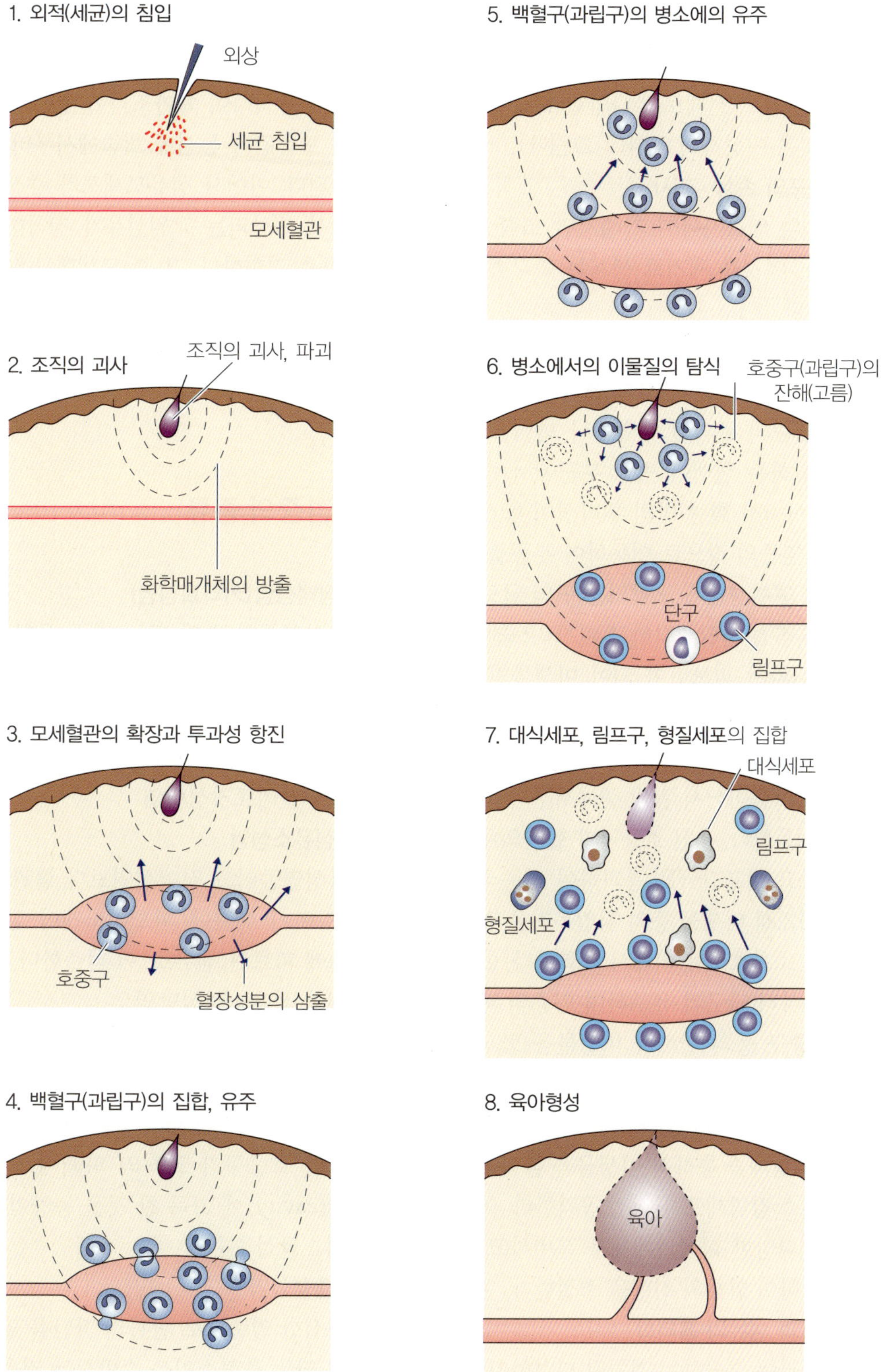
1. 외적(세균)의 침입
외상
세균 침입
모세혈관
2. 조직의 괴사
조직의 괴사, 파괴
화학매개체의 방출
3. 모세혈관의 확장과 투과성 항진
호중구
혈장성분의 삼출
4. 백혈구(과립구)의 집합, 유주
5. 백혈구(과립구)의 병소에의 유주
6. 병소에서의 이물질의 탐식
호중구(과립구)의
잔해(고름)
단구
림프구
7. 대식세포, 림프구, 형질세포의 집합
대식세포
림프구
형질세포
8. 육아형성
육아

▶그림 1 염증반응의 과정

각 완결된 후에 다음의 단계로 진행하는 것이 아니라 연속적으로 진행한다. 또한 부위에 따라서 진행상황이 다르고 전체로서 다양한 모양이 혼재하고 있는 것은 이상하지 않다(▶그림 1).

(1) 조직 · 세포의 손상 · 괴사

미생물 등의 염증자극이 가해지면 조직, 세포가 괴사한다. 이것을 계기로 생체는 즉각 방어반응을 시작한다.

(2) 충혈과 부종 · 삼출

염증자극에 의한 조직손상에 호응하여 충혈이 일어난다. 염증의 주역인 백혈구나 면역 글로불린 등을 포함하는 혈액이 병소 부근에서 증가하는 것이다. 이어서 혈관 벽의 투과성이 항진하여 액체성분이 염증의 장으로 이동하여 부종을 일으킴과 동시에 액체성분에 포함되는 면역 글로불린은 미생물을 직접 불활성화하고 피브리노겐은 혈관 밖으로 나와서 피브린이 되어 미생물의 확산을 방지한다.

(3) 염증성 세포침윤

체액성 인자에 이어서 혈액 중에서부터 백혈구가 병소로 이동한다. 우선 호중구가 혈관의내피세포에 접착하고 세포간극을 통과하여 염증국소로 유주한다. 거기서 미생물 등의 침입물질을 탐식하고 세포질의 소화효소에 의해서 소화한다. 이어서 혈액 중에서부터 단구가 유주하여 염증의 과정에서 죽은 호중구 등의 잔해나 미생물을 탐식하여 병소를 청소한다. 원래 조직에 정착하고 있는 대식세포도 마찬가지이다. 림프구는 늦게 염증 국소로 유주하여 항체를 통해서 미생물을 불활성화하거나 바이러스 감염세포를 직접 공격한다. 이들의 염증세포는 다양한 화학매개체를 분비하고 서로 정보를 전달하여 염증의 진행을 조절한다.

(4) 육아조직과 섬유의 흉터화

염증의 경과는 후술하는 것처럼 다양하지만, 일반적으로는 염증 후에 수복이라는 과정이 이어진다. 염증에서는 미생물 등의 상해인자나 호중구가 분비하는 단백질분해효소에 의해서 조직의 파괴 · 결손이 일어난다. 결손부분에서는 우선 모세혈관이 증식하여 육아조직이 형성되고 그것에 의해서 보충됨과 동시에 혈중에서부터 단백질 등이 공급된다. 이어서 섬유모세포가 증식하고 이것에 의해서 생산되는 교원섬유가 침착하여 육아조직은 차츰 경화한다. 그 후 모세혈관은 차츰 퇴축하여 섬유흉터조직이 된다. 염증병소가 피부 · 점막 등의 표면이라면 유아조직, 섬유흉터조직의 형성과 함께 잔존하는 상피조직을 재생해서 표면을 덮는다.

5 염증의 종류

(1) 장액성염(카타르성염)

급성염증의 초기 또는 경증 유형에서 충혈 및 혈장성분의 혈관 밖으로의 이동에 의한 부종을 나타낸다. 점막조직에서는 점액분비의 항진을 수반하고 이것을 카타르성염이라 한다.

예 : 알레르기성비염

(2) 섬유소성염

급성염증이고 장액성염보다 혈관 투과성 항진이 강하기 때문에 피브리노겐이 삼출하고 염증국소에 피브린(섬유소)이 석출한다.

예 : 섬유소성심막염

(3) 화농성염

급성염증이고 액체성분의 삼출에 더하여 호중구 주체의 세포침윤이 주된 변화로 된 상태이다. 침윤한 호중구가 조직의 파괴에 의해서 일어난 공간(cavity)에 가득 찬 것을 농양이라 한다.

예 : 급성충수염

(4) 출혈성염

격심한 염증으로 혈관의 파탄을 일으키거나 배경이 되는 출혈소인을 수반하는 것을 출혈성염이라 한다.

예 : 장관출혈성대장균 감염

(5) 괴사성염(괴저성염)

염증에 현저한 조직의 괴사를 수반한 경우, 괴사성염이라 한다. 게다가 부패균 감염이 겹치면 괴저성염이 된다.

예 : 허파괴저

(6) 증식성염

만성염증 또는 급성염증의 수복과정에서 육아조직 및 섬유화가 주된 병변이다. 보통, 림프구 · 형질세포 · 조직구의 침윤을 수반한다. 육아조직에서는 모세혈관, 섬유모세포가 활발하게 증식하기 때문에 증식성염이라 한다.

예 : 간경변

(7) 육아종성염

만성염증의 특수 유형이며 육아종의 형성을 특징으로 한다. 육아종은 어느 것도 조직구에 유래하는 유사상피세포나 다핵거대세포로 구성된다. 림프구 등의 침윤을 수반하는 일이 많다.

예 : 결핵

6 염증의 전신에 대한 영향

염증성 질환에서는 아래와 같이 몇 가지의 증상이나 검사소견이 공통적으로 나타난다.

(1) 발열

급성염증의 병소는 발적, 종창과 함께 열감을 나타낸다. 전신성의 발열도 자주 관찰된다. 그 기전은 대식세포나 림프구가 분비하는 인터류킨-1, 인터페론 등의 사이토카인이 염증 국소에서 직접 작용함과 동시에 시상하부의 체온조절중추에 작용하여 전신성의 발열을 일으킨다.

(2) 백혈구 증가

급성염증에서는 염증 국소에서의 림프구 등에서부터의 사이토카인 분비에 반응하여 순환혈액 중의 백혈구, 특히 호중구가 증가한다. 그 일부는 다시 염증 국소에서 혈관 밖으로 유주한다. 알레르기성 염증에서는 호산구가 증가하는 일이 많다.

(3) 적혈구 침강속도의 항진 · CRP의 상승

염증성 질환에서는 혈장단백의 변화에 의한 적혈구 침강속도의 항진 및 급성기 반응물질의 하나인 C반응성 단백(CRP)의 상승이 일반적으로 관찰된다. 이들은 염증의 유무 · 정도의 지표가 되는 검사로서 자주 사용된다.

7 염증의 귀결

염증의 귀결(과정)은 다음과 같이 다양하다. 이것은 염증 원인의 종류나 정도 등의 상해인자와 그것을 받는 생체의 면역상태 등 생체 쪽의 인자와의 상호관계에 의해서 염증의 과정이 다양하게 수식되기 때문이다.

(1) 치유(소멸)

생체방어기전이 잘 기능을 하고 수복의 과정이 진행되어 염증부위가 원래의 정상조직으로 회복하는 것을 말한다.

(2) 흉터화

염증에 의해서 조직의 파괴가 일어난 경우 그 부분이 육아조직 그리고 섬유흉터조직으로 치환되어 원래대로는 되지 않지만 안정된 상태로 회복하는 것을 말한다.

(3) 농양형성

화농성 염증에서 침윤한 호중구가 조직의 파괴부위에 집합하여 고름이 괸 공간을 형성하는 것을 말한다.

(4) 만성화

급성염증의 상해자극이 완전히 제거되지 않았기 때문에 치유나 흉터화하지 않고 염증이 지속하는 것을 말한다. 염증세포는 호중구 주체 상태에서 림프구나 대식세포 주체로 이행한다. 급성염증을 거치지 않고 최초부터 만성인 염증도 있다.

(5) 재발

염증이 일단 수렴으로 향한 후 다시 활성화하는 것을 말한다.

(6) 확산

염증이 차례로 다른 부위로 퍼지는 것을 말한다. 그 결과 죽음에 이르는 일도 있다.

B 감염증

1 감염증이란

감염증을 간결하게 정의하면 미생물이 인간의 체내에서 일으키는 병이다. 감염증은 어느 연대에도 어느 장기에도 널리 존재하고 인간의 질환 중에서도 빈도, 종류 모두 가장 많은 것의 하나이다. 또한 상기도의 바이러스 감염증인 감기와 같이 경증인 것이나 적절한 치료로 완치되는 것도 많은 반면 감염증인 폐렴이 일본인의 사망원인의 상위를 차지한다는 사실, 또는 세계적으로도 감염증이 사망원인의 제1위의 국가가 다수 있다는 사실이 보여주는 것처럼 의료에서 여전히 중요한 질환군인 것임에는 틀림없다.

2 감염증의 성립

a 미생물의 병원성

미생물이 체내에 존재해도 숙주에 나쁜 영향이 없으면 발병하지 않는다. 감염증은 미생물이 체내에 침입하여 세포 · 조직에 어떠한 손상을 줌으로써 발생한다. 미생물은 직접 세포를 손상시키거나 또는 독소 등의 병적 활성물질을 분비하여 독소만으로 발병하는 것도 보툴리누스균에 의한 식중독 등으로 알려져 있다.

체내에 침입한 미생물은 처음에는 소수일지라고 증식함으로써 감염이 지속적으로 확산한다. 미생물은 우선 침입 국소에서 조직을 손상시켜 염증 등의 병변을 일으킨다. 그 후, 조직 간극을 연속적으로 진전하고 또는 기도, 소화관이나 체강인 경우는 관 내나 공간 내를 진전하여 확산한다. 그리고 혈관이나 림프관 내에 침입하면 혈액, 림프액의 흐름을 타고 전신으로 확산하여 다른 장기에도 병변을 일으킨다.

b 숙주의 요인

병원성이 있는 미생물이 인간의 체내에 침입해도 반드시 감염증이 발병하는 것은 아니다. 또한 같은 미생물에 의한 감염증에서도 경증이고 바로 치유하는 경우도 있는가 하면, 중증이 되어 죽음에 이르는 경우도 있다. 이러한 것은 감염증의 성립과 귀결이 미생물의 병원성만이 아니라 숙주의 생체적 방어기전의 상태에 따라서 크게 좌우된다는 것을 보여주고 있다. 넓은 의미에서 숙주의 생체방어기전을 규정하는 요인에는 아래의 것이 있다.

(1) 연령

미생물에 따라서는 숙주의 피침습성이나 병태가 연령에 따라서 현저하게 다르다. 예컨대, 풍진 바이러스는 소아나 성인에게 감염하면 수일에서 치유하는 감기모양 증상이나 피진을 나타내지만 임신 조기에 어머니로부터 태아에 감염하면 중증의 선천기형을 일으킨다. 또한 결핵균은 영유아기의 감염에서는 즉각 발병하는 일이 있으나 소아기 이후의 감염에서는 초기 변화군을 남길 뿐이고 성인기를 통해서 잠복하여 고령이 되어서 발병하는 경우가 많다. 일반적으로 세균성폐렴은 청장년기에는 발병도 드물고 치유하는 경우가 많지만 고령자에서는 사망원인의 상위를 차지한다.

(2) 유전적 소인

몇 가지의 감염증에서는 인종사이에서 발병빈도가 현저하게 다르다는 것이 알려져 있다. 이것은 미생물이 결합하는 숙주의 세포표면의 수용체의 차이가 관여하고 있기 때문이다.

(3) 행동양식

AIDS(후천성면역부전증후군) 등의 성감염증

에서는 복수의 파트너와의 성교 등 성생활의 습관이 감염의 위험성에 크게 관여한다. 비둘기로부터의 크립토코쿠스의 감염, 고양이로부터의 톡소플라스마의 감염 등, 생활상 또는 직업상에서의 특정 동물과의 접촉이 감염의 기회가 되는 경우도 있다.

(4) 면역기전의 장애

선천성의 면역부전증후군에는 다양한 유형이 있으며 각각 특정의 감염증이 높은 빈도로 발병한다는 것이 알려져 있다. 또한 AIDS, 스테로이드나 면역억제제 등의 투여, 혈액질환, 악성종양 등에서 면역기능이 저하하면 병원성이 낮은 미생물로도 발병한다. 이것을 기회감염이라 한다. 외상, 화상, 당뇨병 등도 전형적인 쉽게 감염되는 상태이다.

또한 이러한 병적인 면역부전의 상태가 아니라 건전한 상태의 범위 내에서도 스트레스, 수면부족, 영양불량 등, 다양한 요인으로 감염증에 걸리기 쉬워지거나 치유가 지연된다는 것은 잘 알려져 있어 감염증의 병태에 숙주 쪽의 상태가 크게 영향을 준다는 것을 보여준다.

3 미생물의 감염경로 · 양식

미생물은 표 2에 나타낸 것처럼 인간이 외계와 접촉하는 온갖 부위에서부터 다양한 양식으로 침입한다. 주요한 침입부위 중, 피부 등에서는 미생물이 존재하는 환자, 의료인, 의료기기, 기타 환경의 다양한 물건에 접촉하는 것에 의한 **접촉감염**이 일어나고, 기도에서는 공기 중에 비말 등의 형태로 존재하는 미생물이 들숨에 수반하여 침입하는 **기도경유감염**이 일어나며, 소화관에서는 미생물이 함유된 음식물 등을 섭취하는 것에 의한 **경구감염**이 일어난다. 또한 요도에서부터 역행성으로 미생물이 침입하는 **요로감염**, 넓은 의미에서는 접촉감염이지만 성행위에 의한 **성감염**도 대표적인 감염양식이다. 그리고 외상이나 수술 등에 의한 손상부위에 대한 창상감염, 수혈이나 주사기 공용 등에 의한 감염, 어머니로부터 태아에의 태반경유 감염이나 출생 시의 산도경유 감염 등이 있다.

▶표 2 미생물의 감염경로 · 양식

감염경로	감염의 양식 등	병원체(질환) 의 예
피부경유 감염	접촉감염	황색포도구균 (전염성 농가진)
기도경유 감염	공기감염, 비말감염	인플루엔자 바이러스 (인플루엔자), 결핵균(결핵)
경구감염	음식물을 통한 감염	살모넬라균(식중독), 노로바이러스(장염)
요로감염	요로의 역행성 감염	대장균 · 임균[방광염 · 깔때기콩팥염(신우신염)]
성 감염	성행위에 의한 감염(접촉감염)	HIV(AIDS), 스피로헤터 (매독)
창상감염	외상 · 수술에 의한 창상에의 감염	세균 각종
태반경유 감염	혈류감염	풍진바이러스(선천기형)
산도경유 감염	분만 시에 어머니의 혈액을 통한 감염	HBV(간염 · 간경변 · 간암), HIV(AIDS)
기타	수혈 등에 의한 혈액감염	HBV · HCV(간염 · 간경변 · 간암), HIV(AIDS)
	곤충매개 감염	말라리아 원충, 일본뇌염 바이러스

미생물은 공기, 음식물, 혈액 등에 포함된 상태에서 직접 체내에 침입하는 경우와 모기, 진드기 등의 작은 동물에 물리는 것에 수반하여 침입하는 경우가 있다.

4 생체의 감염방어기전

인간의 신체에는 미생물의 감염에 대한 방어의 기전이 갖춰져 있다. 생체방어기전의 전체 모습은 면역의 단원에서 상세하게 기술되어 있으므로 이 항에서는 미생물의 침입에서부터 감염성립에 관계되는 방어기전에 대해서 언급한다. 인간의 감염방어의 기전은 아래의 것으로 구성되어 있다.

▶표 3 주요 바이러스 감염증

주된 대상 장기	주된 바이러스	주된 증상
호흡기	인플루엔자바이러스 RS바이러스 아데노바이러스 마진바이러스 사이토메갈로바이러스	기관지염, 세기관지염, 폐렴, 미만성폐포 손상
소화기	로타바이러스 노로바이러스	급성위장염
간	A형간염바이러스 (HAV) B형간염바이러스 (HBV) C형간염바이러스 (HCV)	급성간염 급성간염, 만성간염, 간경변, 간세포암
중추신경	일본뇌염바이러스 단순헤르페스바이러스 마진바이러스 JC바이러스	일본뇌염 헤르페스뇌염 아급성경화성전뇌염 진행성다소성백질뇌증
혈액 · 림프계	인간면역부전바이러스 (HIV) 인간T세포성백혈병바이러스 (HTLV) Epstein-Barr 바이러스 (EBV)	후천성면역부전증후군 (AIDS) 성인T세포백혈병 (ATL) 전염성단핵구증, 악성림프종, 비인두암 등
피부	수도 · 대상포진바이러스 마진바이러스 풍진 바이러스 인간파필로마바이러스 (HPV)	수두 · 대상포진 마진 풍진 사마귀
침샘 · 중추신경 · 고환	뭄프스바이러스	유행성이하선염, 수막염, 정소염
자궁경부	인간파필로마바이러스 (HPV)	자궁경부암
태아	풍진바이러스	선천기형

a 상피세포 등에 의한 물리적 보호

인간의 체표나 여러 장기의 공간(cavity)의 내면은 상피세포로 덮여 미생물의 침입을 방지하는 장벽으로 되어있다. 그리고 점막상피에서는 분비된 점액도 점막이 표면을 보호하고 있다.

b 섬모상피에 의한 능동적인 미생물의 제거

기도 등에서는 상피의 표면에 있는 섬모가 침입한 미생물을 능동적으로 제거한다.

c 분비물에 의한 미생물의 불활성화

구강, 소화관 등에서는 침(타액), 소화액 등에 포함되는 소화효소, 위산, 담즙산 또는 분비형의 면역 글로불린인 IgA에 의해서 침입한 미생물이 소화 또는 불활성화가 된다.

d 림프조직

구강, 인두에는 면역장치인 편도조직이 공간을 에워싸는 것처럼 다수 존재하여 미생물의 침입에 대비하고 있다. 또한 미생물이 체내에 도달한 후도 소화관, 허파 등에 존재하는 점막림프조직(mucosa-associated lymphoid tissue : MALT)에 의해서 더욱 방어되고 있다.

e 상주하는 균의 얼기와의 경합

구강, 소화관 등, 다양한 장기에 상주하는 균은 새로이 침입한 미생물과 경합함으로써 그들이 감염하기 어려운 환경을 형성하고 있다. 따라서 치료 등에 의해서 상주하는 균이 사멸 · 감소한 상태에서는 병원미생물이 증식 · 감염하기 쉬워지는 경우가 있다.

▶표 4 **주요 세균감염증**(특수한 세균을 제외한다)

분류	주된 세균	주된 질환
그람양성구균	황색포도구균 ※메티실린내성황색포도구균(MRSA)	전염성농가진, 골수염, 폐렴, 심내막염, 식중독 ※기회감염
	화농성연쇄구균	편도염
그람음성구균	수막염균	수막염
	임균	성감염증, 요로감염증
그람양성막대균	디프테리아균	디프테리아
	파상풍균	파상풍
	웰치균	가스괴저(gas gangrene)
그람음성막대균	인플루엔자균	폐렴, 수막염
	폐렴막대균	폐렴
	녹농균	폐렴
	콜레라균	콜레라
	장관출혈성대장균(O-157)	출혈성장염, 용혈성요독증증후군
	필로리균	급성위염, 만성위염, 위궤양, 위 악성림프종, 위암

5 병원미생물의 종류와 질환

다종다양한 미생물이 인간에게 감염하여 질환을 야기한다. 이들은 대충 바이러스, 세균, 진균, 원충, 기생충으로 분류되고 넓은 의미의 세균에는 클라미디아(Chlamydia), 리케치아(Rickettsia), 마이코플라스마(Mycoplasma), 스피로헤타(spirochaeta), 미코박테륨(mycobacterium) 등도 포함된다. 그리고 미생물의 정의를 충족하는지의 논의는 있으나 프리온(prion)도 감염성의 병원체이다.

a 바이러스

바이러스는 프리온을 제외하면 가장 작은 미생물이고 DNA, RNA의 어느 것인가 한쪽만을 갖는다. 바이러스는 감염된 숙주의 세포 내에서만 증식하고 생존, 증식을 위해 숙주세포의 대사계통을 이용한다. 따라서 특정 세포에 대한 친화성이 강하고 바이러스 자체는 혈행성으로 전신을 돌아다니지만 손상을 일으키는 것은 특정 세포, 조직인 경우가 많다(▶표 3).

바이러스 감염에서는 감염세포의 괴사 등의 변화에 대해서 림프구 주체의 염증반응이 일어나는 염증성 질환이 일반적이다.감염세포에는 세포의 종대, 다핵화, 핵 내 봉입체나 세포질 내 봉입체 등의 특징적 변화가 관찰된다. 바이러스 감염에서는 일반적인 염증성 질환 이외에 AIDS나 아급성 경화성 전뇌염 등, 감염 후 오랜 잠복기를 거쳐 발병하는 저발 바이러스감염(slow virus infection)도 알려져 있다.

또한 염증 이외에도 종양발생, 장기 기형의 원인이 되는 바이러스도 있다.

b 세균

세균은 광학현미경으로 관찰이 가능하고 DNA, RNA의 양쪽을 가지며 일부의 것을 제외하면 세포 밖에서도 증식한다. 핵과 세포질의 구별이 없는 원핵세포이다. 세균에는 다양한 종류가 있으나 대충 그람염색에 의한 염색성과 균의 형태(구형인가 긴 것인가)에 따라 그람(Gram)양성구균, 그람음성막대균 등으로 나뉜다(▶표 4).

세균감염에서는 주로 호중구 침윤을 특징으로 한 화농성 염증이 야기되고 일반적으로 바이러스에 비하여 조직의 파괴성이 크고 농양이 형성되는 일도 자주 있다. 또한 균에 따라서는 생산되는 독소에 의해서 내부 독소쇼크 등 여러 가지의 세포조직 손상이 야기되는 것도 특징이다. 별개의 항에서 언급하는 결핵균처럼 주로 육아종성 염증을 일으키는 세균도 있다. 또한 *Helicobacter pylori* 처럼 급성, 만성의 염증만이 아니라, 악성 림프종 등의 종양발생에 관여하고 있는 것도 있다.

c 클라미디아

클라미디아는 세균에 속하지만 일반의 세균보다 약간 작고 감염한 세포 내에서만 증식한다(편성 세포 내 기생성). 트라코마(결막염), 성감염증(요도염, 정소상체염, 자궁경관염 등), 이형폐렴 등의 원인이 된다.

d 리케치아

리케치아도 세균에 속하고 이것 역시 일반 세균보다 약간 작으며 감염한 세포 내에서만 증식한다(편성 세포 내 기생성). 진드기, 이(lice) 등의 절족동물에 의해서 매개되어 감염한다. 발진티푸스, 록키산 홍반열, 쓰쓰가무시병 등이 대표적인 질환이다.

e 마이코플라스마

마이코플라스마도 세균에 속하지만 세포벽이 없다. 세포 밖에서 증식이 가능한 가장 작은 미생물이다. 기관지염, 세기관지염이나 비교적 경증의 폐렴을 일으킨다.

f 스피로헤타

스피로헤타는 가늘고 긴 나선모양의 세균이고 매독의 원인균이다. *Treponema pallidum*이 대표적인 것이다. 매독은 성감염증이고 만성으로 경과하여 전신의 여러 장기에 중증의 장애를 초래하는 질환이다. 경과는 일반적으로 아래의 3기로 나뉜다.

제1기　감염 후 약 3주간이고 외음부나 음경에는 무통성의 경결 · 궤양(경성하감)이 발생하고 샅고랑림프절 종대(무통성 가래톳)가 이어진다. 어느 것도 혈관내피 증식을 수반하는 만성염증이다.

제2기　감염 후 약 3개월 이후에는 병원체가 전신으로 퍼짐으로써 전신의 피부병변[장미진(roseola)], 림프종대 등이 발생한다. 병리학적으로는 제1기와 마찬가지로 혈관내피 증식을 수반하는 만성염증이다.

제3기　감염 후 약 3년 이후이고 제2기 매독 종식 후의 잠복을 거쳐 발병한다. 전신에 퍼진 병원체가 여러 장기에 병변을 형성한다. 매독성 대동맥염(상행대동맥류), 신경매독이 대표적인 것이다. 병리학적으로는 고무종(gumma)이라 일컬어지는 육아종성 병변이 특징적이다.

g 미코박테륨

미코박테륨은 약간 가늘고 긴 세균이고 이 균에 대한 염색법에서 염산에 의한 탈색에 저항하는 성질이 있다는 것으로부터 항산균이라 일컬어진다. 결핵균, 비결핵성항산균(비정형항산균), 나균 등이 있다.

그 중, 결핵균(*Mycobacterium tuberculosis*)은 건락괴사를 수반하는 유상피육아종을 특징으로 하는 병소를 형성한다. 공기감염에 의해서 허파에 병변을 형성하는 폐결핵이 압도적으로 많고 임상적으로 중요하지만, 기타 창자, 뼈 등 전신 여러 장기에 발병할 수 있다. 결핵의 병태의 상세한 것은 각론 제2장 "호흡기"(➡ 147페이지)에서 언급한다.

비결핵성 항산균(비정형 항산균)은 결핵균에

▶표 5 주요 진균감염증

병변의 부위	주된 진균	주된 질환
표재성 진균증	피부사상균(백선균)	백선(이른바 무좀)
	칸디다	피부점막 칸디다증
심재성 진균증	칸디다	내장 칸디다증, 칸디다혈증
	아스페르길루스	침습형 아스페르길루스증, 아스페르길루스증, 알레르기성기관지허파아스페르길루스증
	뮤콜진균	허파무콜증, 파종성무콜증
	크립토코쿠스	크립토코쿠스증, 수막염

가까운 세균으로 많은 종류가 있으나 인간에게 감염하는 빈도가 높은 것은 *Mycobacterium avium complex*이다. 결핵균보다도 독성이 약하고 기회감염의 주요 병원체이며 결핵과 유사한 병리학적 변화를 나타낸다.

나균은 주로 피부와 말초신경에 육아종성 병변이 형성되는 한센병(Hansen's disease)의 원인균이다.

h 진균

진균에는 매우 다수의 종류가 있고 형태도 다양하지만 대별하면 가늘고 실모양의 유형(균사형)과 타원형의 홀씨(spore)를 형성하는 유형(효모형)이 된다. 또한 병변이 피부나 점막의 표층에 국한되는 표층성진균증과 피하조직에서부터 여러 장기에 병변을 형성하는 심재성진균증이 있다. 인간에게 병원성이 있는 진균 중 중요한 것을 **표 5**에 나타냈다.

진균감염에서는 숙주의 면역상태에 따라 다양한 병변이 일어나지만 일반적으로 면역부전의 상태에서 기회감염으로서 발병하는 경우가 많고 그 경우에는 광범위한 조직침습성이 강한 병변이 된다. 한편, 건전한 면역상태에서는 발병빈도는 낮고 병변은 육아종성으로 되는 경우가 많다. 또한 균에 따라서는 알레르겐으로서 작용하고 과민성 폐렴 등의 알레르기성 질환을 야기하는 경우도 있다.

또한 종전에 쥐폐포자충(*Pneumocystis carinii*)이라는 명칭으로 원충으로 분류되어 있었던 병원체는 현재는 유전자배열의 해석 등에 의해서 진균으로 분류되고 명칭도 사람폐포자충(*Pneumocystis jiroveci*)으로 변경되었다.

i 원충

원충은 핵을 가지는 단세포생물이고 원생동물이라고도 일컬어진다. 숙주의 세포 밖에서 생육하는 것이 많지만 말라리아원충과 같이 적혈구 내에만 생육하는 편성 세포 내 기생체도 있다. 이질 아메바, 질 트리코모나스, 톡소플라스마 등도 인간에게 감염되는 대표적인 원충이다.

j 기생충

기생충은 인간 등 다른 동물의 체내나 체표에 기생하는 동물이고 앞에서의 항에 언급한 단세포의 원충을 포함하는 경우도 있으나 일반적으로는 다세포의 것을 기생충이라 한다. 회충, 요충, 주혈흡충, 필라리아 등 다른 종류의 기생충이 인간에게 감염한다.

k 프리온

프리온은 감염성의 단백질이고 핵산을 갖지 않음에도 불구하고 자기복제능력이 있다. 게다가 건전한 사람에게는 정상 프리온이 존재하고 그것이 변이하여 이상형 프리온이 됨으로써 감염성을

▶표 6 면역능력이 저하한 상태

A	악성종양 등의 소모성 질환
B	선천성면역부전증후군
C	후천성면역부전증후군
D	면역억제제, 스테로이드
E	나이가 듦
F	외상 · 수술
G	대사이상(당뇨병 등)

획득한다는 것을 알게 되었다. 프리온의 감염은 오로지 중추신경계의 장애를 일으킨다. 인간의 크로이츠펠트 · 야콥병(Creutzfeldt-Jacob disease; CJD)이나 소해면상뇌증이 대표적인 프리온병이다.

6 감염증의 병리학적 특징

미생물의 감염에 의해서 일어나는 병변이고 압도적 다수를 차지하는 것은 **염증**이다. 한편, 염증의 원인은 말할 것도 없이 미생물의 감염 이외에도 다수 있지만 감염증이 대부분을 차지하고 있는 것도 사실이다. 감염증에서의 염증의 성질이나 정도는 병원체의 종류나 감염양식에 따라서 다르다.

일반적으로 바이러스나 세균에 의한 비교적 경증의 감염증에서는 **카타르 염증**에서부터 **섬유소성 염증**을 일으키고, 중등도 이상 정도의 세균감염증에서는 **화농성 염증**을 일으키는 일이 많다. 이 염증은 경과에 따라서 완전히 회복되는 것도 있는가 하면, 만성염증의 상태로 이행하는 일도 있다. 또한 미생물에 따라서는 최초부터 **만성염증**으로 발병하는 일도 있다.

결핵균이나 일부의 진균 등에서는 **육아종**의 형성을 수반하는 염증이 특징적이다. 또한 바이러스 감염에서는 **핵 내 봉입체**, **세포질 내 봉입체**, **다핵화** 등, 감염한 세포에 특징적인 변화가 관찰되는 경우가 있다.

▶표 7 기회감염을 일으키는 병원체

A	바이러스(CMV, HSV 등)
B	원충(톡소플라스마 등)
C	진균(칸디다, 아스페르길루스, 뉴모시스티스 등)
D	비결핵성(비정형) 항산균, 결핵균
E	기타의 세균(녹농균, 살모넬라, 캄필로박터 등)

미생물의 감염에서는 염증보다도 빈도는 훨씬 낮지만 중요한 질환이 야기된다. 앞에서 언급한 것처럼 HPV, EBV 등, 몇 가지의 바이러스가 **종양원성**을 가진다는 것은 잘 알려져 있다. 그리고 풍진 바이러스, 톡소플라스마 등은 염증 이외에 태아기의 감염으로 **기형**이 발생한다는 것이 알려져 있다. 그리고 HIV와 같이 **면역부전**상태에서부터 기회감염이나 기회종양을 일으키는 것도 있다.

7 기회감염

기회감염이란 건전한 사람에게는 병원성이 없는 약독성의 미생물이 면역능력이 저하한 개체에 감염하여 발병하는 것이다. 앞에서 언급한 것처럼 감염증이 성립하는지 아닌지는 미생물의 독소의 힘과 숙주의 생체방어반응의 힘 관계에 좌우되지만 기회감염의 성립에는 후자의 숙주의 면역능력의 저하가 크게 관여하고 있다(▶표 6).

면역능력이 저하한 숙주의 대부분은 악성종양 등과 같이 다른 질환이 배경에 있거나 또는 그것에 대한 치료를 시행하고 있는 환자, 즉 입원환자인 경우가 많다. 따라서 기회감염과 원내감염은 크게 중복된다. 그리고 원내감염으로서의 기회감염의 특징은 독소의 힘이 약하더라도 다양한 항균물질에 대한 내성을 나타내는 경우가 많다는 것이다. 이 때문에 환자의 면역능력 저하에 약제 내성이라는 문제가 추가되어 치료를 어렵게 하는 일이 많다. 기회감염의 주요 병원체를 **표 7**에 나타냈다.

C 물리치료 · 작업치료와의 관련사항

염증 · 감염증은 재활치료에서 직접적인 대상이 되는 질환인 경우가 많고, 또한 그이외의 질환에서도 2차적으로 염증 · 감염증을 합병하고 있는 일이 자주 있다. 따라서 물리치료사 · 작업치료사에게는 염증 · 감염증의 원인 · 발병기전 · 귀결 등에 대한 확실한 지식 · 이해가 필수적이다. 또한 의료종사자 중에서도 물리치료사 · 작업치료사는 의사나 간호사와 마찬가지로 환자에게 접촉하는 일이 많은 직종이다. 따라서 감염증 특히 건강한 의료종사자 자신은 발병하지 않지만 저항력이 저하한 환자에서는 용이하게 발병할 가능성이 있는 기회감염을 매개하는 일이 없도록 감염방지를 위해 충분히 유의할 필요가 있으며 이를 위해서도 병리병태학적 이해는 매우 중요하다.

복습의 요점

- 염증의 5징후에 대해서 설명할 수 있도록 한다.
- 염증의 물리적 원인, 화학적 원인, 생물학적 원인의 주요한 것을 열거할 수 있도록 한다.
- 염증에 관여하는 주요 세포와 체액성 인자에 대해서 설명할 수 있도록 한다.
- 염증의 시간경과에 따른 변화에 대해서 설명할 수 있도록 한다.
- 감염증의 성립에 관계되는 미생물 쪽의 요인과 숙주 쪽의 요인에 대해서 설명할 수 있도록 한다.
- 주요한 병원미생물과 그것에 의해서 야기되는 질환에 대해서 설명할 수 있도록 한다.
- 기회감염이란 무엇인지 설명할 수 있도록 한다.

제 9 장

종양

학습 목표

- 종양의 정의, 명명법과 그 생물학적 특성을 이해한다.
- 종양의 육안 및 조직형태의 특징과 그 성립을 앎과 동시에 이형도, 분화도, 진전형식에 대해서 학습한다.
- 악성종양의 통계로부터 암에 의해서 사망률이나 부위별 암의 추이, 암의 지역적 특성 등을 안다.
- 암이 어떠한 원인에 의해서 발생하는지를 환경인자나 바이러스 등의 외인과 유전성 종양 등의 내인으로 나눠서 학습함과 동시에 발암의 기전을 이해한다.

A 종양이란

1 정의

종양(neoplasm 또는 tumor)이란 생체에 유래하는 세포가 과잉으로 증식한 상태이며 육안으로 보아 혹으로서 파악된다. 종양은 그 증식양식으로부터 양성종양(benign tumor)과 악성종양(malignant tumor)으로 대별된다(▶표 1).

양성종양이란 발생한 부위(국소)에 머물러서 증식하고 발육은 느리며 보통은 숙주를 죽음에 이르게 하는 일은 없다. 종양세포는 발생모세포·모조직과 매우 유사한 형태·구조·기능을 갖고 있다,

이에 반해서 악성종양은 증식이 빠르고 발생한 부위에서의 증식에 멈추지 않고 주위조직으로 침윤하여 혈관이나 림프관으로 들어가서 원격 장기나 림프절에 전이한다. 종양세포의 증식은 무한이며 마침내 숙주에게 죽음을 초래한다.

2 생물학적 특징

양성종양세포의 성질은 과잉증식을 보여주지만 정상세포와 유사하여 수명도 유한인 것에 반해서 악성종양세포[암세포(cancer cell)]는 정상세포에는 없는 다양한 생물학적 특징을 갖고 있다(▶표 2).

▶표 1 양성종양과 악성종양의 특징

	성상	양성종양	악성종양
육안적인 특징	발육속도	느리다	빠르다
	발육형식	팽창성	침윤성
	주위와의 경계	명료하다	불명료하다
	형상	정형	부정형
	주위와의 유착	없다	있는 경우가 많다
	색조	한결같다	다채롭다
	전이	없다	있는 경우가 많다
	재발	적다	있는 경우가 많다
조직학적 특징	세포밀도	낮다	높다
	세포이형	경도	고도
	구조이형	경도	고도
	핵분열	적다	많다
	출혈·괴사	드물다	있는 경우가 많다

▶표 2 암세포의 생물학적 특징

증식성의 변화	• 자율성 증식(자기증식인자의 분비) • 발판 비의존성 증식(부드러운 한천 배지에서의 증식) • 이식가능성[누드마우스(nude mouse)] • 접촉저지현상의 상실(중층성 증식) • 분열수명의 연장, 세포의 불사화
형태 · 기능 변화	• 세포골격의 변화, 세포의 구형화 • 세포사이 접착성의 저하 • 세포사이 연락의 상실 • 성숙 · 분화의 장애

a 자율성 증식

자율성 증식이란, 암화 또는 과잉증식을 초래한 원인이 제거된 후에도 증식을 계속하는 것을 말한다. 이것에는 암세포 자체가 자기의 증식을 촉진하는 분자(자기증식인자)를 생산 · 분비하고 그에 대한 수용체도 동시에 발현하고 있는 것이 크게 관계하고 있다.

또한 암세포는 발판비의존성의 증식을 나타낸다. 암세포는 부드러운 한천의 배지에 부유시켜도 증식하여 콜로니(colony)를 형성한다. 이 성질은 복수 중에서도 암세포가 증식할 수 있다는 것에 나타나 있다. 더욱이 암세포는 면역을 담당하는 T세포의 결손이 있는 누드마우스에 이식할 수 있다(이식가능성).

정상세포는 일정한 통제기전 하에 존재하고 기능 · 증식을 시행하고 있다. 암세포에서는 이 통제성이 상실되어 생체 안에서 "반사회적"으로 행동한다. 그 단적인 나타남이 접촉저지현상의 상실이다. 정상세포는 이웃의 세포와 접촉하면 운동의 방향을 바꿔 증식은 정지하지만 암세포에서는 그대로 운동을 중지함이 없이 증식을 계속하기 때문에 병터(focus)라는 세포덩이를 형성한다. 또한 암세포에서는 이웃의 세포와의 의사소통이 상실되어 있다.

정상세포에는 각각의 세포에서 프로그래밍이 된 분열수명이 있어 일정한 세포분열을 시행하면 그 이상 분열할 수 없고 마침내 사멸한다. 암세포에서는 이 프로그램에 이상이 있어 영원히 계속 살아갈 수 있다(세포의 불사화). 실제로 몇 백 종류나 되는 암세포가 환자가 사망한 후도 오래 시험관 내에서 배양되어 다양한 연구에 사용되고 있다.

b 탈분화

정상세포에서는 각각의 세포가 담당해야 할 기능을 발휘하여 성숙한 세포형태를 나타낸다. 이것을 분화(differentiation)라 부르는데, 암세포에서는 이 과정이 장애되어 있다[탈분화(dedifferentiation) 또는 성숙장애]. 암세포에서는 발생모세포가 가지는 정상기능은 저하하고 형태학적으로도 모세포의 그것과 괴리되어 있다. 또한 이분화(disdifferentiation)라 하여 발생모세포와는 다른 방향으로 분화하거나 태아기의 세포형질을 발현하는 경우도 있다.

B 종양의 명명과 분류

종양은 발생 모조직이 상피성인지 비상피성인지에 따라서 대별되고 각각을 생물학적 특성으로부터 양성과 악성으로 분류한다.

악성종양을 총칭하여 "암"(cancer)이라 하고 악성상피성종양은 "암종"(carcinoma), 악성비상피성종양은 "육종"(sarcoma)이라 한다.

암종의 경우, 자주 "종"이 생략되어 "암"만으로 표현되고 그 앞에 발생 모세포가 유래하는 조직이름 또는 장기이름을 붙인다(예컨대 편평상피암, 위암). 육종일 때는 발생 모조직의 이름을 앞에 붙인다(예컨대 지방육종, 골육종). 이들은 고형종양에 붙여진 명칭이고 혈구계 세포의 악성종양의 경우에는 백혈병이라 부른다.

▶표 3 종양의 분류

	모조직	양성종양	악성종양(cancer)	분류
상피성	편평상피	(편평상피) 유두종	편평상피암	암종(carcinoma)
	샘(선)상피	샘(선)종	샘(선)암	
	이행상피	(이행상피) 유두종	이행상피암	
비상피성	섬유조직	섬유종	섬유육종	육종(sarcoma)
	지방조직	지방종	지방육종	
	평활근	평활근종	평활근육종	
	가로무늬근	가로무늬근종	가로무늬근육종	
	연골	연골종	연골육종	
	뼈	골종	골육종	
	혈관	혈관종	혈관육종	
기타	배아조직	성숙기형종	미숙기형종	
			콩팥모세포종	
			배아모세포종	

양성종양에서는 상피성도 비상피성도 발생 모세포 또는 모조직의 이름 위에 단순히 "종"을 붙이는 것이 일반적이지만(예컨대, 대장선종, 평활근종) 종양의 형태에 따른 명명도 있다(예컨대, 유두종).

대표적인 양성, 악성의 종양이름과 발생 모조직과의 관계를 표 3에 나타냈다.

1 양성상피성 종양

상피조직은 신체의 표면, 소화관이나 비뇨기의 내강, 다양한 분비샘 등에 존재하고 대충 편평상피(squamous epithelium), 샘상피(glandular epithelium), 이행상피(transitional epithelium)로 나뉜다.

a 유두종

유두종(papilloma)은 조직의 표면에서부터 위쪽으로 돌출하여 유두모양으로 발육 · 증식하는 것이다. 피부나 식도의 편평상피, 콩팥깔때기(신우)나 방광의 이행상피 등에 발생한다.

b 샘(선)종

샘(선)종(adenoma)은 주로 위나 대장 등의 소화관에 발생하고 용종 등의 융기성 병변을 형성한다. 또한 내분비샘이나 젖샘 등에 발생한 것은 팽창성의 발육을 나타내고 주위조직과의 경계는 명료하다. 어느 것도 발생 모조직인 샘 조직을 모방한 형태를 취하고 샘관 형성이 명료하고 기능적으로도 분비능력을 유지하고 있다.

2 악성상피성 종양

상피조직에 유래하는 악성종양이고 성인 악성종양의 90%를 차지한다. 위암, 대장암, 폐암, 간암, 유방암, 자궁암 등이 높은 빈도이다. 주위조직을 파괴하면서 침윤성으로 증식하여 원격 장기에도 전이한다. 대표적인 암을 아래에 나타냈다.

a 편평상피암

편평상피암(squamous cell carcinoma)은 피부, 구강, 식도, 자궁경부 등의 중층 편평상피가

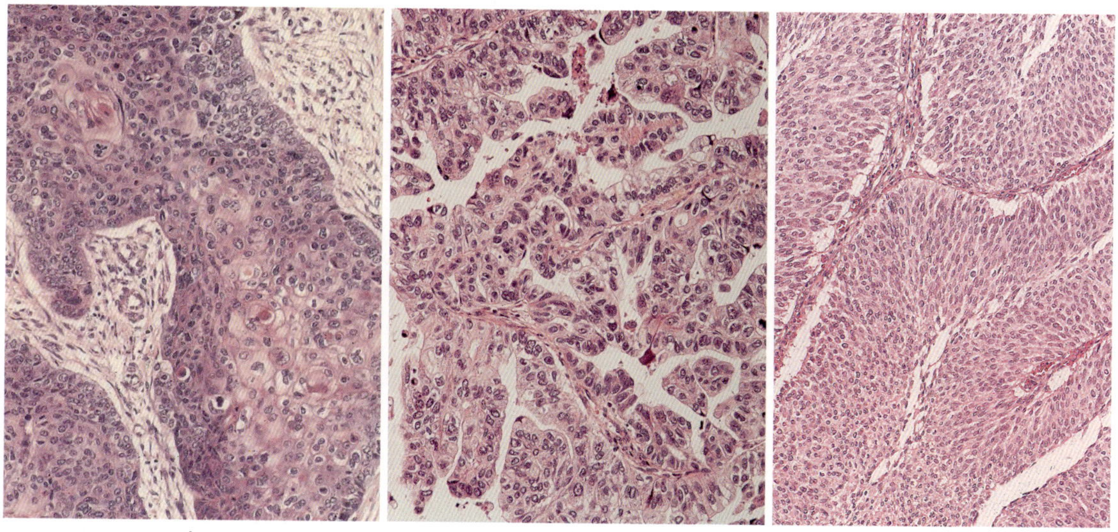

▶그림 1 상피성악성종양

A : 편평상피암(식도). 암세포는 충실성 시트모양으로 증식하고 층 모양의 각화(암진주)가 일부에 인지된다.
B : 샘암(담낭). 고르지 않는 샘관 모양 구조를 취하면서 증식한다.
C : 이행성상피암(방광). 이행상피와 유사한 암세포가 중층화하여 증식한다.

존재하는 장기에 발생한다. 암세포가 충실성 시트모양으로 증식하고 편평상피의 분화형질인 각화를 나타내는 것이 특징이다(▶그림 1A). 기관지나 담낭 등에도 편평상피 화생을 발생모지로 하여 편평상피암이 발생한다.

b 샘암

샘암(adenocarcinoma)은 소화관, 허파, 췌장, 자궁내막 등에 발생한다. 암세포는 샘상피로서의 형태 또는 기능을 유지하면서도 핵의 고르지 못함이 두드러지고 핵분열도 많으며 샘관 구조도 불규칙하다(▶그림 1B).

c 이행상피암

이행상피암(transitional cell carcinoma)은 콩팥깔때기(신우), 요관, 방광 등, 요로의 이행상피를 발생모지로 하고 이행상피와 유사한 암세포가 유두모양으로 융기성 병변을 형성하고 증식하는 것이 많다. 요로상피암이라고도 한다(▶그림 1C).

d 미분화암

미분화암(undifferentiated carcinoma)이란 상피세포의 형질을 남기고는 있으나 탈분화가 현저하고 형태학적으로도 기능적으로도 발생 모조직을 확인할 수 없는 암이다. 보통, 세포질이 부족하고 핵 크로마틴이 풍부한 고르지 못한 핵을 가진 암세포이며 분비모양이나 각화 등은 없고 명백한 꽈리주머니(포소)나 샘관 구조를 취함이 없이 충실성으로 증식한다.

e 기타

간세포 유래의 암은 간세포암(hepatocellular carcinoma 또는 hepatoma), 콩팥의 요세관 유래의 암은 콩팥암(renal cell carcinoma) 또는 그라비츠 종양(Grawitz tumor)이라 불린다.

3 양성비상피성 종양

비상피조직 즉 결합조직, 혈관, 근육 등의 연부조직이나 뼈, 연골 등의 지지조직을 구성하는

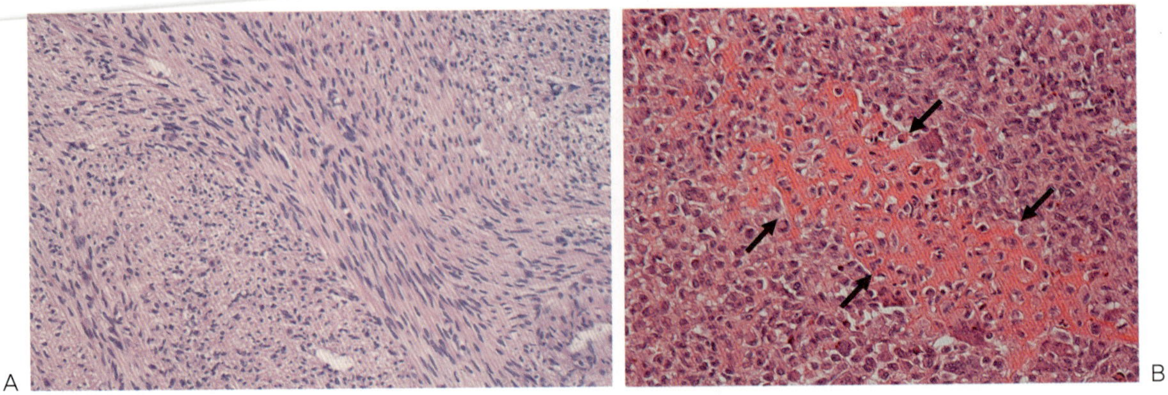

▶그림 2 비상피성종양

A : 평활근종(자궁). 방추형의 평활근과 매우 유사한 종양세포가 다발을 이루고 증식하고있다.
B : 골육종. 고르지 못한 형태 또는 짧은 방추형의 종양세포가 증식하고 유골형성(화살표)을 수반하고 있다.

세포에 유래하는 양성종양이고 발생 모조직의 형태 및 기능을 잘 유지하고 있다. 발생국소에서 팽창성으로 발육하고 주위와의 경계는 명료하며 전이는 없다.

a 지방종

지방종(lipoma)은 자주 만나는 양성종양이고 피하지방조직에 잘 발생한다. 성숙한 지방세포의 증식이며 육안적으로도 정상의 지방조직과 마찬가지로 황색을 띤다. 주위에 침윤이 없기 때문에 종양의 가동성은 양호하다.

b 평활근종

평활근종(leiomyoma)은 자궁근육층에 잘 발생하고 여성의 양성종양 중에서 대장선종에 이어서 빈도가 높다. 또한 소화관 벽의 평활근(고유근층)도 잘 발생하는 부위의 하나이다. 방추형의 평활근과 매우 유사한 종양세포가 다발을 이루고 증식하여 회백색의 탄성의 딱딱한 종류를 형성한다(▶그림 2A). 혈관의 평활근 유래의 것도 있다.

c 기타

섬유종, 혈관종, 림프관종, 골종, 연골종 등, 다양한 비상피조직에서부터 발생한다.

4 악성 비상피성 종양

성인에서는 암종이 대부분을 차지하는 것에 반해서 소아의 악성종양의 대부분은 육종이다. 발생 모세포와 유사한 형태를 취하는 것에서부터 미분화한 것까지 다양하다.

a 골육종

골육종(osteosarcoma)은 10세대에 발생하는 대표적 육종이며 넙다리뼈, 정강뼈 몸쪽, 위팔뼈 몸쪽부분에 잘 발생한다. 고르지 못한 형태 또는 짧은 방추형의 종양세포가 유골이나 뼈 형성을 나타내면서 충실성으로 증식한다(▶그림 2B). 다핵거대세포가 출현하는 경우도 많다.

b 지방육종

지방육종(liposarcoma)은 중년에서부터 노년에 빈도가 높은 육종이며 다리, 볼기부분, 뒤복막 등에 발생한다. 성숙한 지방세포와 유사한 것, 점액종모양의 사이질을 가진 것, 종양세포가 다형성으로 풍부한 것 등, 다양한 형태를 나타낸다.

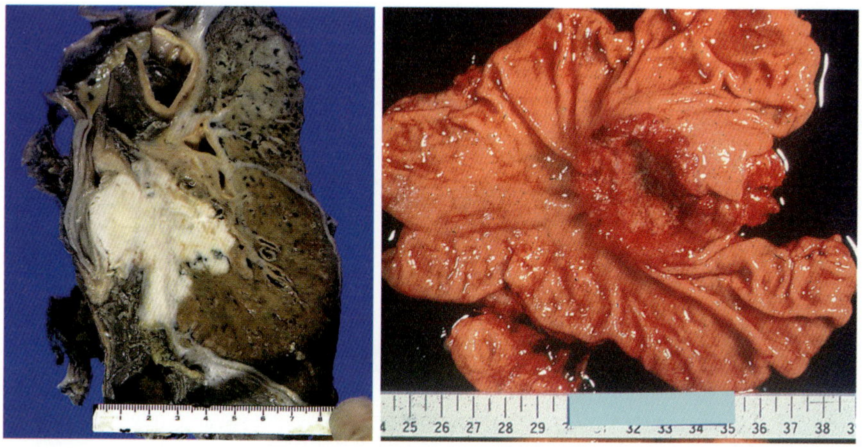

▶**그림 3 악성종양의 육안형태**

A : 폐암(편평상피암). 폐문부분에서 고르지 않은 형태의 회백색 종류를 형성하고 침윤 때문에 경계가 일부에서 불명료하다(포르말린 고정 후)
B : 위암(선암) : 종양의 중심부위에서는 괴사 때문에 궤양이 형성되어 있다.

c 기타

연골육종, 섬유육종, 평활근육종, 혈관육종 등이 있다.

5 기타의 종양

구성성분이 상피성과 비상피성의 양쪽인 종양은 혼합종양(mixed tumor)이라 불린다. 태아성 조직을 발생모지로 하는 콩팥모세포종[윌름스(Wilms)종양], 간모세포종(hepatoblastoma), 기형종(teratoma) 등의 태아성 종양이 이것에 해당한다. 기형종은 배아세포 유래의 종양이며 내배엽, 중배엽, 외배엽의 어느 조직성분도 형성하는 것이고 미숙한 성분으로 구성되어 침윤 · 전이를 나타내는 악성형(미숙기형종)과 양성의 성숙형이 있다. 태아성 종양은 아니지만 젖샘의 섬유샘종(fibroadenoma)이나 침샘의 다형섬유(pleomorphic adenoma)도 혼합섬유의 대표이다.

C 종양의 형태

1 육안으로 본 형태

종양의 육안으로 본 형태모양은 발생부위, 종양의 양성 또는 악성, 발생 모조직의 종류 등에 따라 다양하지만 보통은 종류로서 파악된다.

a 발생부위

피부나 소화관의 내면에 발생한 것에서는 융기성 병변을 만든 것이 많으며 용종(위나 대장의 선종 등)을 형성하고 또한 유두모양(유두종)이나 콜리플라워(cauliflower) 모양(자궁경부암 등)이 된다. 실질 장기 내에 발생한 것은 양성에서는 주위와의 경계가 명료하고 고른 종류로서 인지되는 것에 반해서 악성에서는 경계는 불명료해지고 고르지 못한 형태의 종류가 된다(▶그림 3A).

종류가 커지면 악성종양에서는 괴사나 출혈로 다채로운 모양을 나타내게 된다. 발생모지의 조

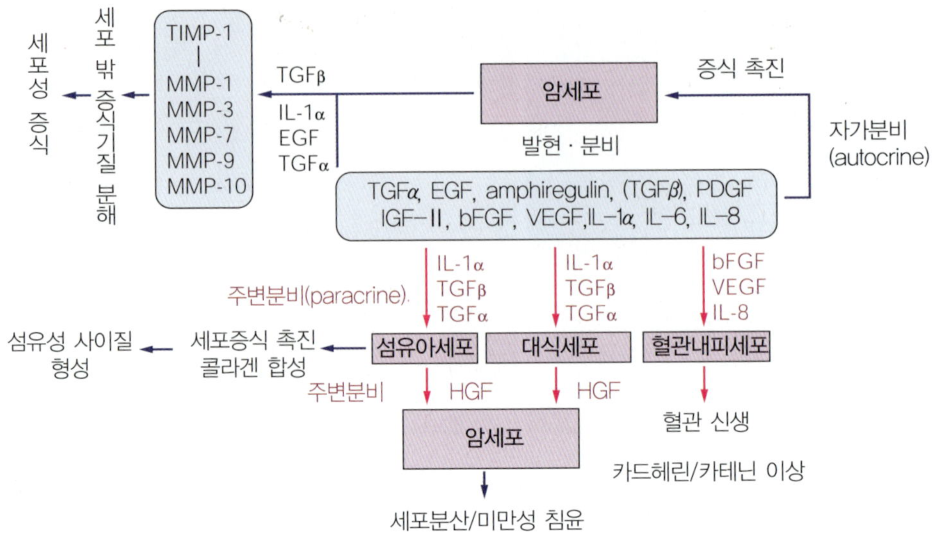

▶그림 4 경성암의 조직구축에 관계되는 종양세포와 사이질세포의 상호작용

종양세포와 사이질세포에서부터 분비되는 증식인자 · 사이토카인을 통해서 서로 영향을 미치는 것에 의해서 증식, 침윤, 섬유성 사이질 형성, 혈관신생 등이 일어난다.

직의 표면에서 발육하는 종양에서는 괴사에 의해서 궤양이 형성된다(▶그림 3B). 백혈병에서는 종양에 의한 뼈잔기둥(trabecula of bone)의 파괴에 의해서 골수가 진흙모양이 된다.

b 색조

일반적으로 종양은 회백색을 띠지만 종양에 따라서는 그 세포의 성질(기능적 분화)에 따라서 특유의 색조를 나타낸다. 예컨대, 색소성 모반이나 악성 흑색종 등의 멜라닌을 생산하는 종양에서는 흑색으로, 지방종이나 부신피질의 종양에서는 그 지방성분에 의해서 황색으로, 간암에서는 생산되는 담즙에 의해서 황갈색으로 된다. 점액을 생산하는 강한 종양이나 점액종모양 사이질을 가진 것에서는 투명한 느낌이 있는 젤라틴모양이 된다.

c 경도

종양의 딱딱한 정도(경도)는 종양세포 자체의 성질과 함께 사이질 성분의 질과 양에 좌우되고 있다. 충실성으로 증식하는 종양의 경우, 탄성연이라 표현되는 약간 부드러운 것이 일반적이다. 종양의 성질에 따라서 평활근종이나 뼈 · 연골을 생산하는 종양은 딱딱하고 점액암이나 지방종에서는 부드럽다. 한편, 위나 젖샘에 발생하는 사이질의 섬유성결합조직이 풍부한 경성암(scirrhous carcinoma)은 매우 딱딱한 종양이다.

2 조직형태

a 종양의 조직구축

(1) 실질과 사이질

종양조직은 종양세포로 구성되는 실질(parenchyma)과 그 주위의 지지조직인 사이질(interstitium)로 구성되어 있다. 종양실질은 미분화한 것을 제외하고 발생모세포와 유사성을 가진 종양세포로 구성되지만 악성종양의 경우에는 세포밀도가 높은 것이 특징이다. 또한 구조자체도 발생모조직과의 유사성을 나타내고 샘(선)종이나 샘(선암)에서는 튜브모양 또는 유두관 모양 구조를

A 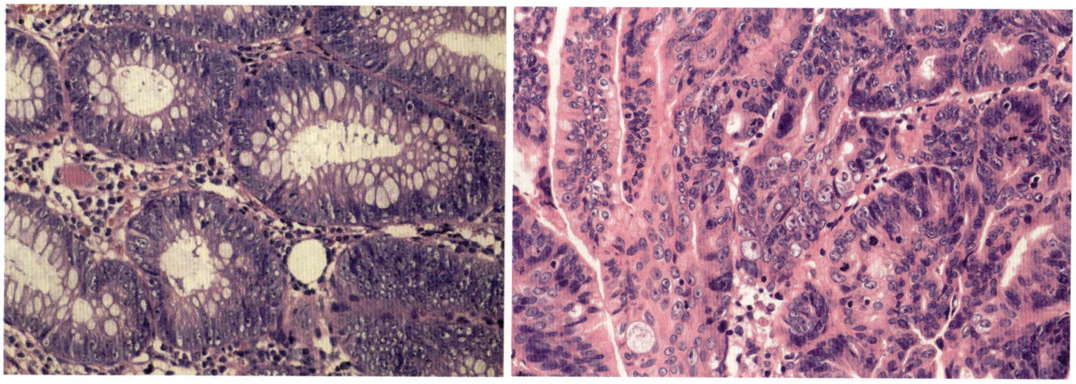 B

▶그림 5 종양의 비정형성

A : 낮은 비정형성의 종양(대장선종) : 발생 모조직인 대장점막과 매우 유사하며 점액생산(배아세포)도 유지되어 있다.
B : 높은 비정형성의 종양(대장선종) : 핵 비정형성이나 분열상이 두드러지고 샘관 구조도 불명료해져 있다.

취한다.

사이질은 섬유모세포와 콜라겐이나 섬유결합소(fibronectin) 등의 세포 밖 기질로 구성되는 섬유성 결합조직과 모세혈관, 림프구, 대식세포 등에 의해서 구성되어 있다. 섬유성 결합조직의 양은 종양의 종류에 따라서 다양하고 속질암종(medullary carcinoma)에서는 약간 밖에는 없다.

(2) 증식인자와 사이토카인

이러한 종양의 조직구축은 종양세포와 사이질세포의 밀접한 상호작용에 의해서 성립되어 있다. 그 상호작용의 주된 역할을 담당하고 있는 것은 종양세포 및 사이질세포에서부터 생산 · 분비되는 다양한 성장인자(growth factor : 세포의 증식이나 분화를 유도하는 폴리펩티드이고 세포표면의 특이적 수용체를 통해서 작용을 일으킨다)나 사이토카인(cytokine)이다.

그 예로서 **그림 4**에는 경성암의 조직구축의 도식을 나타냈다. 암세포는 많은 증식인자나 사이토카인을 생산함과 동시에 그들에 대한 수용체를 갖고 있기 때문에 만들어진 증식인자나 사이토카인은 암세포 자체에 대해서 증식을 촉진시킨다. 게다가 인터류킨(interleukin-1α; IL-1α)이나 전환성장인자(transforming growth factor β : TGFβ) 등은 섬유모세포에 작용하여 그 증식과 콜라겐 합성을 촉진한다[성장인자 · 사이토카인이 이웃의 세포에 작용을 미치는 것을 파라크린(paracrine)기전이라 부른다]. 또한 이들은 사이질세포에서의 HGF(hepatocyte growth factor)의 생산을 항진시켜 암세포의 운동성을 높여 미만성의 침윤에 기여한다.

한편, 암세포에서부터 분비되는 혈관신생인자는 암 주위의 모세혈관의 증식, 유도를 야기한다. 이 신생혈관은 암세포를 위해 혈류를 통한 산소와 영양의 보급에 공헌할 뿐만 아니라 혈관을 통한 전이의 루트를 제공한다.

b 비정형성

비정형성(atypia)이란 종양이 정상적 세포 또는 조직에서부터 어떻게 사이가 떨어져 있는가의 정도를 말하며 간격이 작은 것을 낮은 비정형성, 큰 것을 높은 비정형성이라 한다. 비정형성이 약하다, 강하다라고도 표현한다. 양성종양은 발생 모조직과의 유사성이 높기 때문에 비정형성은 낮고 악성종양의 경우에는 간격의 정도에 따라서 낮은 것에서부터 높은 것까지 존재한다(▶**그림 5**). 비정형성은 세포의 형태에 대한 세포비정형성(cellular atypia)과 조직구축상의 구조비정형성(structural atypia)의 2개로 구성된다.

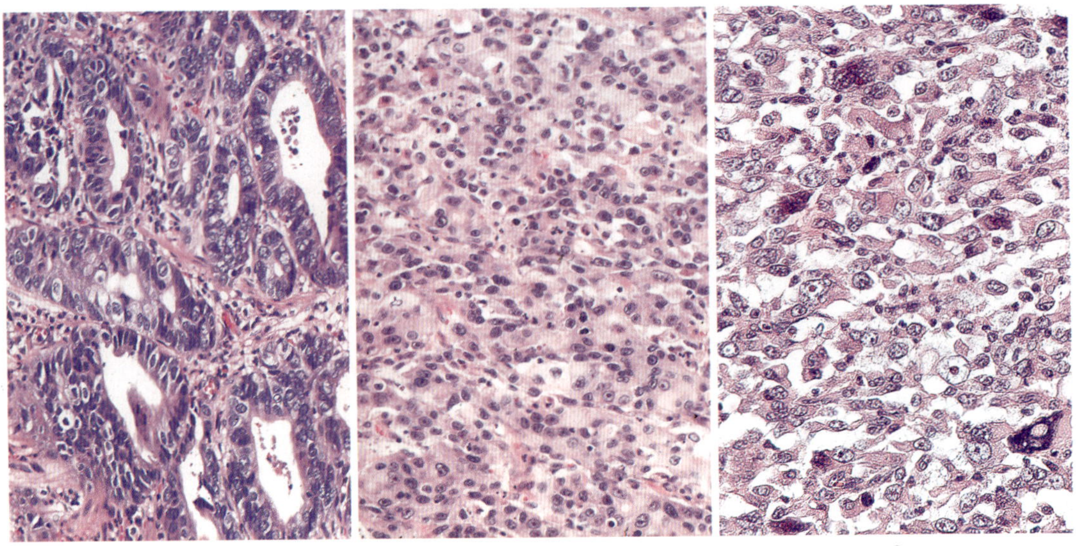

▶**그림 6 종양의 분화도**

A : 분화도가 높은 암(위 고분화 샘암). 종양세포가 고르지 않지만 명료한 샘관을 형성하여 증식하고 있다.
B : 분화도가 낮은 암(위 저분화 샘암). 소수의 종양세포는 점액생산을 나타내지만 샘관 구조는 관찰되지 않고 충실성의 증식패턴을 나타내고 있다.
C : 역형성성 종양(갑상샘). 분화가 현저하게 장애된 비정형성이 강한 종양조직의 증식이고 발생 모조직의 확인이 어렵다.

(1) 세포 비정형성

세포비정형성의 판단기준은 :

① 세포 또는 핵의 크고 작음이 같지 않고 다형성(pleomorphism)

② 세포질에 대해서 핵이 차지하는 비율 [N/C비(nucleus-cytoplasm ratio)]

③ 핵 크로마틴의 증량과 거칠어짐

④ 핵소체의 증대와 증가

⑤ 핵분열의 증가와 이상핵분열의 출현

등이다.

특히 핵에 대한 비정형[핵 비정형(nuclear styhpia)]은 중요하며 세포 내에서의 핵 위치의 이상(극성의 소실), 고르지 못한 핵 형태, 핵막의 비후 등은 악성종양의 특징이다. 또한 다극분열상도 관찰되지만, 악성종양에서 염색체 수의 이상[비정배수(aneuploidy)]이 많은 것에 대응한다.

(2) 구조 비정형성

구조 비정형성에 관해서는 발생 모조직의 조직구축을 잘 모방하고 있는 것을 낮은 비정형성, 크게 괴리되어 있는 것을 높은 비정형성이라 한다. 따라서 샘(선)종이나 샘(선)암에서는 관 모양 구조가 명료하고 비교적 가지런한 샘관(glandular duct)이 인지되는 것은 낮은 비정형성이며 불규칙한 분기나 융합을 나타내는 샘관의 형성은 구조 비정형성이 높다는 것이 된다.

(3) 악성도

악성도는 종양의 생물학적 태도에 대한 표현이며 ① 증식, 발육의 속도, ② 침윤, 전이, 재발의 유무, ③ 환자의 예후 등을 종합해서 판정된다. 일반적으로 말해서 악성종양의 경우에는 비정형성과 악성도는 상관성이 있고 높은 비정형성의 종양은 높은 악성도인 경우가 많다.

c 분화도

종양의 조직형태에서의 분화도(degree of differentiation)란 종양세포 또는 종양조직의 형태

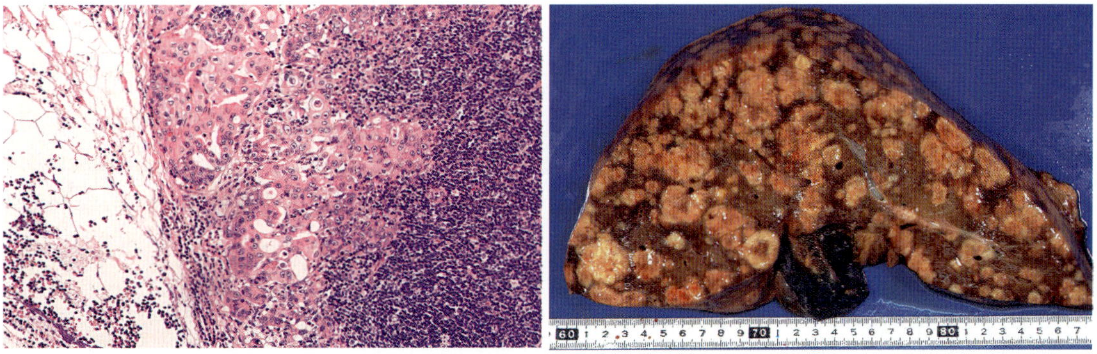

A　　　　B

▶그림 7　악성종양의 전이

A : 림프절 전이(위암). 림프절의 가장자리굴(변연동, marginal sinus)에서부터 실질에 걸쳐서 전이한 암세포가 증식하고 있다.

B : 간 전이(방광암). 혈행성 전이에 의해서 다발성으로 백색 종류가 형성되고 대부분에서 중심부에 괴사를 수반한다.

가 그 발생모지가 되는 세포 또는 조직에 가까운지 먼지의 정도를 나타낸다. 발생 모조직의 특징에 가까운 것을 고분화(분화도가 높다)라 하고 먼 것을 저분화(분화도가 낮다)라 한다(▶그림 6).

따라서 분화도와 비정형성과의 사이에는 어느 정도의 상관관계가 성립한다. 탈분화(dedifferentiation) 또는 역형성(anaplasia)이란 분화가 현저하게 장애된 상태이며 발생 모세포 또는 모조직의 특징을 대부분 상실하여 그 확인이 곤란해진다.

D 악성종양의 진전형식

악성종양의 특징은 발생부위[원발병터(primary focus)]에서의 증식 및 주위조직의 직접침윤(direct invasion)과 함께 원격 장기에 다양한 경로로 진전한다는 것이다. 종양세포가 원발병터를 떠나서 원격 부위에 도착하여 다시 증식하는 것을 전이(metastasis)라 하고 그 종양을 전이병터라 부른다. 암환자가 생명을 잃게 되는 원인은 이 전이이며 예후를 결정하는 최대의 요인이다.

1 림프행성 전이

림프행성 전이는 종양세포가 근방의 림프관 속에 침입하여 림프의 흐름을 타고 림프절로 운반되고 거기서 증식하게 되는 것에 의한다(▶그림 7A). 림프행성 전이는 육종보다도 암종에 많다. 개개의 장기의 각각의 부위를 지배하는 림프관은 해부학적으로 정해져 있으며 우선 소속 림프절이라 불리는 원발병터의 국소 림프절에 전이한다. 더욱 진행하면 2차 림프절, 3차 림프절로 차례로 원격의 림프절에 전이병터를 형성하게 된다. 구강암이나 갑상샘암 등의 머리와 목 부위 암(두경부암)에서는 목의 림프절에 처음으로 전이하고 유방암에서는 겨드랑 림프절에 처음으로 전이한다. 위암에서는 우선 위 주위 림프절에 전이하고 진행된 증상사례에서는 비르효(Virchow)전이라 불리는 왼쪽 빗장위오목(쇄골상와) 림프절에 전이병터를 형성한다.

특수한 림프행성 전이로서 암성 림프관증(carcinomatous lymphangiosis)을 들 수 있다. 이것은 허파 등의 장기 내의 림프관 속에서 증식한 종양세포가 빽빽이 연속해서 인지되는 상태이다.

크루켄버그종양(Krukenberg tumor)은 주로 림프행성의 난소에의 전이이다. 원발병터로서는 위(stomach)의 반지세포암(인환세포암)이 가장 많고 대장이나 젖샘의 점액생산성 암인 경우도 있다. 보통은 30~40세에 관찰되고 양쪽의 난소가 원형을 유지한 채로 부어서 커진다.

2 혈행성 전이

종양세포가 모세혈관이나 소정맥에 침입하여 혈류를 타고 원격 장기에 도달하여 전이병터를 형성하는 것을 혈행성 전이라 한다. 육종은 혈행성 전이를 나타내는 일이 많고 암종에서는 저분화보다도 고분화의 것이 혈행성 전이를 초래하기 쉽다. 또한 종양의 특성으로서 콩팥암이나 전립샘암 융모암 등은 혈행성 전이를 일으키기 쉽다. 종양세포는 일반적으로 정맥계 또는 문맥계에 침입하여 혈류를 타기 때문에 종양세포가 최초로 만나는 모세혈관망을 가진 장기(허파나 간 등)에 전이병터를 형성하는 경우가 많다. 즉 대정맥 영역의 종양은 허파로 전이하고 위암, 대장암, 방광암 등의 문맥영역의 종양은 간으로 전이한다(▶그림 7B).

이 원칙은 모두에 해당되는 것은 아니며 각각의 종양에서 전이장기 친화성은 다른 것 같다.

3 파종성 전이

복강이나 흉강과 대면하는 위, 담낭, 허파 등의 장기에 발생한 암이 복막이나 흉막에 노출된 경우 거기서부터 암세포가 유리하여 마치 씨를 뿌린 것처럼 복막이나 흉막의 또 다른 부위에 전이병터를 만드는 것을 파종성 전이(dissemination metastasis)[또는 단순히 파종(dissemination)]이라 한다. 암세포를 포함하는 혈성의 복수 또는 흉수가 괴어 암성복막염(carcinomatous peritonitis) 또는 암성흉막염(carcinomatous pleuritis)의 상태가 된다. 곧창자자궁오목(Douglas pouch)의 파종성 전이는 곧창자(직장)를 손가락으로 촉진하여 경결로서 만져지고 특히 슈니츨러(Schnitzler)전이라 불린다. 뇌실 근방에 발생한 종양이 척수액을 타고 뇌척수 공간 내에 파종하는 경우가 있다.

4 전이의 기전

원발병터에서 증식하는 암세포가 혈관에 들어와서 표적 장기에 도달하여 전이병터를 형성하기 위해서는 다음과 같은 매우 많은 장애물을 타고 넘을 필요가 있다(▶그림 8).

① 원발병터에서부터의 암세포의 이탈과 국소의 사이질에의 침윤
② 혈관에의 침입
③ 혈관 내에서의 생존
④ 표적 장기에서의 혈관내피에의 접착
⑤ 혈관 밖으로의 침윤
⑥ 재증식

등이다. 종양혈관이라 불리는 신생혈관은 종양세포의 증식과 전이경로의 양면에서부터 전이에 촉진적으로 작용하고 있다.

상피성종양의 경우, 암세포의 원발병터에서부터의 이탈에는 세포접착분자 E-카드헤린(E-cadherin)의 불활성화가 필요하다. 암세포의 침윤에는 암 주위에 존재하는 콜라겐이나 섬유결합소(fibronectin) 등의 세포외 기질의 분해가 필요하며 이를 위해서 암세포는 다양한 매트릭스 메탈로프로테아제(matrix metalloprotease ; MMP)를 분비하여야 한다. 암세포가 기질 내를 움직여 가려면 대식세포나 섬유모세포에서부터 생산되는 HGF를 이용한다. 혈관에의 침입에는 세포외 기질 수용체인 여러 가지 인테그린(integrin)과 MMP가 관여한다.

다음으로 비생리적인 환경의 혈관 내에서 살아

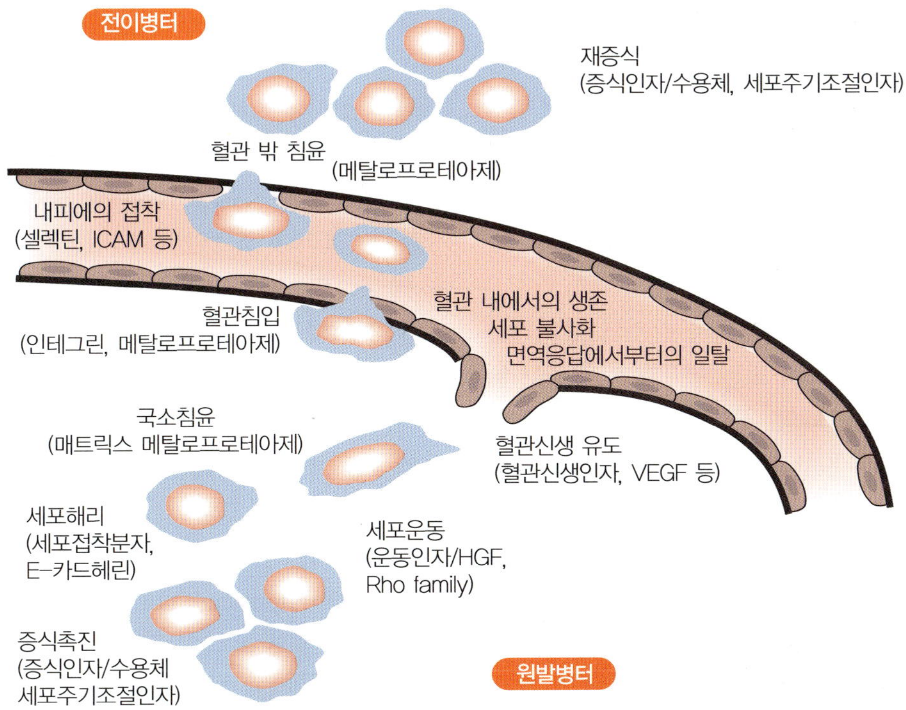

▶그림 8 암의 혈행성 전이과정과 그것에 관여하는 다양한 분자

암 전이의 성립에는 원발병터에서부터의 일탈과 사이질에의 침윤, 혈관에의 침입, 혈관 내에서의 생존, 표적장기에서의 혈관내피에의 접착, 혈관 밖으로의 침윤 재증식 등의 과정이 필요하다.

남은 암세포는 그 당쇄항원인 시아릴 Le^x나 시아릴 Le^a와 혈관내피세포 표면에 있는 E-셀렉틴(E-selectin)을 통해서 표적 장기에 착상한다. 거기서부터 혈관 밖으로 나와 새로운 장소에서 재증식을 하려면 인테그린 MMP, 여러 가지 증식인자가 필요하다. 이들의 조건을 모두 충족하는 암세포만이 전이할 수 있는 것이다.

E 악성종양의 진행도

1 전신성의 진행도 분류

악성종양의 진행도는 환자의 예후를 규정하는 중요한 인자이며 다양한 지표를 사용하여 진행도 또는 병기(stage)가 분류되어 있다.

TNM 분류는 병변의 해부학적 확산에 의해서 암의 진행도를 분류하는 것으로 국제대암연합(UICC)이 중심이 되어 각 장기암 마다에 정해진 국제적 분류법이다.

- T(primary tumor) : 원발병터의 크기나 주위 조직에의 침윤정도이며 T0~T4까지의 5단계로 나타낸다.
- N(regional lymph node metastasis) : 소속 림프절에의 전이의 정도이며 N0~N3으로 나타낸다.
- M(distant metastasis) : 원격 장기전이의 유무를 없음의 M0과 있음의 M1로 분류한다.

이들의 3요소를 조합하여 병기를 I에서부터 IV의 4기로 나누고 있다. 병기의 정의는 각각의 장기암에서 약간 다르지만 대략적으로 언급하면,

- 병기 Ⅰ은 원발병터에 국한된 암이고 전이가 없는 것
- 병기 Ⅱ는 원발병터에서부터 주위에 침윤하지만 전이가 없는 것, 또는 소수의 소속 림프절에만 전이가 있는 것
- 병기 Ⅲ은 많은 소속 림프절에 전이가 있는 것
- 병기 Ⅳ는 원격전이가 있는 것

일본에서는 일본병리학회와 각각의 장기암을 취급하는 임상의 학회 또는 연구회가 중심이 되어 위암, 대장암, 폐암, 유방암, 방광암, 췌장암을 비롯하여 각각의 장기암에 대해서 취급 규약을 정하고 있다. 이들은 진단법과 치료법의 진보에 따라서 정기적으로 재검토되어 치료효과의 판정에까지 언급한 것이다.

2 국소의 진행정도

암의 국소의 진행정도에 대해서는 다양한 표현이 사용되고 있다.

a 상피내암

상피내암(carcinoma in situ)은 암세포의 증식이 상피층 내에 머물러 있고 사이질에 침윤하여 있지 않은 것이다. 주로 자궁경부나 피부 등의 편평상피암일 때에 관찰된다. 미소침윤암(microinvasivecarcinoma)이란 암이 기저막을 넘어서 사이질에 약간(3~5㎜ 이내) 침윤하여 있는 것을 말한다.

b 점막내암

점막내암(mucosal carcinoma)이란 점막상피층에서 발생한 암의 침윤이 점막 고유층 내에 머물러 있는 것이다. 비침윤암(non-invasive carcinoma)이라는 표현도 사용되지만 이것은 암의 증식이 젖샘관(유관)이나 이자관(췌관) 등의 관 내에 국한되어 있는 것이다.

c 조기암

조기암(early carcinoma)은 암이 일반적으로 작고 전이도 거의 없는 것이며 적절한 치료에 의해서 거의 완전히 치유할 수 있는 것이다. 앞에서 언급한 상피내암 점막내암 등은 이것에 포함된다. 그러나 조기암의 정의는 각각의 장기암에서 다르다. 예컨대 위암이나 대장암에서는 림프절 전이의 유무에 관계없이 점막 하층까지 침윤이 머물러 있는 것을 조기암이라 하는 것에 반해서 식도암에서는 점막고유층까지에 침윤이 머물러 있는 것만을 조기암이라 한다.

d 잠재암, 불현성암, 우발암

잠재암(latent carcinoma)이란 미소한 암이고 임상증상을 전혀 나타내지 않고 수술표본이나 병리해부조직에서 우연히 발견되는 것을 말한다.

불현성암(occult carcinoma)은 전이가 있고 원발병터가 불명이었던 것에 대한 그 후의 검색에 의해서 처음으로 발견되는 미소한 원발종양이다.

우발암(incidental carcinoma)이란 비악성 종양성 질환으로서 절제된 조직 내에서 병리조직학적 검색에 의해서 우연히 발견되는 암이다.

갑상샘암이나 전립샘암에서 잠재암, 불현성암, 우발암의 형태를 취하는 것이 많다.

F 악성종양의 통계

1 암에 의한 사망률의 추이

일본의 전체 사망원인의 제1위는 암(악성 신생물)에 의한 것이다(▶그림 9). 사망원인을 연차별로 보면 1950년 무렵까지는 결핵에 의한 사망이 가장 많았으나 항결핵 약제에 의해서 현저하게 감소하고 얼마 동안은 뇌혈관장애가 제1위였

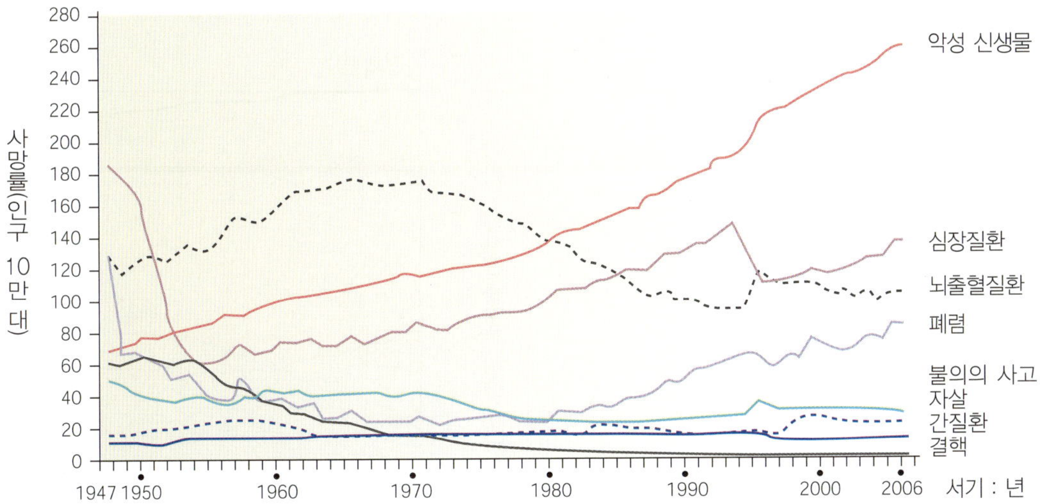

▶**그림 9 일본의 주된 사망원인별로 본 사망률의 연차적 추이**
1950년 무렵까지는 결핵에 의한 사망률이 가장 많았으나 항결핵 약제의 등장에 의해서 현저하게 감소하였다. 암과 심장질환은 서서히 증가하여 1981년부터는 암이 사망원인의 제1위를 계속 차지하고 있다.

다. 암과 심장질환은 서서히 증가하여 1981년부터는 암이 사망원인의 제1위를 계속 차지하고 있다. 암에 의한 사망률은 해마다 증가하고 있고 2006년에서는 암에 의한 사망 수는 약 33만 명, 사망률(인구 10만 명당의 사망 수)은 260.9이고 전체 사망원인의 30%를 차지한다.

이 암에 의한 사망의 증가는 인구의 고령화와 연관성이 있고 사망률을 일정한 연령구성에 적용하여 계산하는 연령조정 사망률에서는 남성은 약간 증가하고 있으나 여성에서는 감소 경향에 있다.

암을 앓은 인원수(이환 수, 신규 암환자 수)도 해마다 증가하고 있으며 2001년의 추계에서는 약 50만 명(남/여비 1.38)과 1975년의 3배 가까이로 되어있다. 향후도 계속 증가하는 것으로 생각된다. 남녀를 비교하면 사망률, 이환율 모두 남성이 높다. 남녀에 공통되는 대부분의 장기에서 남성에 암의 발생은 높은 것에 반해서 생식기의 암은 여성에 많다. 남성에 암이 많은 원인으로서 환경 발암인자의 영향, 면역능력, 호르몬환경의 차이 등을 생각할 수 있다.

2 부위별로 본 암의 추이

암에 의한 사망을 부위별로 보면(2005년 통계) 남성에서는 폐암(23%)이 가장 많고 위암(17%), 간암(12%), 대장암(11%)이 이에 뒤따른다. 여성에서는 대장암(15%)이 1위이고 위암(14%), 폐암(13%), 간암(9%), 유방암(8%), 자궁암(4%)의 순서로 되어있다.

그러나 이환 수(2001년 통계)로 보면 남성에서는 위암이 가장 많고 22%를 차지하고 있다. 대장암이 이에 뒤따르고 사망에서는 1위인 폐암은 이환에서는 3위이다. 여성에서는 유방암과 대장암이 거의 동수이고 이어서 위암, 폐암, 자궁암의 순서이다.

이와 같이 부위별 암의 빈도가 사망통계와 이환 추계에서 다른 것은 각각의 암에 따라서 치유율에 차이가 있는 것에 따른다. 즉 위암, 대장암, 자궁암(특히 자궁경부암) 등에서는 조기진단, 조기치료에 의해서 많은 증상사례가 사망을 면하고 있다.

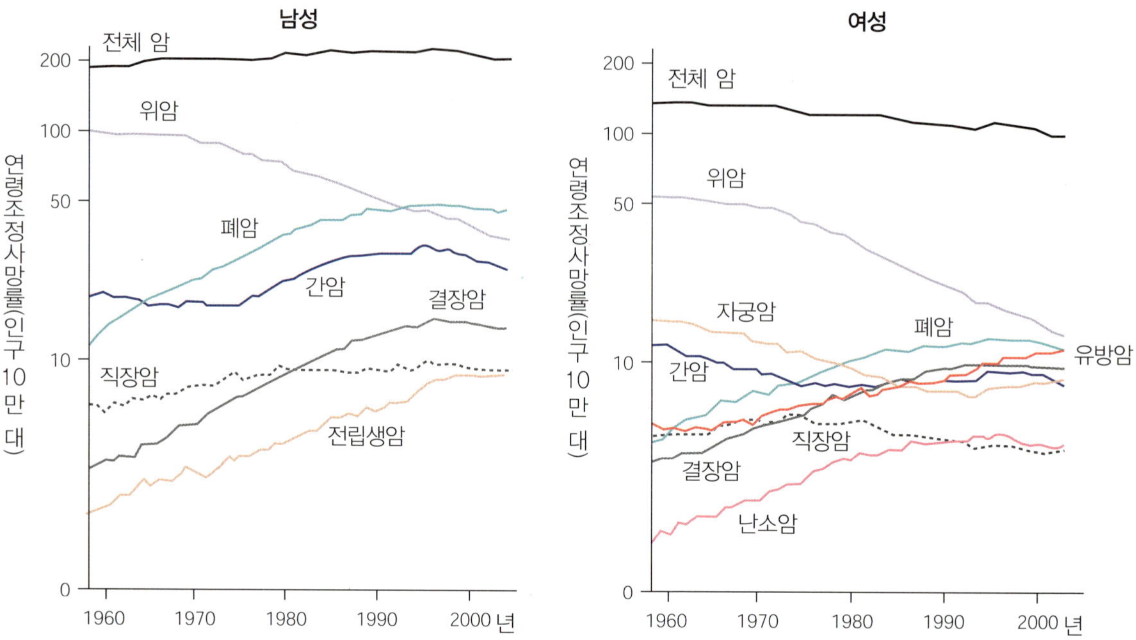

▶그림 10 부위별로 본 암의 연령조정사망률의 연차 추이

모든 암을 합치면 남성에서는 약간 증가경향에 있고 여성에서는 약간 감소하고 있다. 위암은 남녀 모두 감소하고 자궁암도 감소하고 있다. 증가하고 있는 암은 폐암, 대장암, 유방암, 전립샘암 등이고 남성의 폐암은 1993년에 위암을 제치고 1위가 되었다.

과거 45년간의 부위별 사망률의 연차 추이를 그림 10에 나타냈다. 남녀 모두 위암은 지속적으로 감소하고 있으며 자궁암도 감소하고 있다. 한편 증가하고 있는 암은 폐암, 대장암, 유방암 전립샘암 등이다. 남성에서는 폐암이 1993년에 오랜 동안 사망원인의 1위를 차지하던 위암을 제치고 1위가 되고 여성에서는 2003년에 대장암이 위암을 웃돌아 제1위가 되었다. 이러한 추이에는 흡연 음식물, 생활습관의 변화와 더불어 암 의료의 진보에 수반한 치유율의 향상이 크게 관계하고 있다.

3 암의 지역별 경향

a 서구화

일본이나 중국에서는 여러 외국에 비하여 위암과 간암의 빈도가 높다. 한편 구미 여러 나라에서는 폐암, 유방암, 전립샘암, 대장암이 많다. 앞에서 언급한 일본에서의 암의 추이를 보면 구미에서 많은 암이 증가하고 있음을 알 수 있다. 식생활을 포함한 생활양식의 서구화에 수반하여 암의 발생도 서구화하여 왔다고 할 수 있다.

일본에서부터 미국으로 이민한 일본계 사람들에서는 위암, 식도암, 간암 등이 감소하고 구미형의 암인 대장암, 전립샘암, 유방암, 난소암 등이 증가하고 있다. 이것은 인종이라는 내인이 아니라 음식물이나 생활환경이 암 발생에 큰 영향을 준다는 것을 의미하고 있다.

b 생활습관에 의한 발생

생활습관과 밀접하게 연관성이 있고 어떤 일정한 지역에서 자주 발생하는 암도 있다. 인도에서는 씹는 담배에 의해서 구강암이 많이 발생한다. 중국 하남성의 임현 지방에서 자주 발생하는 식도암은 그 지방에서 즐겨 먹는 발효한 채소 절임에 포함되는 발암물질이 관여하고 있다. 일본에

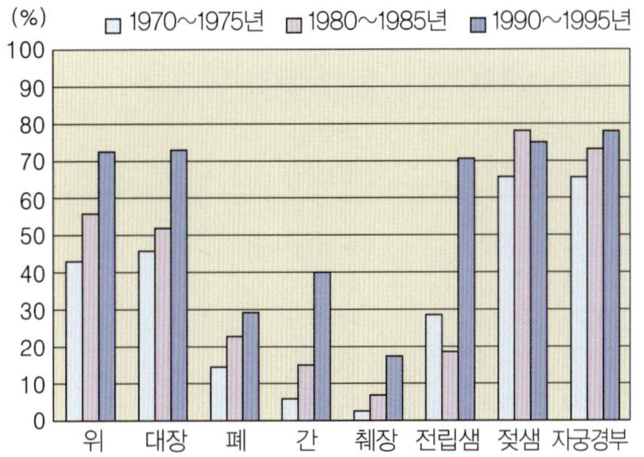

▶**그림 11 각종 암환자의 5년 생존율의 추이**

과거 20년간에서 5년 생존율은 명백히 개선되어 있다. 특히 위암, 대장암, 전립샘암, 유방암, 자궁경부암에서는 70%를 넘어서고 있다.

서도 이전에는 해안지방에서 위암의 빈도가 높았으나 현재는 그러한 경향은 없다.

4 암의 임상적 변천

의료기술의 진보나 검진의 보급 등에 의해서 발견되어 치료하는 시점에서의 암의 진행도는 해마다 조기에 발견되는 것이 많아졌다. 치료에 관해서는 통상의 외과적 수술에 더하여 작은 병변에 대한 내시경적 절제나 축소수술이 많아졌다. 방사선치료의 효율화, 화학치료의 개선, 면역요법이나 분자표적치료의 도입 등이 시행되고 있다. 이러한 진보에 대응해서 암에 대한 치료성적은 현저하게 향상되었다.

암의 예후에 대해서는 치료 시작 후 5년의 생존율로 표현된다. **그림 11**에는 대표적인 암의 5년 생존율의 추이를 나타냈다. 모든 진행도를 포함하는 것이며 이것에는 발견되었을 때의 진행도와 치료성적의 양쪽이 반영되어 있다. 대부분의 암에서 이 20년간에서 5년 생존율은 명백히 개선되어 있다. 위암, 대장암, 전립샘암, 유방암, 자궁경부암에서는 70%를 넘고 있으며 위암, 대장암, 간암, 전립생암에서의 신장이 두드러지고 있다. 한편 폐암이나 췌장암의 5년 생존율은 개선되었으나 여전히 30% 이하이다.

G 종양발생의 원인

종양의 발생에 관여하는 요인에는 생체에 외계로부터 주어지는 외인과 생체가 내재성으로 갖고 있는 내인이 있다. 외인은 화학적 인자, 물리적 인자, 생물학적 인자로 대별할 수 있다. 내인은 유전성 종양으로 대표되지만 유전자 다형에 의한 유전적 요인도 중요하다.

1 외인

a 화학적 인자

우리들의 환경에는 많은 화학발암물질이 존재한다. 이들의 대부분은 DNA에 결합함으로써 DNA를 손상시키거나 점돌연변이(point mutation)를 초래한다.

특정의 직업에 오래 종사하여 화학발암물질에 노출됨으로써 같은 암이 높은 비율로 발생하는 일이 있으며 이것을 직업암이라 한다. 1775년에 영국의 굴뚝 청소부에 음낭의 피부암이 자주 발생한다는 것이 처음으로 보고된 이래 역학적 · 화학적 연구에 의해서 다양한 직업암 및 환경 속에 존재하는 화학발암물질이 확인되어 있다(▶표 4).

벤츠피렌(benzpyrene)이나 디벤츠안트라센(dibenzanthracene) 등의 다환성 방향족 탄화수소는 굴뚝 청소부의 음낭암의 원인이 된 물질이며 타르 안에 포함된다. 또한 담배연기나 자동차 배기가스에도 포함되어 있다. 방향족 아민은 아닐린 공장의 종사자에게 다발한 방광암의 원인물질이다. N-니트로소화합물(N-nitroso compound)은 그 종류에 따라 다양한 동물 장기의 특이적인 암을 발생시킨다. 니트로소아민(nitrosoamine)은

▶표 4 대표적인 발암의 외인

	요인	요인의 소재	발생하는 암
화학적 인자	벤츠피렌(타르)	직업(공업종사자)	피부암
	아닐린	직업(공업종사자)	방광암
	니트로소아민	음식물	여러 가지 암
	아스베스토스	직업(공업종사자)	흉막중피종
	아플라톡신	음식물(곰팡이)	간암
	겨자 가스(mustard gas)	직업(독가스 제조)	폐암
	비소	직업(구리, 수석 정련공)	피부암
물리적 인자	자외선	의료/사고 등	백혈병, 갑상샘암
	방사선(코발트, 라듐)	직업(광부)	폐암
	방사선	환경	피부암

음식물 중에 존재할 뿐만 아니라 여러 가지 음식물에 함유되는 2급 아민과 아질산의 화학반응에 의해서 위 안에서 만들어진다.

자연계에도 발암물질은 존재한다. 땅콩 등에 아플라톡신(aflatoxin)을 만드는 곰팡이가 붙는 일이 있으며 강한 발암성을 나타낸다.

b 물리적 인자

방사선 자극은 중요한 물리적 발암인자이다. 방사선에 의해서 DNA 손상이 일어나 돌연변이나 염색체 이상이 야기된다. 원자폭탄 피폭자에서는 백혈병, 다발성골수종, 갑상샘암 등의 발생률이 높다. 1986년 체르노빌 원자력발전소 사고 주변에서는 소아의 갑상샘암이 자주 발생하였다.

자외선도 정도의 차이는 있으나 방사선과 마찬가지로 DNA 장애를 일으킨다. 일광에 노출되는 기회가 많은 노동자나 일광에 과민한 백인에게는 피부의 편평상피암이나 악성흑생종이 발생하기 쉽다.

기계적인 반복자극에 의해서 암이 발생하는 경우가 있다. 충치나 부적합 보철(틀니)에 의한 설암(tongue cancer), 파이프담배 애호자의 구순암(cheilocarcinoma), 담석증에 수반하는 담낭암 등을 열거할 수 있다.

c 생물학적 인자

바이러스에 의한 발암물질이 가장 중요하지만 *헬리코박터 · 필로리(Helicobacter Pylori)*균 감염과 위암과 같이 세균에 의한 것이 있다.

(1) 바이러스 발암

바이러스에 의한 발암은 동물의 종양에서 자주 인지된다. 발암성을 가진 바이러스를 종양 바이러스(oncovirus)라 한다. 인간에서 바이러스 발암이 확인되어 있는 것은 많지 않다. 아래에 그 대표적인 것을 나타낸다.

성인 T세포백혈병 HTLV-1(human T lymphotropic virus type I)의 수직감염(어버이에서부터 자식으로) 및 수평감염(개체에서부터 개체로)에 의해서 발생한다. 클로버 모양의 핵을 가진 이형림프구의 증식에서 자주 피부에 침윤한다. 발생에 지역 집적성이 있고 일본의 큐슈, 시코쿠, 킨키 지방의 태평양 쪽에 많다.

버키트(Burkitt) 림프종 DNA 바이러스인 엡스타인-바 바이러스(Epstain-Barr virus; EBV)에 의해서 발생한다. B세포에 바이러스가 감염하여 다클론성(polyclonal) 증식이 일어나고 그것이 유발요인이 되어 염색체이상(8 : 14 상호전좌)이 일어난다. EBV는 비인두암이나 일부의 위암의 발생에도 관여하고 있다. 아프리카의 소아에 잘 발생한다.

HPV(human papilloma virus) DNA 바이러스인 HPV는 70종류 이상의 존재가 알려져 있으나 특히 HPV-16, -18, -45, -56의 감염과 자궁경부암과의 연관성이 강하다. HPV의 유전자 산물이 암 억제인자를 불활성화함으로써 암이 되는 것에 관여한다.

B형간염바이러스, C형간염바이러스 B형간염바이러스(hepatic B virus : HBV)나 C형간염바이러스(HCV)는 만성간염에서부터 간경변을 일으킨다. 이 경과로 간세포의 파괴와 재생이 지속적으로 일어나는 동안에 간암이 발생하게 된다.

(2) 암유전자를 가진 종양바이러스

바이러스가 원인이 되어 발생하는 동물의 종양은 많다. RNA종양바이러스는 역전사효소를 갖는다는 것으로부터 레트로바이러스(reverse transcriptase containing oncogenic virus; retrovirus)라고도 불리지만 대부분은 이 종류의 바이러스에 의한다. 이들은 바이러스암유전자(viral oncogene)를 가진 것이 많고 직접적으로 암화에 관여한다(▶표 5).

닭에 다양한 백혈병을 일으키는 조류 적혈모구증 바이러스(avian erythroblastosis virus), 조류 골수구증 바이러스(avian myelocytosis virus)는 각각 v-*erb*B, v-*myc*라는 수용체형 티로신키나아제나 전사조절의 기능을 가진 암유전자를 함유하고 있다. 생쥐에 육종을 일으키는 하비(Harvey) 육종바이러스 및 커스텐(Kirsten) 육종바이러스에는 세포 내 신호전달을 관장하는 v-Ha-ras 및 v-Ki-ras라는 암유전자가 있다.

인간의 정상세포에도 각각의 바이러스가 유전자에 대응하는 매우 유사한 유전자가 있으며 이것을 풋종양유전자(protooncogene)라 한다. 풋종양유전자는 조절된 세포의 증식기능 분화를 담당하고 있으나 점돌연변이나 유전자 증폭 등에 의해서 활성화됨으로써 암화를 일으킨다.

▶표 5 대표적 종양바이러스와 암유전자

종양 바이러스	암유전자	유전자 산물의 기능에 의한 분류
원숭이 육종바이러스	*sis*	증식인자
라우스(Rous) 육종바이러스	*src*	비수용체형
조류 육종바이러스	*yes*	티로신키나아제
생쥐 백혈병바이러스	*abl*	
고양이 육종바이러스	*fms*	증식인자수용체
조류 적혈모구증바이러스	*erbB*	
Harvey 육종바이러스	Ha-*ras*	신호전달
Kirsten 육종바이러스	Ki-*ras*	
생쥐 백혈병바이러스	*raf*	세린슬레오니키나아제
조류 골수구증바이러스	*myc*	전사인자
조류 골수모구증바이러스	*myb*	
생쥐 골육종바이러스	*fos*	

d 사회적 인자

사회적인 외인은 자연환경, 생물학적 환경, 문명 또는 기술적 환경의 3종에 유래하는 것으로 분류할 수 있다.

자연환경인자에는 온도 자외선, 방사선 기상이나 기후·풍토 등이 포함된다. 생물학적 환경인자란 음식물, 영양, 기호품 병원미생물을 가리킨다. 문명 또는 기술적 환경으로서는 대기오염, 화학적 작용, 공해병, 직업병, 의원병(latrogenic disease)을 열거할 수 있다. 내분비 교란물질(환경호르몬)은 이 하나이다.

2 내인

내인은 유전적 요인과 소인으로 나뉜다. 유전적 요인은 유전성 암이 전형적인 것이고 선천적으로 발암과 관련되는 유전자 이상이 있어 높은 비율로 암이 발생한다[H. 2항 "유전성 종양"(➡ 100페이지) 참조].

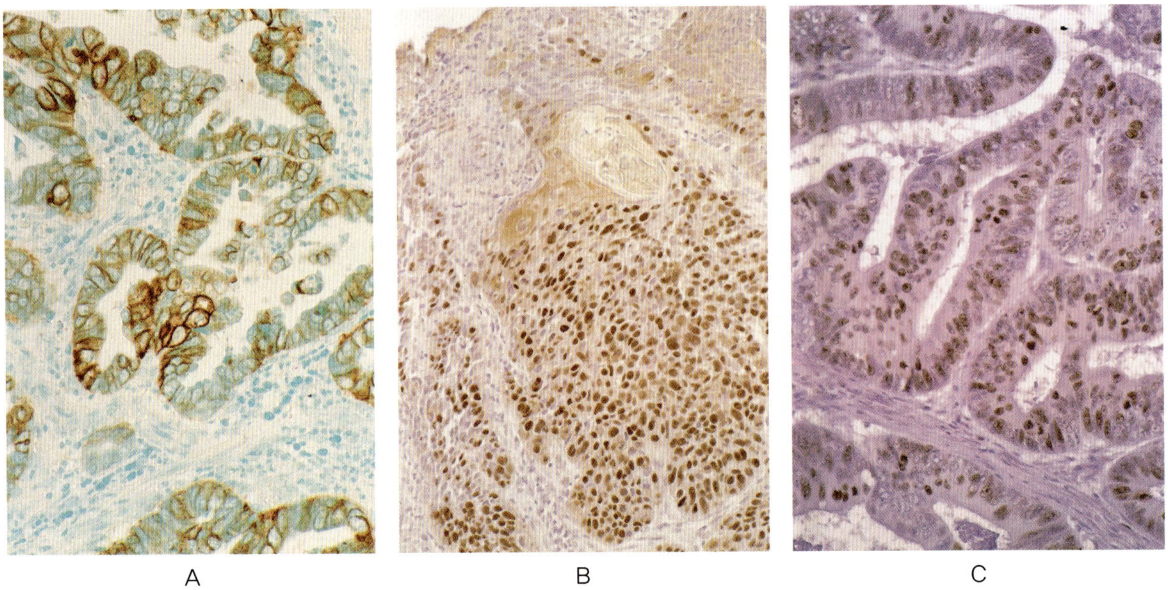

▶**그림 12 암유전자, 암 억제 유전자의 이상**

A : 암유전자 *c-erb*B2/Her2의 증폭에 의해서 유전자 산물이 세포막 과잉으로 발현하고 있다(위암).
B : 암 억제 유전자 *p53*의 점돌연변이에 의해서 변이단백이 핵에 이상축적을 하고 있다(식도암).
C : 암세포의 대부분은 증식기에 있다(Ki-67 염색) (대장암).

또한 인간게놈에는 개인에 의한 약간의 염기배열의 차이가 있다는 것이 알려져 있다. 그 대표적인 것이 1염기 변이 다형(single nucleotide polymorphism; SNP)이며 1,000 염기에 하나의 비율로 존재한다. 이것이 발암에 관련되는 유전자 영역 내에 존재하면 유전자 산물의 기능에 영향을 미치고 발암 위험성을 변화시키는 것이 다양한 암에서 인지되고 있다. 예컨대, 위산분비를 조절하는 사이토카인 IL-1β 유전자의 SNP와 위암의 발생과의 사이에 상관성이 있고 특정의 SNP를 가진 사람은 다른 사람에 비하여 위암이 되기 쉽다. SNP는 암 발생 위험성만이 아니라 약제 감수성이나 유해사상의 출현에도 영향을 주는 일이 있다. 유전자 다형은 암을 비롯한 많은 질환감수성을 규정하고 있다는 것으로부터 그 정보를 상세하게 해석하는 것에 의해서 유전자의 개성에 기초한 개별화 예방에의 전개가 기대되고 있다.

한편, 소인은 발암과의 직접적인 관계는 보여주지 않지만 암 발생의 소지가 되는 것 같은 것이다. 다양한 역학적 데이터로부터 소인이 시사되는 경우일지라도 환경 인자를 포함하는 외인과의 구별이 명료하지 않은 경우도 많다.

예컨대, 성별에 따라서 발생하는 빈도가 명백하게 다른 암도 있다. 폐암이나 식도암은 남자에 많고 갑상샘암이나 담낭암은 여자에 많다. 이 경우, 흡연이나 음주 등의 외인의 관여는 무시할 수 없다. 젖샘, 난소, 전립샘 등의 생식기암은 호르몬 의존성 종양이며 이들의 발생 · 진전에 관해서는 호르몬환경을 소인으로 파악할 수 있다.

면역능력의 저하는 명백한 발암소인이다. 자기면역질환은 면역부전증후군 등에서는 암의 합병빈도가 높다. 나이가 듦에 따른 암 발생의 증가의 일인으로서도 면역능력을 포함하는 생체방어기전의 저하가 관여하고 있다.

▶표 6 유전성 종양과 그 원인 유전자

	원인유전자	유전성 종양 · 질환	유전자 산물의 기능
암 억제 유전자	*Rb*	유전성망막모세포종	세포주기 조절
	p53	Li-Fraumeni 증후군	전사인자
	WT-1	유전성 Wilms 종양	전사인자
	NF-1	신경섬유종증 1형	신호전달
	NF-2	신경섬유종증 2형	세포골격 제어
	APC	가족성 대장샘종증	전사조절
	VHL	von Hippel-Lindau병	전사조절
	p16	가족성 흑색종	세포주기 제어
	BRCA1	가족성 유방암 · 난소암	전사조절
	BRCA2	가족성 유방암 · 난소암	전사조절
	PTC	가족성 기저세포암증후군	분화조절
암 유전자	*ret*	다발성 내분비종양증 2형	수용체형 티로신키나아제
DNA 수복유전자	*MLH1 MSH2, RMS* 등	유전성 폴립증성 대장암	DNA mismatch 수복
	XP 유전자	색소성건피증	DNA 손상 수복

H 발암의 기전

1 유전자의 병으로서의 암

보통의 암은 어느 정도의 소인 위에 환경으로부터 가해지는 외인이 겹쳐 쌓임으로써 발생한다. 암은 이 오랜 경과 속에서 다양한 유전자의 이상이 축적함으로써 다단계적으로 발생하여 증식을 계속하는 "유전자의 병"이다. 이 유전자 이상이란 암 유전자의 활성화, 암 억제 유전자의 불활성화, 증식인자 수용체나 세포주기 조절인자, 세포 접착분자의 이상 등이다.

a 암 유전자

암 유전자는 활성화에 의해서 과잉의 기능을 나타냄으로써 암의 발생 · 진전에 관여한다. 유전자 이상에 의한 활성화에는 다음의 세 가지가 있다. 그 하나는 *ras*유전자와 같이 DNA1염기가 치환하는 것(점돌연변이)에 의해서 코드화하는 유전자 산물의 기능이 현저하게 항진하는 것이다. 또한 c-*myc*(전사인자) c-*erb*B2/Her2(수용체형 티로신키나아제) 등에서는 유전자의 카피(copy) 수가 증가하는 것(유전자 증폭)에 의해서 과잉의 유전자 산물이 만들어진다(▶그림 12A). 또 하나는 염색체가 전좌함으로써 절단 점에 존재하는 유전자에 이상이 발생하는 경우이고 백혈병 등에서 자주 볼 수 있다.

b 암 억제유전자

암 억제유전자(tumor suppressor gene)란 유전자 이상에 의해서 유전자 산물이 기능을 상실함으로써 암을 발생시키는 유전자이다. 그 대부분은 유전성 종양의 연구로부터 발견되었다(▶표 6). 암 억제유전자의 불활성화 기전에서는 대립유전자의 결실 · 변이와 DNA 메틸화에 의한 발현억제가 중요하다.

암 억제유전자의 이상은 유전성 종양의 발생만이 아니라 보통의 암(자연발생 암)에서도 암화에 관여하고 있다. *p53* 유전자는 전사인자를 코드화하고 있고 그 불활성화는 DNA 수복의 파탄,

세포자멸(apoptosis)의 억제, 이상증식 등을 통해서 암화를 일으킨다. *p53* 유전자 이상은 알려져 있는 유전자 이상 중에서 가장 빈도가 높고 인간 악성종양의 약 절반에 인지된다(▶그림 12B).

APC(adenomatouspolyposis coli) 유전자는 가족성대장샘종증(familial adenomatous polyposis ; FAP)의 원인유전자로서 확인되었으나 이 이상에 의해서 대장샘종이 발생한다. *Rb*(retinoblastoma)유전자는 정상에서는 세포증식을 억제하는 작용을 가진 단백질을 코드화하지만 불활성화에 의해서 세포에 이상증식이 일어나는 것이 암화와 관계가 있다.

c 세포주기 조절인자

세포는 G1기, S기(DNA 합성기), G2기, M기(분열기)라는 4단계를 반복하여 증식하고 있고 이것을 세포주기라 한다. 이 진행은 플러스의 인자인 여러 가지의 사이클린(cyclin) 및 사이클린 의존성 키나아제(cyclin-dependent kinase; CDK)와 마이너스의 인자인 CDK 억제인자(inhibitor)에 의해서 조절되어 있다. 이 조절의 파탄에 의한 과잉증식이 암세포에는 존재한다(▶그림 12C).

사이클린 D1이나 사이클린 E는 많은 식도암이나 위암에서 유전자 증폭을 하여 과잉의 증식 능력을 초래하고 있다. CDK 억제인자를 코드화하는 $p16^{MTS1/CDKN2}$ 유전자는 식도암이나 악성흑색종에서 유전자 결실이 발견되어 있다.

d 유전자 불안정성

유전자 DNA의 손상은 다양한 외인에 의해서 유발되고 또한 세포분열 때에도 DNA 복제의 오류가 일어난다. 정상 세포에는 이러한 이상을 수복하는 기전이 갖춰져 있어 이상이 정착하는 일은 거의 없다. 이 수복기전이 저하하여 이상이 남기 쉬운 상태에 대한 것을 유전자 불안정성(genetic instability)이라 한다. 다발 암의 대부분에는 유전자 불안정성이 존재한다. 유전자 불안정성의 원인으로서 *hMSH2*, *hMLH1* 등의 DNA mismatch 수복계통 유전자의 이상이 알려져 있다.

e 끝분절효소와 불사화

염색체의 말단에는 끝분절(telomere) DNA라 불리는 6염기의 단순한 반복배열이 존재하고 염색체를 보호하는 역할을 담당하고 있다. 이 끝분절 DNA를 합성할 수 있는 것은 일종의 역전사효소인 끝분절효소(telomerase)뿐이다. 정상 체세포에는 활성이 거의 없기 때문에 세포분열 때마다 끝분절 DNA는 단축하여 노화하고 마침내 죽어간다(유한 수명). 종류를 불문하고 대부분의 악성종양은 강한 끝분절효소 활성을 갖고 염색체의 구조유지, 안정성을 통해서 세포의 불사화를 시켜간다.

f 다단계 분자 발암기전

다양한 유전자 또는 분자의 이상의 축적에 의해서 암이 발생하여 진전되어가는 과정은 대장의 정상 점막에서부터 샘(선)종(adenoma)을 거쳐 대장암에 이르는 경로(adenoma-carcinoma sequence)에 잘 해당된다(▶그림 13).

우선 *APC*나 β 카테닌 유전자의 이상에 의한 불활성화로 샘종이 발생하고 게다가 *ras* 유전자의 점돌연변이가 추가되어 비정형성이 강한 샘종이 되어간다. 이 무렵에 끝분자효소는 활성화되어 세포가 불사화로 유도된다. 이것에 *p53*이나 *SMAD4* 유전자의 결실 · 변이가 겹쳐 쌓여 대장암이 생겨난다. 더욱이 많은 유전자 세포주기 조절인자, 증식인자 · 수용체 등의 이상의 축적이 더하여 암은 주위로 침윤하여 전이를 나타내게 된다. 이 어느 것의 단계에도 유전자 불안정성이 관여하여 유전자 이상의 축적을 촉진하고 있는

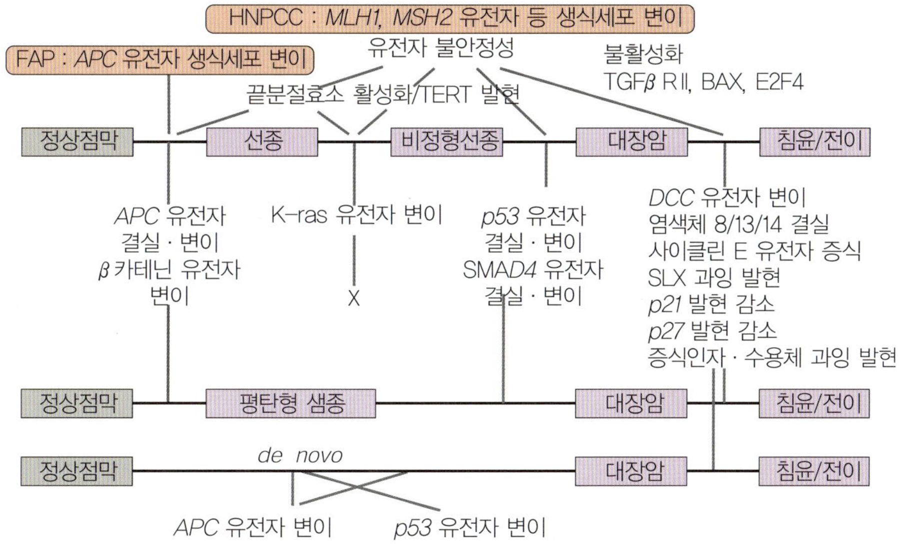

▶그림 13 대장암의 다단계 발생 · 진전의 분자기전

암 억제 유전자의 불활성화, 암 유전자의 활성화, 끝분절효소에 의한 세포의 불사화 등이 겹쳐 쌓여 대장암이 발생한다. 유전자 불안정성은 유전자 이상의 축적을 촉진하고 있다.

것이다. 대장암에서도 전암성 병변(샘종)을 거치지 않는 것도 있으나(*de nove* 암), 그 경우에는 이들의 이상의 순서가 다르거나 또는 한 번에 일어나버린 것이 원인이라 생각된다.

2 유전성 종양

표 6에도 나타낸 것처럼 유전성 종양(hereditary cancer)의 원인 유전자의 대부분은 암 억제 유전자이다. 암 억제유전자가 불활성화가 되려면 한 쌍이 있는 유전자의 양쪽에 이상이 있을 필요가 있다. 유전성 종양에서는 한쪽의 어버이로부터 이어받은 유전자에 원래 이상이 있으나 이 시점에서는 암은 발생하지 않고 다음 단계에서 새로이 또 한쪽으로 변이나 결실이 발생하여 처음으로 암이 일어난다[크누드슨(Knudson)의 two hit theory]. 즉 유전성 종양의 가계에서는 1/2의 확률로 이미 one hit가 걸린 상태에 있다. 따라서 개체에 있어서 이 이상을 이어받는다는 것은 가장 현저한 암의 내인이다. 또한 이어받은 유전자 변이는 생식세포에조차도 존재한다는 것으로부터 생식세포 변이(germline mutation)라 불린다.

가족성대장샘종증(FAP)은 상염색체 우성 유전방식을 취하고 *APC* 유전자의 한쪽에 이상이 있음으로써 대장에 수백에서 수천의 폴립(선종)이 생기고 거의 100%의 확률로 그 안의 몇 개인가가 암으로 진전한다. 기타, 암 억제유전자의 생식세포 변이에 의한 유전성 종양은 *Rb* 유전자에 의한 유전성망막모세포종, *WT1* 유전자에 의한 Wilms종양, $p16^{MTS1/CDKN2}$유전자에 의한 가족성흑색종, *BRCA1*이나 *BRCA2* 유전자에 의한 가족성유방암 · 난소암 등이 있다.

유전성비폴립증성 대장암(hereditary non-polyposis colorectal cancer; HNPCC)의 가계에서는 2세대에 걸쳐 3명 이상에 대장암이 발생하고 그 중 1명은 50세 이하이다. 이것은 *hMSH2*, *hMLH1* 등의 DNA mismatch 수복계 유전자의 생식세포 변이에 의한 유전자 불안정성이 원인이고 대장암 이외에도 자궁내막암, 위암 등이 자주 발생한다.

한편, 암 유전자의 변이로 일어나는 유전성 종양은 적다. 증식인자 수용체를 코드화하는 *ret* 유전자의 생식세포 변이는 갑상샘수양암, 부신갈색세포종, 부갑상샘샘종 등을 발병하는 다발성 내분비종양증 2형(multiple endocrine neoplasia type 2; MEN2)의 원인이다.

I 물리치료 · 작업치료와의 관련사항

전신의 여러 장기에는 다양한 종양이 발생한다. 정형외과 영역의 악성종양 때문에 팔다리의 절제술을 받은 후나 폐암 수술 후의 물리치료, 뇌종양 수술 후의 작업치료에 있어서는 환자에게 발생한 종양의 종류나 악성도를 충분히 이해해두어야 한다.

의사로부터도 환자에게 접하는 시간이 긴 물리치료사 · 작업치료사에게는 질환의 재발이나 합병증의 발병을 살피는 역할이 기대되고 있고 이를 위해서는 종양에 관한 병리학적 이해가 필요하다.

복습의 요점

- 종양이란 생체에 유래하는 세포가 과잉으로 증식한 상태이며 양성과 악성으로 대별되며 발생 모조직에 따라서 상피성과 비상피성으로 분류된다. 비정형성에는 세포비정형과 구조비정형이 있고 일반적으로 높은 비정형성의 종양은 악성도가 높다. 분화도란 종양의 형태나 기능이 발생 모세포에 가까운지 먼지의 정도를 가리킨다.
- 암의 진전양식은 직접 침윤과 3종류(림프행성, 혈행성, 파종성)의 전이이다.
- 암은 일본의 사망원인의 제1위이고 30%를 차지한다. 위암이나 자궁암과 같이 감소하고 있는 암과 폐암, 대장암, 유방암, 전립샘암과 같이 증가하고 있는 암이 있다.
- 종양발생의 원인은 외인과 내인으로 분류된다. 외인에는 환경 속에 있는 화학발암물질, 방사선, 자외선 등이 중요하다.
- 암은 다양한 암유전자, 암 억제유전인자, 세포주기 조절인자 등의 이상의 축적에 의해서 다단계적으로 발생 · 진전한다. 유전성 종양에서는 암 발생에 관여하는 유전자에 생식세포 변이가 있기 때문에 높은 빈도로 암이 발생한다.

제 10 장

방사선 장애

학습 목표

- 방사선의 종류와 단위를 이해한다.
- 방사선에 의한 분자 · 세포 수준에서의 장애의 기전을 이해한다.
- 주요 장기의 방사선 장애의 병리학적 변화를 이해한다.
- 방사선에 의한 발암의 기전을 이해한다.

A 방사선의 종류와 단위

방사선은 에너지를 가진 전자파 또는 입자의 흐름이고 물질을 투과할 때에 그 에너지에 의해서 물질에 변화를 일으킨다. 그 중에서 물질 안을 투과할 때에 전자를 방출시키는 전리방사선은 다양한 생물학적 영향을 미친다는 것으로부터 의학 의료에서 중요하다. 전리방사선에는 **표 1**에 나타낸 것처럼 전자파와 입자선이 있고 이들은 물리학적 성질은 다르지만 거의 공통의 생물학적 작용을 나타낸다.

또한 넓은 의미의 방사선에는 전리작용이 없는 자외선, 적외선, 마이크로파 등도 포함되지만 이들은 전리방사선과는 생물학적 영향이 다르다.

▶표 1 방사선 종류

전리방사선	전자파 (전자방사선)	x 선
		γ 선
	입자선 (입자방사선)	α 선
		β 선
		중성자선
		양자선
		중입자선
비전리방사선	자외선, 적외선, 마이크로파 등	

방사선의 80% 이상은 우주, 지구, 공기, 식품 등, 자연에 존재하는 발생원에 유래하고 나머지 의료용의 방사선 발생장치 등 인공적인 발생원에 유래한다.

방사선의 양을 나타내는 단위 중, 물질에 흡수된 방사선의 에너지인 흡수선량을 나타내는 그레이(Gy) 및 방사선에 피폭된 양의 단위이고 흡수선량에 선질계수를 곱한 Sv(시버트, Sievert)는 방사선 치료나 방호 등과 연관하여 의료에서 흔히 사용된다. 한편, 방사선원의 강도인 방사능의 단위로서는 베크렐(Bq)이 방사선에 의해서 공기 중에 생성되는 전하의 양인 조사선량의 단위로서는 C/kg(쿨롱/kg)이 사용된다.

B 방사선 장애의 분자세포 생물학적 기전

방사선이 가지는 전리작용에 의한 세포조직의 손상에는 두 가지의 기전을 생각되고 있다. 하나는 DNA 등의 고분자가 전리작용으로 직접 손상되는 기전이며, 또 하나는 생체 내에 있는 물이

▶표 2 방사선 장애의 시기에 의한 분류

	주된 장기(장애)	장애의 기전
급성방사선사 급성장애	전신 (방사선 숙취) 중추신경 (뇌부종, 괴사) 골수 (범혈구 감소) 소화관 (급성위장염, 출혈) 피부 (홍반, 탈모, 수포, 미란, 궤양) 허파 (방사선폐렴)	• 세포사 • 혈관내피 손상에 의한 부종, 순환부전
만성장애 만발성 장애	골수 (재생불량성빈혈, 백혈병) 소화관 (흡수불량, 궤양, 협착) 피부 (색소침착, 흉터, 피부암) 허파 (폐섬유증) 콩팥 (고혈압, 콩팥기능상실) 심장 (수축성 심막염) 눈 (방사선성 백내장) 각종 장기의 악성종양 생식세포(불임)	• 세포사 • 혈관내피 손상에 의한 순환부전, 섬유화 • 염색체 이상 • 유전자 변이
유전적 장애	생식세포(차세대 이후에 발현)	• 염색체 이상 • 유전자 변이

나 산소로부터 전리작용에 의해서 발생하는 활성산소 등 각종 라디칼(radical)이 DNA 등을 손상하는 기전이다.

큰 선량의 방사선의 경우는 이들의 작용에 의해서 세포 전체에 강한 손상이 가해져 세포기능은 즉각 정지하고 신속하게 괴사에 빠진다. 그것 이하의 조사선량의 경우에는 DNA 등의 고분자가 주된 표적이 되고 선량에 의해서 고도의 절단 · 가교로부터 1염기 변이에 이르기까지 다양한 정도의 DNA 손상이 일어난다. DNA 손상의 정도에 따라서 세포는 증식 사이클에서 세포사를 일으키거나 세포사에 이르지는 않지만 염색체 이상, 유전자 변이 등이 고정화되어 암화나 유전적 장애를 일으킨다. 경미한 DNA 손상은 수복효소에 의해서 완전히 수복된다.

일반적으로 분열증식의 활성이 높은 세포일수록 방사선의 영향을 받기 쉽다는 것은 잘 알려져 있다. 특히 골수, 소화관, 피부 등 생리적으로 상시 낡은 세포의 갱신을 하고 있는 조직에서는 방사선 장애는 현저하게 나타난다. 한편, 신경세포, 심근세포 등과 같이 분화가 완성되어도 이미 대부분 분열증식하지 않는 세포는 일반적으로 방사선에 대한 감수성은 낮다. 이것은 세포 내에서의 방사선의 작용의 주된 표적이 DNA이고 분열증식을 하고 있는 세포에서는 DNA의 복제나 염색체의 운동 등 DNA가 동적 과정에 있기 때문에 방사선에 대한 감수성이 높아져 있다고 이해할 수 있다. 그리고 방사선에 의해서 세포막이나 세포 내 작은 기관 등 DNA 이외의 세포 구성성분도 손상되므로 이들의 성질도 방사선 감수성에 영향을 준다고 생각된다.

방사선 장애는 발현의 시기 · 양식에 따라 **표 2**와 같이 분류된다.

급성장애는 방사선 노출 후 및 수일에서부터 수주에 발병하고 조기에 죽음에 이르는 경우도 있다(급성 방사선사). 급성장애에서는 각 장기에서의 신속한 세포사 및 세포분열의 정지가 주요한 기전이며 그것에 혈관내피 손상에 의한 부종,

순환부전이 더해져 장애가 악화한다.

한편, 만성장애 · 만발성 장애는 방사선 노출 후 및 그 몇 개월 또는 수년 이후에 발병하는 것으로 세포사에 더하여 혈관내피 손상에 의한 순환부전, 섬유화, 염색체 이상, 유전자 변이 등, 다양한 기전이 복합하여 발생하는 것이다.

유전적 장애는 피폭한 개체의 자손에 장애가 발현하는 것으로 생식세포에 야기된 유전자 이상 등이 원인이 된다.

C 방사선에 의한 장기장애

1 혈관계

혈관, 특히 소동맥, 세동맥, 모세혈관의 내피 세포는 방사선 감수성이 매우 높다. 이들의 세혈관에는 방사선 조사에 의해서 내피세포의 괴사, 벽의 섬유화, 혈전 형성, 이들에 의한 혈관 내강의 협착, 폐색이 일어나고 그 결과, 허혈 등의 순환장애가 일어난다. 혈관은 전신의 여러 장기에 공통적으로 분포하므로 다음의 항 이후에 언급하는 각 장기의 방사선 장애에서도 혈관의 손상이 다양한 정도로 관계하고 있다.

2 조혈기관

골수에서는 생리적으로 조혈세포가 활발하게 증식 · 분화하여 말초혈중에 혈구를 공급하고 있다. 방사선에 의해서 골수의 조혈세포 중 성숙단계의 초기에 있는 증식이 왕성한 세포가 특히 손상되기 쉽다. 그 결과 백혈구, 적혈구, 혈소판의 어느 것도 생산이 저하 내지는 정지하여 말초혈중의 혈구는 감소하고(범혈구감소증) 임상증상으로서 이감염성(백혈구), 빈혈(적혈구), 출혈경향(혈소판)이 일어난다. 방사선의 조사량에 따라서 잔존하는 조혈세포가 재생하여 완전히 회복되는 것에서부터 완전한 골수기능의 폐절까지 다양한 결과가 된다. 림프절, 지라(비장), 가슴샘(흉선)에서도 골수와 마찬가지로 방사선에 의해서 림프구의 증식분화에 장애가 일어나 림프구의 공급은 저하한다.

방사선에 의한 조혈기관의 만발성 장애로서는 백혈병이나 악성림프종의 발생이 있다.

3 생식기

고환(testis)에서는 정조세포(spermatogonium)에서부터 정자에 이르는 정자를 만드는 세포의 증식 · 분화가 일어나고 있으나 그 중에서 방사선에 의한 영향을 받기 쉬운 것은 정조세포이다. 정조세포의 손상에 의해서 그 이후의 분화단계의 세포는 감소 또는 소실하여 결과적으로 불임을 야기한다. 세르톨리세포(Sertoli cell), 라이디히세포(Leydig cell)는 방사선에 저항성이다.

난소에는 다수의 난모세포가 있고 성주기마다 일부의 세포가 성숙하여 배란된다. 출생 후의 여자에서 난모세포는 난소 내에서는 이미 증식하고 있지 않으나 수정란이 된 경우의 강한 증식능력을 반영하여서인지 방사선에 대한 감수성은 높고 조사에 의해서 불임 등의 장애가 일어난다. 여성호르몬 생산세포도 영향을 받는다.

생식세포의 방사선장애는 유전자의 돌연변이 등의 형태로 차세대 이후에도 영향이 미친다.

4 소화관

소화관, 특히 소장에서는 항상 활발한 세포증식에 의한 점막상피의 갱신이 시행되고 있고 창자샘(장선, intestinal gland) 기저부의 줄기세포는 특히 방사선에 감수성이 높다. 방사선 조사에 의해서 점막상피세포가 손상되면 조기에는 흡수 부전, 체액의 누출에 의한 설사, 그리고 점막의 보호 작용의 장애에 의한 감염증이 야기되고 만기에는 창자벽의 섬유 흉터화에 의한 내강의 협착이 일어난다.

5 피부

피부는 체표에 있어 방사선 조사를 받기 쉽다. 피부 중 표피 및 모낭에서는 세포회전이 빨라 방사선에 감수성이 높다. 따라서 방사선 조사에 의해서 조기에 표피의 탈락, 탈모가 일어난다. 또한 진피의 혈관내피세포도 방사선 조사에 의한 손상을 받기 쉽고 모세혈관 확장, 혈장성분의 누출에 의한 홍반, 수포형성이 일어난다. 그리고 표피의 손상과 서로 작용하여 미란, 궤양으로 진전하는 일도 있다. 이들의 변화를 종합하여 방사선피부염이라 부른다. 만기에는 색소침착, 흉터형성, 나아가서는 편평상피암이나 기저세포암 등의 피부암의 발생도 관찰된다.

6 기타

허파는 방사선 감수성이 비교적 높고 조사에 의해서 주로 세포벽의 모세혈관이 손상되어 울혈, 허파꽈리에의 염증성 삼출로 시작하여(방사선 폐렴) 시간과 더불어 허파꽈리 벽의 섬유화, 허파꽈리 구축의 변경을 나타내는 폐섬유증에 이른다. 콩팥도 방사선 감수성이 비교적 높고 조사에 의해서 토리(사구체), 요세관이나 혈관계가 손상되어 고혈압, 콩팥기능상실이 야기된다. 중추신경계는 방사선에 비교적 저항성이지만 혈관 손상에 의한 뇌부종, 괴사, 말이집 탈락(demyelination) 등이 일어난다. 심장에서는 수축성심막염이, 눈에서는 방사선성 백내장이 알려져 있다.

7 태아의 영향

임신 중의 여성에 방사선이 조사되면 전신의 세포가 활발한 증식분화의 도상에 있는 태아는 중대한 영향을 받는다. 임신초기의 피폭인 경우 태아 사망, 주요 장기의 선천이상, 정신발달장애 등이 발생하고 기관형성기 이후의 피폭에서도 백혈병, 고형암(solid cancer)의 위험성은 증가한다.

D 방사선과 발암

방사선은 발암의 물리적 인자의 하나이다. 이러한 것은 히로시마·나가자키의 원폭이나 구소련 체르노빌 원자력발전소 사고 등에서 대량의 방사선 노출을 받은 사람들에게 훗날 백혈병이나 갑상샘암 등 각종의 악성종양이 다발한 사실이 보여주고 있다. 한편, 소량의 방사선 노출에서도 축적함으로써 발암의 위험성이 높아지는 것은 방사선 방호대책이 불충분하였던 시대의 방사선기사 등에 악성종양이 일반인보다 의미 있게 높은 빈도로 발생하고 있었다는 것으로부터 명백하지만 이것 이상의 선량에 노출되면 암이 발생한다는 발암 위험성의 문턱값(threshold)이 존재하는지 아닌지는 모르고 있다.

방사선에 의한 발암의 기전은 완전하게는 해명되어 있지 않지만, 방사선에 의한 DNA 손상의 결과, 유전자의 돌연변이나 염색체 이상이 야기되고 그것이 겹쳐 쌓여 암화에 이른다고 생각되고 있다. 따라서 방사선에 의한 발암은 다른 원인에 의한 발암과 마찬가지로 노출에서부터 장시간 경과한 후에 발병하는 만년성의 장애이다. 원폭의 피폭자에게 발생한 백혈병은 5년 이내에 증가하기 시작하였으나 피크는 10년 전후였고 기타의 고형암은 20년이 경과하여도 계속 증가하였다.

방사선에 의한 장애는 특정의 유전자나 염색체에 선택적으로 일어나는 것이 아니라 그 영향은 일정한 확률로 게놈 전체에 미친다고 생각되고 있으나, 특히 암 억제유전자나 암원 유전자와 같은 암화에 밀접하게 관계되는 유전자에 돌연변이가 일어나면 발암에 직결될 가능성이 있다. 또한 방사선에 의해서 DNA 수복계 유전자에 변이가 일어나 유전자 불안정성이 야기되고 2차적으로 암 관련 유전자의 돌연변이가 고정되어 발암에 이르는 기전도 상정되고 있다.

E 의료에서의 방사선

방사선은 본질적으로 생체에 있어서 유해함에도 불구하고 의료에서 방사선은 매우 유용한 것이기도 하다. 일상진료에서의 X선 검사, CT, 핵의학 검사 등의 방사선 진단, 및 악성종양의 치료법의 하나인 방사선 치료는 어느 것도 현대의 의료에서 필요 불가결한 것이다.

방사선 진단 중 X선 검사나 CT는 방사선의 투과성을 이용하여 생체의 형태적인 정보를 얻는 것이며 in vivo의 핵의학 진단은 방사성 동위원소를 체내에 도입하여 장기 등의 혈류 · 대사 · 기능 등에 대한 정보를 얻는 것이다. 어느 것도 진단에 매우 유용한 정보를 제공하는 것이지만 방사선에 의한 유해사상을 최소한으로 멈추게 하기 위한 주의가 필요하고 허용 선량이 결정되어 있다.

한편, 방사선 치료의 목적은 방사선의 세포손상을 이용하여 악성종양의 세포를 죽이는, 또는 증식을 정지시키는 것이다. 따라서 종양세포를 효율적으로 사멸시킴과 동시에 주위의 정상조직 · 세포에의 영향을 최소한으로 멈추게 하는 연구가 필요하다. 이를 위해 조사의 선량이나 범위, 방법 등이 연구되어 있다.

F 물리치료 · 작업치료와의 관련사항

의료종사자에게 공통적으로 필요한 방사선 방호 등에 대한 지식의 이론적 배경으로서 방사선 장애의 분자기전의 이해나 방사선에 의한 장기장애의 병리학적 이해가 필수적이다. 또한 재활치료의 대책의 확산과 함께 말기암환자, 또는 방사선 치료, 항암치료 등에서 체력이 소모된 상태의 암환자의 QOL 향상을 목적으로 한 재활이 주목을 받고 있다. 물리치료사 · 작업치료사가 이러한 재활에 종사함에 있어서 방사선 장애의 병태에 대해서 충분히 이해하고 있는 것이 중요하다.

복습의 요점

- 방사선의 종류 및 방사선의 단위인 Gy(그레인), Sv(시버트), Bq(베크렐), C/kg(쿨롱/kg)에 대해서 각각의 정의를 설명할 수 있도록 한다.
- 방사능에 의한 DNA 손상의 기전과 세포의 종류에 따른 감수성의 차이를 설명할 수 있도록 한다.
- 주요한 장기의 방사선 장애의 병리학적 변화를 설명할 수 있도록 한다.
- 방사선에 의한 발암의 기전을 설명할 수 있도록 한다.

제 11 장

노화

학습목표
- 노화, 나이가 듦, 수명의 개념을 이해한다.
- 노화가 일어나는 원인에 대해서 이해한다.
- 노화에 수반하는 생리학적 변화를 학습한다.
- 노화에 수반해서 증가하는 질환에 대해서 학습한다.

A 생리적 노화와 수명

1 평균수명이란

노화는 평균수명이 급격히 늘어난 현재에서는 큰 문제의 하나이며 고령자가 증가함으로써 어떠한 일이 일어나는지를 아는 것은 의학이나 보건학 뿐만 아니라 사회적으로도 중요하다. 고대에서는 평균수명은 지금보다도 훨씬 짧았기 때문에 노화가 문제가 되는 것 같은 사태는 드물었다. 일본 시석기시대의 한 시대인 조몬(繩文)시대의 평균수명은 20세 정도였다고 추측된다(▶그림 1). 1800년대부터 세계적으로 평균수명이 급격히 신장을 계속하여 세계 최고라 일컬어지는 일본인의 평균수명은 2007년에서 약 83세가 되었다.

세계 중에서 자주 일어난 전쟁은 평균수명을 저하시키는 요인의 하나였다. 또한 피하는 것이 가능한 인적 원인을 제외하면 감염증에 의해서 많은 젊은이가 사망하였다. 1950년대 이후는 영양상태, 위생상태의 개선이나 항생물질의 개발 등이 감염증에 의한 젊은 세대의 사망수를 극적으로 감소시켜 평균수명의 증대에 기여하고 있다. 최근에는 보다 높은 연령의 사망률의 저하가 수명의 연장에 기여하고 있다.

현재에 비하여 평균수명이 줄곧 낮은 수준이었던 시대에서도 장수하는 사람이 존재하였다. 역사적인 사실을 정확히 기록하는 수단이 없었던 옛 시대의 수명에 대해서는 정확한 사실을 파악하기 어렵지만 공적인 문서에 사망연령의 기록이 남아있는 약 1,000년 전에도 소수의 사람은 80세를 넘고 있었던 것은 명백하고 100세를 넘는

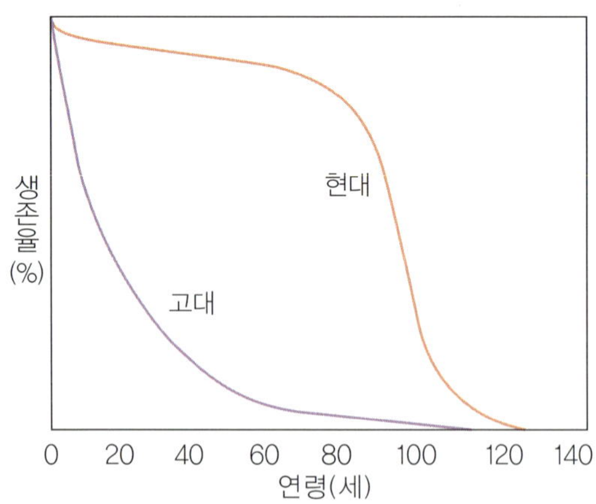

▶그림 1 고대와 현대의 연령분포

현대에서는 젊었을 때에 사망하는 일은 적고 고령자가 되어서 사망하는 사람이 급격히 증가한다. 고대에서도 극히 소수의 사람은 장수하고 최고령은 그다지 변화하지 않고 있다.

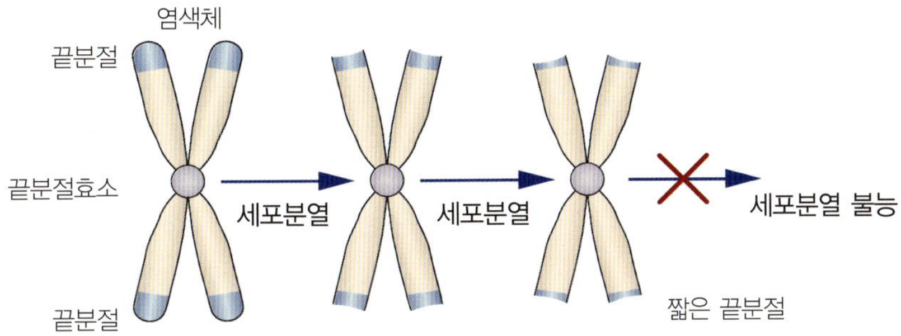

▶그림 2 끝분절의 짧고 작아짐과 세포의 수명
염색체 쪽에 있는 끝분절은 세포분열마다 짧아지고 어느 정도의 길이가 되면 분열할 수 없게 된다.

기록도 아마도 올바르다고 생각된다. 정확한 기록으로 간주되고 있는 최근의 일본의 최고령자는 120세이고 최고수명에 그다지 큰 차이는 없는 것처럼 보인다.

a 수명의 남녀차이

또한 수명에는 남녀차이가 있으며 일반적으로 여성은 남성보다도 장수한다. 2007년의 일본인에서는 평균수명은 남성이 79세, 여성이 86세이며 여성쪽이 남성보다 7년 오래 산다. 그러나 태어났을 때는 남녀의 출생률은 105 : 100이고 남성의 출생 수 쪽이 많다. 이 경향은 55세까지 계속되고 같은 연대의 인원수는 남자 쪽이 많지만, 그 후 역전하여 75~80세에서는 남녀비율은 2대 3까지 내려간다.

여성이 장수한다는 것은 동물 전체에 일반적인데 그 이유는 밝혀져 있지 않다. 인간에서는 혈관질환, 암, 호흡기질환, 간경변 등이 중노년의 남성에 많다는 것, 알코올의 소비량이 많고 흡연율이 남성에서 높다는 것이 원인일지도 모른다. 이러한 요인이 없으면 큰 차이는 없었을 것이라 생각된다.

b 나이가 듦과 수명

나이를 먹는 것은 수명이나 병과도 구별하는 편이 좋다. 고령자는 각각의 연령에서 가장 많은 사망원인의 병을 극복하여 살아남고 생리적인 노화만으로는 최고령의 기록과 같은 정도의 연령에 도달한다고 생각된다. 노화와 병을 혼동해서는 안 되지만 나이를 먹음과 함께 발병하기 쉬운 질병은 수명에 크게 관계한다.

2 세포의 수명과 끝분절 (텔로미어)

a 세포수준에서의 노화이론

노화의 원인으로서 세포수준에서는 유전적 세포수명, 변이 축적설, 산화물질 축적설 등, 많은 설이 제창되어 왔다. 1961년, 미국의 Hay Flick에 의해서 샬레(Schale) 상에서 배양되는 섬유모세포에 수명이 있다는 것을 보여주었고 이것이 수명이 유전적으로 결정되어 있다는 것의 증거의 하나로 하여왔다.

b 세포종과 분열횟수의 관계

세포배양에서는 세포는 분열 · 증식하여 샬레(Schale) 상에서 가득 차게 되므로 세포를 새로운 샬레에 다시 뿌리는 작업에 의해서 세포를 유지하여야 하지만, 그 대를 잇는 횟수에 한도가 있다. 배양 인간 섬유모세포에서는 대체로 50세대는 유지할 수 있으나 그 후는 분열은 정지하여 세포는 사멸한다.

그러나 표피 등의 체내에서 항상 분열을 반복

하고 있는 세포에서는 이러한 세포의 수명에 관한 현상은 관찰되지 않는다. 이러한 세포종과 분열횟수의 관계에 대해서 연구가 진행되고 최근에는 끝분절(telomere)과 끝분절효소(telomerase)의 관점에서 설명이 이루어지고 있다.

c 끝분절과 끝분절효소

염색체의 끝에 있는 **끝분절**(telomere)이라 불리는 유전자 성분은 염기의 짧은 배열 TTAGGG의 반복이며 인간 염색체에서는 길이가 2,000염기 정도이다. 끝분절은 각각의 세포분열마다 짧아지고 어느 정도까지 짧아지면 세포는 분열하지 않게 된다(▶그림 2).

항상 분열을 반복하고 있는 세포에서는 **끝분절효소**(telomerase)라는 효소를 사용해서 TTAGGG의 반복배열을 합성하여 끝분절이 짧아지지 않도록 하고 있다. 암세포와 같은 불사화세포에서는 끝분절효소의 활성이 강하다.

그러나 많은 세포에서는 끝분절효소 활성이 없어 끝분절의 단축이 진행된다. 이 때문에 끝분절은 수명을 예측하는 분자시계로서 작용한다.

그리고 조로증(geromorphism) 등의 조기에 노화를 나타내는 환자로부터 얻은 세포를 사용한 연구에서는 명백히 분열횟수가 감소하고 있기 때문에 끝분절효소가 노화에 관여하고 있다고 생각되지만, 신경세포나 심근세포와 같이 보통의 생체 내에서는 분열하지 않는 세포에도 노화에 수반하는 기능의 저하가 나타나기 때문에 끝분절효소만으로는 생체뿐만 아니라 세포의 노화를 설명할 수 없다.

3 조로증후군

이러한 것이 강하게 시사되는 것 같은 조기에 노화를 나타내는 몇 가지의 증후군이 있으며 그 해석으로부터 노화와 유전자에 관계가 있다는 것이 시사되고 있다. 이러한 질환에서는 나이를 먹음에 수반하는 변화의 진행이 빨라진다.

허친슨-길포드(Hutchinson-Gilford)형 조로증[progeria(유전조로증)]에서는 수명이 10세 정도이고 그 동안에 노화가 매우 빨리 진행한다. 이 증후군의 원인에는 핵막의 성분인 라민A의 결손이다. 그 밖의 유형의 조로증의 하나인 **베르너 증후군**(Werner syndrome)은 상염색체 열성 유전질환이며 조기에 백내장, 피부의 위축, 골다공증 등이 일어나고 여러 가지의 암이 발생한다. 이 증후군에서는 DNA 헬리케이스(helicase)가 결여되어 있고 게놈의 안정성이 저하한다. 양 증후군과 함께 게놈의 안정성과 연관성이 있으며 유전자 · 염색체의 이상이 빈번하게 일어나고 있다고 생각된다.

이러한 것으로부터 추정하면 노화는 진행성의 유전자 변이와 그 결과의 단백질의 기능장애에 따른다고 생각된다.

4 과산화물질의 세포 내 축적

초과산화물(superoxide)이나 수산기(hydroxyl radical)와 같은 강한 산화능력을 나타내는 **활성산소**는 세포를 손상하는 산화물질을 생산시킨다. 이러한 **지속적 산화 스트레스**는 세포막지질을 산화시켜서 불용성의 과산화물질을 축적시켜 DNA의 화학구조에 변화를 일으켜 단백질을 산화시킴으로써 세포의 노화를 야기하고 있다고 생각된다.

활성산소의 양은 신체 크기와 관계가 있으며 대형의 동물은 소형의 동물보다 긴 수명을 갖는다는 것과 관계가 있다고 생각되고 있다. 또한 노화에 수반하는 진행성의 세포막 지질의 산화에 의해서 뇌, 심장, 간과 같은 분열하지 않는 세포의 리소좀(lysosome) 내에, 불용성의 불포화지방산의 과산화물인 리포푸스신(소모색소)이 축적한다. 90세를 넘는 고령자의 심장이나 간은 두드러진 위축을 나타내고 또한 리포푸스신(lipofuscin) 과립의 세포 내 침착에 의해서 육안적으로 갈색으로 보이므로 노화와 관련하여 **갈색위축**이라는 용어가 흔히 사용된다.

5 유전자 변이의 축적

DNA의 변화는 DNA 수복효소의 존재에 의하여 항상 수복되고 있다. 그러나 변이가 확립되면 원래로 되돌아가지 않게 되기 때문에 눈에 보이는 세포의 기능이상으로 연결되는 것 같은 변화가 아닌 경우에도 오랜 세월에 걸치는 변이의 축적은 세포의 기능을 저하시켜 세포의 노화로 연결된다고 생각된다. 산화 스트레스에 의한 DNA의 구조변화는 이러한 유전자 변이의 축적 속도를 증가시킨다.

또한, 노화에 의해서 DNA의 수복능력이 저하한다는 것이 알려져 있으며 그 원인에 관계없이 유전자의 변이의 축적을 진행시켜 노화를 촉진한다고 생각된다. 이러한 노화에 수반하는 핵 DNA의 변이는 인간의 경우는 밝혀져 있지 않으나 고령자의 세포에서는 미토콘드리아 DNA에 큰 변화가 자주 인지된다. 이러한 미토콘드리아에서는 산화적 인산화의 이상을 일으킨다고 생각되고 노화에 일정한 역할을 수행한다고 일컬어지고 있다.

이들의 설은 단일로는 모든 현상을 설명할 수 없으므로 모두가 노화에 관계한다고 생각된다.

B 나이가 듦에 따른 생리적 노화

생리적인 나이가 드는 것은 건강한 인간에게 서서히 나타나고 여러 가지 세포의 기능이 저하한다. 각종의 생리적 기능을 검사하면 신경전달속도, 심근수축률, 폐활량 등이 저하하고 있다. 분자수준에서는 세포 사이에 침착하는 콜라겐의 분자사이 가교가 증가하고 콜라겐의 가용성이 저하하여 복잡한 분자 내 및 분자사이 가교가 형성된 불용성의 콜라겐이 축적한다.

여러 가지 세포의 기능은 저하하지만 이것은 세포에 따라 다르다. 예컨대, 피부의 섬유모세포의 콜라겐의 생산능력은 저하하므로 피부의 창상치유는 늦어진다. 이에 반해서 대장수술 후의 치유과정에 변화는 없다. 또한 혈관주위의 섬유모세포의 콜라겐 생산능력은 저하하여 혈관은 취약해지고 피부에 출혈반점이 나타나기 쉬워진다. 이러한 출혈은 때로는 노인성출혈반이라 불린다.

노안은 많은 사람에게 일어난다. 나이가 듦에 따라 렌즈(수정체)의 탄성이 저하하여 딱딱해지고 수정체의 두께를 바꿔서 초점을 자유로이 바꾸는 힘이 저하함으로서 일어나는 것으로 특히 가까운 것이 보기 어려워진다. 노력해서 보이는 가장 가까운 거리를 근점거리라 부르는데 근점거리는 나이와 더불어 길어지고 20~30세에서는 10~15㎝이지만 40세에서 22㎝가 되고 50세에서는 100㎝로 급격히 조절능력이 쇠퇴한다. 개인차는 비교적 적다. 그러나 60세 정도에서 진행은 정지한다.

고령자에서는 청각에 관계하는 속귀(내이)의 달팽이(와우)의 세포의 위축에 의해서 청력이 저하한다. 60세 이상이 되어서 청력이 저하하고 대화가 불편해지기 시작하는 경우가 있다. 나이를 먹는 것이 원인인 이러한 청각장애는 노인성난청이라 불리는데 노안과는 달리 개인차가 매우 크다.

C 나이가 듦과 함께 증가하는 전신질환

노화라는 현상의 의미를 엄밀하게 생각하는 경우 위에서 언급한 것 같은 노화 그 자체와 나이가

전신성	1. 감염증(폐렴, 요로감염증) 2. 죽상경화증 3. 암

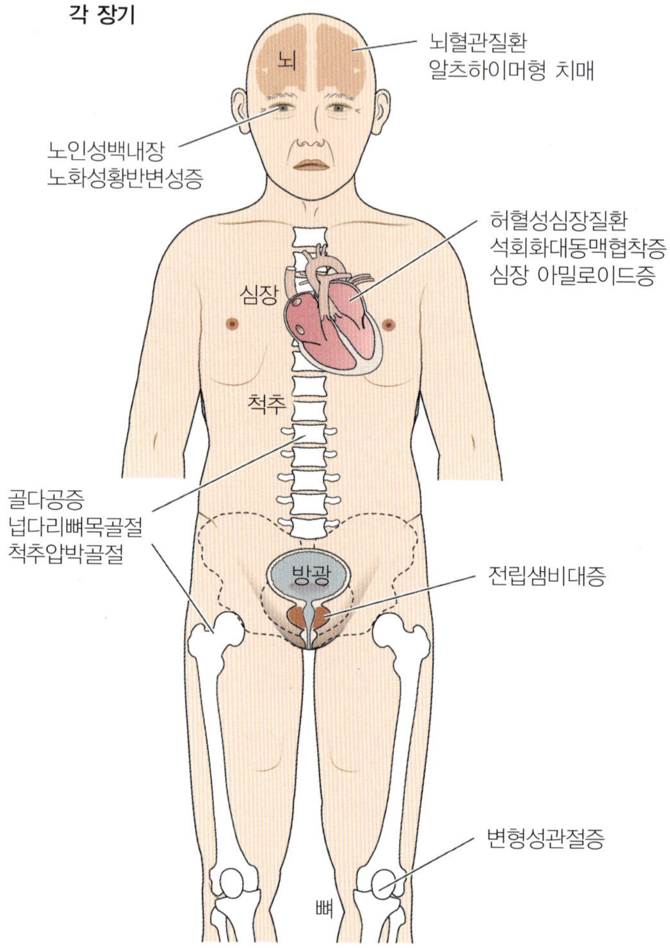

▶그림 3 나이가 듦에 수반하여 증가하는 질환

듦에 수반해서 증가하는 질환과를 혼동해서는 안 된다. 그러나 현실적으로는 많은 고령자가 나이가 듦과 함께 증가하는 질환을 앓고 그것에 의해서 사망하므로 노화와 함께 증가는 질환을 아는 것은 중요하다. 전신성의 질환과 각 장기에 특유한 병이 있다(▶그림 3).

1 감염증

고령자에서는 호흡기, 피부, 요로의 세균감염증이 많고 같은 감염에서도 고령자에서는 경과가 좋지 않다. 바이러스 감염증은 빈도와 중증도가 함께 증가한다. 예컨대 미국은 인플루엔자 바이러스와 관련된 사망 90%가 고령자에 일어나고 있다.

호흡기에서는 섬모운동의 저하가 감염의 기회를 증가시킨다고 생각되지만, 림프구의 B세포의 기능도 T세포의 기능도 저하하여 면역력이 저하하는 결과가 된다. 또한 면역력의 저하만이 아니라 면역기전의 균형이 무너져 만성염증이나 자기면역 질병이 증가한다.

2 죽상경화증

죽상경화증(atherosclerosis)에 가장 강하게 영향을 주는 인자는 연령이다. 예컨대, 관상동맥의 죽상경화증의 결과인 허혈성심장질환은 보통 40~60세 정도에서부터 시작되고 그것에 의한 사망률은 연령과 더불어 증가한다. 게다가 고지혈증이나 고혈압, 당뇨병이 있으면 죽상경화증은 비교적 젊은 때부터 진행한다. 죽상경화가 연령과 더불어 진행하여 동맥의 내강의 협착이 진행되면 장기는 허혈에 의해서 위축하고 또한 완전폐색에 의해서 크고 작은 경색이 발생한다.

이와 같이 나이가 듦에 수반하는 장기의 위축에는 생리적으로 일어나는 경우와 허혈에 의해서 일어나는 경우가 있다. 죽상경화증은 뇌혈관 장애의 발생이나 허혈성심장질환의 발생에 강력하게 연관성이 있어 고령자 사망원인의 큰 부분을 차지한다.

3 암

악성종양에 의한 사망은 일본에서는 1981년부터 사망원인의 제1위로 되어있다. 소아에 많은 특수한 육종 등을 제외하면 많은 악성종양에서는 발생률은 나이가 듦과 함께 상승하므로 최근, 암이 사망률의 제1위가 된 이유는 수명이 연장하였기 때문이다. 그러나 악성종양의 발생률의 상승은 60세 무렵까지 계속되지만 그 후 일정한 비율을 유지하고 80세가 지나면 고령자에서는 서서히 저하한다. 2007년의 통계에서는 40~89세까지의 사망원인의 제1위는 악성신생물이지만 그 사망률은 60~64세를 피크로 하여 그 후 저하한다. 90세가 지나면 제4위로 급격하게 내려가고 그 대신에 폐렴, 뇌혈관질환, 심장질환이 암을 웃돌게 되며 95세 이상에서는 더욱 노쇠가 암을 웃돈다. 100세 이상에서는 노쇠가 제1위이다.

D 나이가 듦에 수반하여 증가하는 각 장기의 질환

1 골다공증

나이가 듦과 함께 뼈모세포(osteoblast)의 증식능력 및 콜라겐 생산 활성은 저하하므로 고령자에서는 골다공증이 발생하기 쉽다. 여성에서는 골다공증이 일어나기 쉬운데, 이것은 여성에서는 노화와는 달리 폐경 후에 뼈 생산과 파괴의 균형에 관여하는 에스트로겐의 분비가 저하하기 때문이다. 원인이 무엇이든 이러한 뼈에서는 골밀도가 낮고 골절이 용이하게 일어난다.

또한 골절하면 치유하기 어렵고 넙다리뼈 경부골절 등, 골절부위에 따라서는 부득이 장기간 침상에 누워있게 되기 때문에 골절은 고령자에게는 중대한 사태이다.

2 변형성관절증

변형성관절증은 서서히 진행되는 관절의 변형이며 가중부담이 걸리는 대형의 관절에서 흔히 관찰된다. 나이가 듦과 함께 확산과 장애의 정도는 심해진다.

그러나 발병에는 연령 이외에 유전적 요인이나 비만이 관계한다. 무릎관절 등 하중이 심하게 가해지는 부위의 관절연골은 마모되고 중증이 되면 뼈가 관절에 노출된다. 이렇게 되면 관절의 가동성은 제한되고 변형은 매우 심하여 보행이 곤란해진다. 소수에서는 젊은 나이에 발병하는 경우가 있으나 나이가 듦과 함께 증가하여 70세대의 후반에서 가장 많아진다.

3 노화성황반변성증

노화성황반변성증에서는 안저의 중심부근에 있는 황반의 망막세포가 나이가 듦과 함께 위축한다. 그리고 삼출액 변화가 추가되어 모세혈관이 증식하면 시력은 심하게 저하한다. 서구에서는 가장 많은 고령자의 실명의 원인이다. 한 때는 일본인에게는 적었으나 최근 일본에서도 증가 경향이 두드러진다.

발병인자로 가장 강하게 관계하는 것은 연령이지만 이 밖에 흡연, 동맥경화 등이 관계하고 있다.

4 노인성백내장

백내장은 눈의 수정체의 투과성이 저하하는 질환이다. 원인은 다양하지만 고령자에서는 그 밖에 기초질환이 없어도 백내장이 발병하는 일이 있고 노인성백내장이라 불린다.

이러한 나이가 듦에 수반하는 백내장에서는 수정체에 갈색의 색소가 침착함으로써 빛의 투과성이 저하한다. 초점은 맞지만 시야는 하얗게 안개가 낀 것처럼 보이고 최종적으로는 렌즈가 뿌옇게 흐려진다.

5 뇌혈관질환

뇌혈관질환은 55~100세까지 사망원인의 제3위를 차지한다. 몇 자기의 질환이 포함되는 뇌혈관 질환 중에서 나이가 듦에 수반하여 증가하는 것은 뇌 내의 동맥의 죽상경화증에 의한 혈전증에 의한 뇌경색이나 고혈압에 수반하는 뇌출혈이다. 나이가 듦에 수반하여 진행하는 죽상경화증에 의해서 뇌의 혈관은 협착하고 게다가 죽상경화 위에 생긴 혈전에 의해서 혈관이 폐색하여 크고 작은 뇌경색이 일어난다.

뇌 내 출혈은 중노년에서부터 시작되고 60세에 피크가 된다. 대부분은 고혈압을 갖고 있다. 고혈압은 죽상경화를 촉진시킴과 동시에 세동맥벽을 손상시키고 고혈압에 의해서 그러한 취약한 벽에 압력이 걸리면 출혈한다.

6 치매

나이가 들면 일반적으로 기억력이 저하하지만 고령자에서는 때로는 병적으로 지적 기능이 저하하는 인지장애가 나타나는 일이 있다. 치매는 원인에 따라 혈관성과 알츠하이머(Alzheimer)형으로 나뉜다.

종전에 서구에서는 알츠하이머형이 많고 일본에서는 혈관성이 많다고 하여왔다. 혈관성의 치매는 다발성 미소뇌경색에 의하지만, 그 원인은 명백하지는 않고 양자의 정확한 비율은 명백하지 않았다. 현재 일본에서도 알츠하이머형 쪽이 많다고 하고 있다.

알츠하이머형 치매(Alzheimer 병)는 때로는 50세 전의 비교적 젊은 나이에 발병하는 일도 있으나 보통은 60세가 지나서 발병하고 나이가 듦과 함께 증가한다. 대뇌겉질 전체가 위축하고 뇌고랑이 넓어진다. 조직학적으로는 뇌겉질에 노인성 반점이라 불리는 미세구조가 다수 관찰되고 신경세포 내에는 알츠하이머 신경원섬유 변화가 나타난다. 노인성 반점의 중심에는 Aβ 단백질로 구성되는 아밀로이드가 침착하여 있고 알츠하이머병의 발병에 관여하는 이 단백질의 기능이 상세하게 연구되어 있다.

7 허혈성 심장질환

85세 이상에서는 악성종양이 감소하고 심장질환이 사망원인의 제1위가 된다. 이 심장질환에는 죽상경화증의 악화와 관계되는 심장질환, 고혈압성 심장비대에 이어지는 만성심부전, 대동맥 협착증에 의한 심부전 등이 포함되지만 허혈성 심장질환이 심장질환에 의한 사망원인의 큰 부분을 차지한다.

허혈성심장질환은 관상동맥의 죽상경화에 의한 협착을 기반으로 한 심근의 허혈에 의한 질환군이며 그 중 사망원인이 되는 것은 심근경색이나 만성울혈성심부전이다. 관상동맥의 협착이 진행하고 게다가 혈전에 의해서 관상동맥이 폐색하면 심근경색이 된다. 또한 관상동맥의 협착이 오랜 세월에 걸쳐서 심근에 허혈이 계속되면 좌심실에 미만성으로 섬유화가 일어나 수축력이 저하하여 울혈성심부전의 상태가 진행된다. 어느 것도 죽상경화증을 기초로 한 나이가 듦과 함께 증가하는 질환이다.

8 석회화대동맥협착증 (노인성 대동맥 협착증)

판막이상 중에서 대동맥 판막의 이상이 가장 많다. 석회화대동맥협착증은 류마티스성의 대동맥판막협착증이 급격히 감소하고 있는 대신에 증가하고 있으며 그 증가는 평균수명의 증가와 관계하고 있다.

나이가 듦과 함께 진행하는 대동맥판막의 석회화이고 젊었을 때에 판막에 이상이 없었던 그룹에서는 70~80세 이상에서 발병한다. 젊었을 때에 대동맥 판막에 이상이 있었던 그룹에서는 더 빠른 시기에 발병한다. 나이가 듦에 수반하는 판막의 변성이나 죽상경화증이 관계하고 있다고 일컬어지고 있다.

9 노인성 아밀로이드증

전신성 아밀로이드증에서도 심장의 아밀로이드 침착을 자주 수반하지만, 70세 이상에서는 심장에만 국한된 아밀로이드증이 관찰되고 노인성 심장 아밀로이드증이라 불린다. 이 경우의 아밀로이드의 전구단백질은 트란스타이레틴(transthyretin)이다. 심장은 무증후성의 경우가 많지만 아밀로이드 침착이 심하면 심부전이 되는 일이 있다.

10 전립샘비대증(결절성 과형성)

남성에서는 전립샘의샘과 사이질의 세포의 과형성으로 구성되는 작은 결절이 다서 형성되어 전립샘은 전체로 비대한다. 비대한 전립샘은 요도를 협착하여 배뇨장애의 증상이 나타난다. 70세가 넘으면 많은 고령자에게 이러한 증상이 나오고 연령과 함께 더욱 증가하여 80세에서는 70~80%가 전립샘비대증을 앓고 있다.

일본에서는 이전에는 이 병은 구미에 비하여 적었으나 최근에는 식생활의 변화 때문에 구미와 같은 정도로 되어있다.

E 물리치료 · 작업치료와의 관련사항

환자의 대부분은 고령자이다. 따라서 나이가 듦에 수반하는 세포의 기능저하, 각 장기의 기능저하를 이해함과 동시에 나이가 듦에 수반하여 증가하는 병이 고령자의 대부분에 발생한다는 것을 이해할 필요가 있다.

복습의 요점

- 나이가 듦과 함께 증가하는 질환이 극복되면 수명이 늘어난다는 것을 이해한다.
- 분열횟수가 결정되어 있는 세포가 있지만, 반영구적으로 분열하는 세포도 있다는 것을 이해한다.
- 노화는 유전자 변이의 축적, 과산화한 단백질 · 지질의 축적에 의해서 일어난다는 것을 이해한다.
- 고령자는 심장이나 뇌의 혈관병변 또는 암으로 사망하는 일이 많지만, 상당한 고령자에서는 암은 적어진다는 것을 이해한다.
- 노화에 의해서 다양한 병이 되기 쉽다는 것을 이해한다.

제 12 장

선천이상 · 기형

학습 목표

- 유전성 질환과 유전양식에 대해서 이해한다.
- 대표적인 염색체 이상에 의한 질환에 대해서 이해한다.
- 기형의 발생요인, 기형발생의 임계기, 환경요인에 의한 기형에 대해서 이해한다.
- 물리치료 · 작업치료의 대상으로서의 선천이상의 자리매김에 대해서 이해를 심화시킨다.

A 선천이상이란

출생 시 또는 출생 전부터 이미 존재하는 형태 및 기능에 관한 이상을 선천이상이라 부른다. 출생아에 약 4~5%의 빈도로 인지된다. 중증의 이상을 가진 수정란이나 태아는 생존불능이며 임신 조기에 상실된다. 이상의 정도가 가벼워 생존 가능한 것만이 출생에 이른다.

선천이상의 원인은 유전자 이상에 의한 것에서부터 모태 내에서 태아가 노출되는 다양한 환경요인에 의한 것까지 여러 갈래에 걸치고 있으며 유전장애와 태아장애로 대별된다.

유전장애에는 ① 유전자 이상에 기초하는 유전성 질환(유전자병), 및 ② 배우자(gamete) 형성단계나 수정란의 분열이상에 기초하는 염색체 이상(배우자병)이 있다. 태아장애로서는 임신기에 모태 내에서 받은 다양한 환경요인에 의한 이상(태아병)이 있다. 또한 출생 시에 육안적인 형태이상으로서 인지되는 선천이상은 기형이라 불린다.

선천이상일지라도 출생 시부터 반드시 이상이 인지된다고는 할 수 없으며 가족성대장샘종이나 헌팅턴(Huntington) 무도병 등의 유전성 질환과 같이 성장한 후에 발병하는 것도 많다.

B 유전성 질환

생식세포 DNA의 불가역적 변화(돌연변이)가 정자나 난자 등의 배우자(gamete)를 통해서 차세대에 전달됨으로써 발생하는 질환을 유전성 질환이라 한다. 유전성 질환은 전체 출생아의 약 1%에 관찰된다. 유전자 이상에 의한 질환의 모두가 유전성 질환으로는 되지 않는다. 생식세포의 유전자 이상은 차세대로 유전되지만, 체세포에 발생한 돌연변이는 자손에는 유전되지 않는다.

1 단일유전자 이상 (멘델의 법칙에 따라서 유전하는 질환)

단일의 유전자 이상에 의해서 발생하는 질환은 멘델의 법칙에 따라 유전한다. 발생빈도가 높은 가족성고콜레스테롤혈증(1/500)에서부터 빈도가 낮은 당원병(1/50,000)까지 다종다양한 질환이 알려져 있다(▶표 1). 개개의 질환에는 발병빈도가 낮은 것이 많지만 단일 유전자 이상에 의

▶표 1 대표적인 유전성 질환과 발생빈도

	질환	발생빈도(1/출생 수)
상염색체 우성유전	가족성고콜레스테롤혈증	1/500
	성인형뭇주머니콩팥(다낭신)	1/1,000
	헌팅턴병(Huntington disease)	1/2,500
	신경섬유종증 Ⅰ형	1/4,000
	불완전뼈형성(Ⅰ~Ⅳ형)	1/10,000
	콩팥모종[윌름즈(Wilms) 종양]	1/10,000
	가족성대장샘종증	1/10,000
	마르팡증후군(Marfan syndrome)	1/20,000
상염색체 열성유전	낭포성섬유증	1/2,500 (인종차이 큼)
	페닐케톤뇨증	1/10,000
	윌슨병	1/50,000
	당원병	1/50,000
반성열성 유전	혈우병A(제 Ⅷ 응고인자 결실)	1/5,000 (남아)
	뒤시엔느형 근육퇴행위축	1/3,500 (남아)

한 질환 군 전체의 환자 총수는 상당히 많고 소아과 전체 입원환자의 5%를 넘는다고 일컬어지고 있다.

DNA의 유전자 정보에 기초하여 단백질이 합성되기 때문에 유전자 이상은 단백질의 이상으로서 발현한다. 단백질에는 ① 생체의 구성성분으로서의 구조단백질, ② 대사에 관여하는 효소단백질, ③ 물질에 중개된 정보전달에 관여하는 수용체단백질 ④ 기타(혈액응고인자, 증식인자, 증식억제인자 등)가 있고 각각의 그룹에 다종다양한 유전성 질환이 발생한다. 효소이상에 의한 유전성 질환은 선천성 대사장애라 불리고 있다.

유전양식에 따라 상염색체 우성유전, 상염색체 열성유전, 반성열성유전의 3종류로 분류된다(▶그림 1).

a 상염색체 우성유전(▶그림 1A)

상염색체 우성유전(autosomal dominant inheritance)은 2본의 상동염색체의 한쪽이 변이를 가진 헤테로접합체에서 발병한다. 한쪽 어버이가 환자인 경우에는 남녀에 관계없이 1/2의 확률로 차세대에 발병한다. 가족성이 아니고 산발성 증상사례도 있으나 생식세포에 이상이 있으면 차세대로 유전한다. 비효소단백질의 이상에 의한 질환이 많다.

(1) 마르팡증후군 (Marfan syndrome)

섬유모세포에 의해서 합성되고 탄성섬유의 구성성분으로서 중요한 피프린 유전자의 이상에 의한다. 구조단백질 이상에 기초하는 대표적인 유전성 질환이다. 발생빈도는 약 1/20,000이다. 전신의 결합조직에 이상을 초래하고 특히 골격이상(야윈 몸이고 비정상적으로 긴 팔다리와 손가락, 간접 젖힘 등), 심혈관계 이상(대동맥 중간막 이상에 의한 해리성대동맥류), 안구이상(수정체 탈구) 등이 일어난다.

(2) 가족성고콜레스테롤혈증 (familial hypercholesterolemia)

저밀도 리포단백(low density lipoprotein; LDL) 수용체를 조절하는 유전자의 이상에 의해서 발생한다. 유전성 질환 중에서는 1/500로 가장 발생빈도가 높다. LDL 수용체의 이상에 의해서 LDL

의 세포 내 수송과 분해에 장애가 일어나고 혈중 LDL이 높은 수치가 되기 때문에 죽상동맥경화증이 진행하여 허혈성 심장질환이나 뇌혈관 장애의 원인이 된다.

(3) 신경섬유종증 I형 (neurofibromatosis type I)

폰 렉클링하우젠병(von Recklinghausen disease)이라고도 한다. 피부 및 내장에 다발하는 신경섬유종, 피부의 담갈색반점(cafe-au-lait spot)이 특징적이다. 신경섬유종의 악성화, 신경아교종이나 수막종 등의 뇌종양 병발 등이 치명적으로 된다. 발생빈도는 1/4,000이다.

(4) 불완전뼈형성 (osteogenesis imperfecta)

200종류 이상이나 되는 다양한 I형 콜라겐 유전자의 변이에 의해서 발생하는 질환 군이다. I형 콜라겐은 다양한 기관의 중요한 구성요소로서 전신에 널리 분포하여 있고 뼈에서는 총 단백질량의 약 90%를 차지하고 있다. 정상적인 I형 콜라겐이 합성되지 않기 때문에 풋뼈(osteoid, 유골)가 정상적으로 형성되지 않고 뼈는 취약해져 다발성 골절을 일으키기 쉽다.

선천성(중증형)과 지발형(경증형)이 존재하고 전자에서는 자궁 내에서의 다발성 골절에 의한 주산기 사망률이 높다. 출생 시부터 골절을 반복하고 뼈 변형이나 낮은 키를 초래하는 증상사례도 많다. I형 콜라겐의 형성부전에 의해서 치아의 이상, 난청, 안구의 청색공막(blue sclera) 등을 수반하는 일이 있다.

b 상염색체 열성유전 (▶그림 1B)

상염색체 열성유전(autosomal recessive inheritance)은 2본의 상동유전자가 동시에 변이를 나타내는 호모접합체에 발병한다. 열성유전자를 1본밖에 보유하고 있지 않은 헤테로접합체에서는 발병하지 않고 보인자가 된다. 보인자끼리의

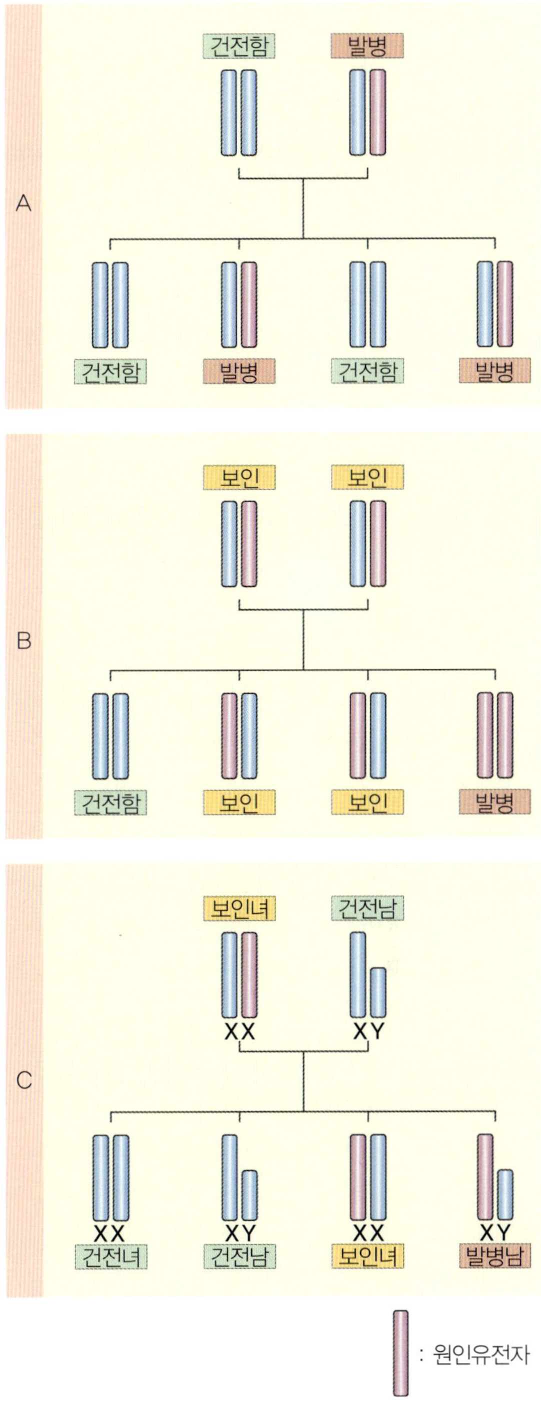

▶그림 1 단일유전자 이상의 유전형식

A : 상염색체 우성유전. 헤테로접합체에서 발병한다.
B : 상염색체 열성유전. 발병은 호모접합체에 한정되고 헤테로접합체는 보인자가 된다.
C : 반성열성유전 : 원인 유전자는 X염색체상에 존재한다. 남성에만 발병하고 여성은 헤테로접합체에서 보인자가 된다.

결혼에 의해서 태어난 아이는 1/4 확률로 발병하고 2/4는 보인자가 된다. 단일유전자 이상에 의한 유전성 질환 중에서는 가장 발생빈도가 높다. 근친결혼에서 발생하기 쉽고 젊은 나이에 조기에 발병하는 일이 많다. 효소결손에 기초하는 선천성 대사 장애의 대부분은 이 유전양식을 취한다.

(1) 페닐케톤요증(phenylketonuria)

페닐알라닌수산화효소의 결손에 의한다. 발생빈도는 약 1/10,000이다. 페닐알라닌이 분해되지 않고 체내에 축적하여 지능장애가 일어난다. 신생아기의 조기에 진단이 확정되면 저페닐알라닌 식사를 사용함으로써 지능장애의 발생을 방지할 수 있다.

(2) 리소좀 축적증
(lysosomal storage disease)

다양한 리소좀효소의 유전적 결손에 의해서 기질의 분해가 불완전해지기 때문에 리소좀 중에 불용성의 중간대사산물이 축적하는 질환군의 총칭이다. 일부의 예외를 제외하고 상염색체 열성유전의 양식으로 유전한다. 복합지질축적증[고쉐병(Gaucher' s disease), 니만-피크 병(Nieman-Pick disease) 등], 당원병, 무코다당증 등, 포함되는 질환의 종류는 많다.

c 반성열성 유전(▶그림 1C)

반성열성유전(X-linked recessive inheritance)에서는 원인이 되는 유전자 이상이 X염색체상에 존재한다. 이상은 헤테로접합체의 여성 보인자에 의해서 전달되고 남아에만 발병한다. 보인자 여성과 건전한 남성과의 사이에 태어난 남아의 1/2이 발병하고 여아의 1/2이 보인자가 된다. 발병 남성과 건전한 여성의 결혼에서는 여아가 전원 보인자가 되고 1세대 건너뛰어 남성의 손자에 1/2의 확률로 발병한다.

(1) 혈우병(hemophilia)

제 VIII 응고인자의 이상에 의한 혈우병 A와 제 IX 혈액응고인자의 이상에 의한 혈우병 B가 있다. 혈우병 A는 고전적 혈우병이라고도 불리고 발병빈도는 약 1/5,000로서 혈우병 B의 발병빈도(1/35,000) 보다도 높다. 혈액응고 시간의 연장, 타박 후의 혈종형성, 관절 내 출혈 등의 출혈이 일어난다.

혈우병 치료목적으로 투여된 비가열 제VIII인자 제제가 HIV에 의해서 오염되어 있었기 때문에 발생한 약해 AIDS는 기억이 새롭다.

(2) 뒤시엔느형 근육퇴행위축(➡ Note-1)

근육형질막(근육세포의 세포막)의 안정화에 중요한 역할을 수행하고 있는 디스트로핀(dystrophin)의 유전적 결손에 의해서 발생한다. 근형질막의 파탄에 의해서 근육세포가 파괴된다.
소아기에 발병하고 근력저하에 의한 등반성 기립을 어쩔 수 없이 하게 된다. 종아리는 가성비대를 나타내기 쉽다. 10세 전후에서 보행불능이 되고 20세 전후에서 사망하는 증상사례가 많다. 발생빈도는 높고 출생남아의 1/3,500 정도에 관찰된다.

NOTE

1 유전성 근육질환(▶표 2)

1차성 근육변성이나 탈락을 나타내는 골격근 질환군은 "근육퇴행위축(muscle dystrophy)"의 명칭으로 불리며 대부분이 유전성 진행성 질환이다. 반성열성 유전을 나타내는 뒤시엔느형 근육퇴행위축이나 베커형 근육퇴행위축, 상염색체 우성유전을 나타내는 근육경직성 근육퇴행위축 등이 있다.
근육 긴장저하나 심부힘줄반사의 저하를 특징으로 하고 근육퇴행위축과는 달리 근육 변성이나 괴사를 나타내지 않는 유전성 질환군은 선천성 근육병증(myopathy)이라 불리고 있다. 또한 당원병(글리코겐 축적증) 등의 선천성 대사 장애에서는 중간대사산물이 골격근에 침착함으로써 근력저하나 근육긴장 저하 등이 일어난다.

▶표 2 대표적인 유전성 골격근 질환

1	근육퇴행위축 • 뒤시엔느형 근육퇴행위축 • 베커형 근육퇴행위축 • 근육경직성 근육퇴행위축
2	선천성근육병증
3	선천성 대사장애에 의한 골격근 이상 • 당원병(II, III, V, VII형) • 카르니틴 결손증
4	미토콘드리아 근육병증

▶표 3 대표적인 염색체 이상에 의한 질환과 발생빈도

	질환	발생빈도 (1/출생 수)
상염색체 이상	다운증후군(21번 세염색체)	1/800
	13번 세염색체증(trisomy)	1/15,000
	18번 세염색체증	1/8,000
성염색체 이상	터너증후군(45, X)	1/5,000 (여아)
	클라인펠터증후군 (47, XXY)	1/1,000 (남아)

2 다인자 유전

복수의 유전자 이상의 가산적 효과가 질환의 발생에 관여하는 경우를 다인자 유전이라 부른다. 유전적 요인과 함께 다양한 환경요인이 발생에 관여하는 경우도 많다. 인간의 유전형질(키, 체중, 혈압 등 다양한 개인형질)이나 생활습관병(당뇨병, 고혈압, 죽상동맥경화증, 통풍 등)이 이것에 상당한다. 발병기전이 완전히 해명된 다인자 유전에 의한 질환은 없다. 가족성으로 발생하는 기형도 다인자 유전에 의한 것이 많다고 생각되고 있다.

C 염색체 이상

염색체 이상에는 염색체 수나 구조의 이상이 있다. 출생아의 0.5~1%에 관찰된다. 염색체 이상의 발생빈도 자체는 높으며 임신초기의 착상 전후에 사멸한 수정란의 50~60%에 염색체 이상이 관찰된다고 보고되어 있다. 또한 착상 후의 발육단계에서 자연유산에 의해서 사멸하는 것도 많고 사산아의 5%에 염색체 이상이 인지되었다는 보고가 있다. 염색체 이상은 배우자(gamete) 형성과정에서의 이상(배우자병이라 불린다)에 의해서 발생하고 유전되지 않는 것이 압도적으로 많지만 가족성 다운증후군(전체 다운증후군의 5% 정도) 등 유전성을 나타내는 것도 소수 인지된다.

다음 대표적인 염색체 이상을 열거한다(▶표 3).

1 상염색체 이상

상염색체 이상의 대표적인 패턴으로서는 특정 염색체 수가 하나 많은 세염색체(trisomy)가 있다. 대표적인 것으로서 다운(Down)증후군(21번 세염색체)이 있고 그 밖에 13번 세염색체나 18번 세염색체 등이 있다. 어느 것도 다발기형과 지능장애를 수반한다. 세염색체에서는 염색체 수는 보통보다도 1본이 많고 47본이 된다.

a 다운(Down)증후군

다운(Down)증후군에서는 21번째의 염색체 수가 3본으로 되어 있고(21번 세염색체) 염색체 수는 47본이다. 염색체이상증 중에서는 가장 빈도가 높다. 다운증후군 증상사례의 약 2/3는 자연유산이나 자궁 내 태아사망에 의해서 상실된다. 다운증후군의 약 95%는 난세포의 감수분열에 있어서의 분리이상에 의해서 발생한다. 과잉 염색체는 비분리의 결과로서 어머니에 유래한다.

어머니의 연령이 염색체 비분리에 관계하고 있기 때문에 고령 출산아에 발생하기 쉽다. 어머니가 30세 미만에서는 1/5,000 정도, 그리고 45세 이상에서는 1/50 정도의 발생빈도라 한다.

치켜 올라간 눈술잔틈새(optic fissure), 안쪽 눈구석(내안각, medial angle of eye) 신연, 편평한 코, 큰혀증(macroglossia) 등의 특징적인 얼굴모양, 다섯째손가락의 안으로 만곡, 손바닥의 원숭이손금(simian crease), 지능장애 등에 더하여 선천성 심장기형을 합병하기 쉽다. 또한 팔다리 긴뼈나 골반뼈가 짧고 작기 때문에 키가 작은 경우가 많다. 21번 염색체의 전좌 등 분리장애 이외의 요인에 의한 것도 5% 정도 존재한다.

2 성염색체 이상

a 터너증후군

터너증후군(Turner syndrome)은 출생여아의 1/5,000명 정도로 인지된다. 성염색체가 1본이 적고 X염색체가 1본밖에 없다(45, X). 자연유산에 의하여 사망하는 일도 많다. 겉보기에는 여성이지만 난소의 낮은 형성 때문에 2차 성징이 결여되고 낮은 키, 익상경(webbing of neck), 밖굽이팔꿈치(외반주)를 나타낸다. 지능장애는 없다. 심혈관계의 기형을 수반하기 쉽다.

b 클라인펠터증후군

클라인펠터증후군(Klinefelter syndrome)은 출생남아의 1/1,000 정도로 인지된다. X염색체가 1본 과잉으로 있다(47, XXY). Y염색체가 존재하기 때문에 외성기의 표현형은 남성이지만 남성호르몬 활성은 저하하고 여성모양 체형을 나타낸다. 고환은 작고 남성불임증이 된다. 또한 경증의 지능장애를 수반하기 쉽다.

D 기형

기관형성의 과정에서 어떠한 원인에 의해서 기관 · 조직의 형성에 이상이 일어나서 출생 시에 육안적인 이상으로서 인식되는 형태이상을 기형(malformation)이라 한다. 중요 장기의 결손 등 생명유지가 불가능한 것(무뇌증)에서부터 무증상이고 생명유지에 지장을 초래하지 않는 것[허파분엽(lobation) 이상, 덧지라(accessory spleen) 등]까지 다종다양한 기형이 있다.

기형의 발생빈도는 전체 출생아의 3~4%라 보고되어 있으나 유산아의 부검사례에서는 빈도가 높고 모태 내 사망예가 많다는 것을 시사하고 있다. 각종 기형의 빈도는 보고에 따라 다르다. 팔다리 · 골격 기형, 심장 · 대혈관 기형 등이 많고 이어서 입술 · 입천장 갈림증, 소화관 기형, 비뇨 · 생식기 기형, 중추신경계 기형 등을 열거할 수 있다.

1 기형의 원인

기형의 원인으로서 환경요인(10%), 유전자 이상(15~20%), 염색체 이상(10~15%) 등을 열거할 수 있으나 기형의 약 60%에서는 원인이 명백하지 않고 환경요인과 다인자 유전요인의 상호작용에 의해서 발생한다고 생각되고 있다. 기관형성과정에서 발생하는 기형(좁은 의미의 기형)에 더하여 태생 후기에 자궁 내에서 일어나는 기계적 압박에 의한 기형이나 파괴 등이 원인이 되어 발생하는 형태이상도 있으며 임상적으로는 이들을 포함하여 “넓은 의미의 기형”이라 간주된다.

a 환경요인에 의한 기형

기관 형성기(임신 3~10주 태아기라 불린다)는 환경으로부터의 최기형성(teratogenicity) 인자

▶표 4 인간의 주요 장기의 기형발생 임계기

장기	임계기
중추신경계	3~5주
안구	4~6주
심장	4~7주
팔다리	4~8주
입술 · 입천장	4~8주
소화관	4~10주
청각기관	4~13주
외피	4~11주
외성기	7~16주

에 대한 감수성이 높아 다양한 외적 요인에 의한 기형이 발생하기 쉬운 시기이며 기형발생의 임계기라 불리고 있다(▶표 4).

최기형성 인자에 대한 감수성에는 개인차가 크다. 따라서 임신초기의 어머니는 기형발생의 원인이 될 가능성이 있는 다양한 환경요인을 가급적 멀리 할 것이 요망된다. 임신 10주를 지나면 태아가 최기형성 인자에 노출되어도 기형이 발생할 가능성이 낮아진다.

(1) 약제 · 화학물질에 의한 기형

1960년대 초두, 임신초기에 살리도마이드(salidomide)(진정 · 수면제)를 복용한 어머니에서부터 팔다리의 긴뼈의 무형성이나 낮은 형성에 의해서 손이 어깨부분에 직접 부착하고 그리고 발이 골반에 직접 부착하여 있는 것처럼 보이는 바다표범손발증(phocomelia)이 50% 이상의 확률로 발생한 것은 불행한 사실이다. 실험동물에 최기형성을 나타내는 화학물질은 다수 알려져 있고 이들은 인간에 대해서도 잠재적 위험인자로 간주되고 있다.

오늘날, 의약품 개발의 과정에는 동물을 사용한 최기형성 시험에 의한 안전성 확인이 의무화되어 있으나 과거에는 살리도마이드의 최기형성이 동물실험에서 인지되지 않았다는 것에 기초하여 살리도마이드의 시판이 인가된 경위가 있다는 것도 잊지 말아야 한다.

(2) 감염증에 의한 기형

풍진바이러스의 임신초기의 모체감염에 의해서 자주 선천성풍진증후군(난청, 백내장, 선천성 심장기형, 지능장애 등)이 발생하기 때문에 예방하기 위해서는 풍진백신의 접종이 중요하다. 사이토메갈로바이러스나톡소플라스마 등의 모체감염도 기형의 원인이 된다.

(3) 알코올 과다섭취에 의한 기형

모체의 알코올 남용(특히 만성알코올의존증)은 발육지연, 지능장애, 작은머리증(소두증), 작은턱증(소악증), 심장기형 등의 원인이 되고 태아알코올증후군이라 불린다.

(4) 영양장애에 의한 기형

엽산결핍이 신경관의 유합을 억제하고 무뇌증이나 척추갈림증(이분척추) 등의 원인이 된다. 또한 모체의 요오드 결핍에 의한 크레틴병(cretinism)은 태아골격의 발육에 중대한 영향을 주어 낮은 키의 원인이 된다.

(5) 기타의 환경요인에 의한 기형

방사선 피폭, 호르몬에의 노출 등도 기형발생의 원인이 된다는 것이 알려져 있다.

b 유전적 요인(유전자 이상 및 염색체 이상)에 의한 기형

각종 염색체 이상에 수반하는 기형(다운증후군 등)이나 유전적 배경이 명백한 것(다지증, 합지증, 골격이상의 일부 등)이 있다.

2 넓은 의미의 기형

태아병(fetopathy)이 아니라 태생 후반의 기계적 요인에 의해서 태아의 골격이나 기관에 형태이상(변형 · 파괴)이 발생한다.

a 변형

기관 형성기에 정상적으로 형성된 기관이 자궁

근종, 왜소자궁(metronania), 두뿔자궁(bicornate uterus, 쌍각자궁) 등의 자궁이상에 의한 물리적 압박이 원인이 되어 형태이상을 나타내는 경우를 변형(deformation)이라 한다. 안쪽들린 휜발증(내반족) 등의 팔다리 변형, 관절구축, 엉덩관절 탈구, 얼굴모양 이상 등이 있다. 또한 양수과소증에 의해서 허파의 낮은 형성, 콩팥의 무형성, 팔다리 변형 등이 발생한다.

b 파괴

파괴(disruption)란 정상적으로 발달해온 기관이나 조직이 기계적 압박이나 양막띠(amniotic band)의 포착(entrapment)에 의한 혈행장애 등에 의해서 2차적으로 파괴되는 현상을 말한다. 손가락 절단 등이 있다.

3 기형증후군과 선천성 뼈 계통 질환

임상적으로 명백히 특별한 조합으로 동일 개체에 복수의 기형이 발생하고 게다가 동일한 원인에 의한다고 생각되는 경우는 기형증후군이라 불린다. 1,000종류 이상이 알려져 있고 그 대부분이 유전성 질환이다.

그 중에서 골격계의 이상을 주된 징후로 하는 것이 선천성 뼈 계통 질환이고 출생아에서의 발생빈도는 약 1/500~1/250이다. 전신의 골격에 이상을 초래하는 뼈연골형성장애(osteochondrodysplasia)와 복수의 뼈의 형태이상을 나타내는 뼈발생이상(dysostosis, 이골증)으로 대별된다. 최근, 많은 선천성 뼈 계통 질환의 원인유전자가 특정되어가고 있다.

4 기형의 발생양식과 종류

기형의 발생양식은 다양하다. 각 양식에 속하는 대표적 기형의 종류를 표 5에 나타냈다.

▶표 5 기형의 발생양식과 주된 기형의 종류

발육부전	무지증(amelia), 해표지증, 소악증, 식도폐쇄, 쇄항(Imperforrate anus) 등
유합부전	무뇌증, 이분척주, 수막류, 구순열, 구개열, 횡격막헤르니아, 심실중격결손증, 복부피열, 쌍각자궁, 요도하열 등
비정상유합 분리억제	합지증, 마제신(말굽콩팥), 2중체, 단안증 등
위치이상	내장역위증, 이소성췌장, 우심증 등
전류물(rest)	요막관 잔류물, 난원공개존증, 동맥관개존증, 갑상선관(갑상혈관) 잔유물 등
과잉형성	다지증, 과잉치아, 부유방 등

(1) 발육억제

기관 형성이 억제됨으로써 발생한다. 기관의 발육이 불충분한 낮은 형성과 전혀 형성되지 않는 무형성이 있다(▶그림 2). 무지증(amelia)이나 바다표범손발증 등이 있다.

(2) 유합부전

발생과정에서 원래 유합되어야 할 조직이 유합되지 않음으로써 발생한다. 무뇌증(▶그림 3)이나 척추갈림증 등이 있다.

(3) 이상유합 · 분리억제

인접하는 기관 원기의 유합이나 분리 억제에 의해서 발생한다. 말굽콩팥(마제신)이나 손발가락붙음증(합지증)(▶그림 4) 등이 있다.

(4) 위치이상

장기의 위치이상과 조직성분의 위치이상이 있다. 내장역위증 등이 있다.

(5) 잔유

소실되어야 할 태생기의 구조물이 잔유함으로써 발생한다. 열린타원구멍(난원공개존증)이나 요막관 잔유 등이 있다.

(6) 과잉형성

수적으로 과잉의 기관이 형성되는 것에 의한 이상, 손발가락과다증(다지증) 등이 있다.

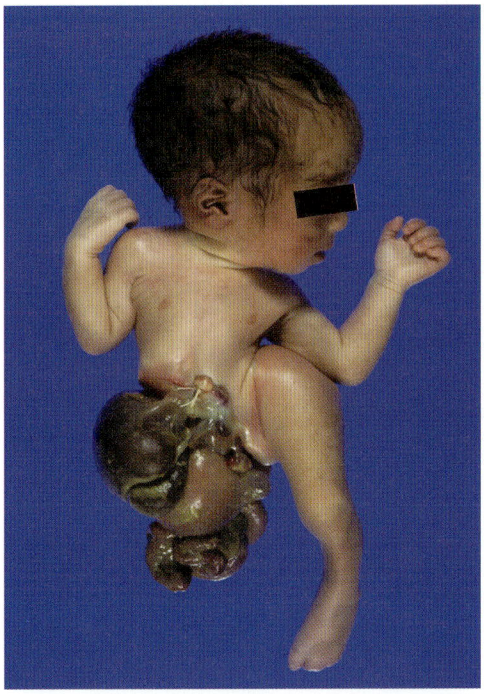

▶그림 2 오른쪽 다리 무형성증과 복벽 형성부전

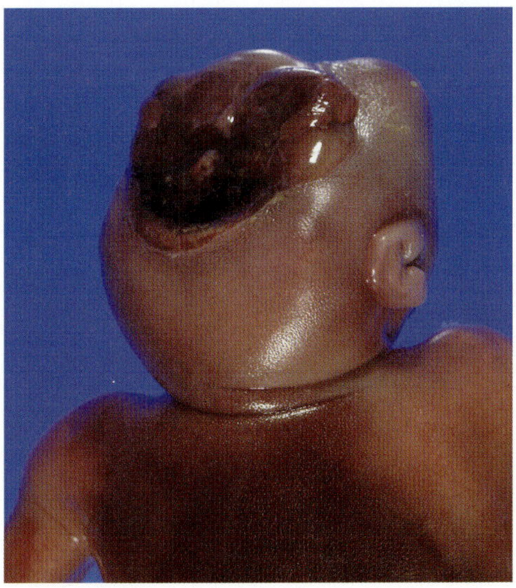

▶그림 3 무뇌증

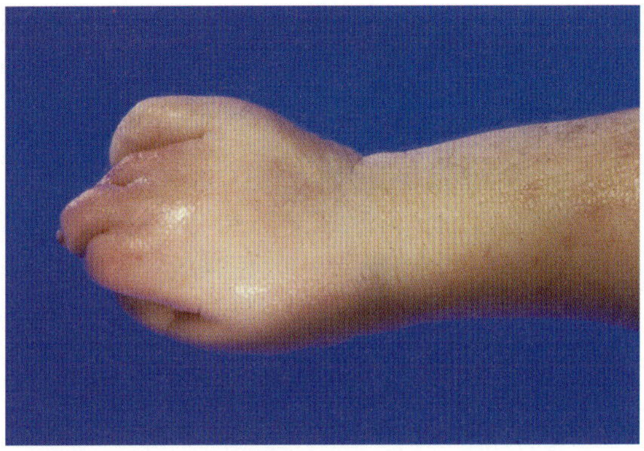

▶그림 4 손발가락붙음증

E 물리치료 · 작업치료의 관련사항

유전적 요인이나 염색체 이상에 기초하는 골격 이상이나 근육질환, 모체 내의 환경요인에 의한 기형이나 변형, 다양한 선천적 요인에 의한 발달 장애 등, 물리치료나 작업치료 대상이 되는 선천성 이상의 종류는 많다. 손가락 · 발가락의 이상이나 결손, 팔다리 결손, 선천성 뼈 계통 질환, 관절형성부전[선천성 엉덩관절 탈구, 무릎뼈 탈구, 안굽이엉덩관절(내반고), 안쪽들린휜발증(내반족) 등], 선천성 측만증, 척추갈림증, 선천성 기운목(사경), 바다표범손발증 등, 다양한 선천이상에 의한 장애를 가진 개인의 지원은 물리치료 · 작업치료의 중요한 과제이다.

복습의 요점

- 생식세포에 의해서 차세대로 이어지는 유전자 이상이 유전성 질환이며 상염색체 우성유전, 상염색체 열성유전, 반성열성유전의 3양식이 있다는 것을 이해하고 각각의 대표적인 질환에 대해서 학습한다.
- 염색체 이상은 배우자 형성단계에서의 이상에 의해서 발생하는 것이 많으며 상염색체 이상과 성염색체 이상이 있다는 것을 이해하고 대표적 염색체이상에 대해서 이해를 심화시킨다.
- 기형에는 유전요인에 의한 것, 환경요인에 의한 것, 양자의 상호작용에 의한 것이 있다. 환경요인은 기형발생의 임계기(태생 3~10주)에 큰 영향을 주고 또한 양수과다나 비정상압력 등에 의해서도 형태이상이 발생한다는 것을 이해한다.
- 선천이상에는 재활의 대상이 되는 다양한 질환(골격이상, 기형 등)이 포함된다는 것을 이해한다.

각론

제 1 장

순환기

학습 목표

1. 심장
- 팔로네징후(Fallot tetralogy)에 대해서 이해한다.
- 협심증의 발생기전과 심근병변에 대해서 이해한다.
- 관상동맥의 폐색부위와 심근경색의 발생부위에 대해서 이해한다.
- 심장판막증의 발생기전에 대해서 이해한다.
- 특발성심근증의 육안적 · 조직학적 국재를 이해한다.
- 비대형심근증의 육안적 · 조직학적 소견을 이해한다.

2. 혈관
- 동맥경화증의 발생기전과 육안적 · 조직학적 소견을 이해한다.
- 동맥류의 분류와 병변의 국재에 대해서 이해한다.
- 결절성다발동맥병, 버거병(Buerger disease) 및 무맥병(pulseless disease)의 혈관병변과 병변의 국재에 대해서 이해한다.

A 심장

1 심장의 발생과 태아순환

인간의 심장은 태생 3주 중반 무렵의 중배엽 내에 형성되는 조혈관세포 집단에 시작된다. 이 세포는 관상세포(tubular cell) 집괴를 형성하여 심장의 통이 되고 이것이 굽힘, 확장하여 원시심방, 원시심실을 형성한다. 이 심방, 심실은 중격의 형성에 의해서 좌우로 분할되어 좌우의 심방과 심실이 형성된다.

태아순환은 그림 1에 나타내는 것처럼 탯줄(제대), 태반을 경유하여 모체로부터 산소와 영양을 받고 있다.

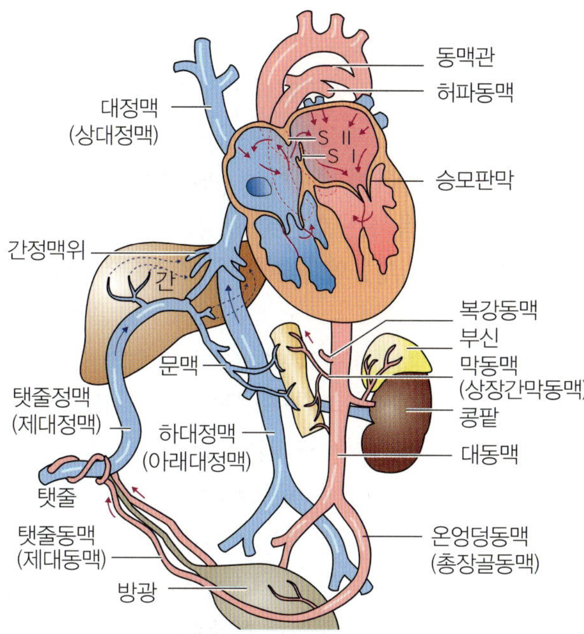

▶그림 1 태아혈액순환

[Patten, B. M. : Foundation of Embryology. McGraw-Hill, New York, 1958에서 일부 변경]

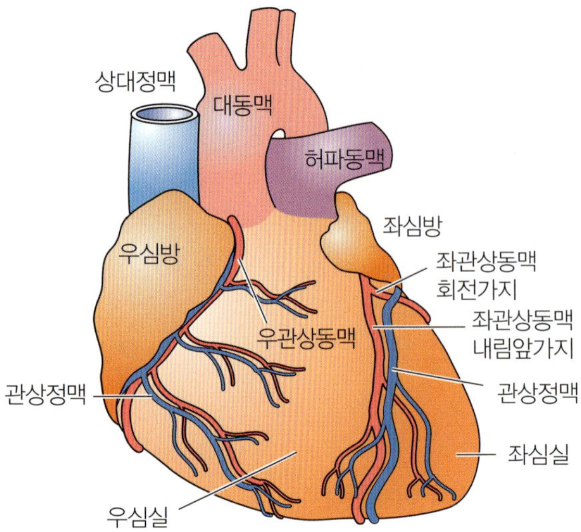

▶그림 2 정상 성인의 심장 외관

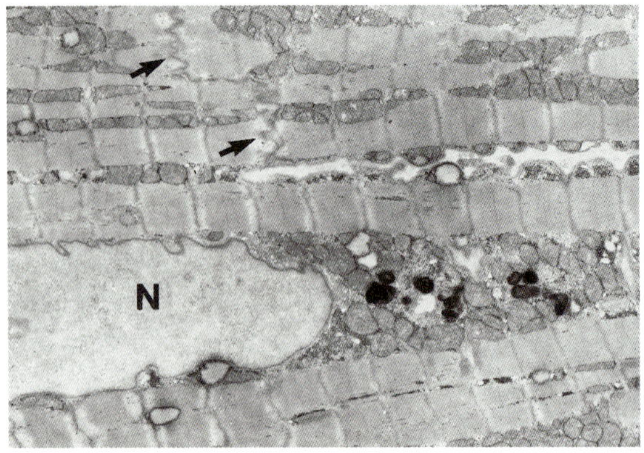

▶그림 3 심근세포의 초미구조

N : 핵, 화살표 : 사이원반(intercalated disc)

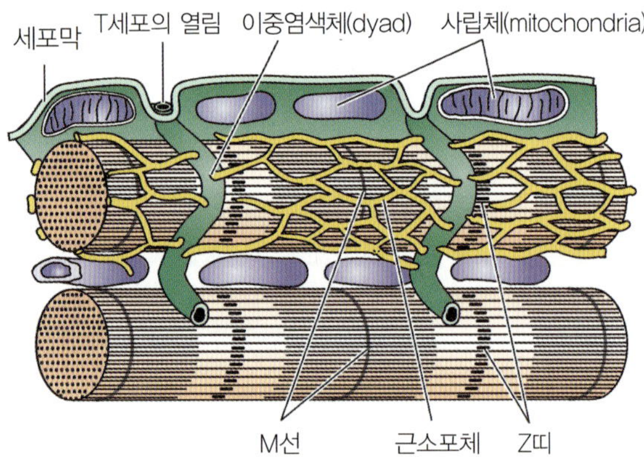

▶그림 4 심근세포의 근원섬유, 사립체, 세포막, T세관, 근소포체의 약도

2 심장의 정상구조

a 심장의 육안적인 구조

성인의 심장중량은 250~300그램이고 좌우의 심방과 좌우의 심실로 구성된다. 우심방과 우심실의 사이에는 삼첨판막이 있고 허파동맥 이는곳(기시부)에는 허파동맥판막이 있다. 좌심방과 좌심실이 사이에는 승모판막이 있고 대동맥 이는곳에는 대동맥판막이 있다.

심장을 양육하는 혈관은 관상동맥이고 좌우 2본이 있으며 대동맥의 이는곳에서부터 나온다(▶그림 2).

좌관상동맥은 대동맥 이는곳을 나오면 얼마 안되어 내림앞가지와 회전가지로 갈리고 내림앞가지는 좌심실 앞벽과 심실중격 앞 2/3의 영양공급을 한다. 회전가지는 좌심방과 좌심실의 사이를 뒤쪽으로 뻗고 좌심실 측벽의 영양공급을 한다.

우관상동맥은 대동맥 이는곳에서부터 나오면 우심실과 우심방의 사이를 뻗으면서 우심실 벽의 영양을 공급하고 심장 뒷부분에 도달하면 내려가는 내림뒷가지와 좌심실 뒷벽가지로 갈린다. 내림뒷가지는 심실 중격의 뒷부분 1/3의 영향을 공급하고 좌심실 뒷벽가지는 좌심실 뒷벽의 영양을 공급한다.

관상동맥은 가느다란 것은 동맥과 거의 병행하여 뻗지만 커지면 방실구멍을 뒤쪽으로 뻗고 관상정맥동이 되어 우심방으로 열린다.

b 심장의 조직학적 구조

(1) 심장속막(endocardium) 및 판막(valve)

심장속막 및 판막의 표면은 1층의 내피세포로 덮여 있고 내피세포 밑에는 치밀한 교원섬유와 탄성섬유가 있다.

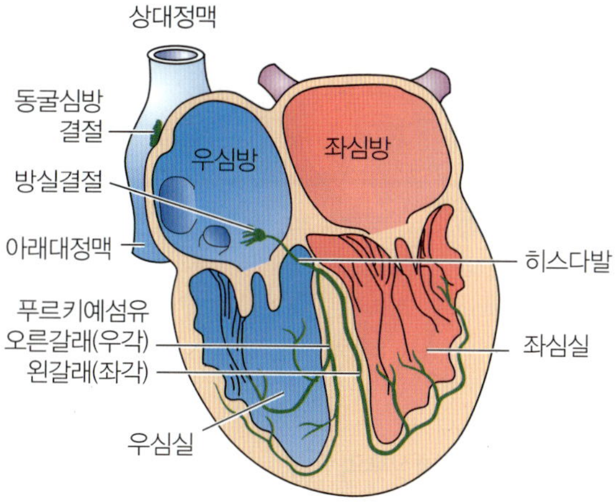

▶그림 5 심장의 자극전도계(동굴심장결절, 방실결절, 히스다발, 푸르키예섬유)

(2) 심근 (myocardium)

심근은 심장 벽의 대부분을 차지하는 것이며 펌프기능을 담당하는 가장 중요한 부분이다. 심근층의 심근세포는 직경 약 15㎛, 길이 약 30㎛의 원기둥모양의 세포이며 사이원반(intercalated disc)이라 불리는 세포경계를 통해서 세로로 줄지어 있다. 핵은 세포의 중심부에 관찰되고 세포질 내에는 가로무늬를 가지는 풍부한 근원섬유가 관찰된다(▶그림 3). 근원섬유 사이에는 사립체(mitochondria), 근소포체, T세포 등이 있다(▶그림 4).

(3) 자극전도계(conduction system)

• 동굴심방결절(동방결절)

동굴심방결절의 세포는 자극을 방실결절로 전달하여 심장의 박동을 조절하므로 박동조율기(pacemaker)라 불리고 있다.

• 방실결절, 히스다발(His bundle) 및 푸르킨예섬유(Purkinje fiber)

방실결절의 세포는 동굴심방결절로부터의 자극을 히스다발, 푸르킨예섬유를 통해서 좌우의 심실근육에 전달하는 것이다(▶그림 5).

(4) 심외막(pericardium)

표면이 중피세포로 덮인 얇은 섬유성 조직이며 관상혈관, 신경이 분포하고 부분적으로는 풍부한 지방조직을 갖고 있다.

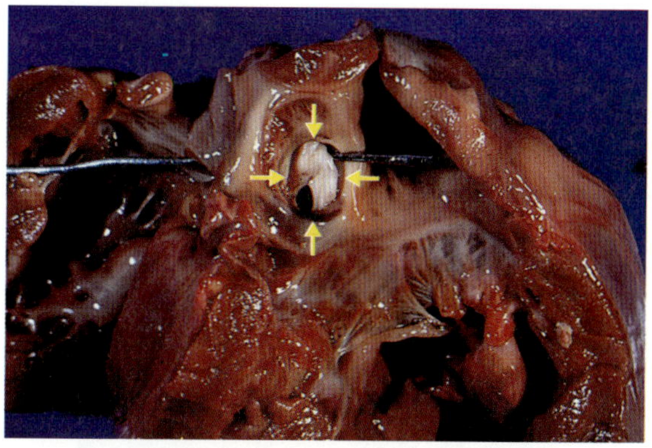

▶그림 6 열린타원구멍 (화살표로 에워싸인 부분)

3 선천성 심장기형

심장기형은 전체 출산의 0.1%에 관찰된다고 하며 발생빈도로서는 상당히 높다.

a 원인

원인이 명백한 것으로서는 유전자 이상(21번 세염색체증, 다운증후군), 낮은 산소, 방사선, 바이러스 감염(마진, 풍진 등), 비타민 · 호르몬 이상, 화학물질(약제) 등이 있다. 이들의 원인이 태생 1~7주에 태아에 작용하면 심장기형이 발생한다고 한다. 그러나 심장 기형의 80%는 원인불명이다.

b 기형의 종류

(1) 심방중격결손증(atrial septal defect ; ASD)

ASD는 ① 열린타원구멍, ② 2차 중격 결손, ③ 1차 중격 결손이 있다.

열린타원구멍은 생후 폐쇄되어야 할 2차 중격의 타원구멍이 생후도 열려 있는 것을 말한다(▶그림 6). 2차 중격 결손에서는 2차 구멍의 열림(심방중격 상부결손)이 관찰된다. 1차 중격 결손의 경우는 2차 중격의 발육도 장애되므로 광범위

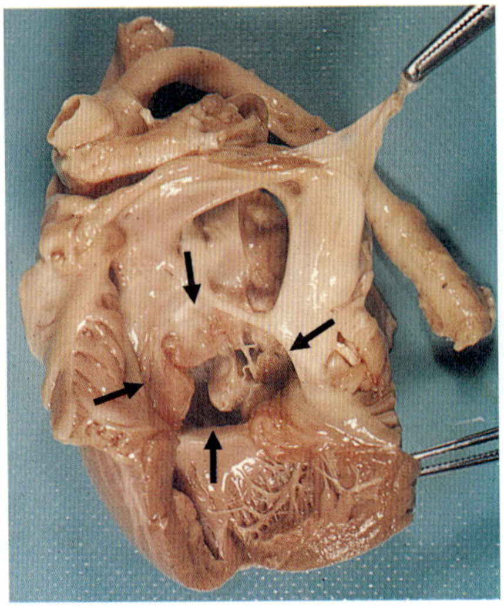

▶그림 7 방실관 열림 (화살표로 에워싸인 부분)
[가지하라 히로키 : 표준 병리학, 文光堂, 1998, p.186에서]

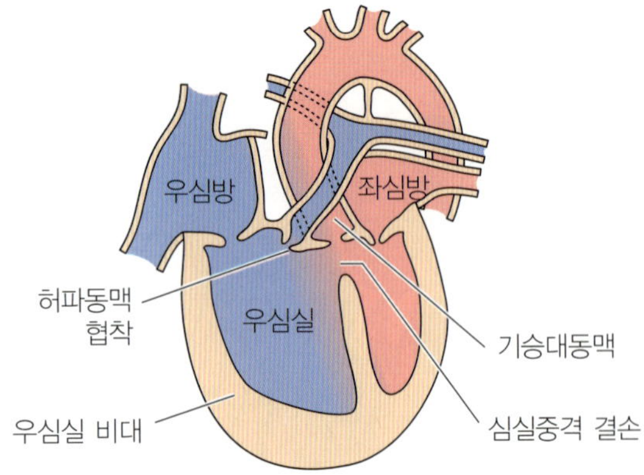

▶그림 8 팔로네징후의 약도

한 심방중격의 결손을 수반한다.

(2) 심실중격결손증 (ventricular septal defect : VSD)

VSD는 일반적으로 고위 막모양부분의 결손이 있는 경우가 많고 또한 다른 부분의 기형과 합병하는 일이 많다.

(3) 방실중격결손증(atrio-ventricular septal defect : AVSD)

태생 초기의 심장에서는 심방과 심실이 방실관(atrioventricular canal)으로 연락하여 있고 이 방실관의 앞뒤 벽에서부터 삼첨판막, 승모판막이 형성된다. 이 방실관의 형성부전으로 발생하는 기형이 AVSD이고 심방중격결손과 삼첨판막, 승모판막의 벌어짐(열개)을 초래하는 중증의 기형이다(▶그림 7).

(4) 허파동맥 협착(pulmonary stenosis : PS)

허파동맥 판막 또는 그 직전의 우심실 유출로의 협착이 있는 상태를 말한다. 다른 기형을 합병하는 경우가 많다.

(5) 팔로네징후(tetralogy of Fallot : TF)

복수의 기형이 합병한 것으로 ① 심실중격 결손, ② 대동맥의 기승(overriding)전이, ③ 허파동맥 협착, ④ 우심실 비대의 4징후를 가진 것을 말한다. 복수의 기형을 가진 것 중에서는 가장 빈도가 높은 것이다(▶그림 8).

(6) 동맥관[보탈로관(Botallo duct)] 열림(patent ductus arteriosus; PDA)

동맥관은 생후 얼마 안 되어 폐쇄되는 것이지만 생후도 폐쇄되는 일이 없이 열려 있고 대동맥과 허파동맥 사이에 션트를 형성하고 있는 것이다.

(7) 대동맥 협착

영아형과 성인형이 있다. 영아형은 보탈로관에서부터 심장 쪽으로 상당히 폭넓게 협착이 관찰되는 것으로 일반적으로는 보탈로관의 열림을 수반하고 있다. 성인형은 보탈로관에 근접한 말초부분에 좁은 범위의 협착이 관찰되는 것으로 일반적으로는 보탈로관은 폐쇄되어 있다.

4 허혈성 심장질환

심장은 관상동맥에 의해서 산소와 영양이 공급되고 있으나 이 관상동맥에 병변이 있어 심근에 혈액의 공급을 충분히 시행할 수 없는 경우, 심장기능의 장애가 발생한다. 이것을 허혈성 심장질환이라 한다. 그 대표적인 것이 협심증과 심근경색이다.

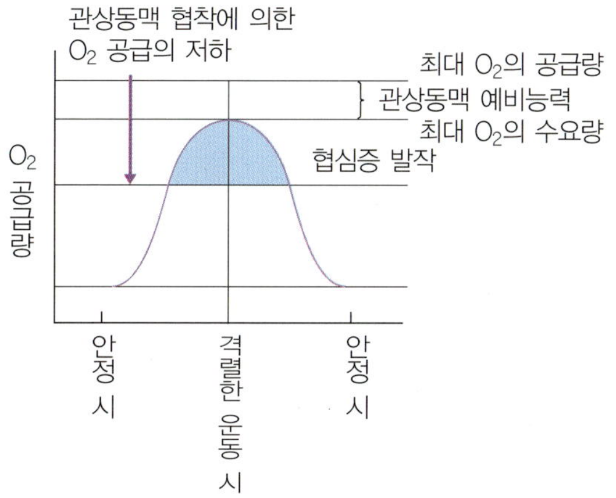

▶**그림 9 관상동맥 협착에 의한 상대적 관상순환 장애와 협심증의 발생기전**

화살표와 같이 관상동맥 협착에 의해서 O_2 공급량이 저하하면 그 이상의 O_2 수요부분에서 협심증 발작이 발생한다.

a 협심증

심근은 안정 시에서도 산소섭취량이 많고 동정맥혈 사이의 산소교차가 크다. 따라서 격렬한 운동 시 산소수요의 증가에는 관상동맥의 확장에 의한 순환혈액량의 증가로 대응하고 있다. 그러나 동맥경화 등에 의해서 관상동맥 내강의 협착이 일어나면 심근의 산소수요의 증가에 대해서 혈관 확장에 의한 적응을 할 수 없게 된다(▶그림 9). 이 적응파탄이 협심증이다.

원인 ① 관상동맥질환(동맥경화증, 동맥염, 연축 등), ② 관상동맥 이외의 질환(대동맥염, 판막질환, 고도의 빈혈 등)의 두 가지가 있으나 대부분의 경우는 관상동맥질환, 특히 관상동맥경화증에 의한 것이다.

병형분류 협심증은 일반적으로는 노작협심증과 안정협심증(이형협심증)으로 나뉜다. 노작협심증은 관상동맥이 기질적 내강협착에 의해서 예비능력이 감소하기 때문에 발생하는 것으로 신체의 노작에 의해서 발병한다. 안정협심증(이형협심증)은 신체의 노작 없이 발생하는 것을 말한다. 야간 또는 조조에 발생하고 관상동맥의 연축이 원인이다.

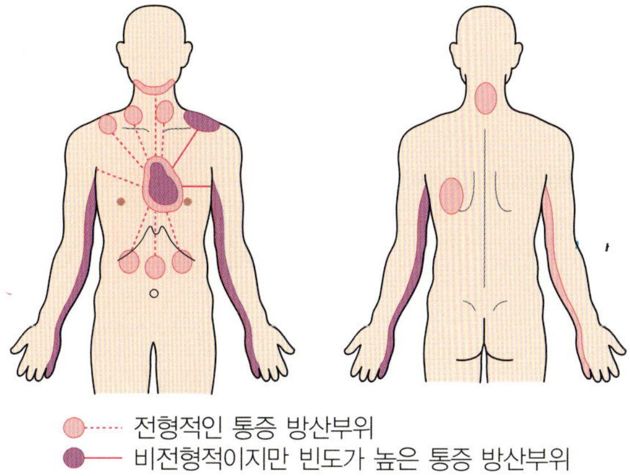

▶**그림 10 협심통의 발생과 방산부위**

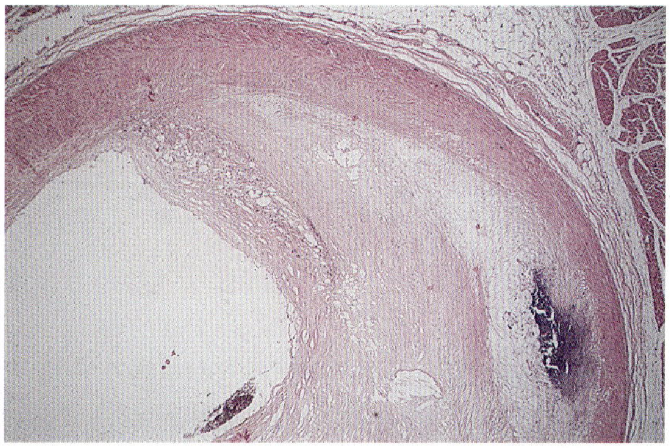

▶**그림 11 동맥경화에 의한 관상동맥 내강 협착**

임상사항 협심증 발작 시의 전형적인 증상으로서는 죄어지는(압박되는) 것 같은 흉부 불쾌감이 있고 자주 왼쪽 어깨, 왼팔의 방산하는 통증을 느낀다(▶그림 10).

협심증 발작 시의 심전도의 소견으로서는 노작형의 협심증에서는 일반적으로 ST의 저하가 관찰된다. 안정 협심증(이형협심증)에서는 ST의 상승이 관찰된다. T의 변화는 다채로우며 높이가 증가하거나 역전 또는 2상성을 나타내는 것도 있다.

노작협심증의 유발시험으로서 운동 부하시험(마스터의 2단계 시험)이 있다.

병리소견 협심증의 심장병변에는 관상동맥 병변과 심근병변이 있다. 그 중에서도 관상동맥 병

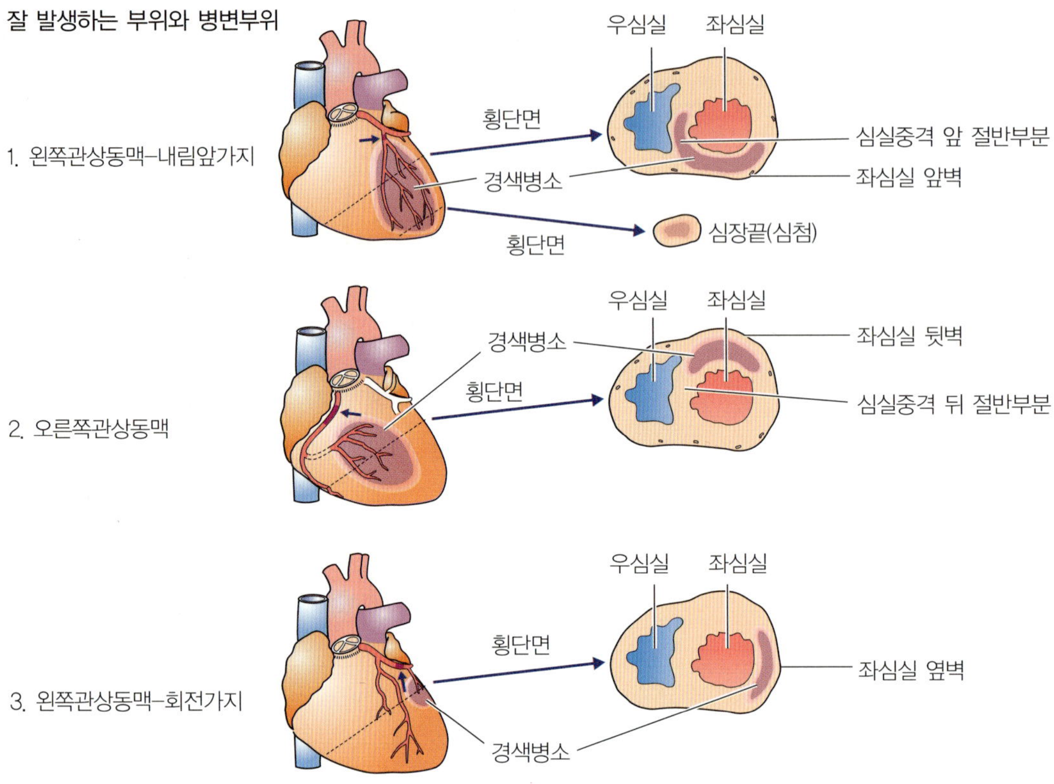

▶그림 12 관상동맥의 폐색부분과 경색부분의 관계
화살표는 심장 횡단면의 경색부위 [가지하라 히로키 : 표준 병리학. 文光堂, 1998, p.190에서]

변, 특히 관상동맥경화증은 협심증에서의 중심적인 병변이다.

관상동맥경화증에 의한 내강협착은 내막에의 지질의 침착과 섬유성 비후에 의한 것으로 죽종(atheroma)의 형성이나 석회침착이 관찰되고 구심성이나 편심성의 다양한 협착을 수반하고 있다(▶그림 11).

심근병변으로서는 심내막 쪽의 심근이나 꼭지근(유두근)에 선택적인 심근세포 괴사가 일어나 산재성으로 심근의 소괴사병소가 관찰된다. 또한 오래 된 것에서는 병소모양의 소섬유화병소가 심내막 쪽에 드문드문 관찰된다.

b 심근경색

인간의 관상동맥은 동맥 사이의 문합이 매우 적고 기능적으로는 끝동맥(end artery)이라 생각된다. 이 관상동맥이 급격히 폐색되어 그 혈관의 영양영역의 심근조직이 괴사에 빠진 상태를 심근경색이라 한다.

원인 관상동맥의 급격한 폐색의 원인은 대부분이 동맥경화를 기반으로 한 것이다(90% 이상). 특히 관상동맥의 이는곳에서부터 2~5㎝의 부위에 경화가 가장 심하고 동맥경화성으로 비후한 내막의 박리, 죽종의 파탄 등에 의한 혈전형성과 내강폐색이 원인이 되는 경우가 압도적으로 많다. 기타로는 매독성대동맥염, 결절성다발동맥염 등에 의한 염증성의 관상동맥 폐색, 관상동맥 연축에 의한 기능적인 내강협착 등이 있다. 또한 드물지만 혈전 등의 색전물질에 의한 색전성 내강폐색이 있다.

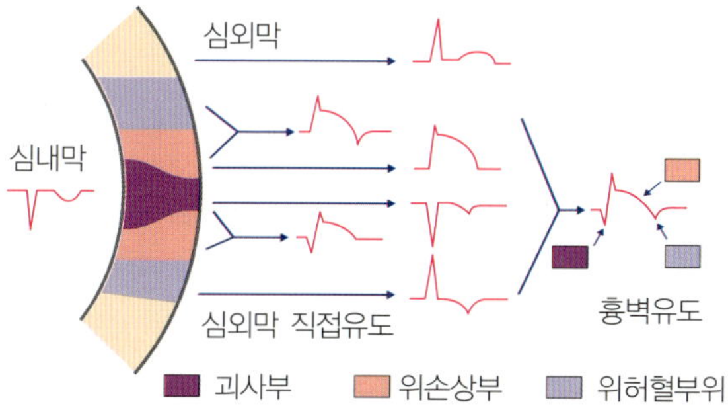

▶**그림 13 심근경색과 심전도 파형의 관계**
[가지하라 히로키 : 표준 병리학. 文光堂, 1998, p.190에서]

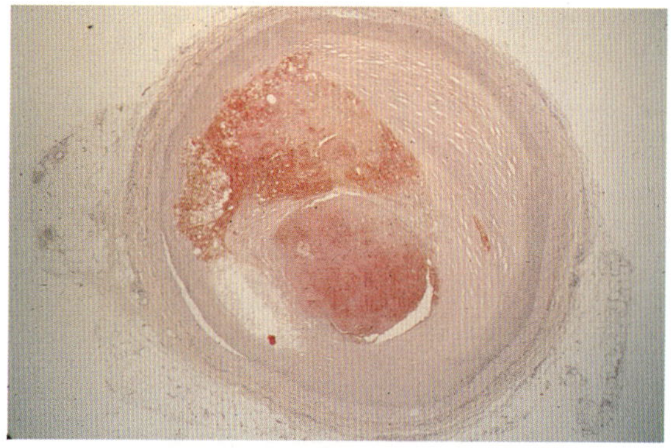

▶**그림 14 관상동맥 혈전**

심근경색의 위험인자로서는 고혈압, 고지혈증, 당뇨병, 흡연, 스트레스 등이 있다.

병형 분류

① 좌심실 앞벽 경색 : 왼쪽 관상동맥 내림앞가지가 폐색한 경우이고 그 영양영역인 좌심실 앞벽, 심장끝(심첨)부분, 심실중격 앞쪽 약 2/3의 심장조직에 괴사가 일어난다. 심근경색 중에서 가장 빈도가 높은 것이다(발현빈도 40~50%).

② 좌심실 뒷벽 경색: 오른쪽 관상동맥의 뒤심실사이가지(후실간지)가 폐색한 경우이고 그 영양영역인 좌심실 뒷벽과 심실 후방 약 1/3에 괴사가 일어난다. 이것은 좌심실 앞벽 경색에 이어서 많은 경색이다(30~40%).

③ 좌심실 옆벽 경색 : 왼쪽 관상동맥 회전가지가 폐색한 경우이고 그 영양영역인 좌심실 옆벽에 괴사가 일어난다(15~20%).

이상의 3개 유형이 가장 빈도가 높은 경색이지만(▶그림 12) 이 밖에 드물기는 하지만 아래와 같은 것이 있다.

④ 우심실 경색 : 우심실의 영양공급을 하는 오른쪽 관상동맥의 가지가 폐색한 경우이지만 별로 많지 않다.

⑤ 심방경색 : 심방의 영양공급을 하는 혈관의 폐색에 의해서 발생하는 것으로 드물게 관찰된다.

이 밖에 관벽성 경색(경색층이 심내막층에서부터 심외막층에 걸쳐서 관벽성으로 관찰되는 것), 비관벽성(심내막하) 경색(경색층이 심근층의 일부에 국한되어 있는 것)을 구별하는 경우도 있다.

임상사항 전구증상으로서 두근거림, 권태감, 흉통 등이 있다. 심근경색의 발작 시에는 지속적인 협심성 통증이 있고 호흡곤란, 불안감, 오심 · 구토, 발열 등을 수반하는 경우도 있다. 또한 혈압은 저하하고 중증이라면 쇼크 상태가 된다.

혈액소견으로서는 백혈구 증가(일반적으로는 15,000~20,000㎣), 적혈구침강속도의 항진 등이 관찰되며 혈청화학적으로는 GOT가 상승하고 24~48시간 이내에 최고치에 도달한다. 또한 CK는 6~8시간 이내에 상승하고 24시간 전후에서 최고치에 도달하며 3~4일에서 정상수치가 된다. LDH는 늦어서 상승하여 3~4일에서 최고치에 도달하고 8~14일에서 정상수치로 복귀한다.

심전도 소견으로서는 전형적인 것에서는 ST의 상승, T파의 역전, 깊은 Q가 출현한다(▶그림 13).

병리소견 일반적으로는 책임혈관에 혈전의 형성이 관찰된다(▶그림 14). 경색 발생 후 4~5시간까지는 육안적으로도 조직학적으로도 변화는 관찰되지 않는다. 6~8시간 후에서는 이미 경색부분 심근세포의 호산성 변화가 관찰되고 12~24시간에서 핵융해가 출현한다. 이 시기에 호중구를 주체로 한 염증세포의 침윤이 인지된다. 경색

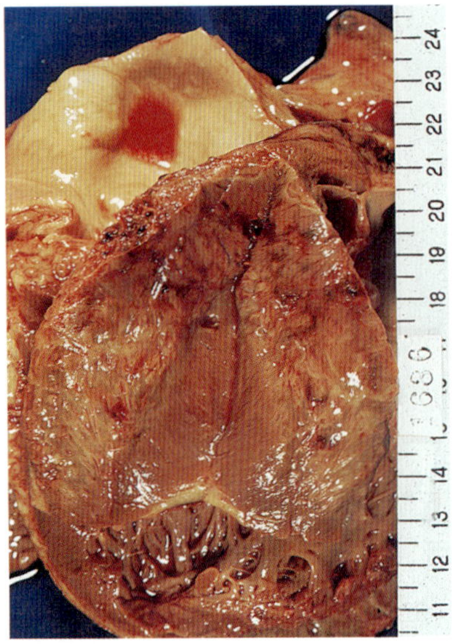

▶그림 15 좌심실 앞벽경색

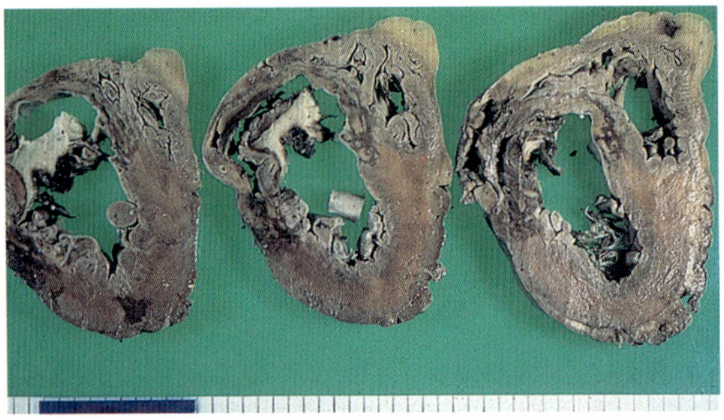

▶그림 16 심근경색

병소는 창백해지며 차츰 광택을 잃고 황색~황백색을 띠게 된다(▶그림 15). 48~72시간 후에서는 심근세포는 응고괴사가 명료하게 관찰되고 4~5일 무렵부터 경색병소 주변에 육아조직이 형성된다. 2~6주후부터 서서히 섬유화가 진행되고 3개월 무렵까지에는 경색병소는 흉터화가 된다. 비교적 큰 경색병소에서도 6개월 무렵까지에는 흉터화가 완료한다(▶그림 16).

합병증 꼭지근 파열에 의한 판막장애, 심장파열[심장눌림증(cardiac tamponade)], 심외막염, 심장류, 부정맥, 심부전 등을 자주 합병한다. 또한 심장내강에 벽재성 혈전의 형성이 있으면 혈전성색전증을 초래하는 경우도 있다.

5 염증성 심장질환

a 류마티스성 전층심장염

류마티스성전층심장염(rheumatic pancarditis)은 류마티스열 때에 관찰되는 심장의 염증이다.

류마티스열은 일반적으로는 소아 및 젊은이가 이환하는 질환이며 그 정체는 면역학적 반응에 의해서 발생하는 염증성 질환이라 생각되고 있으나 심장이 가장 높은 빈도로 침해된다.

원인 · 병태발생 현재도 아직 불명의 점이 많지만 질병소질(predisposition)과 유발요인이 있다. 질병소질로서는 연령, 성, 영양상태 등이 있고 유발요인으로서는 세균감염, 특히 β용혈성연쇄구균(A군)에 의한 인두감염이 선행하는 경우가 많다.

병태발생으로서는 β용혈성연쇄구균 감염으로 시작되고 세균에 대한 항체(ASLO 등)의 생산, 세균과 공통항원을 가지는 조직과 항체와의 반응에 의한 염증, 항원항체복합체와 보체의 조직 침착, Ⅲ형 알레르기반응의 발생과 같은 여러 가지 경로를 생각할 수 있다.

임상사항 세균감염 후 3~4주 무렵부터 발열, 전신권태감, 백혈구 증가, ASLO수치 상승 등이 관찰되고 국소증상으로서는 관절염, 피부의 발진, 피하 류마티스결절 등이 관찰된다.

가장 중요한 병변은 심장병변이며 심내막, 심근, 심외막의 모두에 염증이 파급되어 전층심장염의 소견을 나타낸다. 아래에 각각의 류마티스성 염증의 병리소견을 열거한다.

(1) 류마티스성심내막염 (rheumatic endocarditis)

급성기에 심내막의 염증, 특이 판막에 염증소견이 관찰된다. 즉 판막의 폐쇄 가장자리의 염증과 혈전형성을 수반한다. 이 판막병변은 우심계의 판막보다도 내압이 높은 좌심계의 판막에 많

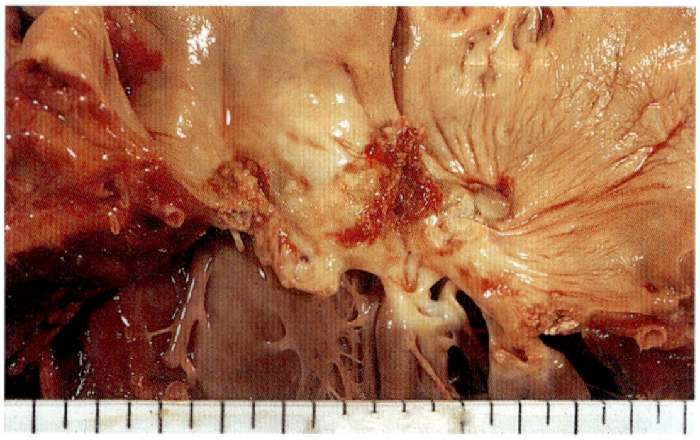

▶그림 17 승모판막의 흉터성 수축, 판막구멍 협착

이 출현한다.

류마티스열의 급성기가 지나면, 판막병변도 섬유화, 흉터화가 되어 판막의 변형을 남기고 치유하지만 소수 사례에서는 재발을 반복하여 판막의 변형이 고도가 되어 이른바 판막구멍 협착, 판막폐쇄부전과 같은 판막질환(심장판막증)을 초래한다(▶그림 17).

(2) 류마티스성 심근염 (rheumatic myocarditis)

류마티스열의 급성기에 관찰된다. 염증은 우선 근육층 내의 사이질 결합조직에 국한성의 비특이적인 염증이 출현하고 얼마 안 되어 이 부분을 중심으로 대형의 단핵구나 다핵거대세포가 출현하고 이른바 아쇼프 소체(Aschoff body)가 형성된다.

급성기가 지나면 아쇼프 소체도 차츰 섬유화, 흉터화가 되어 소실한다.

(3) 류마티스성심외막염 (rheumatic pericarditis)

류마티스열의 급성기에 발생하고 심외막의 비특이적인 염증과 심외막 표면에의 섬유소의 석출이 관찰된다. 심장의 표면에 섬유소가 석출하면 비로드(velvet) 모양으로 보이기 때문에 비로드 심장이라 불린다. 자주 심낭막과 유착하고 이 섬유화한 부분에 석회가 침착하여 딱딱해지면 갑옷 심장이라 불린다.

b 비류마티스성 심장염

■ 심내막염

비류마티스성의 심내막염(endocarditis)에는 아래의 것이 있다.

(1) 세균성심내막염(bacterial endocarditis)

심장의 내막에 세균이 정착하기 쉬운 조건, 예컨대 생체방어기전의 저하, 류마티스성심내막염, 판막기형 등이 있으면 혈액 내에 침입한 세균이 심내막에 정착하여 세균성심내막염을 일으킨다.

원인 세균의 침입문호로서는 구강 내 감염병소, 편도선염, 상기도감염 등이 많고 전체의 70%를 차지하고 있다.

원인균은 포도구균과 연쇄구균이 대부분이고 90% 이상을 차지하고 있다. 포도구균 중에서도 황색포도구균의 감염이 많고 이 경우는 급성의 경로를 거친다. 표피 포도구균(피부에 널리 분포)의 경우는 병원성이 비교적 약하고 아급성의 경과를 거친다.

임상사항 균혈증 또는 패혈증을 수반하기 때문에 급성의 것에서는 갑작스런 발열과 오한, 전율로 시작된다. 또한 권태감, 피로감, 관절통, 출혈반점, 비종, 혈뇨 등이 관찰되고 대부분의 증상 사례에 심장 잡음이 들린다. 아급성의 것에서는 발열은 가볍다. 피부에 자주 오슬러(Osler) 결절이 출현한다.

혈액학적으로는 백혈구 증가가 관찰되고 용혈성연쇄구균 감염이 있는 경우에는 ASLO수치의 상승, CRP 양성 등의 소견을 볼 수 있다.

병리소견 심장판막, 특히 승모판막, 대동맥판막에 잘 발생하고 수 ㎜ 에서부터 1㎝전후의 사마귀를 형성하지만 차츰 판막조직의 파괴를 수반하여 궤양을 형성한다(궤양성판막염). 또한 판막천공, 꼭지근힘줄끈 파열 등도 관찰된다. 조직학적으로는 혈전의 형성과 함께 세균의 증식이 관찰되고 급성의 것에서는 호중구의 침윤이 두드러진다.

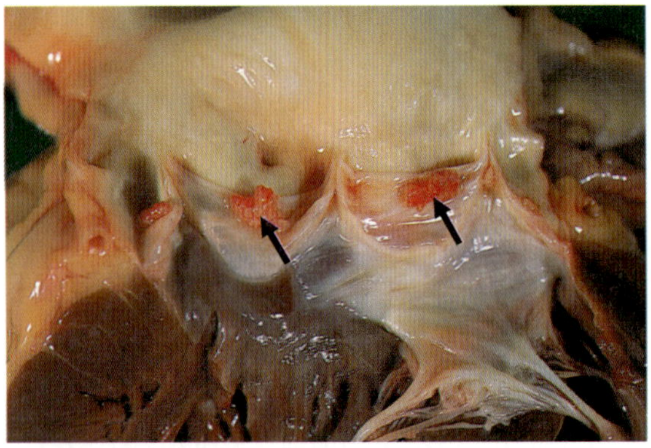

▶그림 18 대동맥판막의 혈전성 사마귀(화살표)

합병증 심장병변으로서는 판막장애 이외에 심근염, 심근경색, 심부전 등의 심근장애가 관찰된다. 심외 병변으로서는 세균성 색전증에 의한 것이 가장 많고 각 장기, 조직의 감염증 또는 농양형성 등이다.

(2) 비세균성심내막염 (non-bacterial endocarditis)

- 비정형성사마귀성심내막염
  리브만 삭스(Libman-Sachs)형 심내막염이라고도 한다. 즉, 전신성홍반성루푸스(SLE) 때에 판막에 출현하는 것으로 직경 1~4㎜의 혈전형성이다.
- 비세균성혈전성심내막염
  소모성 질환, 특히 결핵이나 암환자의 말기에 심장의 판막에 직경 수㎜의 혈전을 형성하게 되는 것으로 종말성심내막염이라고도 불린다(▶그림 18).
- 뢰플러증후군(Löffler syndrome)
  호산구증가증과 함께 심내막의 섬유화를 수반하는 원인불명의 드문 질환이다. 30세대에 잘 발병하고 남성에 많이 관찰된다(약 3/4).

병리소견 심내막, 특히 심실의 혈액유입부분의 심내막에 섬유성 비후가 관찰되고 섬유성으로 비후한 심내막 및 심내막 밑의 심근에 미만성의 호산구 침윤이 관찰된다.

■ 심근염(myocarditis)

심근염은 심근에 염증성 병변을 초래하는 질환이며 임상적으로는 발열, 두근거림, 앞가슴 통증, 쉽게 피로해짐 등이 초기의 증상이다.

(1) 바이러스성심근염(viral myocarditis)

심근염을 일으키는 바이러스로서는 콕삭키바이러스, 인플루엔자바이러스, 아데노바이러스등이 알려져 있다.

병리소견 림프구를 주체로 하는 염증세포 침윤이 관찰되고 심근세포의 변성, 괴사를 수반하게 된다. 시간의 경과와 더불어 조직구의 침윤이 관찰되고 차츰 섬유화를 수반하게 된다.

(2) 세균성심근염 (bacterial myocarditis)

균혈증, 패혈증에 합병하거나 세균성심낭염에서부터 파급된다. 포도구균이나 연쇄구균 감염의 경우에는 농양형성을 수반하게 된다. 기타의 심근염으로서는 진균감염, 원충감염이 있고 샤가스(Chagas)심근염은 트리파노소마 감염에 의한 것이다.

(3) 중독성심근염(toxic myocarditis)

심근세포를 장애하는 독성물질에 의해서 발생하는 심근염이다. 디프테리아성심근염이 대표적인 것이고 감염병소의 디프테리아균이 내는 균체외 독소에 의한 심근세포장애이다. 특히 우심실 심근세포가 장애되고 또한 자극전도계의 세포도 장애되어 부정맥을 초래함과 동시에 급사의 원인이 된다.

최근, 항종양성 항생물질인 안트라사이클린(anthracycline)에 강한 심독성(cardiotoxicity)이 있다는 것이 알려지게 되었다.

(4) 특발성심근염(idiopathic myocarditis)

원인불명의 심근염이고 심장에만 염증이 국한되는 것을 말한다.

- 비특이성미만성심근염
  고립성심근염 또는 피들러(Fiedler)심근염

이라고도 불리고 바이러스, 알레르기 등이 생각되고 있으나 아직 불명이다.

임상사항 비교적 젊은 연령층에 관찰되고 일반적으로는 급성 치사성이다.

병리소견 심장은 일반적으로 비대, 확장하고 조직학적으로는 사이질에의 림프구를 주체로 하는 염증세포 침윤이 두드러지며 심근세포의 괴사와 탈락을 수반하고 있다.

- 거대세포성심근염

  일반적으로 아급성 또는 만성의 경과를 거친다.

병리소견 사이질에 림프구를 주체로 하는 염증세포 침윤과 함께 다핵거대세포의 출현을 수반하고 있다.

- 호산구성(알레르기성) 심근염

  술폰아미드(sulfonamide), 안티몬 등의 약물이 원인이라 생각되는 심근염이다. 중증의 증상사례가 많고 급성의 경과를 거치며 예후는 나쁘다.

병리소견 사이질에 호산구의 침윤이 두드러지는 신근염이다.

■ 심외막염

심외막염(pericarditis)에는 심낭 내에 장액이 괴는 장액성심외막염, 피브린이 석출하는 섬유소성심외막염, 세균감염에 의한 화농성심외막염, 악성종양의 전이에 의한 종양성심외막염 등이 있다.

섬유소성심외막염은 비로드심장이라고도 하고 섬유화하여 석회가 침착하면 갑옷심장이라 불린다.

기타, 심부전이나 저단백혈증 등에서 심낭액이 대량으로 괴면 심낭수종이라 하고 혈액이 괴면 심낭혈종이라 한다. 심낭 내에 액체가 괴는 것에 의해서 심장기능이 장애되는 경우를 심장눌림증(cardiac tamponade)이라 한다.

6 특발성심근증

심근이 1차적으로 장애되고 그 원인이 명백하지 않은 것을 특발성심근증이라 부른다. 그러나 그 질병개념은 반드시 명확한 것은 아니며 현재도 역시 논의가 많은 질환군이고 아래의 세 가지 병형분류가 사용되고 있다.

a 비대형심근증

비대형심근증(hypertrophic cardiomyopathy)은 원인불명의 심근비대가 주된 심장질환이다.

원인 가족성으로 관찰되는 일이 많고 상염색체 우성유전의 형식을 취한다고 한다.

임상사항 두근거림, 실신, 호흡곤란, 협심증모양 증상 등을 수반한다. 돌연사하는 증상사례도 많지만 천수를 다하는 일도 있다.

병리소견 심근, 특히 좌심실 심근에 비정상적인 비대가 인지된다. 폐색성의 것과 비폐색성의 것으로 나뉜다.

폐색성의 것은 심실 중격의 위 뒷부분에 비정상적인 심근의 비대가 있다(▶그림 19). 비폐색성의 것에서는 중격 이외의 부분, 특히 좌심실 자유벽에 비대가 관찰된다. 조직학적으로는 비대부분의 심근세포의 비대 및 착종배열이 관찰된다(▶그림 20).

b 확장형심근증

명백한 원인을 인지할 수 없고 심근의 수축력이 저하하며 심실의 확장과 수축기 구출률이 저하하는 심장질환을 확장형심근증(dilated cardiomyopathy)이라 부르고 있다.

원인 일부에 가족적인 발병도 관찰된다는 것으로부터 유전적인 요인의 관여도 생각되고 있으나 이 병증이라 하고 있는 증상사례에는 감염, 중독, 대사이상 등이 관여하고 있을 가능성도 있고

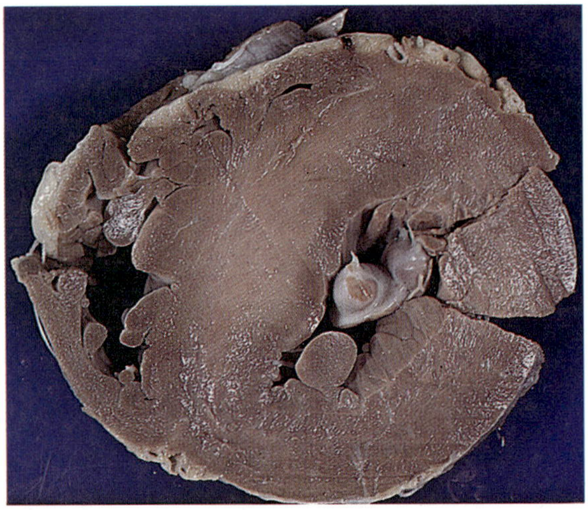

▶그림 19 비대형심근증의 심장 횡단면
심실 중격 뒷부분의 비대를 나타낸다.

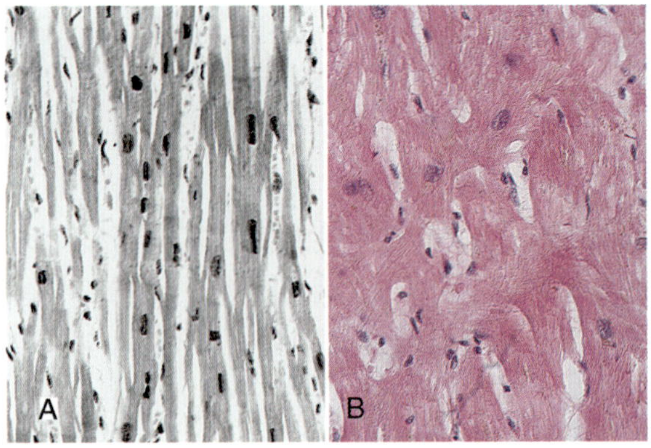

▶그림 20 심근세포의 조직소견
A : 정상 좌심실 심근세포, B : 비대형심근증의 비대부분의 심근세포

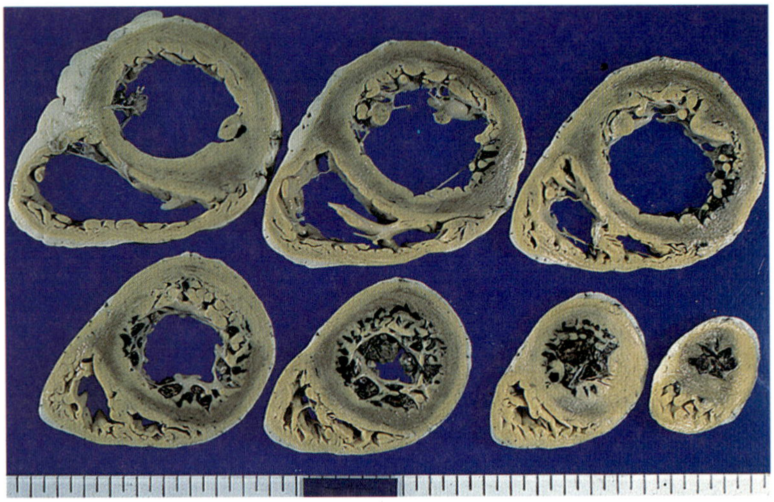

▶그림 21 확장형 심근증의 심장 횡단면

원인이 상이한 심장질환의 종말모습을 보고 있을 가능성도 있다.

임상사항 울혈성심부전의 소견을 나타내므로 울혈형심근증이라고도 불리고 예후는 매우 나쁘다. 발병연령은 젊은 나이에서부터 노년에 이르는 각 연령층에 폭넓게 관찰되고 남성에 많다(여성의 약 2배).

병리소견 심장은 일반적으로 비대하고 심실, 심방의 두드러진 확장을 수반하고 있다(▶그림 21). 조직학적으로는 여러 가지 정도의 섬유화와 심근세포의 비대가 관찰된다. 섬유화에는 일정한 특징은 관찰되지 않는다.

c 구속형심근증

구속형심근증(restrictive cardiomyopathy)은 심내막이 섬유성으로 비후하고 심실의 확장장애를 수반하는 심근증이지만 독립된 질환은 아니다. 심내막심근섬유증이나 심내막섬유탄성증이 이것에 속한다.

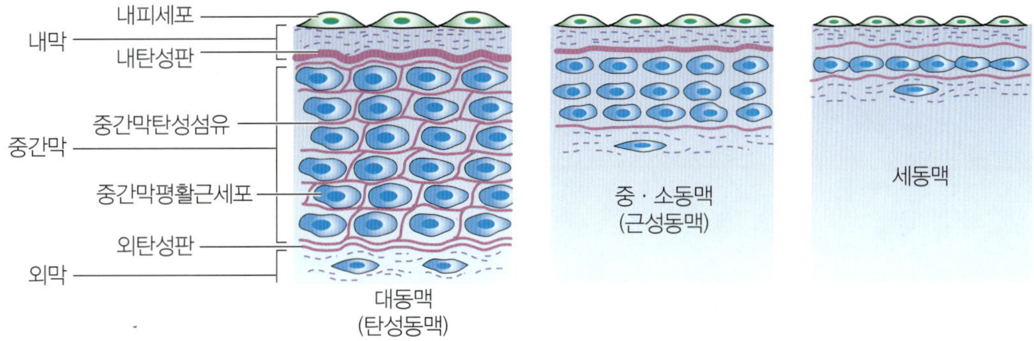

▶그림 22 동맥벽의 약도

7 대사장애

a 폼페병

폼페병(Pompe disease)은 별명, 당원병 Ⅱ형이라고도 불리고 있다. 이 질병은 글리코겐을 분해하는 리소좀 내 효소(α-글루코시다아제)가 선천적으로 결손이 되어 있는 것으로 심근세포나 골격근 세포를 중심으로 글리코겐이 축적하게 된다.

b 코리병

코리병(Cori' s disease)은 당원병의 하나(당원병 Ⅲ형)이고 선천성으로 아밀로-1,6-글리코시다아제의 결손이 관찰된다. 이 효소는 글리코겐의 α-1,6 결합의 가지를 분해하는 것으로 글리코겐의 축적은 간, 골격근, 심근에 관찰된다.

8 종양

심장 원발의 종양은 매우 드물다.

양성종양으로서는 점액종이 가장 많고 좌심방의 내막에 잘 발생한다. 조직학적으로는 산성무코다당류를 주체로 하는 점액모양 물질과 그 안에 별세포(성상세포)의 증식을 수반하고 있다.

그 밖에는 횡문근종, 지방종, 혈관종 등이 관찰된다.

악성종양으로서는 횡문근육종, 혈관육종, 섬유육종 등이 있으나 매우 드물다.

B 혈관

1 혈관의 구조

a 동맥

동맥에는 대동맥(탄성동맥), 중 · 소동맥(근성동맥), 세동맥이 있다. 어느 것도 내막, 중간막 및 외막으로 구성된다(▶그림 22).

탄성동맥은 중간막 평활근층에 탄성섬유가 잘 발달하여 있고 외막에서부터 중간막의 밖 1/3까지 혈관벽의 영양을 공급하는 혈관영양 혈관이 있다.

근성동맥에서는 중간막에 탄성섬유는 거의 관찰되지 않고 평활근세포는 서로 밀접하여 있다.

소 · 세동맥은 직경 100~20㎛의 것을 말한다. 말초로 감에 따라 평활근층은 얇아지고 최종적으로는 1층의 평활근세포가 된다.

b 모세혈관

1층의 내피세포와 그 가쪽의 기저막으로 구성되고 주위에 혈관주위세포가 드문드문 보인다(▶그림 23). 이 부분은 물질교환이 왕성하여

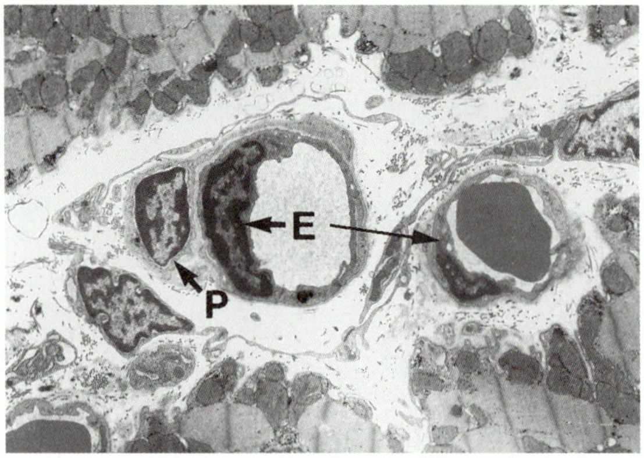

▶그림 23 모세혈관의 초미구조
E : 혈관내피세포, P : 혈관주위세포

기능혈관이라고도 한다.

c 정맥

정맥은 대정맥, 중정맥 및 소 · 세정맥으로 구성된다. 저압계이므로 동맥과 비교하여 벽은 얇고 중 · 소정맥에서는 판막을 갖고 있다.

2 동맥질환

a 동맥경화증

동맥의 벽은 혈액의 액체성분이 스며들음으로써 영양이 공급되고 있고, 내압이 높은 동맥에서는 정맥보다 많은 성분이 벽을 통과하고 있다. 이 동맥벽을 통과하는 물질 중에서도 분자량이 높은 물질, 특히 지질(LDL 콜레스테롤 등)은 내탄성판의 안쪽(내막)에 침착하기 쉽다. 이것이 오랜 세월에 걸쳐서 축적된 것이 동맥경화증(arteriosclerosis)이다.

동맥경화증의 위험인자는 다수 알려져 있으나 고지혈증, 고혈압, 흡연, 당뇨병 및 비만은 5대 위험인자라 일컬어지고 있다. 그 밖에 연령, 유전적 요인, 스트레스 등이 열거되고 있다.

(1) 대형 및 중형 동맥

대동맥의 내막 비후는 이미 영아기에 관찰되고 나이가 듦에 따라 진행한다. 초기 병변으로서는

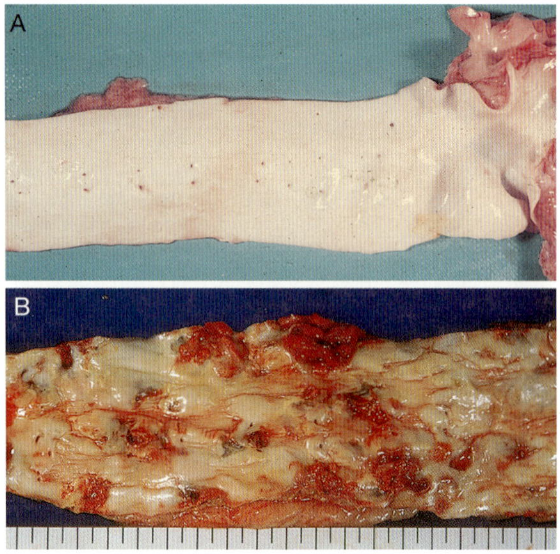

▶그림 24 대동맥의 육안소견
A : 정상 대동맥, B : 동맥경화가 두드러진 대동맥

지방줄무늬(지방선조, fatty streak)가 있다. 더 경과하면 내막이 섬유성으로 비후하여 섬유판(fibrous plaque)이나 죽상경화(atherosclerosis), 또는 죽종(atheroma)이 된다. 이것에 이어서 석회침착, 궤양형성, 혈전형성 등의 복잡병변(complicated lesion)을 일으킨다(▶그림 24).

지방줄무늬는 황색을 띤 선상융기이고 조직학적으로는 이 부분에 지질을 대량으로 함유한 포말세포가 다수 출현하고 있다.

섬유판은 회백황색을 띤 융기성 병변이고 조직학적으로는 내막의 지질침착과 포말세포가 집적한 병변을 비후한 섬유성 결합조직이 덮은 것이다(▶그림 25).

죽상경화는 비후한 내막에 대량의 지질(콜레스테롤, 중성지방, 인지질 등), 괴사조직 등이 침착하여 죽상을 나타내는 병변이다. 조직학적으로는 무정형물에 혼재하여 다수의 침상 콜레스테린 결정의 출현이 관찰된다.

죽상부분은 자주 석회침착이 관찰되고 섬유성 피막이 박리하여 궤양을 형성하고 혈전의 형성을 수반한다(복잡병변).

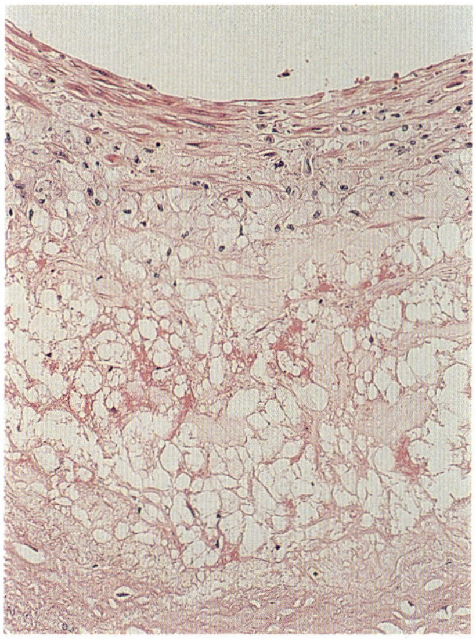

▶그림 25 동맥경화성 내막비후
내막의 지질 침착을 보여준다.

(2) 소 · 세동맥경화증

소동맥, 세동맥에 관찰되는 내막 비후는 내막에 유리모양 물질이 침착하는 것(유리모양 비후), 탄성섬유가 층 모양으로 증가하는 것(탄성섬유성 비후), 교원섬유를 주체로 한 것(섬유성 비후) 등이 있다.

(3) 묀케베르크(Mönckeberg)형 동맥경화증

중형동맥의 중간막에 석회침착이 관찰되는 동맥경화증이며 이영양성 석회침착이 원인이다.

b 동맥류(aneurysm)

동맥내강이 국한성으로 확장한 것을 말한다. 일반적으로 진성과 위성(거짓)으로 나뉜다. 진성동맥류는 동맥벽이 확장한 것을 말하고 위성(거짓)동맥류는 외상 등으로 동맥벽의 구성세포가 상실되어 섬유성결합조직으로 구성되는 것을 말한다.

(1) 동맥경화성동맥류

동맥경화는 배대동맥에 두드러지고 이 부분 및 그것에 이어지는 온엉덩동맥, 넙다리동맥에 발생한다.

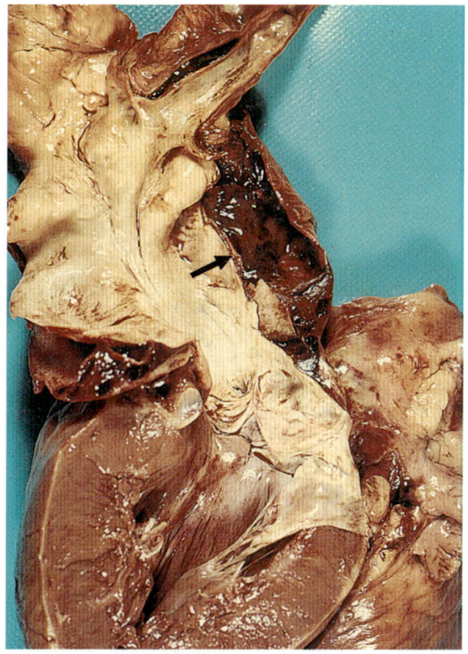

▶그림 26 해리성동맥류
대동맥 중간막의 박리와 응혈덩어리(화살표)가 관찰된다.

임상사항 드물게 복통, 다리의 허혈증상이 있고 복부 종괴가 인지된다. 동맥류가 파열하면 대량 출혈에 의해서 쇼크로 사망한다.

병리소견 일반적으로 주머니모양 또는 방추모양을 나타내고 죽상경화 병소는 대부분 소실하고 혈전의 형성을 수반하고 있다.

(2) 해리성동맥류

동맥내막에 균열이 생기고 혈액이 동맥벽 내에 유입하여 벽을 안팎으로 해리시켜 동맥벽 내에 거짓공간을 형성한 것이다(▶그림 26). 드물게는 혈액이 해리한 동맥벽 안을 흐르고 하류의 유출구에서부터 다시 혈관 내에 들어가는 일도 있다.

원인 특발성 중간막 괴사가 주목되고 있다. 그 밖에도 마르팡증후군(Marfan syndrome)이나 고혈압성 중간막 장애 때에 관찰된다.

(3) 뇌동맥류

발병원인으로서는 동맥 분기부분의 선천적인 중간막 결손이 주목되고 있다.

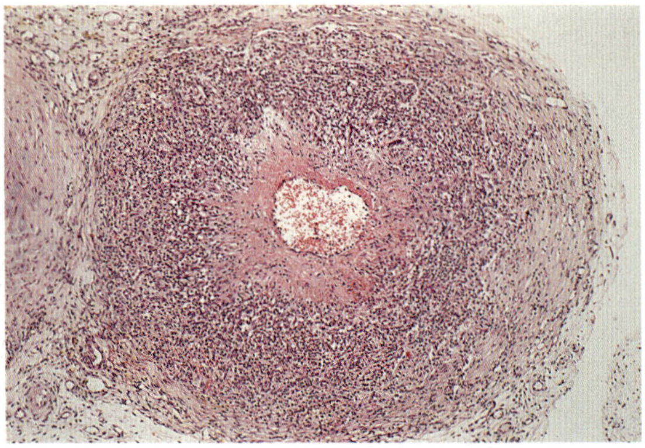

▶그림 27 결절성다발동맥염의 조직소견

가장 중요한 합병증은 동맥류의 파열에 의한 거미막 밑 출혈이고 사망률은 약 50%이다.

거미막밑 출혈의 증상은 갑작스런 격렬한 두통, 구토, 목덜미 경직, 케르니히 징후(Kernig sign) 등이고 척수액 검사에서는 척수압력의 항진과 출혈이 인지되며 뇌혈관 촬영에서는 분기부분에 동맥류가 인지된다.

(4) 감염성 동맥류

동맥의 감염증, 특히 매독성대동맥중간막염에 기초하는 가슴대동맥류는 잘 알려져 있다. 이것은 스피로히터 감염에 의한 대동맥중간막의 염증과 섬유화에 의한 벽의 취약화가 원인이며, 오름대동맥(상행대동맥)이 확장하여 대동맥류를 형성한다.

c 혈관염

(1) 결절성다발동맥염 (periarteritis nodosa)

중 · 소동맥에 다발하는 동맥염이고 원인은 불명이지만 항호중구세포질 항체가 관여한다는 것이 시사되고 있다.

임상사항 지속되는 고열, 다발관절통, 심장비대, 콩팥기능장애 등, 다채로운 증상을 나타낸다.

임상검사에서는 적혈구침강속도의 항진, 항호중구세포질항체 양성, CRP 양성, RA 양성, 빈혈, 백혈구 증가, 단백뇨 등을 나타낸다.

병리소견 콩팥, 심장, 간, 위 · 장관, 팔다리근육 등의 근성동맥에 많이 출현하는 범혈관염(panagiitis)이고 섬유소성 변성을 동반한다(▶그림 27).

(2) 대동맥염증후군(무백박병)

원인은 불명이지만 감염을 유발요인으로 하는 자기면역질환이라 생각되고 있으며 젊은 여성에 많은 질환이다(남여는 1 : 8 ~9).

임상사항 현기증, 두통, 실신발작 등의 머리 혈액부족증상이 있고 맥박결여를 수반하기 때문에 무맥박병(pulseless disease)이라 불린다.

병리소견 대동맥활(대동맥궁) 부분과 그 가지에 내막의 섬유성 비후와 내강협착이 관찰되고 중간막, 바깥막에는 염증세포 침윤과 다핵거대세포를 수반한 육아종의 형성이 있다.

(3) 버거병(Buerger disease)

청장년 남자의 다리동맥에 잘 발생한다. 폐색성혈전성혈관염이라고도 한다.

원인 불명이지만, 흡연자에 많고 니코틴과의 관계가 시사되고 있다.

임상사항 다리의 저림, 간헐성파행(intermittent claudication), 안정 시 통증, 허혈성 궤양 등이 관찰 된다.

병리소견 초기에는 내막의 섬유성 비후와 혈전형성이 관찰된다. 혈전은 기질화되어 재소통이 일어나고 이것이 반복되어 후기에는 내강이 협착, 폐색한다.

(4) 베게너 육아종 (Wegener's granulomatosis)

중년에 많이 관찰되는 질환이고 상기도의 괴사성 육아종으로 시작하여 허파, 콩팥에 병변이 수반한다. 원인은 불명이다.

임상사항 발열, 코의 출혈, 중이염, 쉰 목소리 등의 상기도증상과 발진, 관절통, 각혈, 혈뇨, 단백뇨 등이 관찰된다.

병리소견 병변부위에 육아종의 형성과 혈관염이 관찰된다. 혈관병변은 소 · 세동맥의 섬유소성 변성을 나타내는 괴사성 혈관염이다.

(5) 레이노병(Raynaud disease)

여성에 많은 원인불명의 질환이고 팔다리 특히 손가락/발가락의 대칭성 혈류장애를 특징으로 한다. 손가락/발가락은 차갑고 천연하면 위축한다. 혈관운동신경장애에 기초하는 혈관경련이 기본적인 병태이다.

(6) 가와사키병

영유아에 잘 발생하는 원인불명의 혈관염이다.

임상사항 발열, 발진, 구강점막 미란, 결막충혈, 림프절 종대 등의 증상을 나타낸다.

병리소견 관상동맥을 중심으로 한 중 · 소동맥의 혈관염을 특징으로 한다. 동맥류나 혈전형성을 수반하고 심장에서는 심근경색을 초래한다.

3 정맥질환

a 정맥류

정맥 내강의 국한성 확장을 정맥류라 한다. 일반적으로 구불구불하고 다량의 정맥혈을 수용하고 있다.

원인 정맥혈의 환류장애와 내압의 항진이다. 간경변 때의 식도정맥류는 잘 알려져 있다. 종아리 피하의 정맥류는 여성에 많고 장시간 서서 일하는 사람에게 많이 관찰된다.

병리소견 정맥벽의 펴짐, 확장, 내막의 섬유성 비후, 혈전의 부착이 관찰된다.

b 혈전성정맥염

정맥혈전의 결과 혈관주위에 통증이 있는 부종이 일어난다. 이것을 혈전성정맥염이라 한다.

병리소견 혈전을 형성한 정맥이고 염증이 주체는 아니다.

4 혈관, 림프관의 종양

a 혈관종

(1) 양성종양

혈관종(hemangioma)에서는 모세혈관종, 해면혈관종 등이 있다. 피부, 피하조직, 결막 등에 잘 발생하고 육안으로는 불그스레하고 조직학적으로는 모세혈관모양 또는 동굴모양의 모세혈관모양 혈관증식으로 구성된다.

혈관내피종은 머리나 얼굴의 피부에 잘 발생하는 종양이고 육안으로는 선홍색을 띤다. 조직학적으로는 모세혈관과 유사한 소혈관 형성이 관찰되고 세포질의 풍부한 내피세포는 혈관 내외에서 증식한다. 양성과 악성의 경계영역의 종양이고 재발이나 전이가 있다.

(2) 악성종양

- 혈관육종(hemangiosarcoma)

고령자의 머리나 얼굴에 발생하는 드문 악성종양이고 육안으로는 적색~청자색을 띤다. 조직학적으로는 이형성이 두드러진 종양세포가 대소의 혈관공간을 형성하면서 침윤성으로 증식하지만 혈관공간의 형성이 관찰되지 않는 것도 있다.

- 카포시육종(Kaposi sarcoma)

본질환은 지중해연안 주민이나 아프리카인에게 발생하는 질환이라 하여 왔으나 현재는 AIDS 환자나 장기이식환자에게 많이 발생하고 있다.

다리에 잘 발생하고 조직학적으로는 불명료한 혈관공간을 형성하는 방추형세포의 침윤성 증식으로 구성된다.

b 림프관종

림프관종(lymphangioma)은 드문 종양이지만 혈관종과 마찬가지 피부나 피하조직에 발생한다. 모세혈관림프관종, 해면림프관종, 낭포림프관종으로 분류되어 있다.

C 물리치료 · 작업치료와의 관련사항

심근경색, 심근염(myocarditis), 심근증(cardiomyopathy) 등의 심장질환에서는 심부전으로 이행할 가능성이 높으며 이들의 환자에게 물리치료 · 작업치료를 시행하는 경우, 그 증상사례와 병태를 충분히 파악해둘 필요가 있다. 특히 심장재활이나 호흡재활을 시행하는 경우에는 심장질환의 원인과 병태를 파악하는 것은 매우 중요하다.

또한 혈관병변, 특히 동맥경화증, 혈관염, 혈관종 등의 질환에서도 물리치료 · 작업치료를 효과적으로 시행하기 위해서는 그 병리와 병태를 충분히 파악해둘 필요가 있다.

복습의 요점

● 심장

1. 팔로네징후는 비교적 많은 심장기형의 하나이고 네 가지 특징적 병적 변화를 이해한다.
2. 협심증은 관상동맥 내강의 협착에 기초하는 심근에의 산소공급능력의 저하에 의한 것이라는 것을 이해하고 그 때의 관상동맥 병변과 심근 병변을 이해한다.
3. 좌우의 관상동맥의 대표적인 가지와 그 폐색에 의한 심근경색의 발병부위를 이해하고 각각의 발생빈도를 확인한다.
4. 심장판막증의 가장 중요한 기초질환은 류마티스심막염이고 그 만성 반복성 염증과 판막의 섬유화, 변형의 과정을 이해한다.
5. 특발성심근증은 비대형, 확장형, 구속형의 세 가지로 분류되고 병변의 국재(localization)는 각각 다르며, 각각 특징적인 형태소견을 나타낸다는 것을 이해한다.
6. 비대형심근증은 육안으로 심근 국소의 비대가 관찰되고 조직학적으로는 심근세포의 특징적인 복잡하게 뒤얽힌 배열을 나타낸다. 이들의 변화를 병인론적, 병리형태학적으로 이해한다.

● 혈관

1. 동맥경화증은 내막에의 지질의 침착에 의한 것이며 그 진행과 육안 · 조직학적 소견변화를 이해한다.
2. 동맥류는 동맥내강의 확장에 의한 것인데, 그 발생원인과 병변의 국재에 대해서 이해한다.
3. 결절성다발동맥염, 버거병 및 무맥병의 혈관병변은 각각 다르며 각 질환에서의 병변의 국재와 형태에 대해서 이해한다.

제 2 장

호흡기

학습 목표

- 호흡기의 감염증 · 염증성 질환의 특징에 대해서 이해한다.
- 허파순환의 생리적 특수성과 순환장애성 질환의 특징에 대해서 이해한다.
- 폐색성 장애와 구속성 장애의 차이와 각각의 대표적인 질환에 대해서 이해한다.
- 폐암의 주요 조직형에 대해서 이해한다.

A 구조와 기능

호흡기의 주된 기능은 산소를 거둬들이고 이산화탄소를 방출하는 가스교환에 있다. 외계로부터의 가스교환이 시행되는 허파의 말초까지의 공기의 통로를 기도라 하고 비강, 부비강, 구강, 인두, 후두, 기관, 기관지, 세기관지로 구성된다. 그 중, 비강에서부터 후두까지를 상기도, 기관에서부터 세기관지까지를 하기도라 한다. 또한 구강, 인두는 소화기의 일부이기도 하다(▶그림 1).

기도는 환기를 시행하고 그 점막은 주로 다열섬모원주상피로 덮여 있으며 섬모의 운동에 의한 들숨(흡기) 중의 미생물 등의 이물질 제거나 점액분비에 의한 점막면의 보호 등 생체방어기전의 일익도 담당한다.

한편, 가스교환이 실제로 시행되는 허파의 말초부분을 기강 또는 호흡대라 하고 허파꽈리관(폐포관), 꽈리주머니(폐포낭), 허파꽈리(폐포)로 구성된다. 기강의 표면은 주로 허파꽈리 상피세포로 덮이고 매우 얇은 그 세포질과 모세혈관벽을 통해서 혈액과의 사이에서 가스교환이 시행된다. 기도와 기강의 경계부분은 호흡세기관지에서 양쪽의 기능을 가진다. 허파꽈리 내에는 생리적으로 허파꽈리 대식세포가 소수 존재한다.

허파는 좌우의 흉강 내에 있고 세로칸에 있는 기관이 좌우의 주기관지로 분기하여 각각의 허파

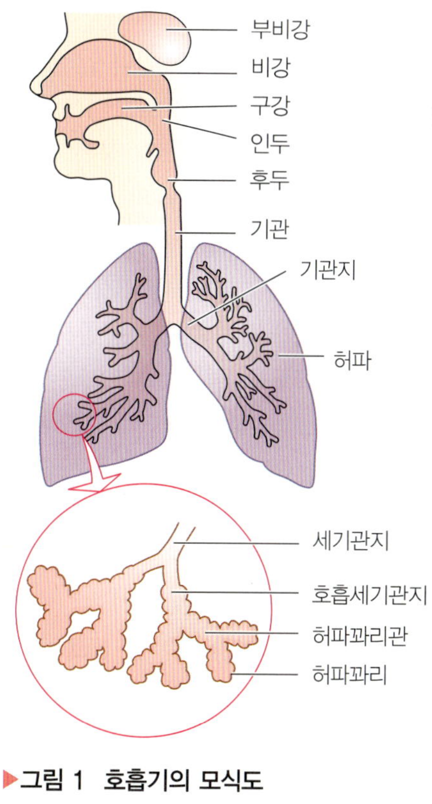

▶그림 1 호흡기의 모식도

에 들어간다. 오른쪽 허파는 위엽(상엽), 중간엽(중엽), 아래엽(하엽)의 3엽, 왼쪽 허파는 위엽[혀구역(lingular segment)을 포함], 아래엽의 2엽으로 구성된다. 각각의 엽은 각각 2~4구역으로 구성되고 각 구역은 소엽사이 사이질로 구획된 다수의 소엽으로 구성된다.

발생학적으로 기관지나 허파꽈리의 상피는 내배엽 유래의 앞창자(전장, foregut)에 발생한 호흡기 원기로부터 발생한다. 한편, 내면이 중피세포로 덮인 흉막강은 중배엽에 유래한다.

B 상기도질환

1 비강 · 부비강 질환

a 비염 · 부비강염

질환개념 비강과 그것에 이어지는 부비강은 기도의 입구이며 다양한 미생물이나 알레르겐에 노출되어 급성 · 만성의 염증을 일으킨다.

병인 · 병태 감염성과 알레르기성이 많다. 점막의 부종에 의한 공간(cavity)의 협착과 분비물, 삼출물에 의해서 콧물, 코막힘을 나타낸다.

병리조직학적 소견 비강 · 부비강 점막은 부종모양으로 비후하고 만성화하면 용종모양으로 돌출한다. 이것을 코 용종이라 한다. 또한 부비강에 고름이 괸 것을 축농증이라 한다. 조직학적으로는 점막은 부종, 호중구 · 호산구를 포함하는 염증성 세포 침윤, 점액샘의 확장이 관찰된다.

b 베게너육아종증(Wegener)

질환개념 베게너육아종증은 상기도(비강 · 부비강) · 허파 · 콩팥의 3개 장기를 주로 침해하는 괴사성육아종과 혈관염을 특징으로 하는 질환이다.

병인 · 병태 · 원인 원인불명이지만 항호중구세포질 항체, 특히 세포질 과립의 성분인 proteinase-3에 대한 항체(PR3-ANCA)가 높은 비율로 양성이 된다는 것으로부터 자기면역질환이라 하는 설이 유력하다.

병리조직학적 소견 상기도 · 허파에서는 괴사병소와 그것을 에워싸는 다핵거대세포와 유상피세포로 구성되는 육아종이 관찰된다. 또한 괴사성 혈관염, 미소농양이 관찰된다. 콩팥에서는 토리콩팥염(사구체신염), 혈관염이 관찰된다.

c 비강 · 부비강암[상악암(maxillary cancer)]

질환개념 비강 · 부비강에 원발하는 암이다. 위턱굴(상악동) 쪽에 발생하는 빈도가 높기 때문에 상악암이라는 명칭도 일반적이다.

병인 · 병태 · 원인 원인불명의 것이 대부분이지만 니켈의 노출이 관여한 증상사례의 보고가 있다. 저분화편평상피암의 특수형인 비인두암(림프상피종)은 엡스타인-바 바이러스(Epstein-barr virus)의 감염에 의한다.

병리조직학적 소견 조직학적으로 편평상피암이 대부분이다. 비인두암(림프상피종)에서는 미분화한 상피성종양세포에 두드러진 림프구 침윤을 수반한다.

2 인두 · 후두질환

a 만성편도염, 아데노이드

질환개념 목구멍편도, 인두편도의 만성염증성 질환이다.

병인 · 병태 · 원인 A군 β 용혈연쇄구균이나 황색포도구균 등의 반복하는 세균감염이 원인이라 생각된다.

병리조직학적 소견 편도는 비대하고 림프조직의 과형성, 세균덩어리를 수반하는 움와의 고름집(농양)이 관찰된다.

b 후두결절

질환개념 후두, 특히 성대에 생기는 양성의 결절성 병변이다.

병인 · 병태 · 원인 성대의 혹사가 원인이 된다. 가수나 아나운서 등에 많다. 흡연도 관여한다.

병리조직학적 소견 후두점막은 용종모양으로 돌출하고 조직학적으로 점막하의 부종, 피브린 석출, 혈관확장을 특징으로 한다.

c 후두암

질환개념 후두점막상피에서부터 발생하는 악성종양이다. 상기도의 악성종양에서 가장 많다.

병인 · 병태 · 원인 흡연자에 의미 있게 많다. 향신료 등의 자극물질, 과도한 음주도 관여하고 있다.

병리조직학적 소견 성대에 가장 많고 조직학적으로 편평상피암이 대부분이다.

C 기관 · 기관지 · 허파질환

1 감염증과 기타의 염증성 질환

호흡기의 감염증은 빈도가 높고 사망원인이 되는 경우도 많다. 기도는 병원미생물의 주요 침입문이며 바이러스, 세균, 진균, 원충 등, 온갖 종류의 병원미생물이 침입하여 질환을 일으킨다. 감염증의 주요 병태는 염증이고 미생물의 특성과 숙주 측의 생체방어기전의 상태에 따라 다채로운 염증성 병태를 나타낸다.

한편, 호흡기에는 감염증 이외에도 특징적인 염증성 질환이 있다.

a 급성기관지염, 세기관지염

질환개념 하기도의 기관지 · 세기관지에는 다양한 병원미생물의 감염, 또는 기타의 물질의 노출

▶**표 1 간질성폐렴(폐섬유증)의 원인**

A	감염증(바이러스, 마이코플라스마 등)
B	알레르기
C	방사선
D	약물(프레오마이신 등)
E	가스, 분진(아스베스토스 등)
F	전신의 계통적 질환(관절류마티스, SLE 등)
G	원인불명(특발성사이질성폐렴)

에 의해서 급성 · 만성의 염증이 일어난다.

병인 · 병태 · 원인 바이러스, 세균, 마이코플라스마 등의 감염에 의한 것이 많다. 그 밖에 유해가스 흡인도 원인이 된다.

병리조직학적 소견 점막에 염증성 세포침윤, 부종, 피브린 석출이 관찰된다. 손상이 고도화되면 상피가 탈락하고 미란이 발생한다.

임상사항 보통은 일과성이고 예후가 양호하지만 때로는 염증이 허파꽈리 영역으로 파급되어 기관지폐렴이 된다.

b 폐렴(기관지폐렴, 대엽성폐렴, 간질성폐렴)

질환개념 허파의 말초 허파꽈리 영역을 주된 자리로 하는 염증성 질환의 총칭이며 가느다란 기관지 또는 세기관지와 그 말초의 허파꽈리 영역을 병변의 단위로 하는 기관지폐렴과 하나의 엽 전체 또는 복수의 엽에 확산되는 대엽성폐렴으로 나뉜다. 또한 허파꽈리 중격 등 사이질에 주된 자리가 있는 것은 간질성폐렴이라 하여 별도로 다룬다.

병인 · 병태 · 원인 기관지폐렴과 대엽성폐렴은 다양한 병원미생물(세균, 바이러스, 마이코플라스마, 진균 등)의 감염에 의한것이 대부분이다. 간질성폐렴은 표 1에 나타낸 것처럼 다양한 원인이 있다.

병리조직학적 소견 기관지폐렴은 가느다란 기관지 또는 세기관지에서부터 말초의 허파꽈리 영역에 걸쳐서 기강 내에 호중구를 주로 하는 염증세

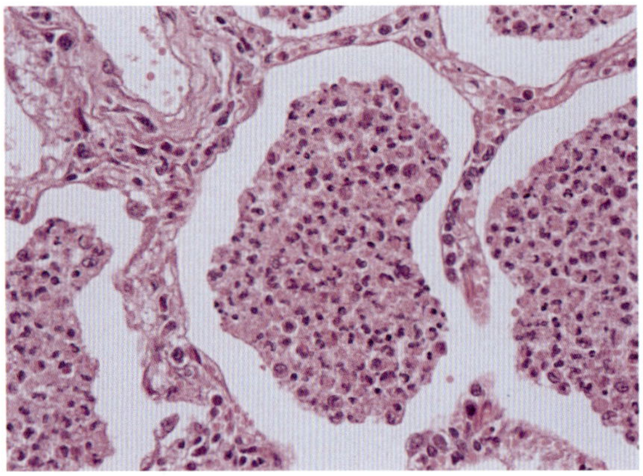

▶그림 2 폐렴의 조직모양
허파꽈리 내에 다수의 호중구, 조직구가 침윤한다.

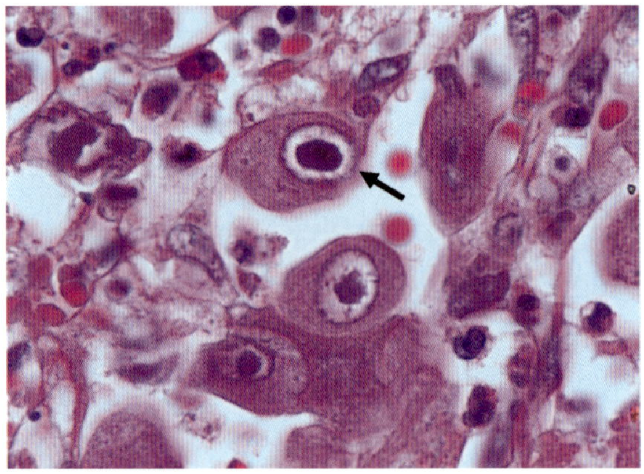

▶그림 3 사이토메갈로바이러스폐렴의 조직모양
핵 내 봉입체(화살표)를 수반하는 거대한 핵의 세포가 관찰된다.

포가 다수 침윤하여 피브린 석출을 수반한다 (▶그림 2).

대엽성폐렴은 허파꽈리 내의 피브린 석출, 호중구 침윤이 1엽 전체 또는 복수의 엽으로 확산된다. 염증이 고도화되고 국한성으로 허파실질의 파괴를 수반하는 고름이 괴는 것을 초래하는 것을 폐농양이라 한다.

간질성폐렴에서는 허파꽈리 중격 등 사이질에 염증성 세포침윤, 부종, 섬유화가 일어나고 허파꽈리 공간을 마주보고 유리막 형성, 허파꽈리 상피세포의 과형성이 일어난다. 바이러스성폐렴에서는 감염세포에 봉입체가 관찰된다(▶그림 3).

임상사항 병원미생물의 종류에 따라서, 그리고 환자의 면역상태에 따라서 다양한 경과를 거친다. 고령자 · 영유아 · 면역부전상태에서는 치사적으로 되는 경우가 많다. 호흡기는 특히 면역부전상태에서의 기회감염의 표적이 되기 쉽다.

c 폐결핵

질환개념 결핵균 감염에 의한 만성육아종성 질환이다, 1945년대까지는 사망률이 높고 국민병으로서 두려워하였으나 항생물질의 발견, 보급에 따라 격감하였다. 그러나 최근 면역부전자, 고령자 등에서 다시 유행하고 또한 약제내성균의 출현도 있어 재발감염증의 대표라 할 수 있다.

병인 · 병태 · 원인 처음으로 결핵균이 감염하면 허파실질과 폐문 림프절에 작은 병소가 형성된다. 이것을 초기변화군(primary complex)이라 한다. 이것은 많은 경우 마침내 잠복하여 오래된 병변이 되며, 그대로 발병하는 일은 드물다. 마침내 숙주가 면역능력 저하, 노화 등의 상황이 되면 그것을 계기로 재발하여 2차 결핵이 발생한다. 이것이 보통의 결핵이다. 또한 농후한 재감염에 의해서 발병하는 경우도 있다.

병리조직학적 소견 육안으로는 중심에 공동과 스위스 치스모양의 황색 괴사물질(건락괴사)을 수반하는 결절성 병변이고 조직학적으로는 건락괴사병소를 에워싸서 유상피세포와 랑한스 거대세포가 증식하고 림프구 침윤, 섬유화를 수반한다(▶그림 4). Ziehl-Neelsen 염색에 의해서 항산성의 막대균이 주로 괴사병소에 관찰된다.

d 사르코이드증

질환개념 전신성의 육아종성 질환이고 허파에 잘 발생한다. 이 밖에 림프절 · 피부 · 눈 등에 병변을 형성한다.

병인 · 병태 · 원인 종전에는 원인불명이었으나 최근 propionibacteria라는 상재균이 병인이라는

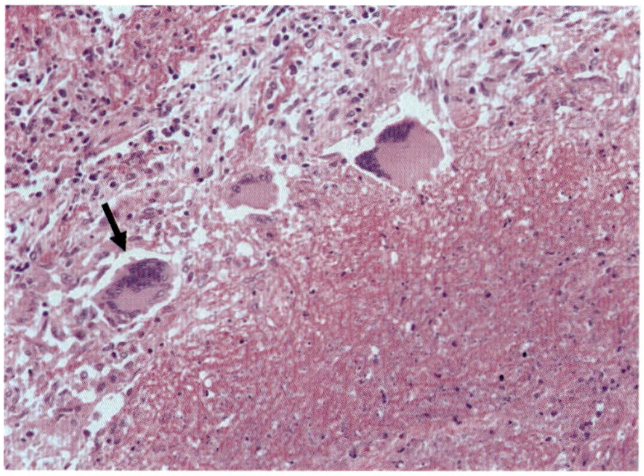

▶그림 4 폐결핵의 조직모양
건락괴사병소와 랑한스(Langhans) 거대세포(화살표)가 관찰된다.

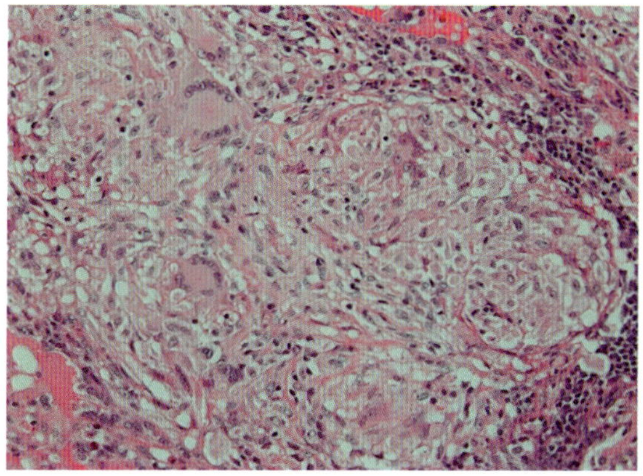

▶그림 5 사르코이드증의 조직모양
상피모양세포(유상피세포)와 랑한스거대세포로 구성되는 육아종이 관찰된다. 괴사는 없다.

것이 거의 증명되었다.

병리조직학적 소견 유상피세포 · 랑한스거대세포로 구성되는 육아종이 주로 림프관의 주행을 따라서 기관지혈관다발, 소엽사이 사이질, 흉막에 생긴다. 결핵과는 달리 원칙적으로 괴사를 수반하지 않는다(▶그림 5).

임상사항 혈청 ACE(angiotensin-converting enzyme)의 상승이 특징이다. 예후는 비교적 양호하고 자연 완화(remission)도 드물지는 않지만 허파병변이 만성화하여 폐섬유증이 되고 예후불량인 경우가 있다. 심장병변에 의한 돌연사도 있다.

e 방사선폐렴과 약제성폐렴

질환개념 방사선폐렴은 흉부의 악성종양에 대한 방사선 치료에 의해서 허파가 손상을 받아서 발병하는 것이다.

약제성폐렴은 다양한 약제에 의한 부작용으로 항암제 등에 의한 조직손상성의 것과 약물에 대한 알레르기반응에 의한 것이 있다.

병인 · 병태 · 원인 방사선폐렴에서는 방사선 조사에 의해서 발생하는 활성산소가 허파조직에 염증을 일으키고 잇달아서 섬유화가 진행된다고 생각된다.

약제성폐렴에서는 방사선폐렴과 유사한 기전으로 염증 · 섬유화가 야기되거나, 또는 약물에 대한 I형 또는 Ⅳ형 알레르기의 관여에 의해서 발병한다.

병리조직학적 소견 방사선폐렴의 병리상은 급성의 미만성 허파꽈리 손상에서부터 만성의 폐섬유증까지 다양하다.

약제성폐렴의 병리상은 매우 다채로운데 방사선폐렴과 유사한 것이나 호산구성폐렴, 특발성 기질화폐렴과 유사한 상을 나타낸다.

임상사항 방사선폐렴은 조사 후 급성으로 발병하는 것에서부터 지발성의 것까지 다양하고 치료에 저항하여 섬유화가 진행하여 예후불량인 경우가 많다.

약제성폐렴의 증상이나 예후는 다양하다.

2 순환장애

a 허파울혈, 폐수종

질환개념 허파에서 가스교환을 받은 혈액(동맥혈)은 허파정맥 · 좌심방실을 온몸에 보내지지만 그 경로의 어딘가에서 혈류에 장애가 일어나면 허파의 모세혈관에 혈액이 울체한다. 이것을 허

▶표 2 폐수종의 원인

① 정수압 차이에 의한 것	좌심부전(심근경색 등), 승모판막증, 허파정맥 폐색
② 아교질 침투압 차이에 의한 것	콩팥증후군, 간경변, 기타의 저단백혈증
③ 모세혈관 투과성 항진에 의한 것	고농도 산소 · 유독가스 흡입, 패혈증, 쇼크, 방사선, 요독증

파울혈이라 한다.

폐수종은 허파의 모세혈관 밖의 사이질 게다가 허파꽈리 안에 액체성분이 유출하여 괴는 것을 말한다. 허파울혈에 속발하는 것과 침투압 차이나 모세혈관 기저막 손상에 의한 것이 있다.

병인 · 병태 · 원인 허파울혈의 대부분은 좌심부전에 의한 것이다. 심근경색을 비롯하여 여러 가지 심장질환에서 일어난다. 이 밖에 승모판막증 · 좌심방점액종 등도 허파울혈의 원인이 된다.

폐수종의 생성원인에는 ① 허파울혈에 의한 정수압 차이, ② 아교질 침투압 차이, ③ 모세혈관 기저막 손상 등이 있다(▶표 2). ① 은 허파울혈에 의하여 모세혈관 내압이 상승하고 혈관 밖으로 액체성분이 유출한다. ② 는 저단백혈증 등에서 혈액의 아교질 침투압이 저하한 경우에 혈관의 밖에서부터 안으로의 수분의 이동이 감소하는 결과 폐수종이 발생한다. ③ 은 다양한 원인으로 모세혈관의 기저막이 직접 손상되어 액체성분이 혈관 밖으로 유출하는 것이다.

병리조직학적 소견 급성허파울혈, 폐수종에서는 허파는 현저하게 증량하여 분할 면에서부터 다량의 수분이 유출한다. 조직학적으로 허파꽈리 사이막(중격)은 확장하고 모세혈관 내에 적혈구가 가득 찬다. 또한 허파꽈리 안에 담호산구성의 액체가 괸다.

만성허파울혈에서는 허파 전체가 갈색조로 경화하고 조직학적으로 헤모시데린을 탐식한 대식세포가 허파꽈리 안에 관찰된다. 이것을 심장장애세포라 한다.

▶표 3 허파색전의 부위와 병태

부위	병태
허파동맥 주된 줄기에서부터 분기부분	급성순환부전, 돌연사
중소동맥	허파경색증
소세동맥	만성미소혈전색전증(허파고혈압증)

비울혈성의 폐수종 중 기저막 손상에 의한 것에서는 유출하는 액체성분의 단백질 농도가 높기 때문에 수종액의 호산성이 강하고 또한 피브린 석출, 유리막 형성을 수반하는 일도 있다. 이것을 미만성 허파꽈리 손상(diffuse alveolar damage)이라 한다.

b 폐색전증, 폐경색증

질환개념 폐색전증은 혈류를 타고 운반된 물질이 허파동맥에 막히는 것을 가리키며 폐경색증은 색전 때문에 그 동맥의 지배영역의 허파실질이 괴사를 일으키는 것을 가리킨다.

병인 · 병태 · 원인 폐색전증의 태반은 다른 부위의 정맥, 특히 다리, 골반 등에 발생한 혈전이 원천이 된다. 이 밖에 종양, 지방, 골수, 공기. 이물질 등이 색전물질이 된다.

큰 색전물질이 허파동맥 주된 줄기에서부터 좌우 허파동맥 분기부분 부근에 막히면 허파에의 혈류가 두절되어 급성순환부전으로부터 자주 돌연사를 초래한다. 엽동맥 이하의 중소동맥의 색전에서는 지배영역의 괴사, 즉 허파경색증이 일어난다. 허파는 허파동맥과 기관지동맥의 2중 지배를 받으므로 괴사부문에는 기관지동맥에서부터의 혈액이 유입하여 출혈성 경색이 된다. 소세동맥의 미소한 색전은 다음 항에 보여주는 허파고혈압의 원인이 된다(▶표 3).

병리조직학적 소견 폐색전증의 사망 사례를 해부하면 허파동맥 주된 줄기에서부터 분기부분으로 응혈덩어리보다 약간 딱딱하고 뱀이 몸을 서린 것 같은 형태의 색전이 막혀있다(▶그림 6).

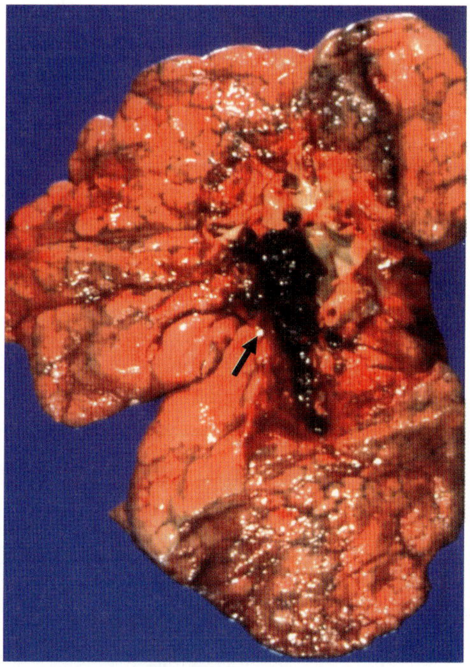

▶그림 6 허파색전증의 육안모양
굵은 허파동맥에 막힌 색전(화살표)이 관찰된다.

폐색전증은 흉막 면을 밑변으로 한 쐐기모양의 출혈괴사병소를 나타낸다. 오래되면 헤모시데린 침착, 섬유화 때문에 경화하고 임상적으로 종양과의 감별이 문제가 되는 경우가 있다.

c 허파고혈압증

질환개념 지속적인 허파동맥 압력상승에 의해서 우심부전을 일으키는 질환이다.

병인 · 병태 · 원인 원발성 허파고혈압은 젊은 여성에 많고 가족발생이 자주 관찰된다. 일부의 증상사례에서 뼈 형성인자 수용체 유전자의 변이가 보고되어 있다. 또한 만성미소혈관색전증도 허파고혈압증의 주요 유형이며 다리 · 골반 등의 정맥혈전을 원천으로 하는 혈전 색전이 허파의 소동맥에 미만성으로 색전증을 일으킨 결과 허파고혈압을 일으킨다.

이 밖에 심실 사이막 결손 등의 심장기형, 허파정맥폐색증, 만성폐색성허파질환, 폐섬유증 등에서도 2차적으로 허파 고혈압이 발생한다.

병리조직학적 소견 원발성 허파고혈압증에서는 허파동맥 사이막의 비후, 내막의 주변 전체 비후, 게다가 토리와 유사한 얼기모양병변터(plexiform lesion)의 출현을 특징으로 한다. 만성미소혈전색전증에서는 허파동맥 내에 새롭거나 오래된 혈전색전이 관찰된다. 오래된 것은 허파동맥의 편심성 비후로서 관찰되고 자주 재소통을 수반한다.

3 만성폐색성허파질환

만성폐색성허파질환이란 기도의 폐색 · 협착 등에 의해서 허파기능검사에서 공기를 내뱉는 장애(1초율의 저하)를 나타내는 질환 중 흡연이 발병에 강력하게 관여하고 동일 환자에게 합병하는 일이 많은 만성기관지염과 만성폐기종을 통합한 개념이다. 아래에 두 질환의 특징을 언급한다.

a 만성기관지염

질환개념 객담을 수반하는 만성기침을 주된 징후로 하는 기관지의 염증성 질환이다.

병인 · 병태 · 원인 환자의 90% 이상은 흡연자이고 대기오염도 관여한다. 감염증도 유발요인이 된다.

병리조직학적 소견 기관지점막의 만성 염증성 세포침윤과 함께 기관지샘의 과형성이 특징적이고 기관지 벽 중 기관지샘이 차지하는 비율[리드지수(Reid index)]이 상승한다.

b 만성폐기종

질환개념 허파의 탄력이 저하하고 과팽창이 되어 호흡장애를 나타내는 질환이다. 보통, 만성폐색성 허파질환에 포함된다.

병인 · 병태 · 원인 흡연이 원인이 경우가 많고 대기오염, 직업성 분진노출, 감염 등도 관여한

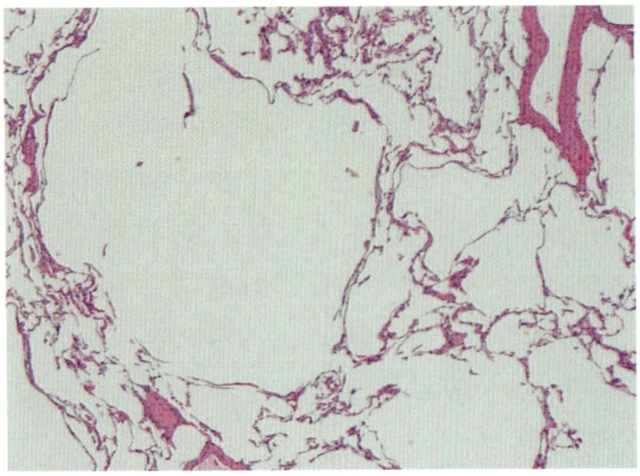

▶그림 7 폐기종의 조직모양
기강의 확장. 허파꽈리 사이막의 단편화가 관찰된다.

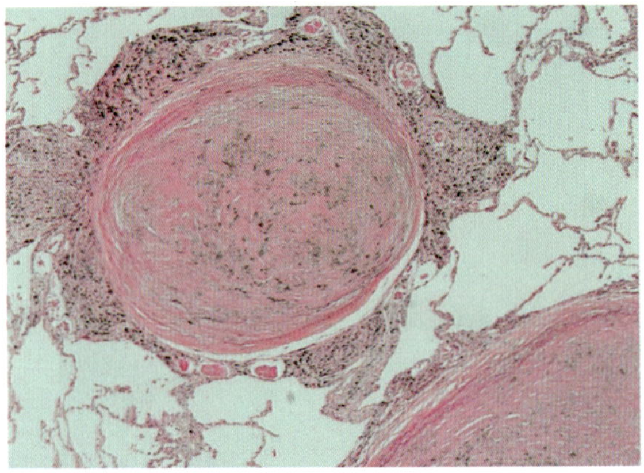

▶그림 8 규폐결절의 조직모양
동심원모양의 교원섬유로 구성되고 탄분의 침착을 수반한다.

다. 빈도는 낮지만 유전성 질환인 α1-안티트립신 결핍증에서도 폐기종이 발생한다.

병리조직학적 소견 흡연에 의한 것에서는 세기관지와 그 주위의 기강이 주로 확장하는 소엽중심성의 패턴을 취하고 α1-안티트립신 결핍증에서는 소엽 전체의 기강이 확장하는 범소엽성 패턴을 취한다. 어느 것도 기강의 확장과 함께 허파꽈리 사이막의 단편화가 관찰된다(▶그림 7).

임상사항 허파의 탄력저하에 의해서 들숨장애를 나타낸다.

4 기관지천식

질환개념 반복성 발작성의 호흡곤란, 기침, 객담을 주된 징후로 하는 알레르기성 질환이다.

병인 · 병태 · 원인 I 형 알레르기가 깊이 관여하고 항원으로서 진드기, 동물의 털이나 피부의 탈락물질, 꽃가루 등이 일반적이다. 또한 대기오염도 중요하다. 감염증이 유발요인이 되는 경우도 있다. 알레르겐이 흡입되면 IgE 항체에 결합하여 비만세포에서부터 히스타민 등의 화학전달물질이 방출되고 즉시 반응으로서 기도의 민무늬근(평활근)의 수축, 점액분비 항진, 염증성 세포 침윤이 일어난다.

병리조직학적 소견 허파는 팽창하고 발작 시에는 기관지는 민무늬근의 수축에 의해서 협착한다. 또한 점막에는 호산구 주체의 염증성 세포침윤, 바닥막(기저막)의 비후, 술잔세포의 증가가 있고 점액 분비는 항진한다.

임상사항 발작 시에는 고도의 날숨 · 들숨 장애(폐색성 장애)를 나타낸다. 중증의 발작에서는 치료에 반응하지 않고 죽음에 이르는 경우가 있다(겹침 발작).

5 기관지확장증

질환개념 주로 중추기관지가 국한성 또는 미만성으로 불가역적인 확장을 나타내는 만성염증성 질환이다.

병인 · 병태 · 원인 결핵이나 폐렴 등 감염증의 후유증으로서, 또는 기관지 내강의 폐색 결과 일어나는 경우가 많다. 구미에서는 낭성섬유증(cystic fibrosis)이나 섬모부동증후군(immotile cilia syndrome) 등의 기관지점막 방어기전의 유전적 이상을 원인으로 하는 증상사례도 볼 수 있다.

병리조직학적 소견 육안으로 보아 기관지는 주머니모양, 방추모양으로 확장한다. 조직학적으

▶표 4 아스베스토스에 의한 허파 · 흉막 병변

A	석면폐(허파실질의 섬유화)
B	흉수
C	섬유성흉막염
D	흉막유리반점
E	원형무기폐
F	폐암
G	악성중피종

로 기관지에는 만성염증성 세포침윤, 편평상피화생이 관찰된다. 주위의 허파실질에는 섬유화가 관찰되는 경우가 많다.

임상사항 기침 · 발열과 함께 다량의 이상한 냄새를 수반하는 가래를 배출한다.

6 진폐증

a 규폐증

질환개념 실리카(SiO_2)의 흡인에 의한 허파의 섬유화를 주된 징후로 하는 진폐증이다.

병인 · 병태 · 원인 흡인된 실리카의 입자는 허파꽈리에 도달하여 허파꽈리 대식세포에 에워싸이고 TNF, IL-1 등 다양한 섬유화 유도인자의 분비를 통해서 허파의 섬유화가 야기된다.

병리조직학적 소견 육안으로 보아 허파실질에는 크고 작은 다수의 딱딱한 결절성 병변이 형성된다. 이것은 규폐결절이라 불리며 조직학적으로 동심원모양의 교원섬유로 구성되고 주위에 탄분 침착을 수반한다(▶그림 8). 편광현미경으로 다수의 실리카 입자를 볼 수 있다. 결절은 융합하여 광범위한 허파조직의 파괴에 이른다.

임상사항 도자기 제조, 채석장, 탄광 등의 직장에 많다. 규폐증에는 결핵을 합병하는 빈도가 의미 있게 높고 규폐결핵이라 불린다. 관절류마티스에 규폐증이 합병한 것을 카플란증후군(Caplan syndrome)이라 한다.

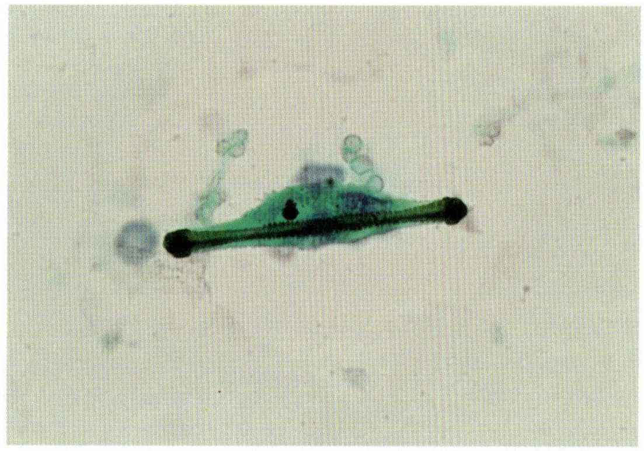

▶그림 9 허파꽈리 세정액에 출현한 아스베스토스 소체

b 아스베스토스에 의한 허파 · 흉막의 질환

질환개념 아스베스토스(석면)섬유의 흡인에 의해서 표 4에 나타낸 것처럼 다채로운 허파 · 흉막의 질환이 야기된다.

병인 · 병태 · 원인 아스베스토스섬유는 가늘고 긴 섬유모양의 규산염이며 허파 안으로 흡인되면 세기관지 벽이나 허파꽈리에 도달하고 상피를 관통하여 사이질 조직에 침입한다. 석면폐증(asbestosis pulmonum)에서는 아스베스토스섬유의 허파조직의 침착에 의해서 활성화된 대식세포로부터 염증성 사이토카인, 활성산소가 방출되어 만성염증, 섬유화가 야기되고 허파실질에 미만성의 사이질 섬유화가 일어난다.

발병은 아스베스토스 노출 시작 후 대략 20년이라 하고 있다. 아스베스토스에 의한 흉막의 질환이다. 흉막유리반점, 흉수, 섬유성흉막염, 원형무기폐에서는 흡인된 아스베스토스섬유가 흉막을 자극하여 염증, 섬유화를 야기한다. 폐암, 악성중피종은 이 단원 C.8항 "폐종양"(➡ 157 페이지)에서 언급한다.

병리조직학적 소견 석면폐에서는 조직학적으로 특발성폐섬유증과 유사한 사이질의 섬유화를 나타낸다. 아스베스토스섬유에 철 등이 부착하여 만들어진 비즈모양의 아스베스토스 소체가 자주 관찰된다(▶그림 9). 흉막유리반점은 아스베스

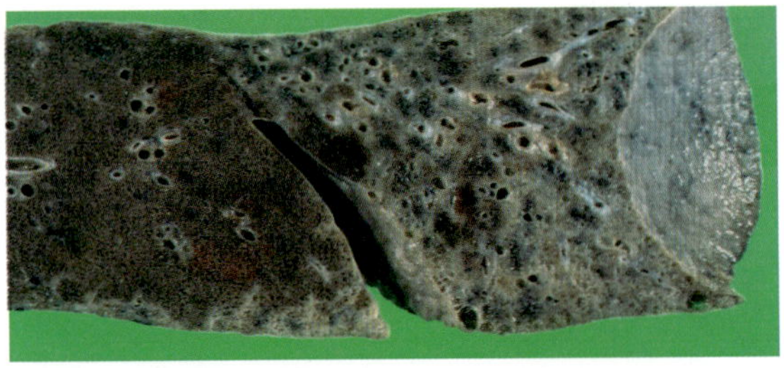

▶그림 10 특발성폐섬유증의 육안으로 본 영상
위엽(왼쪽)은 정상 또는 초기 병변. 아래엽(오른쪽)은 진행된 섬유화를 나타낸다.

토스 노출에 가장 특이적인 병변이고 흉막의 딱딱한 판상의 비후로서 관찰된다. 조직학적으로는 층 모양으로 겹쳐 쌓인 교원섬유다발로 구성된다.

임상사항 조선소, 건축자재공장 등에서의 직업성 장애에 의한 일이 많지만 가족이나 공장주변의 주민도 발병의 위험성이 높다. 게다가 건조물의 천장이나 벽면에서부터의 비산도 문제로 되어 있다. 석면폐의 임상소견은 후술하는 특발성폐섬유증과 유사하고 서서히 진행되는 호흡곤란, 구속성 장애를 나타낸다.

7 간질성폐렴 · 폐섬유증

질환개념 양 허파의 미만성으로 사이질의 섬유화나 염증성 세포침윤을 일으키는 질환을 간질성폐렴, 또는 폐섬유증이라 한다. 허파기능검사에서 폐활량의 감소, 확산능력의 저하를 특징으로 하는 구속성 질환의 대표라 할 수 있다.

병인 · 병태 · 원인 원인불명의 것이 많고 이것을 특발성사이질폐렴이라 한다. 그 중에서 가장 많은 것이 특발성폐섬유증이다. 원인이 명백한 것으로서는 바이러스 감염, 유해가스 흡인, 약물, 방사선, 교원병 등이 있다.

병리조직학적 소견 임상적으로 만성의 경과를 나타내는 특발성폐섬유증에서는 허파는 육안으로 보아 양쪽 아래엽에 우위의 경화축소와 분할

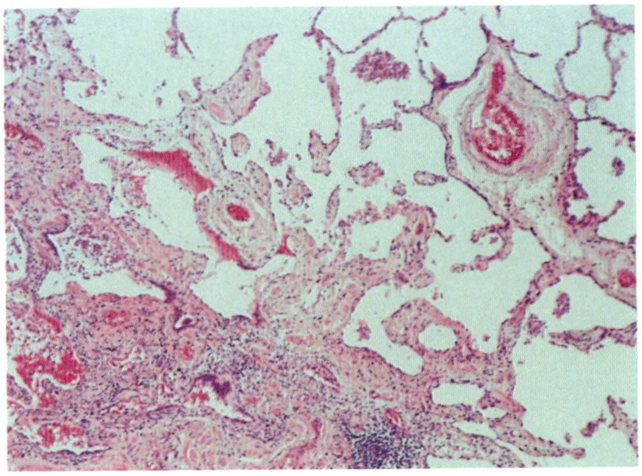

▶그림 11 특발성폐섬유증(보통형 간질성폐렴)의 조직모양

면에서 벌집모양 변화(벌집허파)를 나타낸다(▶그림 10). 조직학적으로는 소엽 변연성의 사이질의 섬유화와 림프구 주체의 염증성 세포침윤이 관찰된다(▶그림 11). 이 만성의 유형을 병리학적으로 보통형 간질성폐렴(usual interstitial pneumonia : UIP)이라 하고 빈도가 가장 많다.

한편, 급속히 진행하는 유형에서는 육안으로 보아 허파 전체가 실질장기모양으로 무겁고 딱딱하며, 조직학적으로는 사이질의 부종, 염증성 세포침윤과 함께 섬유모세포의 증식, 유리막의 형성이 관찰된다. 급성형의 병리학적 변화는 미만성 허파 손상(diffuse alveolar damage)이라 불리고 원인불명인 것뿐만 아니라 바이러스 감염, 유독가스 흡인, 약물, 방사선 등, 다른 다양한 원인에 의한 급성 허파손상에 공통의 소견이다.

임상사항 만성형의 특발성폐섬유증에서는 호흡곤란이 연단위로 서서히 악화하고 평균 4~5년에서 사망한다. 급성간질성폐렴에서는 임상적으로 급성호흡곤란증후군(acute respiratory distress syndrome; ARDS)의 형태를 취하는 경우가 많고 수주일 안에 사망하는 경우도 있다.

이것 이외에 비교적 예후가 양호한 비특이성 간질성폐렴, 특발성기질화폐렴 등도 자주 관찰된다.

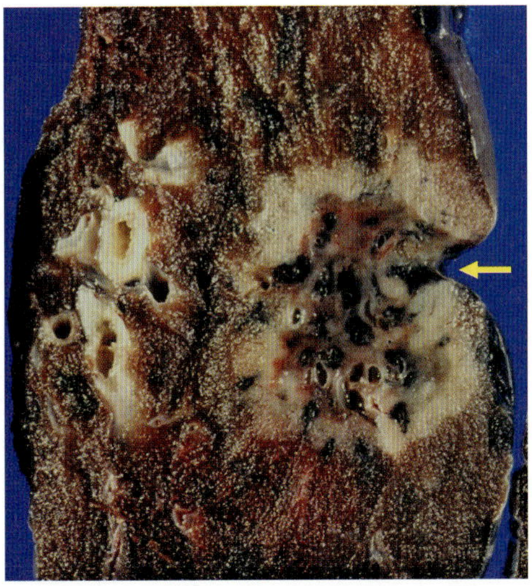

▶그림 12 허파의 선암의 육안으로 본 모양
흉막의 함몰(화살표)이 관찰된다.

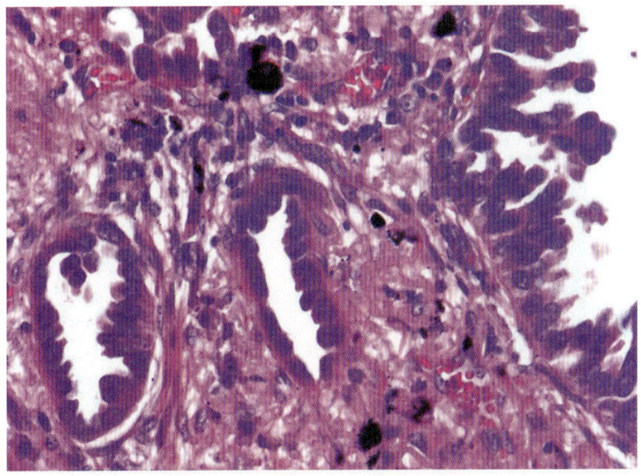

▶그림 13 허파의 샘(선)암의 조직모양
암세포가 튜브모양 · 젖꼭지모양으로 증식한다.

8 폐종양

a 폐암

질환개념 기관지 · 허파에 생기는 상피성 악성 종양이다. 허파에서는 비상피성 악성종양(육종)은 매우 드물기 때문에 허파의 악성종양의 총칭이라 할 수 있다. 폐암은 최근에 증가가 현저하고 일본인의 악성 신생물의 사망원인의 제1위이다.

병인 · 병태 · 원인 폐암의 발병에서 흡연은 명백히 큰 위험인자이며 자동차의 배기가스나 공장의 매연 등에 의한 대기오염도 의미 있게 관여하고 있다. 또한 아스베스토스(석면)의 직업성 노출은 폐암의 발생률을 높이고 흡연이 겹치면 상승적으로 위험성이 높아진다는 것은 잘 알려져 있다. 폐암은 이들의 위험인자에 의해서 많은 유전자이상이 다단계로 집적한 결과 발생한다고 생각되고 있다.

병리조직학적 소견 폐암의 조직유형은 다채롭고 대략적으로 아래의 4대 조직유형으로 나뉜다.

① **샘암(선암)**

허파의 말초조직, 즉 세기관지에부터 허파꽈리 영역에 많이 발생하고 자주 흉막 함몰을 일으킨다(▶그림 12). 클라라세포(clara cell) · Ⅱ형 허파꽈리 상피세포 · 원기둥상피세포 등이 암으로 된다. 암세포는 튜브모양, 젖꼭지모양으로 증식하고 자주 점액을 생산 · 분비한다(▶그림 13). 흉막에 노출되면 흉막암증을 일으킨다. 샘암의 아형인 세기관지 허파꽈리 상피암은 기존의 허파꽈리 구조를 파괴함이 없이 허파꽈리 사이막을 따라서 암세포가 진전되는 것을 특징으로 하고 점액 생산형과 비생산형으로 나뉜다. 전암 병변으로서 이형샘종모양 과형성이 주목되고 있다.

② **편평상피암**

중추기관지에 많이 발생한다. 자주 기관지 내강을 폐색하고 그것에 의해서 말초에 무기폐나 폐색성폐렴을 일으키는 경우가 있다(▶그림 14). 암세포는 중층배열, 또는 충실 꽈리병소를 이루고 각화나 세포사이 다리를 나타내는 일이 많다(▶그림 15). 동심원모양의 각화병소인 암진주(cancer pearl)도 관찰된다. 전암 병변으로서 기관지 상피의 이형성이 있고 거기서부터 상피내암, 그리고 침윤 암으로 진행한다고 생각되고 있

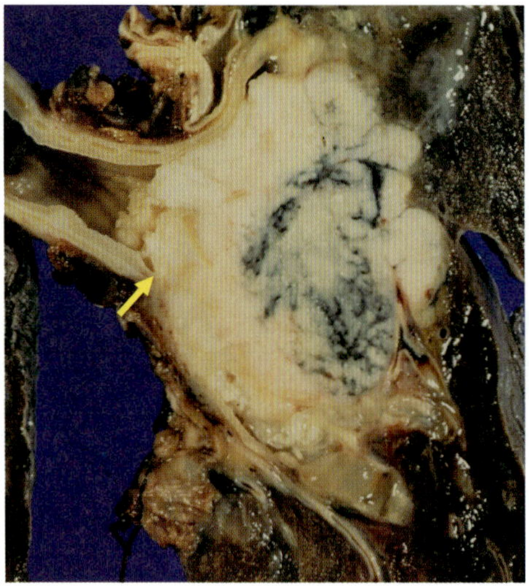

▶그림 14 허파의 편평상피암의 육안으로 본 모양
암이 기관지 내강을 폐색하고 있다(화살표).

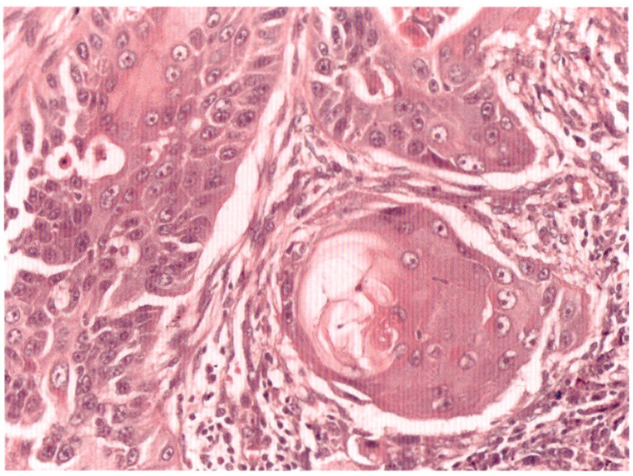

▶그림 15 허파의 편평상피암의 조직모양
각화를 수반하는 암세포가 충실성으로 증식한다.

다. 또한 그 이전에 편평상피 화생이 발생 모지로서 생각되고 있다.

③ 소세포암

중추기관지에 많이 발생한다. 소형의 원형과 유사한 핵이고 세포질이 부족한 암세포가 충실성으로 증식하며 자주 로제트 형성(rossette formation)을 나타낸다(▶그림 16). 면역조직학적으로 신경내분비계의 마커인 CD56, chromogranin-A, synaptophysin 등이 양성을 나타낸다.

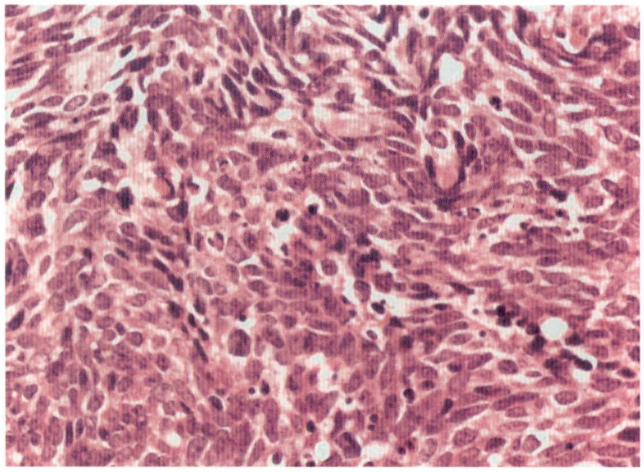

▶그림 16 허파의 소세포암의 조직모양
소형의 암세포가 충실성으로 증식한다.

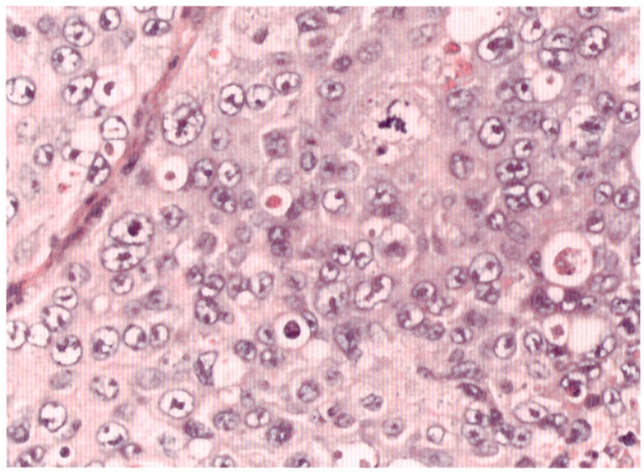

▶그림 17 허파의 대세포암의 조직모양
대형이고 핵소체의 두드러진 암세포가 충실성으로 증식한다.

④ 대세포암

말초영역에 비교적 많다. 대형이고 미분화한 암세포가 일정한 배열을 취하지 않고 충실성으로 증식한다(▶그림 17). 호중구나 림프구의 침윤을 수반하는 일이 있다. 거대하고 기괴한 핵의 세포가 다수 관찰되는 경우는 다형암이라는 아종으로 분류한다.

폐암은 이들의 4대 조직유형 중 순수하게 단일의 조직유형으로만 이루어지는 것이 아니고 오히려 혼재하는 경우가 많다. 이 중 샘암과 편평상피암의 요소가 각각 일정한 비율 이상으로 혼재한 것을 샘편평상피암이라 한다.

▶표 5 폐암의 4대 조직유형의 특징

조직유형	빈도	부위	흡연과의 연관성	방사선 · 화학요법의 감수성
샘암	30~40%	말초>중추	작다	작다
편평상피암	30~40%	중추>말초	크다	중
소세포암	10~15%	중추>말초	크다	크다
대세포암	5~10%	말초>중추	작다	작다

임상사항 4대 조직유형의 특징을 표 5에 나타냈다. 소세포암만은 화학요법이나 방사선치료에 높은 감수성을 나타낸다. 그러나 급속히 진행하여 예후는 불량하다. 미국에서는 임상적으로 소세포암과 그것 이외의 3개의 조직유형을 합쳐서 비소세포암이라 하는 2대 분류를 하고 있다. 소세포암 · 편평상피암은 호르몬을 분비하는 일이 있고, 특히 소세포암은 다음에 언급하는 카르시노이드(carcinoid) 등과 함께 허파의 신경내분비종양이라는 개념을 형성한다.

b 기관지 카르시노이드

질환개념 카르시노이드는 주로 중추기관지에 발생하고 때로는 말초허파에도 발생하는 악성도가 낮은 종양이다. 소화기관에도 많이 관찰된다. 종양세포는 자주 호르몬을 생산 분비하고 특유의 증상을 나타낸다. 이른바 이소성호르몬 생산 종양의 하나이다.

병인 · 병태 · 원인 기관지점막에 생리적으로 존재하는 내분비세포[쿨치츠키세포(Kulchitsky cell)] 유래라 한다.

병리조직학적 소견 중추형은 기관지 내강에 용정모양으로 융기하고 말초형은 허파실질에 경계가 명료한 종류를 형성한다. 조직학적으로 소형의 원과 유사한 핵과 과립모양의 세포질로 구성되는 종양세포가 끈 모양, 꽈리병소모양, 리본모양으로 증식하고 자주 로제트 형성을 나타낸다. 면역조직학적으로는 chromogranin-A나 각종 호르몬이 양성이고 전자현미경적으로는 세포질에 신경내분비 과립이 관찰된다. 조직학적으로 세포 이형이 약간 강하고 생물학적으로도 약간 침습성이 높은 것을 이형 카르시노이드라 한다.

c 과오종

질환개념 기관지에서부터 발생하는 양성종양으로 가장 많다.

병인 · 병태 · 원인 정상 기관지를 구성하는 여러 가지의 조직으로 구성된다.

병리조직학적 소견 경계가 명료한 종양이고 조직학적으로 성숙한 연골, 지방조직, 민무늬근이 주성분이다. 변연부분에서 섬모원기둥상피, II형 허파꽈리상피가 피복되어 자주 안쪽으로 향해서 함몰한다.

d 전이성허파종양

질환개념 다른 장기에서부터 허파로 전이한 종양의 총칭이다.

병인 · 병태 · 원인 허파는 전신에서부터 환류하는 정맥혈이 통과하는 필터와 같은 장기이기 때문에 여러 장기의 악성종양의 혈행성 전이의 표적이 된다. 한편, 림프관도 풍부하고 림프행성 전이의 빈도도 높다.

병리조직학적 소견 혈행성 전이에서는 양 허파에 다수의 전이결절이 관찰되고 조직학적으로 허파동맥 내강에서부터 주위로 침윤하는 모양이 관찰된다. 림프행성 전이에서는 흉막, 소엽사이 격벽, 기관지허파동맥 등의 선 모양 비후로서 관찰되고 조직학적으로 림프관 내외에 종양세포의 증식이 관찰된다.

임상사항 혈행성 전이는 간암, 대장암, 콩팥암 등이 대표적이고, 림프행성 전이는 위암에 의한 암성 림프관증이 대표적이다. 어느 것도 예후는 불량하다.

D 흉막질환

1 비종양성질환

a 감염성흉막염

질환개념 미생물의 감염에 의한 흉막의 염증이다.

병인 · 병태 · 원인 다양한 병원미생물이 원인이 된다. 주로 허파실질의 염증이 파급하는 형태이지만 혈행성, 림프행성으로 감염하는 경우도 있다. 기흉 등의 치료를 위한 배액을 통해서 감염하는 경우가 있다.

병리조직학적 소견 미생물에 상응해서 표 6에 나타낸 것 같은 성질의 흉수가 괸다. 흉막에는 염증성 세포침윤, 피브린 석출, 중피세포의 반응성 과형성이 관찰된다. 결핵성흉막염에서는 건락괴사를 수반하는 유상피육아종을 형성하고 오래 되면 섬유화에 의한 유착을 일으킨다.

b 교원병에 수반하는 흉막질환

질환개념 교원병에서는 자주 허파병변과 함께, 또는 단독으로 흉수의 굄, 흉막염 등의 흉막병변을 합병한다.

병인 · 병태 · 원인 전신성홍반성루푸스(SLE)에 가장 많고 이어서 관절류마티스(RA)에 관찰된다.

병리조직학적 소견 비특이적인 흉막의 염증성 세포침윤, 섬유화만의 경우가 많다. RA에서는 괴사병소와 그것을 에워싸는 울타리모양 조직구로 구성되는 류마티스결절이 드물게 관찰된다.

c 아스베스토스에 수반하는 비종양성흉막질환

질환개념 아스베스토스 흡인에 의해서 허파실질만이 아니라 흉막에도 다채로운 병변이 일어난다[표 4(➡ 155페이지) 참조].

병인 · 병태 · 원인 석면폐(허파실질의 섬유화)보다 훨씬 낮은 농도의 노출로 일어난다.

병리조직학적 소견 흉수의 굄, 비특이성흉막섬유화, 흉막유리반점, 원형무기폐가 있다.

▶표 6 흉수의 종류와 원인

종류	원인
누출성	심부전, 저단백혈증, 간경변, 네프로시스, 메그스증후군
삼출성	감염성흉막염(바이러스, 일반세균, 결핵균, 진균), 교원병, 아스베스토스
화농성	감염성흉막염(일반세균, 결핵균, 진균)
혈성	폐경색, 암성흉막염, 악성중피종, 출혈경향
유미성	가슴수술, 종격종양, 림프관확장증

2 흉막종양

a 악성중피종

질환개념 허파의 표면을 덮는 장기 쪽 흉막 및 흉막 내면이나 종격을 덮는 벽 쪽 흉막에 원발하는 악성종양이다.

병인 · 병태 · 원인 아스베스토스(석면)의 노출과 강한 인과관계가 있다. 특히 조선소, 건축자재공장 등 석면을 사용하는 산업에서 환자가 다발하고 발병하기까지 오랜 세월을 필요로 한다는 것 때문에 현재도 환자가 계속 증가하고 있다. 흉막 표면의 중피세포가 종양화한다고 일반적으로 생각되고 있다.

병리조직학적 소견 육안으로 보아 종양은 흉강 내에 미만성으로 진전하고 조직학적으로는 입방모양 세포가 젖꼭지모양 · 튜브모양으로 증식하는 육종형 및 양자가 섞인 2상형으로 분류된다.

임상사항 진행하면 허파 전체가 종양으로 덮여 구속성 장애를 일으킨다.

b 국한성섬유성종양(고립성섬유성종양)

질환개념 흉막 아래의 사이엽계 세포 유래의 종양으로 대부분이 양성이다.

병인 · 병태 · 원인 원인불명이다. 아스베스토스와는 관계가 없다고 한다.

병리조직학적 소견 육안으로 보아 경계가 명료하고 조직학적으로 이형이 부족한 방추형 세포로 구성되며 풍부한 교원섬유를 수반한다.

c 흉막암증(전이성 암)

질환개념 암세포가 흉막 면에 도달하면 흉강 내에 파종하여 증식함과 동시에 흉수의 괴임을 수반한다. 이것을 흉막암증(암성흉막염)이라 한다.

병인 · 병태 · 원인 폐암, 특히 말초에 많은 샘암은 흉막에 직접 침윤하여 자주 흉막암증을 일으킨다. 이것 이외의 암은 주로 림프행성 전이로 흉막에 도달한다.

병리조직학적 소견 흉막 면에 다수의 파종결절이 관찰된다. 흉수 세포진으로 암세포를 검출함으로써 진단이 확정된다.

E 물리치료 · 작업치료와의 관련사항

호흡기질환의 환자에 대한 물리치료 · 작업치료를 포함하는 재활의 역사는 비교적 새롭지만, 최근에 급속히 보급되고 있다.

주된 대상자는 ① 만성폐색성 허파질환(만성기관지염, 만성폐기종), ② 흉복부 수술 후, ③ 뇌졸중 등의 환자이다. 만성폐색성 허파질환의 환자에서는 호흡기능의 저하를 호흡근력운동으로 보완하고 팔다리의 운동치료로 허파에의 부담을 경감함으로서 일상생활에서의 호흡곤란의 개선, 운동내용능력의 향상을 도모한다. 그리고 수술 후나 뇌졸중 등의 환자에서는 체위배액 등으로 가래의 배출을 촉진함으로써 흡인성폐렴 등의 합병증을 예방 · 치료한다.

적절한 물리치료를 시행하기 위해서는 호흡기의 정상적인 구조기능에 더해서 만성폐색성 허파질환을 비롯한 주요 호흡기질환의 병태를 정확히 이해하는 것이 중요하다.

복습의 요점

1. 호흡기의 감염에서는 일반적으로 기관지염, 세기관지염, 폐렴, 간질성폐렴 등의 염증성 질환이 야기되지만, 미생물에 따라서는 육아종성염 등 특이적인 병태를 나타내는 일이 있다. 각각의 특징을 이해한다.
2. 허파는 좌심계의 장애의 직접적인 영향으로서 울혈수종을 나타내는 한편, 폐고혈압증 등의 장애에 의해서 우심부전을 일으키는 등, 순환계에서 특수한 위치에 있다는 것을 이해한다. 폐색전은 색전물질의 크기에 따라 병태가 다르다는 것을 이해한다.
3. 폐색성 장애는 주로 공기의 내뱉기 장애이고 만성폐색성 허파질환(만성기관지염, 만성폐기종) 및 기관지천식이 대표적 질환이다. 구속성 장애는 허파가 딱딱하게 줄어들어 폐활량의 감소와 확산능력의 저하를 특징으로 하고 허파섬유증이 대표적 질환이다. 양자의 병태의 차이를 잘 이해한다.
4. 폐암의 4대 조직유형은 샘암, 편평상피암, 소세포암, 대세포암이다. 각각의 조직학적 특징, 잘 발생하는 부위, 임상적 사항에 대해서 이해한다.

제 3 장

소화기

학습목표

- 소화기의 조직학적인 기본구조를 이해한다.
- 소화기질환의 대부분은 점막의 기능이상을 초래하므로 그것에 수반하는 증상 · 병태를 나타내는 것을 이해한다.
- 소화기에 발생하는 종양에 대해서 임상병리학적인 특징을 이해한다.
- 간질환의 성립 · 병태를 간의 조직구축에 기초하여 이해한다.
- 간질환에 고유의 병태를 췌장의 해부학적 및 생리기능적인 특징에 기초하여 이해한다.

소화기는 입에서부터 항문에 이르는 소화관이고 소화관과 도관으로 연결되는 간, 담낭, 췌장으로 구성된다.

소화관의 기본구조는 내강 쪽에서부터 점막고유층, 점막하층, 고유근육층, 장막하층, 장막의 5개 층이다. 점막고유층은 점막상피, 분비샘을 포함하고, 점막하층은 분비샘(십이지장에서), 결합조직으로 구성된다. 점막고유층과 점막하층의 경계를 짓는 부위에 얇은 민무늬근의 층이 있고 점막근판이라 불린다. 일반적으로 점막이라 하면 점막고유층과 점막하층을 합친 것이다. 고유근층을 구성하는 것은 민무늬근이며 연동운동을 관장한다. 장막하층은 결합조직 · 지방조직으로 구성되고 장막은 소화관의 가장 바깥층을 덮는 막이고 1층의 중피세포로 구성된다. 점막에 존재하는 여러 가지 샘에서부터 점막표면에 점액이나 소화액 등이 분비된다.

췌장은 췌관을 통해서 소화관(십이지장) 내강에 췌액을 분비한다. 간에는 담관을 통해서 마찬가지로 십이지장 내강에 담즙을 분비한다.

A 구강 · 인두질환

1 치아

a 구조

치아(tooth)는 위턱과 아래턱에 말굽모양으로 배열하여 있다. 치근은 위턱뼈, 아래턱뼈의 치조돌기에 못 모양으로 끼워져 있고 위턱의 치근은 양쪽의 상악동(부비강)의 바로 아래에 있다. 그 구조는 표면에서부터 에나멜질, 상아질로 구성된다. 중심부분에는 치수가 있고 치근부분에서부터 혈관, 신경(삼차신경)이 분포하여 있다. 에나멜질은 96% 이상이 무기질로 구성된다(▶그림 1).

b 형성이상

여러 가지 인자에 의해서 야기되지만 전신 인자로서는 영양소의 결핍, 호르몬 이상, 선천매독[허친슨치아(Hutchinson tooth)], 불소의 과잉(반점모양 치아), 유전인자 등이 원인으로 발생한다.

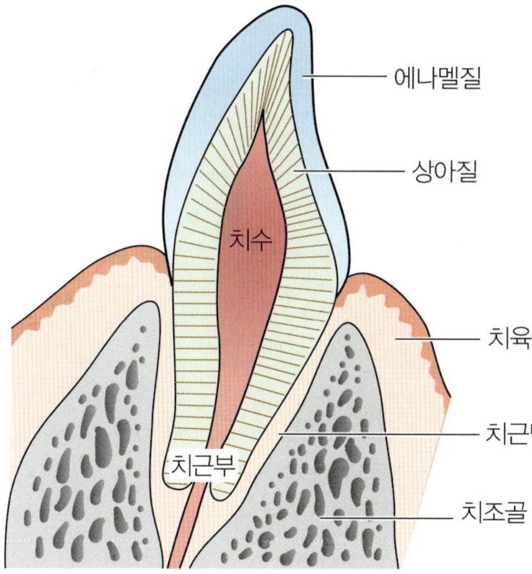

▶그림 1 치아의 구조

c 우식(충치)

세균감염에 의해서 치아질의 융해, 파괴가 일어난다. *Stpeptococcus mutans*가 그 원인균으로서 주목받고 있다.

d 치주주위 질환(염증성 질환)

치주병이라 일컬어지는 것으로 경증의 것을 포함시키면 대부분의 성인이 갖고 있다. 치아 주위 조직의 비특이적 염증에 의한다. 치육의 발적, 종창, 배농, 치조골의 흡수, 치아의 흔들림 등을 초래하고 중증이 되면 치아가 빠진다. 치구, 치석 등이 원인이라 일컬어지고 있으나 당뇨병, 비타민 부족 등의 전신질환에 의한 저항력, 재생력의 저하도 관여하고 있다고 생각되고 있다.

e 종양성 질환

(1) 에플리스(epulis)

치육부분에 발생한 양성의 종류의 총칭이다. 주로 염증에 의한 반응성의 것이다. 조직학적으로는 일반적으로 림프구, 특히 형질세포의 침윤이 두드러진다. 치아사이부분에 잘 발생하고 육아조직으로 구성된다.

(2) 낭포(cyst)

치근부분 또는 그 주위에 발생한다.

- 치근낭포(radicular cyst) : 치주염에 속발하여 턱뼈 내에 발생하는 것으로 비교적 흔히 관찰된다.
- 여포성치낭포(follicular dental cyst) : 치아의 발육이상에 의한 것으로 낭포 내에 치아의 원기를 갖는 일이 있다.

(3) 치아원성 종양

- 양성종양 : 에나멜상피종(ameloblastoma)은 양성종양이지만, 드물게 악성으로 변화한다. 이 밖에 시멘트질종, 치아종 등이 있다.
- 악성종양 : 악성에나멜상피종, 에나멜상피섬유육종, 에나멜상피치아육종 등이 있으나 어느 것도 매우 드물다.

2 구강

a 발병과 구조

발생기에는 비강과 구강은 연결되어 있고 이 양자를 격리시키는 입천장이 형성되어 비로소 비강과 구강이 형성된다(태생 7~10주). 이 때, 정상에서는 코와 윗입술 사이의 정중부분에 있는 비순구를 형성하는 이마돌기(전두돌기)와 그 가쪽(볼 쪽)을 형성하는 상악돌기와 사이에 있는 발생기의 구멍이 유합부전을 일으키는 일이 있다(▶그림 2).

b 기형

구강의 발생에 대한 부분에서 언급한 유합부전에 의한 것이 대부분이다.

(1) 구순열(토순)

비순구를 따라서 윗입술에서부터 좌우 어느 쪽인가의 콧구멍으로 이어지는 틈새가 생긴다. 입천장은 대부분 형성되어 있고 치아의 배열도 거

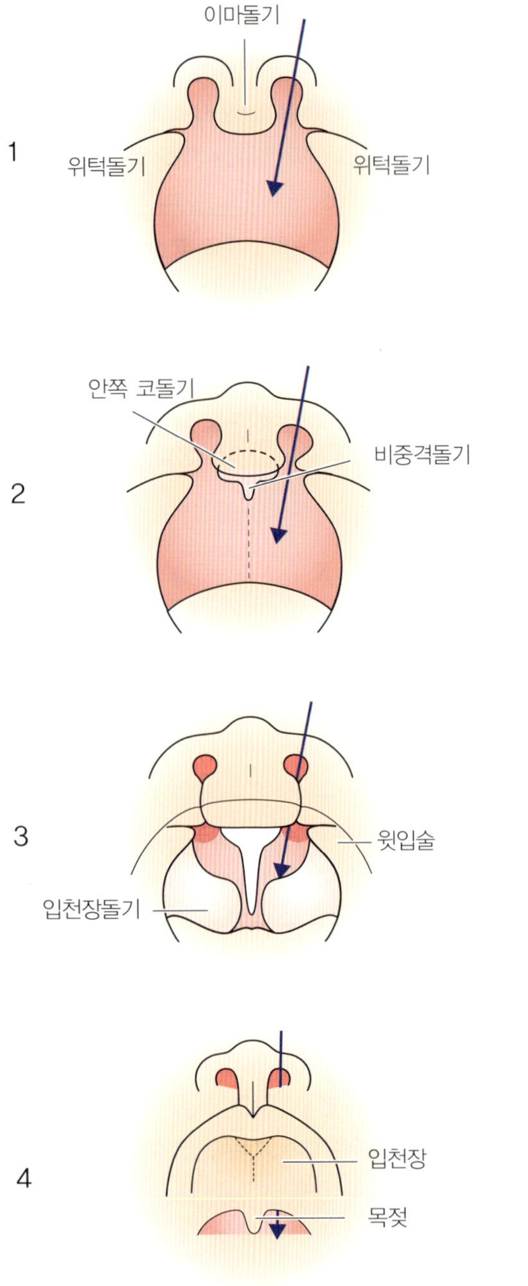

▶**그림 2 구강과 비강의 발생도**

위턱을 구강 쪽에서부터 올려다본 그림. 1 : 발생의 초기에는 구강과 비강은 하나의 공간을 형성하고 있다. 2 : 이마돌기와 좌우의 위턱돌기가 차음 접근하고, 3 : 이 3개의 돌기가 서로 유합하여 윗입술과 콧구멍이 형성된다. 이 때, 구강 내에서는 이마돌기에서부터 비중격돌기가 뻗어 와서 비강을 좌우로 나누고 좌우의 위턱돌기에서부터 입천장돌기(구개돌기)가 뻗어 와서 중앙에서 유합하여 비강과 구강을 분리한다. 4 : 이리하여 비강과 구강은 완성된다.

[渡邊 信 : 표준 병리학, 文光堂, 1998, p.246에서부터]

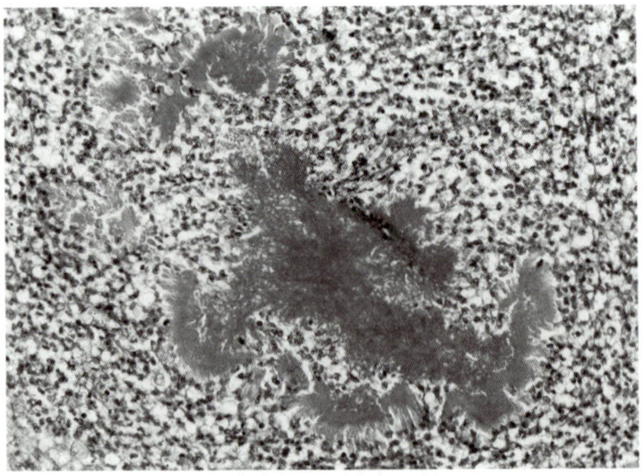

▶**그림 3 방선균의 균 덩어리(도르제)**

[渡邊 信 선생의 호의에 따름]

의 완성되어 있으며 공기가 가볍게 입에서부터 코로 빠지는 정도이고, 성형수술에 의해서 대부분 정상으로까지 수복할 수 있다.

(2) 구개열(낭순)

유합부전이 심하고 구개형성도 불완전한 것이며 입의 안쪽 깊숙이 후비공(비인두열)까지 째져 있다. 치아의 배열도 불완전하고 웃으면 입의 안쪽 깊숙이까지 보이는 경우가 있다(이것이 낭순의 유래이다).

c 염증성 질환(구내염)

감염증에 의한 것이 많지만 비타민 장애(리보플라빈, 니코틴산, B_{12} 등의 결핍)에 의한 것도 있다.

(1) 방선균증

치아주위조직이나 편도선 등에 생긴다. 균 덩어리(도르제)를 형성한다(▶그림 3).

(2) 칸디다증(아구창)

구강 내 상재균인 진균 *Candida albicans*에 의한다. 항균제의 과다사용에 의한 균 교대현상으로서, 또는 스테로이드 등의 과다사용에 의한 것, 만성소모성 질환(백혈병 등의 악성종양)에서 전신의 저항력이 저하하였을 때에 발생한다.

(3) 기타, 세균성의 것

결핵, 매독에 의한 것이 있다.

(4) 단순 헤르페스(입술 헤르페스)

바이러스감염증이며 단순 헤르페스 바이러스 감염에 의한다. 입술 주위에 수포, 미란을 형성하고 통증을 수반한다.

(5) 아프타성구내염

원인불명이다. 구강점막에 재발성의 얕은 궤양을 형성하고 통증을 수반한다.

(6) 베체트증후군(Behçet syndrome)

원인불명이다. 재발성아프타성구내염(궤양), 음부궤양, 재발성포도막염을 3징후로 하는 질환으로 난치병으로 지정되어 있다. 청년에서부터 중년의 남성에 많다. 난치성이고 포도막염에 의해서 실명하는 경우가 있다.

d 종양

(1) 양성종양

유두종이 생긴다. 결절성의 백색을 띤 병변이며 조직학적으로는 구강 · 혀 점막의 편평상피가 젖꼭지모양으로 증식하고 있다. 악성화하는 것은 알려져 있지 않다.

(2) 악성종양

설암이 많고 조직유형은 편평상피암, 혀에 딱딱한 응어리가 생긴다. 조기라면 라듐침에 의한 방사선치료로 치유하지만, 진행된 것에서는 절제를 하게 된다. 볼 부분의 점막에 편평상피암이 발생하는 경우도 있다.

3 침샘

a 구조

침샘(타액선, salivary gland)은 장액샘과 점액샘으로 구성되고 크게 분류하여 큰침샘과 작은침샘이 있다. 큰침샘은 귀밑샘, 턱밑샘, 혀밑샘이 좌우로 한 쌍이 있다. 작은침샘은 구강점막 내에 작은 침샘으로서 다수 있다(▶그림 4).

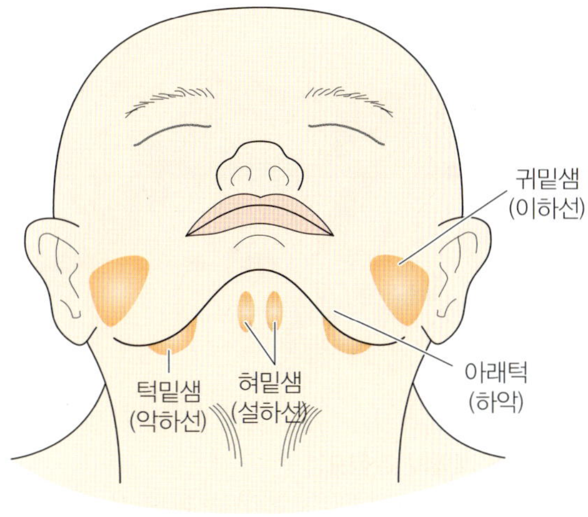

▶그림 4 큰 침샘의 위치

성인의 아래턱을 올려다 본 그림. 좌우 한 쌍의 귀밑샘, 턱밑샘, 혀밑샘의 위치를 나타냈다.
[渡邊 信 : 표준 병리학, 文光堂, 1998, p.248에서부터]

b 염증성 질환

(1) 유행귀밑샘염(볼거리, mumps)

바이러스성이고 멈프스 바이러스(mumps virus) 감염에 의한다. 귀밑샘이 부어오르고 식사를 하면 귀밑샘이 아파진다. 이것은 도관의 염증에 의해서 침(타액)이 나오기 어려워지기 때문이다. 고열을 수반하고 소아기의 감염증으로서는 빈도가 높은 것이지만, 성인에서도 발병한다. 일단 감염하면 평생면역을 획득한다. 최근에, 백신의 개발에 의해서 예방접종이 시행되고 전형적인 증상사례는 적어지고 있다. 진행되면 뇌염(mumps encephalitis), 볼거리고환염(mumps orchitis)을 합병한다. 고환염은 성인에서 관찰되고 불임의 원인이 된다.

(2) 거대세포바이러스감염증(▶그림 5)

거대세포바이러스(cytomegalovirus, CMV) 감염에 의한다. 세포의 핵에 큰 봉입체를 형성한다. 침샘만이 아니라 다른 소화관 점막에도 감염한다. 만성소모성 질환일 때 등, 전신의 저항력

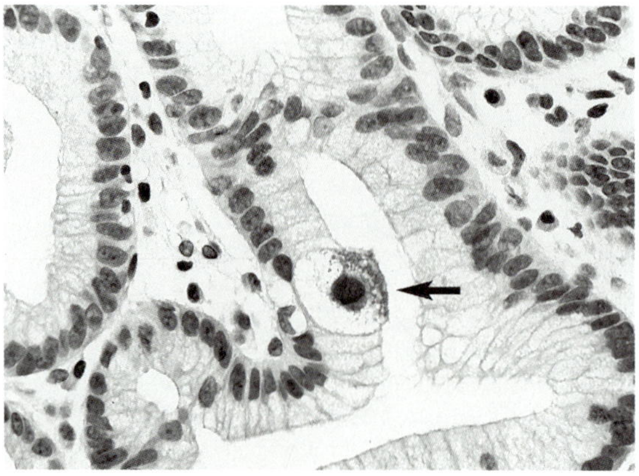

▶그림 5 CMV 감염증

큰 핵내 봉입체가 관찰된다(화살표). [渡邊 信 선생의 호의에 따름]

이 저하하여 있으면 감염되기 쉽다. HIV감염증에 흔히 합병한다.

(3) 침돌증(타석증)

턱밑샘에 잘 발생하고 다른 귀밑샘, 혀밑샘에는 드물다. 도관에 인산칼슘을 주성분으로 하는 돌이 생겨 도관이 폐색된다. 이것이 원인으로 염증을 일으키고 침샘의 종창(swelling)을 초래한다.

(4) 쇼그렌증후군(Sjögren syndrome)

원인불명이고 자기면역질환이라 생각되고 있다. 각막, 점막 및 구강 내의 건조를 주된 징후로 한다. 귀밑샘 종창, 눈물샘 종창을 초래하고 이들의 샘으로부터의 분비가 나빠진다. 관절류마티스(RA)를 합병하는 일이 있다.

c 종양성 질환

(1) 점액낭(mucous cyst)

작은침샘에 잘 발생하고 작은 물집(수포)을 형성한다. 구강점막 내의 염증에 의해서 도관이 폐색하여 침이 괴어 만들어진다. 혀밑샘에 생기면 아래턱의 하부가 부풀게 되므로 두꺼비종(ranula)이라고도 불린다(두꺼비가 울 때의 상태와 유사하다는 것 때문에). 침돌(타석)이 원인인 경우도 있다.

(2) 양성종양

- 다형성샘종(선종) : 큰침샘에 발생하는 경우가 많다. 샘관 모양의 구조를 나타내는 상피성분과 점액 변성, 연골 변성 등의 사이엽성분과 혼재하는 다채로운 조직모양을 나타낸다. 대부분이 양성이지만 악성화하는 일도 드물게 있다.
- 와르친(Warthin) 종양 : 큰침샘 내에 생기는 비교적 드문 종양이다. 조직학적으로는 림프장치와 상피성분이 혼재한다.

(3) 악성종양

드물지만, 다형성샘종이 악성화하는 일이 있다(샘암).

4 인두

a 구조

인두(pharynx)란 후비강에서부터 기관과 갈리는 부분까지를 말한다. 위에서부터 상인두, 중인두, 하인두로 갈린다. 또한 인두는 림프장치가 잘 발달하고 있다. 거울로 입안을 보았을 때, 가장 안 깊숙이 좌우 양쪽에 편도가 있다.

b 염증

(1) 편도염

태어나면서 비대하여 있는 사람도 있으나 감기 등의 감염증으로 바로 발적, 비대한다. 편도염은 다음에 언급하는 아데노이드와 함께 소아기에 많은 질환의 대표적인 것이다. 현저한 경우에는 좌우의 편도가 접할 정도로까지 비대하여 음식물이 통과하기 어려워지며 음식물을 삼킬 때에 통증을 수반하게 된다.

편도는 소화기 · 호흡기 최초의 생체방어 장치이고 감염증으로부터 최초로 신체를 지켜주는 부분이다. 편도염은 그 증거이다. 이방어기능이 약하면 비대하기 쉽다. 염증이 심해지면 편도의 표면에 농양이 생기는 일이 있다. 이것을 음와성편도염이라 한다. 편도염은 보통 항균제로 치유되는 경우가 많고, 특히 용혈성연쇄구균 등이 원인인 경우에는 충분한 치료를 하지 않으면 후에 중증의 전신질환(성홍열, 심장질환, 콩팥염 등)을 일으키는 경우가 있으나 오늘날에는 항균제의 덕분으로 그 빈도는 현저하게 감소하였다.

(2) 아데노이드(adenoid)

편도염과 동시에, 또는 독립적으로 상인두의 림프장치가 부어오르는 경우가 있다. 아데노이드라 불린다. 소아기에 많은 질환의 대표적인 것이다.

c 종양

(1) 양성종양

점막편평상피의 유두종이 생기지만 그 빈도는 낮다.

(2) 악성종양

- 악성림프종 : 인두에는 림프장치가 잘 발달되어 있으므로 여기서부터 악성림프종이 발생하는 일이 있다.
- 인두암 : 점막은 편평상피로 덮여 있으므로 편평상피암이 발생한다. 상인두암의 일부에, 동양계 인종에서는 엡스타인바바이러스(Epstein-Barr virus, EBV) 감염이 원인이라 생각되는 것이 있다.

B 식도

1 구조

식도(esophagus)는 인두에서 기관과 분기한 다음에 목 부분에서는 기관의 뒤쪽을 아래쪽으로 뻗는다. 가슴부분에서는 종격 뒷부분(뒤종격)을 아래쪽으로 뻗고 가로막을 통과하여 위의들문(분문)에 이른다. 생리적 협착부분이 위에서부터 기관분기부분, 왼쪽기관지 교차부분, 가로막통과부분의 3개소이다(▶그림 6). 식도의 정맥은 뒤종격의 홀정맥(기정맥)으로 환류하고 이 홀정맥은 위대정맥(상대정맥)으로 환류한다. 위의 들문부분에서 위의 정맥과는 모세혈관으로 연락하고 있을 뿐이다. 식도점막의 피복상피는 중층 편평상피이다.

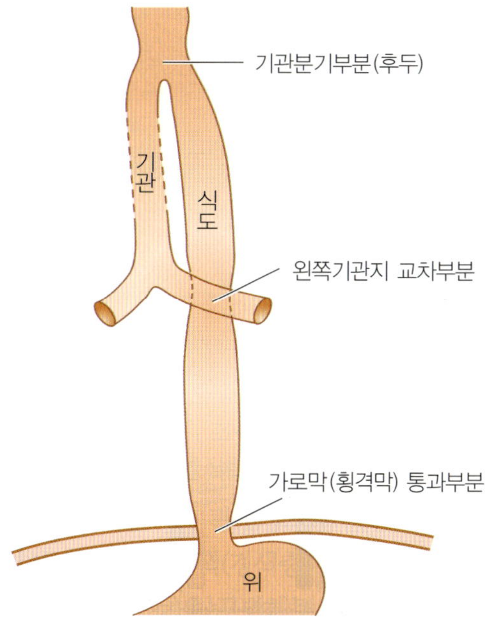

▶**그림 6 생리적 식도협착부분(3개소)의 위치**

2 기형

a 식도폐쇄와 식도기관루

어느 것도 발생기에서의 식도와 기관의 분기이상에 수반하는 기형이다. 식도폐쇄는 식도가 막힌 끝에 끝나는 것으로 이 상태에서는 생후 우유를 마시면 바로 사레들리거나 구토하거나 한다. 식도기관루에서는 식도의 도중에 식도와 기관을 연결하는 통로(루)가 만들어진다. 먹은 것이 기관 내에 유입하므로 심하게 사레들린다(▶그림 7).

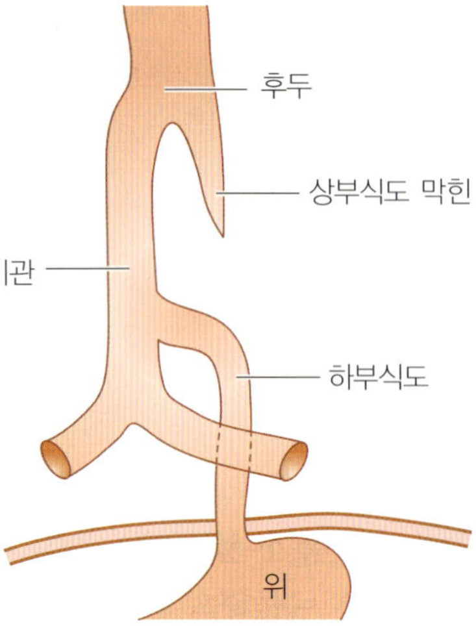

▶그림 7 식도폐쇄의 예

인두에서 기관과 갈린 식도는 막힌 끝으로 되어 있고 아래쪽의 기관으로부터 새로이 식도가 분기하여 위로 연결되어 있다.

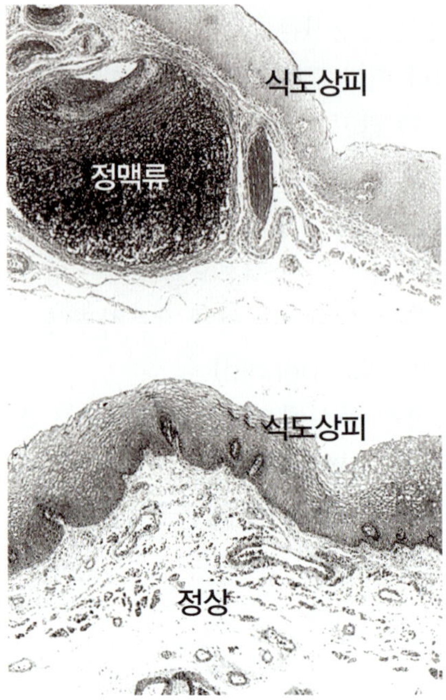

▶그림 8 식도정맥류의 조직모양

아래의 정상인 것과 비교하면 정맥류를 잘 알 수 있다. [渡邊信 선생의 호의에 따름]

b Barrett 식도

Barrett 식도는 식도점막에 위점막과 같은 원기둥상피가 출현한 것이다. 이것 자체로는 병이 아니지만, 이 점막에는 암이 발생하기 쉬우므로 주의를 필요로 한다. 또한 식도 틈새(열공) 헤르니아를 수반하는 경우가 있다.

3 순환장애

식도정맥류(esophageal varix)가 있다(▶그림 8). 간 문맥압이 항진하면 곁혈행로(측부혈행로)의 혈류량이 증가하므로 식도하부, 위 들문 가까이의 소정맥이 확장한다. 이것을 식도정맥류라 한다. 이 정맥류는 파열하면 지혈하기 어렵고 대량출혈의 원인이 된다. 원 질환으로서는 간경변이 가장 많고 식도정맥류 파열은 말기 간경변 환자의 사망원인의 하나이다.

4 염증성 질환

역류성식도염이 있다. 위내 소화액의 역류에 의한다. 증상으로서는 가슴 쓰림이다. 이 질환은 일본인의 식사의 변화, 체형의 변화에 수반해서 최근 증가하고 있다.

5 종양

a 양성종양

유두종 : 점막편평상피가 젖꼭지모양으로 증식한 것이다. 일반적으로 악성화하는 것은 알려져 있지 않다.

b 악성종양

식도암이 있다. 식도점막 편평상피가 암화한 것이다(편평상피암). 식도협착부분에 잘 발생하고 그 중에서도 식도하부의 가로막 통과 가까이에 가장 잘 발생한다. 식도전체적출술 등의 치료가 시행되지만 오늘날 아직도 예후가 불량한 종양의 하나이다.

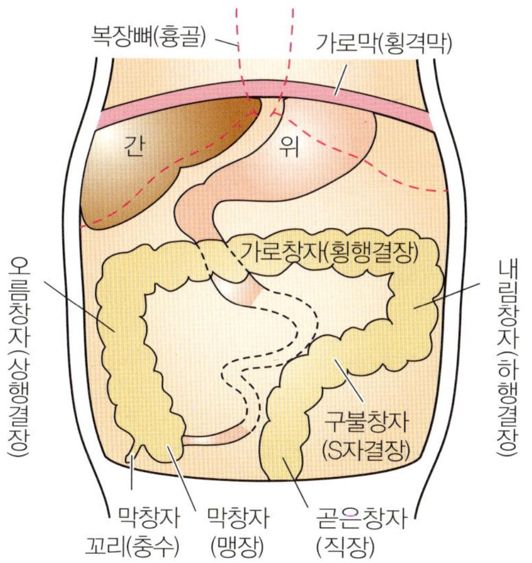

▶**그림 9 복강을 대충 본 그림**

복부에서는 위는 좌우 복부에서부터 오른쪽 아랫방향으로 호를 그리는 것처럼 하여 존재한다.

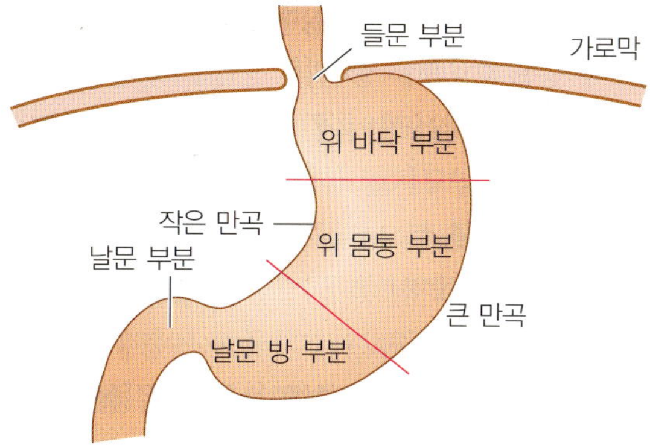

▶**그림 10 위의 각 부위의 명칭**

C 위

1 구조

위(stomach, gastro-)는 복강 내 위 절반부분에 있다(▶그림 9). 보통 왼쪽 위부터 오른쪽 아래로 향해서 호를 그리는 주머니모양이 구조물이며 오른쪽 위쪽의 만곡을 작은 만곡, 왼쪽 아래쪽의 만곡을 큰 만곡이라 부른다. 또한 주머니의 배 쪽을 앞벽, 등 쪽을 뒷벽이라 부른다. 식도 쪽에서부터 들문(cardia), 위바닥(fundus), 위몸통(corpus), 날문 방(antrum), 날문(pylorus)이라 불리는 부위로 구성된다(▶그림 10). 십이지장으로의 연결부분은 내강이 가늘어져 있고 날문이라 불린다. 날문조임근이 존재하여 십이지장액의 역류를 방지하고 있다.

위의 조직구조는 내강 쪽에서부터 가쪽으로 향해서 점막(고유층), 점막근판, 점막하층, 고유근층, 장막하층, 장막이라 불리는 각 층으로 이루어진다. 점막표면은 원기둥상피가 덮고 이것에 이어서 그 깊은 부분에 고유샘이 존재한다. 고유샘은 위바닥부분과 위몸통부분에서는 위바닥샘, 방부분과 날문부분에서는 날문샘이며 들문부분에서는 날문샘과 유사한 들문샘이다. 점막하층에는 혈관, 림프관이 발달하여 있다(▶그림 11).

2 기형

a 내장역전위증

선천적으로 복부장기가 좌우 반대로 되어있는 경우가 있다. 이 때, 위는 오른쪽 상복부에 오른쪽 위에서부터 왼쪽 아래쪽으로 향하여 존재한다.

b 이소성췌장

위점막밑에 이자(췌장)의 외분비샘이 관찰되는 경우가 있다.

3 염증성 질환

a 급성위염

위점막은 위산에 의해서 산성으로 되어 있으며,

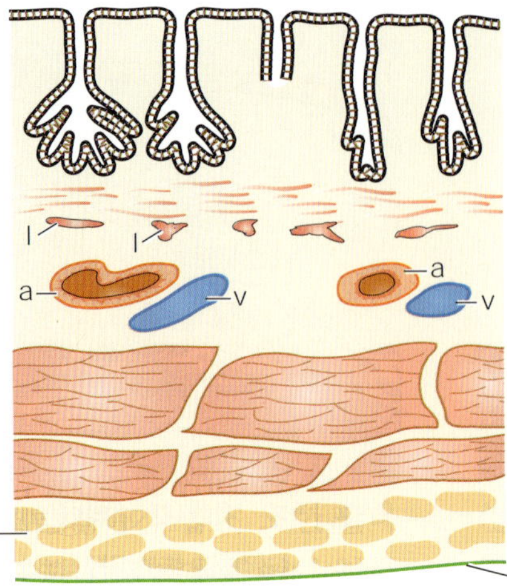

▶**그림 11 위벽의 조직구조**
a : 소동맥, l : 림프관, v : 소정맥

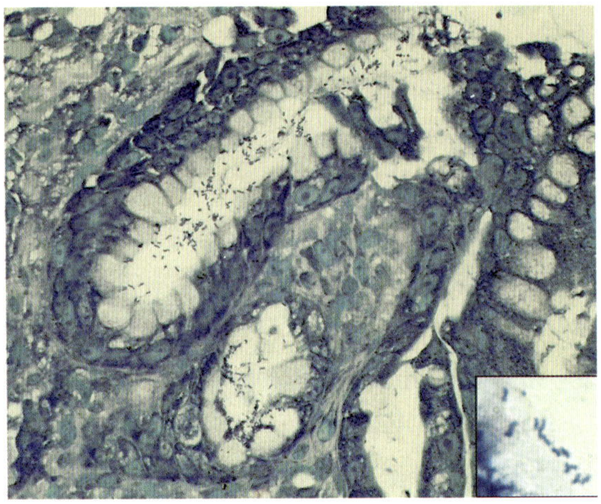

▶**그림 12** *Helicobacter pylori*
위점막세포의 표층에 무수하게 인지된다. 막대균이다(삽입 그림).

이 산성의 환경에서 살고 있는 나선균, *Helicobacter pylori*균(▶그림 12)이 있고 이 균의 감염이 만성위염의 원인으로 생각되고 있다. 일본인의 두 사람에 한 사람이 감염하여 있다고 한다. 최근의 연구결과로부터 필로리균은 거듭 위궤양, 위암, 위 악성림프종, 특히 MALToma(➡ 173 페이지)와 연관성이 있다고 일컬어지고 있다.

b 만성위염

날문 방부분에 흔히 관찰되고 샘오목(선와)상피가 창자상피처럼 변화하여 있는 일이(창자상피 화생) 많다. 위축성(고유샘이 감소한다)위염과 비후성(고유샘이 증가한다)위염이 있다.

4 궤양성 병변

a 위궤양

위점막은 위산과 함께 점액을 분비함으로써 점막의 자기소화를 방지하고 있다. 어떠한 원인으로 이 균형이 무너져 위산에 의한 소화활성이 우위(위산분비 과다)가 되면 점막의 자기소화가 일어나 위에 점막의 결손(궤양 : ulcer)이 일어난다(소화성 궤양). 원인으로서 종전에 정신적 스트레스를 첫째로 생각하고 있었으나, 최근의 연구에서 필로리균의 감염이 위산과다의 직접원인이 된다는 것이 명백해졌다. 한편, 장기간 병상에 누워있던(의식불명을 포함) 사람에게 위궤양(gastric ulcer)이 발생한다는 것도 알려져 있다.

소화성위궤양은 날문 방부분에 발생하는 일이

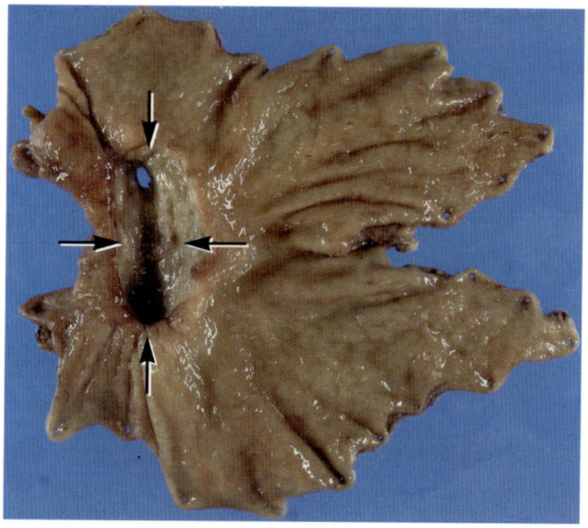

▶**그림 13 천공성 위궤양의 한 예**

날문 방부분에 큰 궤양이 관찰되고 일부가 천공하여 있다(화살표).

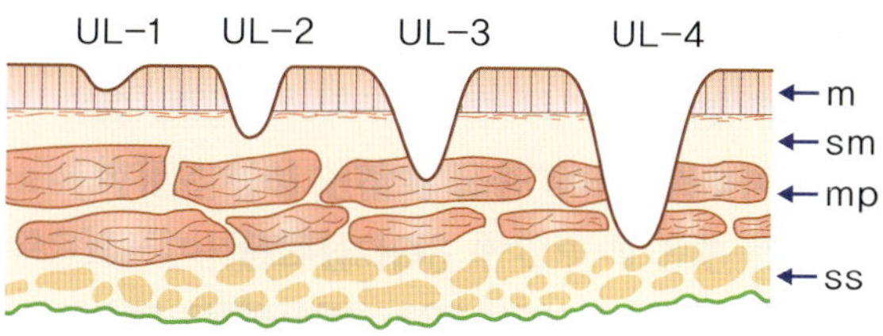

▶**그림 14 위궤양의 분류도**

UL-1 : 궤양바닥이 점막 내에 머물러 있다. 미란이라고도 한다. UL-2 : 궤양바닥이 점막하층에 도달하여 있다. UL-3 : 궤양바닥이 고유근층에 도달하여 있다. UL-4 : 궤양바닥이 장막하층에 도달하여 있다.

많다. 점막하층에는 소동맥이 많이 존재하지만, 궤양의 가장 깊은 부위가 점막하층에 도달하면 이 소동맥도 소화해버리는 일이 있으며 그 결과 대량 출혈을 일으킨다. 보통 바로 혈전이 형성되어 지혈되지만 수술이나 내시경적 처치가 필요한 경우도 있다. 이리하여 출혈한 혈액은 위산과 반응하여 흑색 타르모양이 되고 이른바 흑색 타르변으로서 항문에서부터 배출된다.

치유하면 점막은 완전히 재생되지만, 점막하층보다 깊은 부분은 육아조직에 의해서 수복된다. 오래 되면 흉터로 된다.

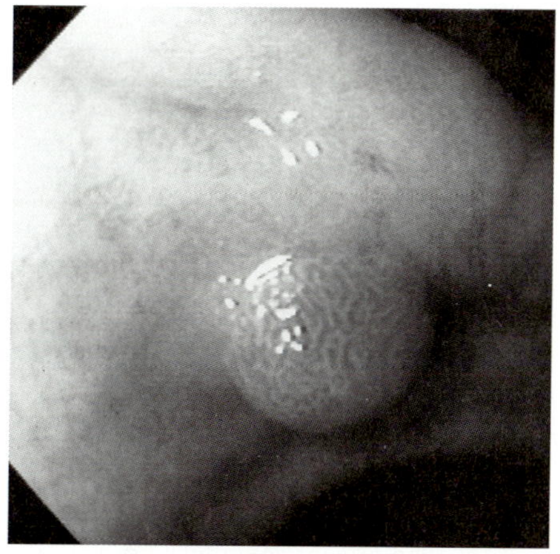

▶**그림 15 과형성성 용종의 한 예**(내시경사진)

[渡邊 信 선생의 호의에 따름]

때로는 궤양은 장막에 도달하여 천공하는 경우가 있다(▶**그림 13**). 궤양의 깊이에 따른 위궤양 분류도를 **그림 14**에 나타냈다.

b Mallory-Weiss 증후군

Mallory-Weiss 증후군에서는 심한 구토를 반복하였을 때 등, 구토에 의한 기계적 자극에 의해서 들문 쪽에서부터 작은 만곡을 따라서 세로로 뻗는 궤양이 생긴다. 발생기전은 소화성궤양과는 다르다는 점에 주의할 것.

5 종양

a 양성종양

(1) 샘종(선종)

샘관 구조를 이루어 증식하는 양성종양이다. 점막에 발생한다. 악성화하는 것도 있으므로 양성과 악성의 경계병변으로서 다루어진다.

(2) 용종(▶그림 15)

육안으로 보아 돋아 오른 점막병변의 총칭이다. 단순이 용종(polyp)이라 하는 경우에는 참의 종양을 의미하는 일은 없으며 상피의 과형성 병변(과형성성 용종)을 말한다.

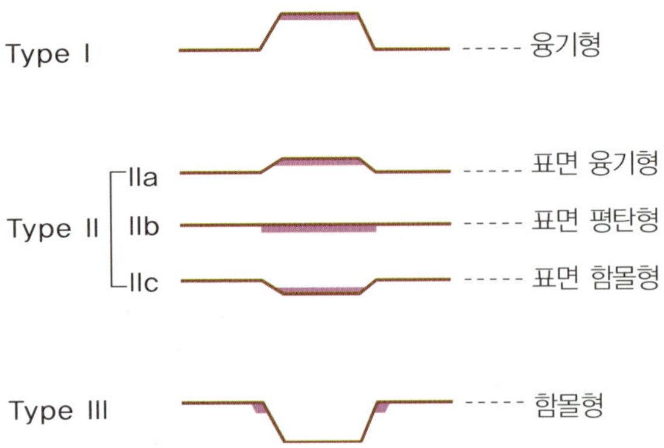

▶**그림 16 조기위암의 분류**
[일본위암학회 (편)위암 취급규약. 13판, 金原出版, 1999, p.5 에서]

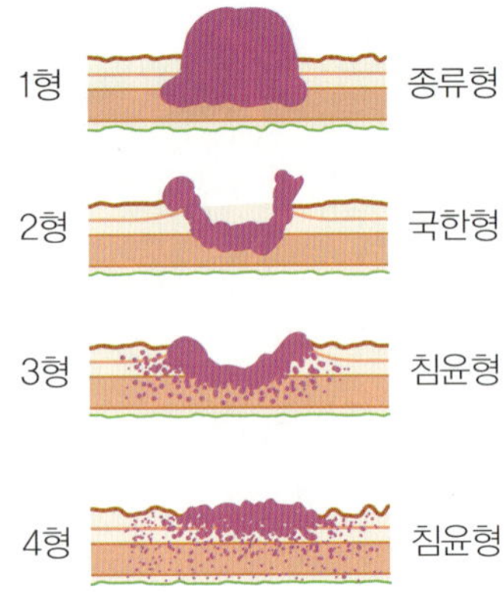

▶**그림 17 진행암의 Borrmann의 분류**
[일본위암학회 (편)위암 취급규약. 13판, 金原出版, 1999, p.5 에서]

(3) 기타

민무늬근종(평활근종), 신경집종(신경초종) 등이 드물게 관찰된다. 이들은 점막보다 깊은 부분에 발생한다.

b 악성종양

(1) 위암

대부분이 샘세포(grandular cell)에 유래하는 암(샘암)이다. 조직학적으로 고분화형, 중분화형, 저분화형으로 분류되고 저분화형 샘암의 특수형으로서 반지세포암(인환세포암)이 있다. 이 유형의 암은 비교적 젊은 여성에 많고 암세포의 형태가 반지와 유사하다(핵이 보석에 상당한다)는 특징을 갖는다. 위암은 그 침윤의 깊이(깊이 도달한 정도)에 따라 조기암과 진행암으로 분류된다.

조기위암(▶그림 16) 점막하층까지에서 침윤이 멈춰있는 것을 조기암이라 한다. 그 형태에 따라 다음과 같이 분류되어 있다.

Ⅰ	융기형
Ⅱa	표면 융기형
Ⅱb	표면 평탄형
Ⅱc	표면 함몰형
Ⅲ	함몰형

이 Ⅱc와 Ⅲ이 합병한 것이 있으며 우세한 쪽을 앞에 놓고 다음과 같이 표현한다.

Ⅱc + Ⅲ, Ⅲ + Ⅱc

기타의 Ⅰ, Ⅱa, Ⅱb, Ⅱc에서도 합병하여 있을 때는 마찬가지로 표현한다. 최근에 내시경의 보급에 수반하여 조기위암의 발견율이 상당히 향상되었기 때문에 위암에 의한 사망자 수는 감소하고 있다.

진행위암(▶그림 17, 18) 근육층 이상으로 침윤하여 있는 것을 진행암이라 한다. Borrmann의 분류가 사용된다.

- 1형 종류형 : 용종모양으로 돌출, 또는 융기한 유형을 취한다.
- 2형 궤양 국한형 : 크레이터 모양의 병변(궤양)을 형성하고 주위와의 경계가 비교적 명료한 것.
- 3형 궤양 침윤형 : 크레이터 모양의 병변(궤양)을 형성하지만 주위와의 경계가 불명료한 것.
- 4형 미만 침윤형(경암) : 건전한 조직 사이에 암세포가 하나하나 흩어져 침윤한다. 암세포와 암세포 사이(사이질)에서는 섬유가 왕성하게 증식하고 그 결과 병변부위는 딱딱해진다.

A

B

C

D

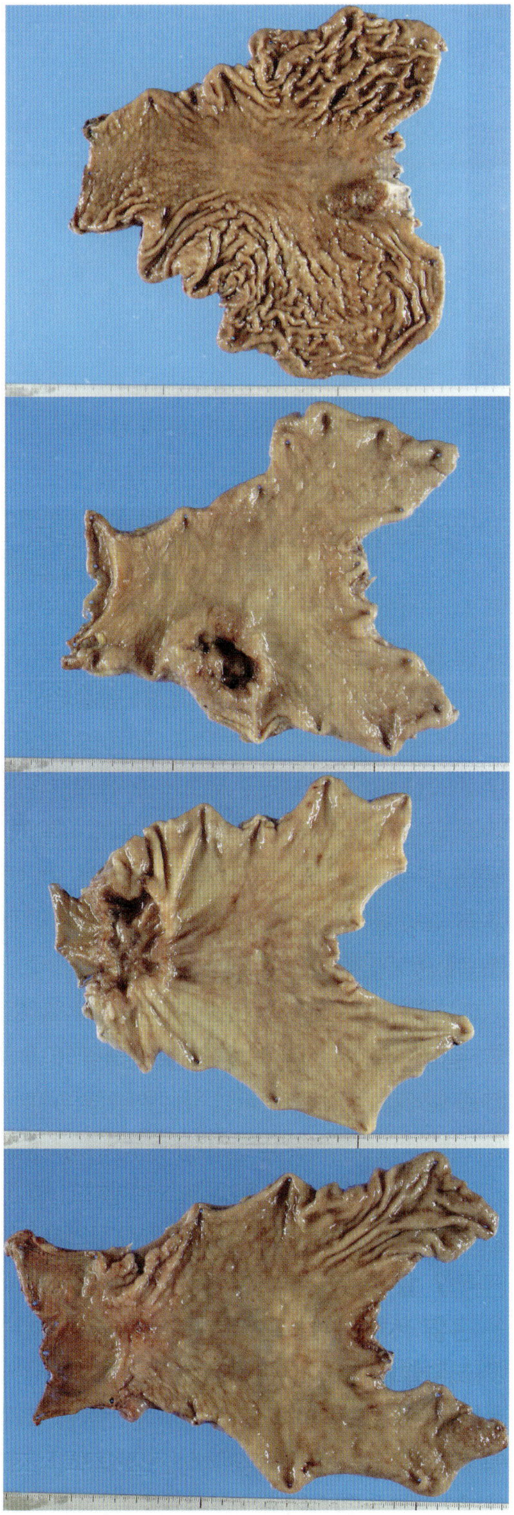

▶그림 18 Borrmann의 분류의 실제의 예

A : Borrmann 1형, B : 2형, C : 3형, D : 4형

(2) 악성림프종(malignant lymphoma)

림프구가 악성화하여 증식하는 종양이다. 위점막 내에 발생하는 일이 많다. 진행하면 전신에 침윤 · 전이한다. 최근에 점막에 있는 림프장치를 MALT (mucosa-associated lymphoid tissue)라 부르고 이 림프장치로부터 발생하는 악성림프종을 특별히 MALToma(말토마)라 부른다. 종전의 악성림프종과 비교하여 진전이 느리고 필로리균 감염이 원인이 되는 경우가 있다. 필로리균을 제거할 목적으로 항균제가 투여된다.

D 작은창자

1 구조(▶그림 19)

작은창자(소장, small intestine)는 입 쪽에서부터 항문 쪽의 순서로 십이지장(duodenum), 빈창자(jejunum), 돌창자(ileum)로 구성된다. 십이지장은 오른쪽에 볼록한 고리(loop)모양의 구조물이고 고리의 부분에서부터 항문 쪽은 뒤복막으로 덮여있다. 즉, 뒤복막강에 존재하고 있다. 빈창자에의 이행부분에는 트라이츠(Treitz)의 인대가 있다. 여기서부터 항문 쪽의 작은창자는 모두 복강 내에 존재하고 창자사이막(장간막)으로 연결된 상태에서 자유로이 연동운동을 할 수 있다.

십이지장의 고리의 부분은 췌장의 머리 부분을 덧그리는 것처럼 뻗어있고, 이 부분의 중앙부근에 총담관과 췌장관이 합쳐져 열려 있다. 점막면에 작은 융기를 만들기 때문에 화터 팽대부라 불린다. 돌창자는 오른쪽 하복부에서 막힌창자(대장의 일부)로 이행한다. 점막에 림프장치가 발달하여 있고 큰 것은 파이어반(Peyer's patch)이라 불린다. 빈창자 · 돌창자에서는 음식물에서

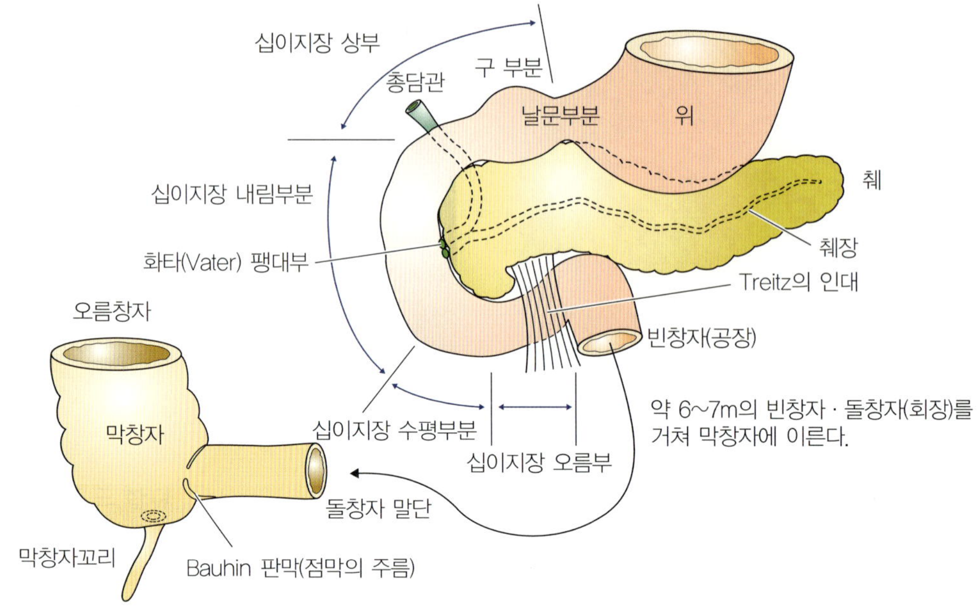

▶그림 19 십이지장에서부터 돌창자 말단까지의 모식도

부터의 영양흡수가 이루어지므로 점막의 정맥은 모두 간문맥으로 유입한다.

2 기형

메켈(Meckel)의 곁주머니(게실)(▶그림 20)가 관찰된다. 태생기의 잔유물이고 빈창자에 만들어진다.

3 염증성 질환

a 크론병

크론병(Crohn's disease)은 대변에 점액이 섞이는(점액변) 것이 특징적인 질환이고 주로 돌창자에 발생한다(▶그림 21). 비교적 젊은이가 이환하지만 원인은 불명이다. 점막에 세로로 뻗는 궤양을 형성하고 일부에서 슬릿(slit)모양의 깊은 궤양을 형성한다. 이 슬릿모양 궤양이 천공하는 경우가 있다. 큰창자(대장)에도 발생한다.

b 장결핵

돌창자 말단에 많다. 고리모양으로 궤양을 형성한다.

c 세균성장염

콜레라, 장티푸스 등이 있다. 콜레라에서는 쌀뜨물모양의 설사를 초래한다. 콜레라는 종전에 일본에서는 없었으나 최근 일본에서의 감염사례를 때때로 볼 수 있게 되었다.

4 소화성궤양

십이지장에 흔히 생긴다. 20~40세대의 남성에 많다. 위 날문부분 가까이에 생기는 일이 많고, 천공하는 일이 있다. 천공하면 췌장액이 복강 내에 새어나오게 되므로 사망하는 경우도 있다. 스트레스 등이 원인이라 일컬어져 왔으나 최근 필로리균 감염과의 연관성이 주목되고 있다.

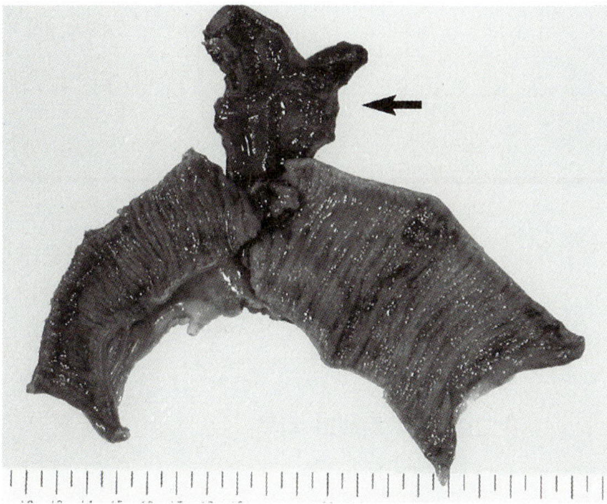

▶그림 20 Meckel의 곁주머니(게실)(화살표)
[渡邊 信 선생의 호의에 따름]

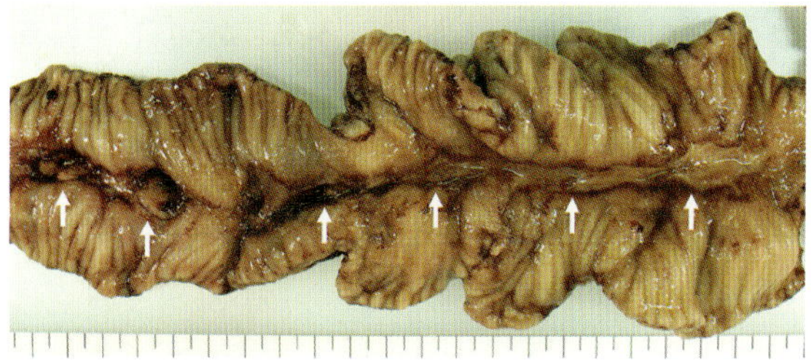

▶그림 21 크론병의 작은창자의 한 예
세로로 뻗는 궤양이 관찰된다(화살표).

5 종양

a 점막을 발생모지로 하는 종양

작은창자 전체에서는 종양의 발생은 드물지만 십이지장은 그 중에서는 종양발생이 많은 편이고 화터 팽대부 등에 점막을 모지로 하여 샘종(선종), 그리고 샘암(선암)이 생기는 일이 있다.

b 파종과 암성복막염

다른 장기의 암(대장암, 췌장암, 난소암 등)이 복강 내에 흘러나오면(파종) 창자사이막이나 작은창자 장막의 여기저기에 암의 소결절이 생긴다. 이 상태를 암성복막염이라 하고 창자관(장관) 계제의 상호유착을 일으키는 경우가 있고 장폐색의 원인이 된다.

c 점막 이외에 발생하는 종양

(1) 소화관 사이엽계 종양
(gastro-intestinal stromal tumor : GIST)

GIST라 불리는 일이 많다. 민무늬근층 내에 존재하는 연동운동의 pacemaker세포가 종양화한 것이다. 양성의 것과 악성의 것이 있다. 악성 사례에서는 작은창자에 다수의 병변을 만들거나 복막파종을 하거나 한다. GIST는 위, 큰창자에도 발생한다.

(2) 기타

- 민무늬근종, 신경집종 등이 있다.
- 파이어반을 포함하는 림프장치로부터 악성 림프종이 발생하는 일이 있다.

E 큰창자와 항문

1 구조

큰창자(large intestine)는 막창자(cecum), 오름창자(ascending colon), 가로창자(transverse colon), 내림창자(descending colon), 구불창자(sigmoid colon), 곧은창자(rectum)로 구성되고 항문(anus)으로 이어진다. 보통, 오른쪽 하복부에 막창자가 있고 거기서부터 위쪽으로 향해서 오름창자가 있으며, 오른쪽 상복부의 간의 바로 가까이에서 가로창자가 되고 십이지장, 빈창자와 교차하여 그 앞쪽을 왼쪽으로 향하며, 왼쪽 상복부의 지라(비장) 부근에서 내림창자가 되어 아래쪽으로 향한다. 그 후 구불창자, 곧은창자가 되어 항문으로 이어진다. 돌창자와 막창자의 이행부분에는 바우힌(Bauhin) 판막이 있다. 막창자에는 막창자꼬리라 불리는 막힌 끝에서 끝나는 돌기가 있다. 큰창자의 점막은 모두 원기둥상피(샘상피)이지만, 곧은창자의 아래쪽의 항문으로 이행하는 점막은 편평상피이다. 편평상피 부분의 점막 정맥혈은 치핵정맥을 거쳐 하대정맥으로 환류한다. 이것에 의해서 입 쪽의 점막의 정맥은 모두 간문맥으로 유입한다.

2 기형

a 내장역전위증

위의 기형의 항에서 언급한 것처럼 선천적으로 복부장기가 좌우 반대로 되어있다. 따라서 막창자는 왼쪽 하복부에 있다.

b 히르슈슈프룽병 (Hirschsprung's disease)

장관의 신경지배에는 미주신경이 중요하다. 미주신경은 장관의 벽 내의 2개소에서 신경얼기[아우에르바하(Auerbach), 마이서너(Meissner)]를 만들고 거기서 하위의 신경에 연결된다. 히르슈슈프룽병은 이 신경얼기가 태어날 때 형성되지 않는 질환이고 영아기에 발견된다. 무신경절증(aganglionosis)이라 불리는 경우도 있다.

신경얼기가 형성되어 있지 않은 범위는 증상사례에 따라서 정도가 다르지만 항문 가까이에서 시작하여 큰창자를 역행하는 것처럼 입 쪽으로 향해서 넓어진다. 무신경절의 부위보다 입 쪽으로 음식물이 괴게 되므로 잘록창자(결장)가 커진다[거대잘록창자(megacolon)이라 불린다].

c 항문막힘증(imperforate anus)

항문이 형성되어 있지 않다. 배변을 할 수 없다. 항문조설술이 시행된다.

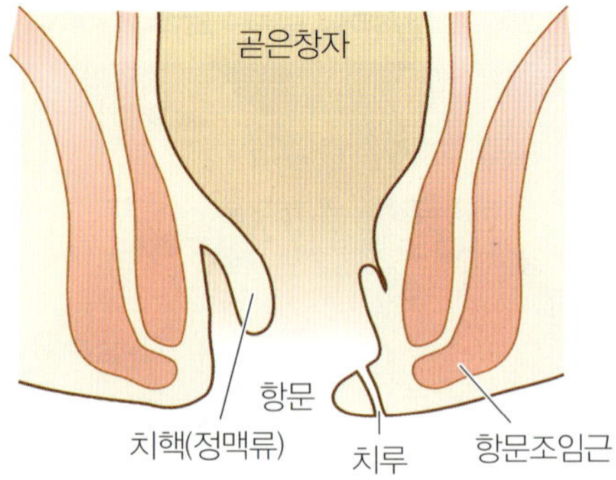

▶그림 22 치핵과 치루

3 순환장애

a 치핵

인간은 선 자세에서 행동하므로 중력에 의해서 몸통의 가장 아래가 되는 항문주위에 울혈을 초래하기 쉽다. 울혈이 된 정맥이 용종모양으로 곧은창자 하부에 돌출하게 된다. 이것은 정맥류이고 배변 때에 통증을 수반하고 출혈을 초래한다. 빈혈의 원인으로도 된다. 치핵(hemorrhoid)은 일본인에게 많다고 한다. 또한 간문맥압항진증일 때에도 치핵이 생긴다. 이것은 곁혈행로로서 문맥계의 혈액이 여기서 치핵정맥에 유입하기 때문이다(▶그림 22).

4 염증성 질환

a 세균성장염

포도구균, 장티푸스균, 예르시니아(yersinia)균, 이질균 등의 감염에 의해서 일어난다. 최근, 대장균 중에서도 병원성이 강한 것이 증가하고 있다. 복통, 설사를 주된 증상으로 한다. 식중독에 의한 감염이 많다.

b 기생충장염

일본주혈흡충, 아메바이질 등의 감염에 의해서 일어난다. 일본에서 일본주혈흡충증은 매우 드물지만 아메바장염은 때로는 해외여행자 등에서 경험된다.

c 궤양성대장염

궤양성대장염(ulcerative colitis)은 원인불명의 질환이고 난치성의 점액변이 계속된다. 비교적 젊은이에게 잘 발생한다. 점막에서는 염증의 완화와 재발이 반복되고 궤양이 광범위하게 형성된다. 정상점막이 군데군데 섬 모양으로 남는다(거짓용종). 일반적으로 염증이 깊이 도달하는 정도는 점막하층 가까이까지이다. 크론병(Crohn' s disease)과 유사하기 때문에 감별진단이 어렵다.

d 허혈성대장염

허혈성대장염(ischemic colitis)은 소동맥에서의 혈전 등에 의한 장관의 혈류장애에 의해서 일어나는 장염이다. 점막의 괴사만의 것에서부터 장벽 전체 층의 괴사를 초래하는 것까지이다. 점액변을 초발증상으로 하는 일이 많아 궤양성대장염과의 감별이 어려울 때가 많다. 피임용 알약을 상용하는 사람에게 발생하기 쉽다는 것이 알려져 있다.

e 막창자꼬리염(충수염)

막창자꼬리는 막힌창자에서부터 뻗는 돌기모양 구조물이고 점막에 림프장치가 발달하여 있다. 막힌 끝으로 되어있기 때문에 일단 염증이 일어나면 지속하고 막창자꼬리염(appendicitis)이 된다. 화농성인 경우가 많고 때로는 천공을 일으켜 복막염이 된다.

f 치루

항문샘에 분변 등이 막혀 있어 그것에 의한 염증이 깊은 부분으로 파급하여 곧은창자 하부에 재개통하는 경우가 있다(▶그림 22). 이전은 결핵에 의한 것도 많았다.

g 항균제에 의한 거짓막장염

암피실린, 린코마이신 등의 항균제를 사용하면 수일 후에 발열, 복통, 점액변성 설사를 초래하는 일이 있다. 항균제에 대한 알레르기반응에 의한 것 이외에, 항균제의 과다사용에 의해서 상재세균이 죽어 평소에는 없는 균이 번식하는 것(균 교대현상)에 의한 것도 있다. 점막에 미란이 생기고 호중구의 사체 등이 모이면 점막에 막 모양의 물질이 부착하고 있는 것처럼 보인다. 이것을 거짓막장염이라 부른다.

h 방사선에 의한 장염

일반적으로 창자점막은 방사선에 대한 감수성이 높기 때문에 악성종양 등으로 방사선치료가 시행되면 창자점막에 손상이 일어나기 쉽다.

5 종양

a 양성종양

(1) 샘종(선종, adenoma)

점막상피가 샘관 구조를 이루고 증식하는 것이다. 용종모양의 형태를 취하는 것이 많다. 커지면(5㎜ 이상) 악성화하는 확률이 높아진다. 막창자에서부터 곧은창자까지의 어느 부위에서도 관찰되지만 구불창자(S상 결장)와 곧은창자에 높은 비율로 발생한다(▶그림 23). 내시경검사의 보급에 따라 최근 발견되는 빈도가 높아지고 또한 절제된 샘종 안에 작은 암 병변이 발견되는 일도 증가하였다.

(2) 가족성 폴립증(polyposis)

유전성이고 혈연자에게 발생하여 수많이 폴립(polyp)이 생긴다. 암화하는 확률이 높다.

(3) 포이츠-제거스증후군 (Peutz-Jeghers syndrome)

유전성이고 소화관에 다수의 폴립이 생기고 점막, 피부에 색소침착이 수반된다.

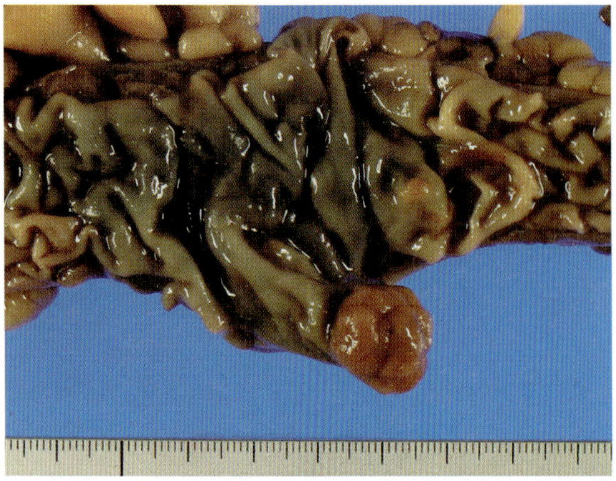

▶그림 23 잘록창자샘종(결장선종)

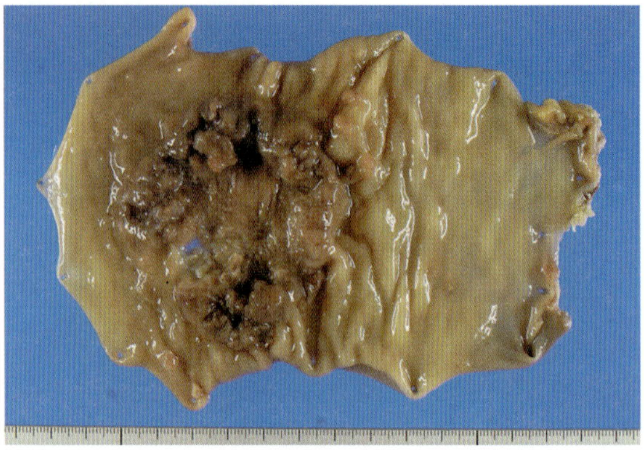

▶그림 24 잘록창자암(결장암)
Borrmann 2형의 진행암

(4) 카르시노이드(carcinoid)

소화관에 있는 내분비세포를 발생모지로 하는 종양이며 막창자꼬리, 곧은창자에 많다. 대부분 호르몬을 생산하지 않지만 드물게 소화관 호르몬을 분비하는 (기능성) 것이 있다. 소화관 이외에서는 기관지점막 등에 발생하는 일이 있다. 일반적으로 양성종양이지만 드물게 명백한 악성 형질을 나타낸다.

b 악성종양

(1) 대장암

대장점막을 발생모지로 하는 악성종양이다. 일본인의 식생활의 서구화가 진행됨에 따라 대장암의 발생률이 증가하고 그 사망률도 증가하고 있다. 현재는 위암보다도 대장암의 조기발견, 조기치료가 문제로 되어있다. 대변 잠혈이 양성인 경우는 내시경검사를 받는 것이 바람직하다. 조직학적으로는 대부분이 샘암(선암)이다. 조기의 것은 샘종의 폴립 내에 자주 발견된다.

조기암 내시경의 보급에 따라서 잘 발견하게 되었다. 조기위암의 분류에 준한다.

진행함(▶그림 24, 25) 대장의 암은 진행암에서 발견되는 일이 많다. Borrmann 2형, 3형이 대부분이다. 구불창자~곧은창자에 많다. X선 바륨 촬영에서 병변부위가 다 먹고 난 사과의 심처럼 보이기 때문에 이것을 apple core라 한다.

(2) 기타

점막 이외에 발생하는 악성종양은 드물지만 악성 GIST, 민무늬근 육종이 발생하는 일이 있다.

6 창자막힘증(장폐색)

창자막힘증(ileus)에는 아래의 것이 있다.

a 기능성 폐색

약물, 중독 등에 의해서 장관의 연동운동이 마비함으로써 일어난다. 급성췌장염의 합병증으로서도 알려져 있다. 미주신경에 의한 연동조절이 장애되기 때문이라 한다.

b 기질성 폐색

(1) 창자겹침증(▶그림 26)

일반적으로 돌창자와 막창자의 이행부분에서 시작되고 돌창자 말단이 막창자 · 큰창자의 안으로 기어들어가는 것처럼 진행한다. 증상으로서는 변비가 있고 게다가 구토가 계속된다. 겹침이 시작된 후에서부터 시간이 짧으면 항문에서부터 고압관장을 하면 기어들어간 돌창자가 원래로 되

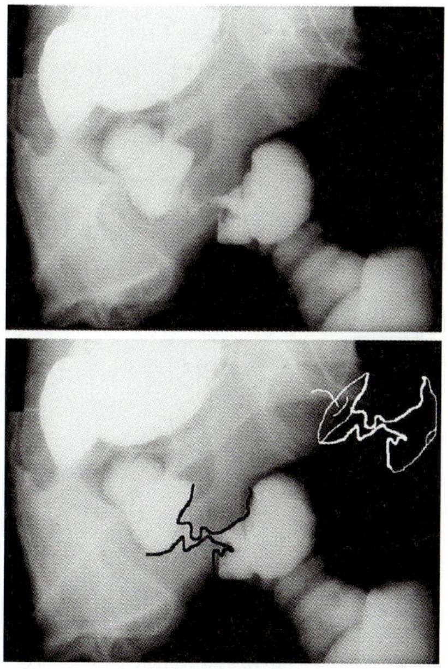

▶그림 25 진행암의 X선 사진
apple core라 일컬어지는 영상이 관찰된다. 아래 그림의 모식도를 참조. [渡邊 信 선생의 호의에 따름]

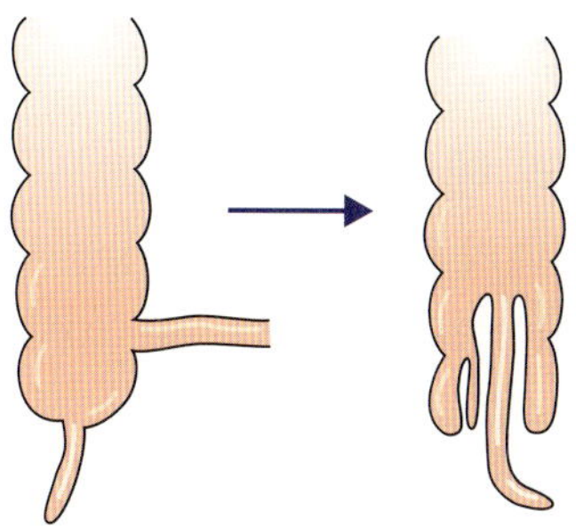

▶그림 26 창자겹침증 발생의 모식도
돌창자 말단이 막힌창자 안으로 기어들어가 진행한다.

돌아오는 일이 많다. 시간이 경과하였을 때는 수술이 필요하다. 경우에 따라서는 괴사한 장관을 절제한다. 어린이에게 많지만 성인에서도 드물게 일어난다.

(2) 포착성 창자막힘증(▶그림 27)

만성유착성복막염 등에 의해서 장관 서로가 유착하여 일어난다.

(3) 기타

진행암에 의해서 장관이 폐색되어도 일어난다.

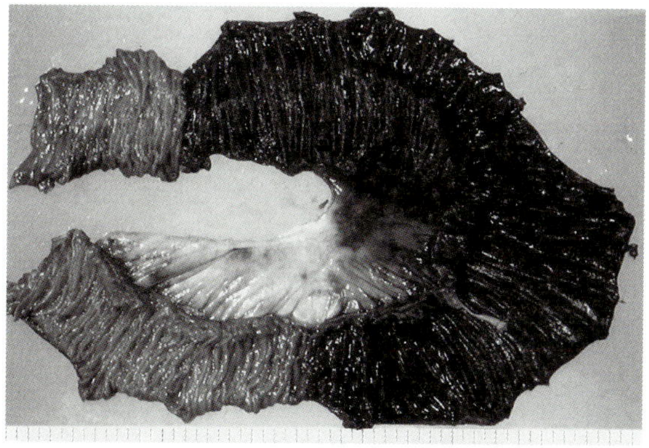

▶그림 27 포착성 창자막힘증
검게 된 장소가 창자막힘증으로 괴사에 빠진 작은창자 [渡邊 信 선생의 호의에 따름]

F 복막

1 구조

복강 내에 있는 소화관의 가장 바깥층은 장막이라 하는데 이 막은 담낭 등의 가쪽, 창자사이막(장간막)의 표면, 그리고 복강의 벽 전체를 덮고 있다. 전체를 가리켜서 복막이라 부른다. 조직학적으로는 1층의 중피세포가 배열하여 있다.

2 염증

a 급성복막염

소화관이나 담낭이 천공하거나 또는 외부로부터 직접 침입하거나 하여 세균이 복강 내에 산포되면 복막에 급성염증이 일어난다. 위, 십이지장의 천공성 궤양, 크론병의 천공, 그리고 암에 의한 천공 등이 원인이 되는 경우가 많다. 복막의 일부에 국한되는 것과 전체로 퍼지는 범복막염이 있으며 후자는 사망원인이 될 수 있다.

b 만성복막염

복막의 염증이 장기간 계속된 것이다. 장막 면은 거칠어지고 장관의 유착 등을 일으키며 창자막힘증의 원인이 된다. 수술 후의 유착성복막염이 만성의 경과를 취한다.

c 복수

울혈, 저단백혈증(침투압의 저하), 염증 등에 의해서 복강 내에 괸 장액을 복수(ascites)라 한다. 정상에서는 거의 존재하지 않는다. 그 성상으로부터 누출액, 삼출액으로 나뉘고 누출액은 비염증성으로 나타나는 것으로 단백질성분, 세포성분은 적다. 울혈, 저단백혈증을 초래하는 간경변, 콩팥기능상실(신부전) 등에서 나타난다. 삼출액은 염증성으로 나타나는 것으로 다량의 단백질성분, 세포성분(염증세포)을 함유한다. 복막염, 암성복막염 등에서 나타난다. 암을 가진 환자의 복수는 그 안에 암세포를 포함할 가능성이 있기 때문에 복수를 채취하여 세포진에 공여함으로써 진단의 유력한 수단이 된다.

3 종양

a 중피종

중피세포가 종양화한 것이다. 일반적으로 악성도가 높다. 흉막의 중피종과 마찬가지로 석면증(아스베스토스증)과의 연관성이 알려져 있다.

b 암성복막염

복강 내 장기로부터 파종성으로 암세포가 복막에 전이하여 일어난다. 위암으로부터 오는 것이 많다. 장관의 유착에 의해서 창자막힘증의 원인이 된다.

4 헤르니아

복강의 벽에는 몇 개소의 압력에 약한 부위가 있어 여기에 복압이 걸리면 장관 등이 복강 밖으로 튀어나오는 경우가 있다. 이것을 헤르니아(hernia)라 한다. 보통 주머니모양의 돌출물이 된다. 헤르니아는 나오거나 원래로 되돌아가거나 하고 있는 동안은 큰 문제가 되지 않지만 원래로 되돌아가지 않게 되면[감돈(incarceration)이라 한다] 허혈에 수반하는 통증이 발생한다. 장관이 감돈하면 포착성 장막힘증의 원인이 된다.

a 샅굴 헤르니아(inguinal hernia)

복부 헤르니아의 대부분을 차지하고 있다. 고환은 발생초기에는 복강 내에 있으나 발생이 진행되면 샅굴(inguinal canal)을 지나서 내려가고 최종적으로 음낭 내에 정착한다. 그 후 샅굴은 닫히지만 닫히는 방법이 불완전하면 장관이 들어가 버린다. 이것을 샅굴 헤르니아(이른바 탈장)이라 한다. 남아에 많은 한편, 고령자에게도 일어난다. 외과적으로 샅굴을 폐쇄한다.

b 넓적다리 헤르니아

넙다리동맥의 뻗음을 따라서 장광이 탈출한다. 샅굴의 바로 아래를 지난다. 30~40세 이후의 여성에 많다.

c 식도구멍(식도열공) 헤르니아

식도가 가로막을 통과하는 부위를 식도구멍이라 한다. 여기서 식도가 위를 뒤종격 내로 끌어올리는 형태로 위바닥 부분이 가로막으로 탈출한다. 이른바 바레트(Barrett). 식도일 때에 흔히 관찰된다.

d 배꼽 헤르니아

복벽에서 탯줄(제대) 부착부분은 생후 닫히는 것이 보통이지만 닫히는 방법이 불완전하면 내장이 탯줄 내로 탈출한다. 헤르니아보다는 내장탈출이라 부르는 일이 많다.

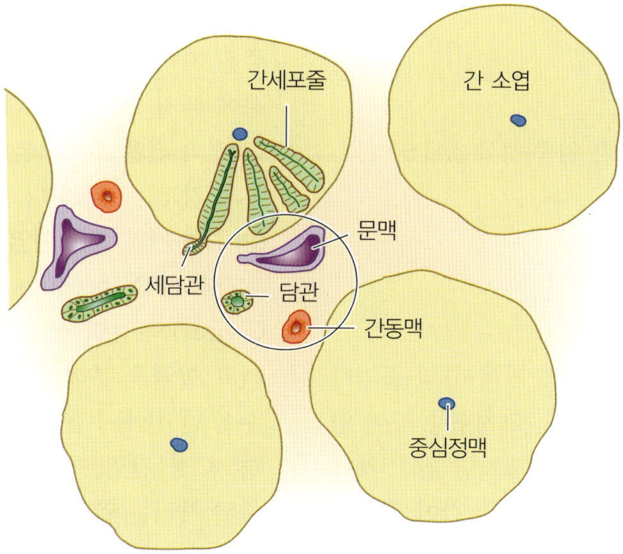

▶**그림 28　간의 구조**
간의 2대 구성단위는 간 소엽과 글리슨집이다. 간 소엽 내에서는 그 중심에 있는 중심정맥으로 향해서 간세포줄이 배열하여 있다. 글리슨집 내에는 문맥, 담관, 간동맥의 가지가 뻗고 있다.

G 간

1 구조

오른쪽 상복부에 있고 성인에서 보통 1,000~1,300 그램이다. 위에서부터 곧은창자의 소화관으로 되돌아오는 정맥혈은 문맥을 지나서 간문부분에서부터 간으로 유입한다. 간은 소엽이라는 기본구조로 구성되어 있다. 각 소엽은 끈 모양으로 배열한 간세포[간세포줄(hepatic cord)이라 한다]로 메워져 있고 중심부분에 정맥(중심정맥)이 존재한다. 소엽과 소엽 사이에는 글리슨집(Glisson's sheath)이라 불리는 작은 영역이 몇 개소 존재한다.

글리슨집 내에는 문맥, 담관, 간동맥의 3개의 맥관의 가지가 뻗어있고 문맥가지에서부터 문맥혈이 소엽으로 유입하여 소엽 내의 간세포줄 사이를 흐르는 동안에 문맥혈 중의 영양소가 간세포에 수납되어 글리코겐 등으로서 저장된다. 물질교환을 끝낸 문맥혈 · 간동맥혈은 소엽의 한가운데에 있는 중심정맥으로 유입한다. 이 중심정맥은 모여서 간정맥이 되고 가로막 바로 아래에서 간의 등 쪽에서부터 하대정맥으로 유입한다(▶그림 28).

또한 소엽 내의 간세포줄 사이에는 모세혈관이 있고 여기에 간세포에서부터 담즙이 분비되어 글리슨집의 담관으로 유입하며 간문부분에서부터 총간관을 거쳐 총담관이 되고 도중에 담낭에서 농축되어 십이지장으로 유입된다. 조직학적으로는 세담관은 1층의 원기둥상피로 이루어지고 담관은 점막구조(피복 원기둥상피와 분비샘)를 가진다.

간세포에는 재생능력이 있다. 즉 간을 부분적으로 절제하면 상실된 부분을 보완하도록 간이 재생한다. 이때에는 간세포만이 아니라 담관도 만들어진다.

2 기형

내장역위증에서는 간은 왼쪽 상복부에 있다.

3 변성

a 지방 변성

간에의 지방의 유입(문맥을 거쳐서)의 증가나 알코올 과음에 의한 영양장애, 고지혈증 등이 있으면 지방변성이 일어난다. 심해지면 간 전체에 지방변성이 일어나 지방간이 된다. 간이 황색을 띄게 된다.

b 윌슨병

윌슨병(Wilson' s disease)은 간 렌즈핵변성증이라고도 불리는 질환이고 구리대사이상을 초래하는 질환이다. 간에서는 소엽 주위에 섬유증식이 일어나 간경변과 유사한 조직모양을 나타낸다. 간세포, 대뇌 렌즈핵, 눈의 각막에 구리의 침착이 일어난다.

4 염증

a 바이러스성간염

바이러스성간염(viral hepatitis)에는 현재도 근본적인 치료법은 없다. 즉 일단 감염이 성립하면 간염바이러스를 완전히 배제할 수는 없다. C형 간염바이러스의 감염은 의원성(수혈 등에 의한)이라는 측면을 갖고 있다는 것으로부터 사회문제로서 파악되고 있다. 바이러스성간염은 선진 여러 나라 중에서는 일본에서의 이환율이 높다.

(1) A형 간염

HAV(hepatitis A virus) 감염에 의한다. 전염성 간염이라고도 불리며 입을 경유하여 감염한다. 보통, 발열, 나른함 · 황달 등의 증상을 수반하여 발병(급성간염)한다. 조직학적으로 염증의 주된 자리는 간 소엽에 있고 간세포는 변성 · 괴사에 빠져 그 주위에 다수의 림프구가 침윤한다. 그 결과 간은 부어오른다. 급성기를 극복하면 그 후의 경과는 양호하다. 만성화하지 않는다.

(2) B형 간염, C형 간염

각각 HBV(hepatitis B virus) · HCV(hepatitis C virus)의 감염에 의한다. 혈청간염이라고도 불리고 혈액을 통해서 감염한다. C형 바이러스는 수십 년 전에 수혈 등으로 감염한 사례가 많다. B형 · C형 간염 어느 것도 조직학적으로 염증의 주된 자리는 글리슨집에 있어, 글리슨집 안에 림프구가 침윤하여 있다. 염증이 활동기에 들어가면 이 림프구의 수가 증가하여 글리슨집 주위의 간세포가 괴사에 빠진다. B형 · C형 간염은 증상의 완화 · 악화를 반복하면서 만성화하는 것이 많고 간경변으로 이행한다. 특히 C형 간염은 만성화하기 쉽고 10년에서부터 수십 년의 경과 속에서 10%가 간경변(주로 을형)으로, 거듭 그 또 10%가 간세포암으로 이행한다고 하고 있다.

(3) 기타

D, E, (F)형이라 일컬어지는 간염 바이러스도 발견되고 있다.

(4) 극증간염

바이러스성 간염은 때로는 급격히 진행하고 중증인 간부전 상태를 초래한다.이것을 간염의 극증화라 하고 1주일 이내에 사망하는 경우가 많다. B형 간염이 극증화하기 쉽다고 한다. 조직학적으로는 간세포가 광범위하게 괴사에 빠져 있고 간의 크기가 절반으로까지 감소하는 경우도 있다.

b 알코올성 간염

알코올을 많이 마시는 것은 지방간을 초래하고 이어서 간기능 장애를 초래하면 알코올성 간염이라 불린다. 간세포는 부어오르고 알코올 유리체(초자체)[말로리 소체(Mallory body)]가 관찰된

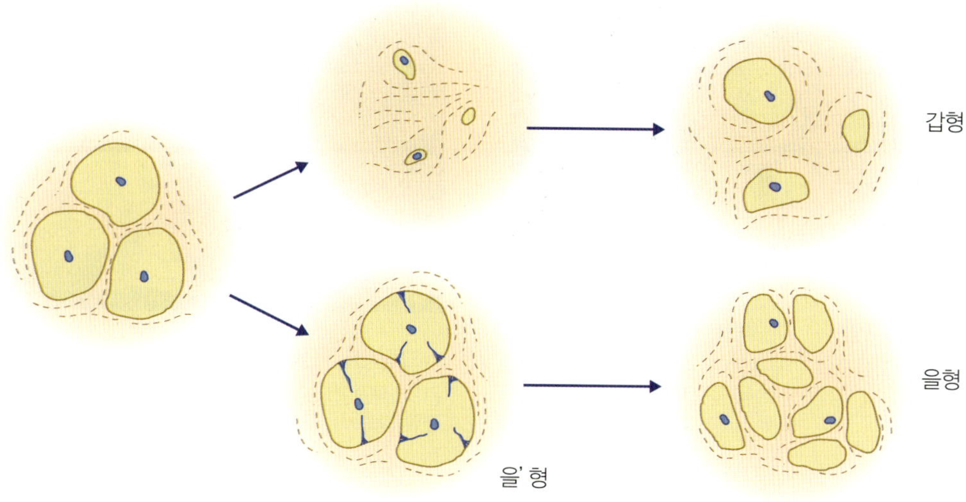

▶그림 29 간경변의 발생도

다. 지방간을 수반한다.

5 간경변

바이러스성 간염이나 알코올성 간염 등으로 간세포에 변성, 괴사가 일어나면 간은 재생하려고 하지만 그 때에는 간세포는 정상적인 소엽구조를 만들 수 없고 폭이 넓은 섬유성분으로 포위된 소엽(거짓소엽이라 부른다)을 형성한다. 전체로서 간은 위축하고(중량감소) 딱딱해진다. 이것이 간경변(liver cirrhosis)이다. 그림 29에 간경변의 발생유형을 나타냈다.

최근에 B형 · C형 간염에 잇달아서 일어나는 간경변에 특징의 차이가 있다는 것으로부터 간염 바이러스의 B형, C형에 의해서 간경변을 분류하려고 하는 시도가 이루어지고 있다. 여기서는 예부터 내려오는 분류를 기재한다.

a 갑형 간경변

중독 등으로 간세포가 광범위하게 변성, 괴사에 빠진 경우 그 재생과정에서는 크고 작은 가지런하지 않은 소엽이 형성된다.

b 을형 간경변

만성 바이러스성 간염 등에서는 글리슨집에 염증의 주된 자리가 있으며 여기서부터 수복기전으로서 섬유가 소엽 내에 뻗는다. 그것이 높아지면 간섬유증이 된다. 뻗어온 섬유가 서로 연락하면 소엽을 포위하게 되어 거짓소엽 형성에 이른다. 이 경우 거짓소엽은 거의 같은 크기가 된다. C형 간염은 이 을형 간경변이 되기 쉬우며 또한 을형 간경변은 후에 간세포암을 합병하는 빈도가 높다.

c 알코올성 간경변

알코올의 과다섭취가 장기간에 이르면 간경변이 된다. 이 경우, 거짓소엽은 소형이다.

d 울혈성 간경변

울혈간에서는 산소부족 때문에 중심정맥의 주위에서 간세포에 괴사가 일어난다. 만성심부전(특히 우심부전)이 장기간 계속되면 간에 울혈이 지속하여 간경변이 된다. 만성 울혈간의 육안소견을 육두구간(nutmeg liver)이라 한다[그림 10(➡46페이지) 참조].

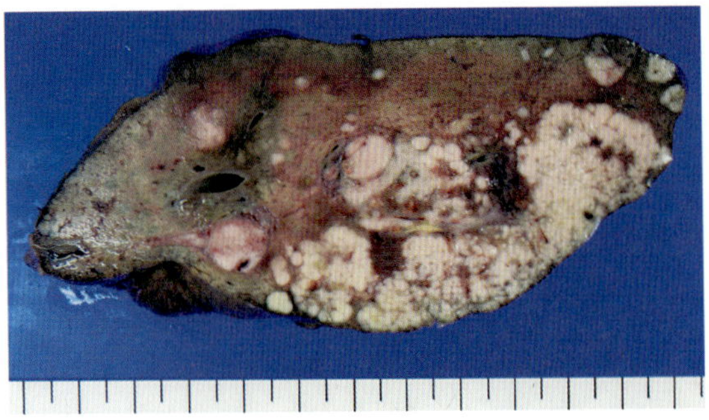

▶그림 30 간세포암

간의 절단면에 다결절성의 간세포암이 관찰된다. 비암부분은 간경변의 소견(섬유화, 담즙 울체 등)을 나타내고 있다.

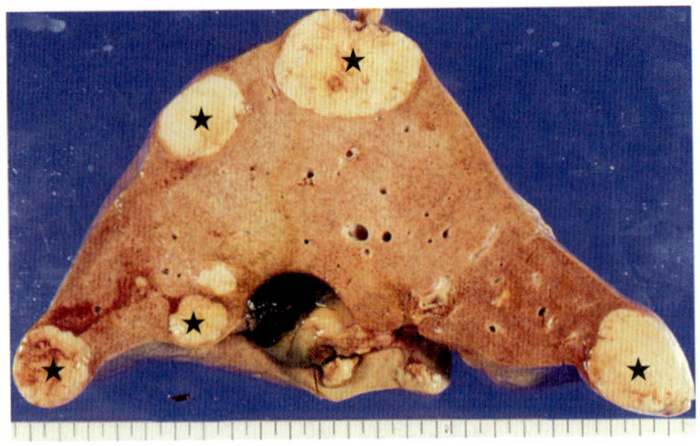

▶그림 31 전이성 간암

간의 절단면의 대부분을 황색의 크고 작은 가지런하지 않은 결절(별표)이 차지하고 있다. 이 황색기미의 결절(별표)은 위암의 간으로의 전이이다.

e 담즙성 간경변

담즙의 배출장애에 의해서 일어난다.

(1) 원발성 담즙성 간경변

자기면역질환이라 일컬어지고 있으며 총담관에 대한 항체가 만들어진다. 글리슨집의 세담관이 파괴됨으로써 시작되고 서서히 간경변에 이른다.

(2) 속발성 담즙성 간경변

선천성 담도폐쇄, 담관계 결석, 췌장의 결석, 염증, 종양, 화터(Vater) 젖꼭지부분 종양 등으로 담즙의 배출장애가 계속되면 간경변이 된다.

f 기생충성 간경변

기생충(일본주혈흡충, 간흡충 등)이 간에 침입하여 일어난다. 오늘날 일본에서는 거의 없다.

6 종양

a 양성종양

혈관종이 때때로 관찰된다.

b 악성종양

(1) 간세포암(hepatocellular carcinoma; HCC) (▶그림 30)

이름대로 간세포가 종양화한 것이다. 간경변을 배경으로 하여 발생하는 것이 많다. 특히 을형 간경변이나 C형 간염과의 연관성이 알려져 있다. 간 내에 결절성 병변을 만드는 일이 많고 병변을 표적으로 하여 echo guide 하에 피부를 경유하여 바늘을 삽입하여 에탄올 주입이나 라디오파로 태워버리는 것이 시도된다. 혈중 α-fetoprotein (AFP)의 높은 수치를 나타내는 것이 있다.

(2) 담관암(cholangiocellular carcinoma; CCC)

담관상피가 종양화한 것이다. 명료한 샘관 구조를 취하여 증식하는 것(고분화형 샘암)이 많다. 발견 · 치료가 어렵고 일반적으로 예후불량이다.

(3) 전이성간암(▶그림 31)

소화관으로부터의 혈행성 전이가 많다. 대장암의 전이가 전형적인 예이다.

H 담낭 및 담관

담낭(gall bladder) 및 담관(bile duct)의 질환에는 아래의 것이 있다.

1 기형

선천성담도폐색을 들 수 있다. 총담관이 선천

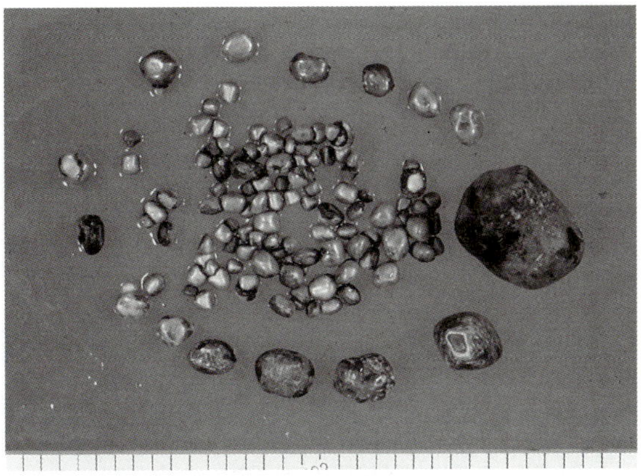

▶그림 32 크고 작은 다수의 담석
하나의 담낭 내에서 발견된 것 [渡邊 信 선생의 호의에 따름]

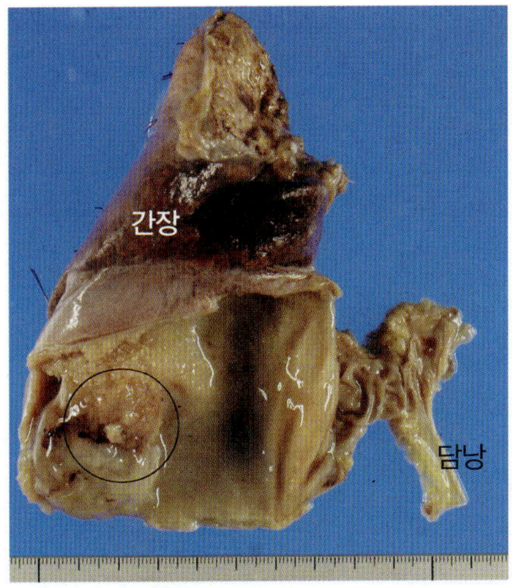

▶그림 33 담낭암
담낭 바닥부분 내면에 과립모양으로 발육한 것 (원으로 에워싼 부분). 간의 일부가 합병 절제되어 있다.

적으로 폐쇄되어 있는 것으로 조기에(청년까지에) 담즙성 간경변으로 이행한다. 간이식의 대상으로 되어있다.

2 염증

a 담낭염

담낭 내는 세균이 많고 담즙 울체가 계속되면 급성염증을 초래한다. 때로는 화농성염이 되어 외과적 처치가 필요하다. 만성담낭염에서는 담석이 원인이 된다.

b 담석증

담즙 울체가 계속되면 담석(▶그림 32)이 생긴다. 빌리루빈색소결석, 콜레스테롤결석, 이 두 가지의 혼합결석의 3종류가 있다. 종전에 일본인에서는 빌리루빈색소결석이 많았으나 식생활의 서구화에 수반하여 콜레스테롤결석의 빈도가 증가하였다. 간 내 담관이나 총담관에도 생긴다.

3 종양

담낭암(▶그림 33), 총담관암이 있다. 어느 것도 점막상피가 발생모지로 되는 것으로 조직학적으로는 명료한 샘관 구조를 취하여 종양세포가 증식하는 것(고분화형 샘암)이 대부분을 차지한다.

I 췌장

췌장(pancreas)은 리파아제나 아밀라아제 등의 소화효소를 분비하는 외분비계와 인슐린이나 글루카곤 등을 분비하는 내분비부분을 아울러 가진 장기이며 위(stomach)의 등 쪽이고 척추뼈의 배 쪽에 위치하며 앞면이 뒤복벽에 의해서 덮여 있다. 즉, 뒤복막강에 존재한다. 외분비부분에서부터 분비된 소화효소는 도관(췌장관)에 모아져 췌장의 중심부분을 뻗는 주 췌장관에 합류한다. 주 췌장관은 총담관과 함께 십이지장의 화터 젖꼭지에 열려 있다. 내분비부분은 외분비부분의 사이에 섬 모양으로 존재하므로 랑게르한스섬(Langerhans island)이라 불린다.

췌장의 주된 질환은 아래의 것이 있다.

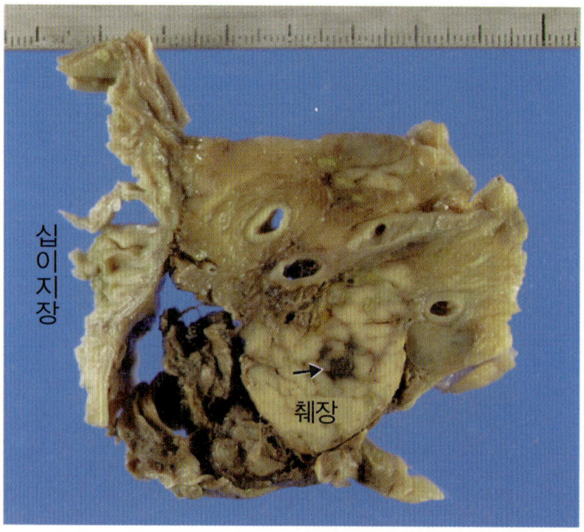

▶그림 34 급성췌장염
부검사례. 포르말린 고정표본. 췌장의 절단면에 출혈(흑색부분, 화살표)이 인지되고 췌장 주위의 결합조직에 염증이 파급하여 있다.

1 기형

이소성췌장이 있다. 위벽 등에 생긴다. 병적 의미는 부족하다.

2 염증

a 급성췌장염(급성 췌장 괴사)

급성췌장염(acute pancreatitis)은 급성 췌장 괴사라고도 한다. 췌장 외분비액에 의한 자기소화에 의해서 일어난다. 혈관도 소화되어 출혈, 괴사가 심해지고(▶그림 34) 급성염증이 췌장 주위에 파급하여 복막염 증상을 병발하면 사망하는 일도 드물지 않다. 원인으로서 폭음(특히 알코올), 담석 등을 열거할 수 있다.

b 만성췌장염

만성췌장염(chronic pancreatitis)은 리파아제에 의해서 췌장 주위의 지방이 소화된다. 식사 후의 복통의 원인의 하나이다. 본 질환의 원인의 대부분이 음주, 담석, 흡연이다.

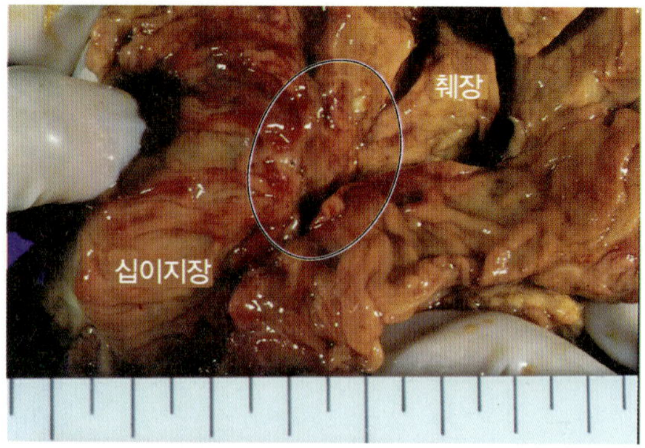

▶그림 35 이자머리(췌두)부분 암의 수술사례
타원으로 에워싸 있는 부분이 암이다. 암이 췌장관 안을 진전하여 십이지장 벽에 도달하여 있다.

c 췌석

만성췌장염에 합병하여 외분비샘의 도관(췌장관) 내에 생기는 경우가 있다. 췌석이 큰 경우에는 췌석보다 말초의 췌장관은 확장한다.

3 종양

a 양성종양

랑게르한스섬에 발생하는 섬세포종양이 있다. 종양화해도 호르몬을 생산하는 일이 있어 기능성 종양이라 불린다. 예컨대, 인슐린을 생산하는 종양(insulinoma)이 생기면 저혈당 증상을 초래하고 글루카곤을 생산하는 종양(glucagonoma)에서는 고혈당을 나타낸다. 실제로는 무기능성의 것 쪽이 많다.

b 악성종양

대부분은 췌장암이다. 주로 췌장관 상피를 발생모지로 한다. 조직학적으로는 샘암(선암)이며 종양세포가 명료한 샘관 구조를 이루는(고분화형 샘암) 일이 많다(▶그림 35). 이자머리(췌두,

pancreas head) 부분에 잘 발생하지만 몸통부분, 꼬리부분에도 발생한다. 예후가 불량한 종양이다. 그 이유에는 아래의 것을 열거할 수 있다.

① 일반적으로 발견이 늦어지는 경우가 많다.
② 복강동맥을 감는 등을 하여 수술을 할 수 없는 경우가 있다.
③ 가령 외과적으로 절제할 수 있다 해도 췌액이 새면 급성췌장염과 유사한 병태에 빠진다.

J 물리치료 · 작업치료와의 관련사항

소화기질환의 이환율은 높다. 특히 위염이나 장염은 누구에게나 일어나는 극히 일반적인 질환이다. 재활을 시행하고 있는 환자 중에도 소화관 질환을 아울러 가진 사람은 적지 아니 존재할 것이다. 또한 위암 · 대장암 등은 최근 치료성적이 현저하게 향상하였기 때문에 과거에 암의 수술을 받은 고령자가 증가하고 있다. 물리치료 · 작업치료 실시에 있어서는 여러 가지 소화기질환에 대해서 잘 이해하여 두는 것이 기본이며 동시에 중요하다.

복습의 요점

- 소화관은 식도에서부터 항문에 이르기까지 매우 유사한 조직구축을 갖고 있다. 특히 내강 면을 덮는 점막이라는 조직구조는 소화관 전체에 공통이다. 점막이란 어떠한 구조이고 어떠한 작용을 하고 있는지를 이해한다.
- 소화기는 악성종양의 발생빈도가 높은 장기이고 그 대부분이 점막을 발생모지로 한다. 따라서 점막의 조직구조와 유사한 종양(샘암이나 편평상피암)이 발생한다는 것을 이해한다.
- 위염이나 대장염은 비교적 증상이 경미하여 내복약 치료에 의해서 완화되는 것이 많지만, 개중에는 중증이고 동시에 난치성의 것도 있다. 그 대표적인 것이 크론병과 궤양성대장염이다. 이들의 질환개념에 대해서 잘 이해한다.
- 간질환 및 그 병태를 이해하기 위해서는 우선 간의 해부학적인 조직구축을 잘 이해하는 것이 중요하다. 황달이 일어나는 기전, 간염으로 침해되는 부위, 간경변의 조직모양과 병태 등에 대해서 이해를 심화시킨다.
- 췌장은 췌장관을 통해서 십이지장, 간과 연결되어 있다. 이 해부학적인 특징이 췌장질환의 병태나 치료와 자주 밀접하게 연관되어 있다는 것을 이해한다.

제 4 장

신경계

학습목표

- 신경계에 발생하는 각종 질환에 대해서 기본적인 병리학적 변화를 학습한다.
- 신경질환의 병리학적 특징과 신경증상과의 연관성을 이해한다.
- 재활과 특히 관계가 깊은 신경질환을 충분히 이해하고 재활의 전략을 생각하는 태도를 양성한다.

A 중추신경계

1 구조와 그 특징

뇌는 불과 1,500g 정도의 두부처럼 부드러운 조직이지만 전체 우주에서 가장 정교하고 복잡한 구조물이다. 즉 기능의 주역을 하는 신경세포(neuron)는 1천억~1조개나 있으며, 하나하나의 신경세포는 복잡한 가지돌기(수상돌기, dendrite)를 뻗고 수천의 신경세포로부터의 정보를 시냅스에서 받고 있다. 신경세포끼리가 구축하는 신경회로의 조합을 단순히 계산한 것만으로 전체 우주의 양자의 수를 초과한다고 한다. 이러한 복잡하고 정교한 구조물이기 때문에 뇌는 사람 각각에 더할 나위 없이 소중한 개성을 만들어내는 것이다.

a 중추신경계를 보호하는 머리뼈와 척수막

뇌는 딱딱한 머리뼈(두개골)와 콜라겐섬유로 만들어진 강인한 **경질막**(dura)에 싸여 있다. 뇌가 들어가는 공간을 **두개강**(cranial cavity)이라 한다. 뇌는 다시 얇은 **거미막**과 **연질막**으로 덮이는데 **연질막**과 **거미막** 사이에 거미막밑공간(지주막하강)이 있고 이곳은 항상 **뇌척수액**으로 채워져 있다(▶그림 1). 거미막밑기둥이라 불리는 섬세한 섬유가 거친 그물코를 형성하고 있는데 뇌의 굵은 동맥은 이 부분에 존재한다. 이와 같이 뇌는 머리뼈와 경질막으로 덮이고 다시 쿠션으로서 뇌척수액에 잠긴 형태로 엄중하게 보호되어 있다. 뇌척수액은 뇌의 가장 깊은 부분에 있는 가쪽뇌실(측뇌실)인 제3뇌실의 맥락얼기에서 혈

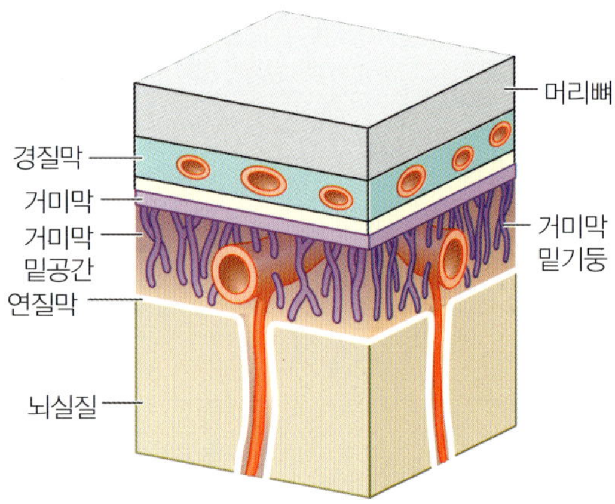

▶그림 1　뇌를 보호하는 머리뼈와 뇌막

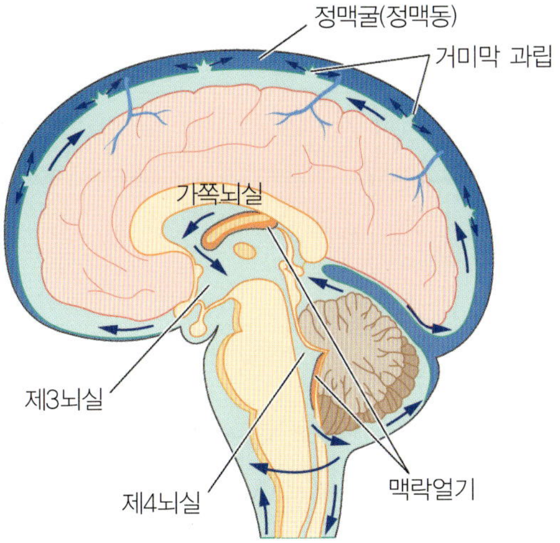

▶그림 2 뇌척수액의 순환

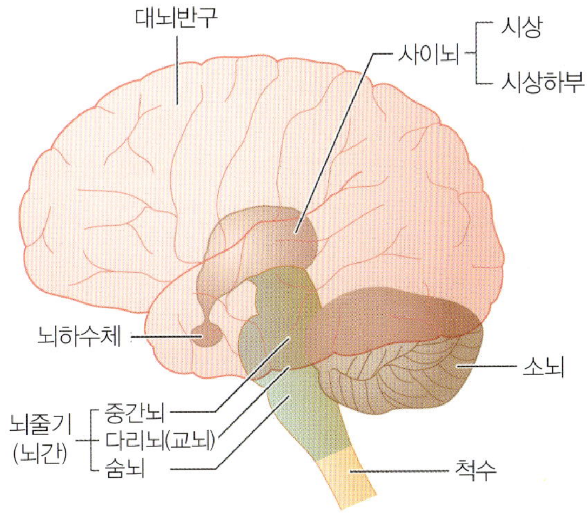

▶그림 3 뇌의 구조

액을 여과함으로써 만들어지고 가쪽뇌실, 제3뇌실, 중간뇌수도관, 제4뇌실로 내려가, 숨뇌(연수)의 부분에서 거미막밑공간으로 나와서 뇌나 척수의 표면을 거쳐서 거미막 과립에서부터 정맥에 흡수된다(▶그림 2).

b 중추신경계의 육안적 구분

중추신경계는 **대뇌반구**, **사이뇌**(시상, 시상하부), **소뇌**, **뇌줄기**(중간뇌, 다리뇌, 숨뇌), **척수**로 구성되고(▶그림 3) 조직학적으로는 각 부분은 신경세포(neuron)가 다수 분포하는 회색질(겉질)과 신경세포에서 발한 신경섬유가 다발이 되어 뻗는 백색질로 구분된다.

(1) 대뇌반구

좌우 1쌍의 대뇌반구는 겉질과 백색질로 이루어진다. 대뇌겉질은 **이마엽**, **마루엽**, **관자엽**, **뒤통수엽**으로 구분되는데(▶그림 4) 인간에서 가장 발달하여 있는 것이 이마엽이고 대뇌겉질의 거의 절반을 차지하고 있다.

이마엽에는 의욕을 갖거나 계획하거나 창조적인 사고를 하는 등, 인간다운 지적 활동을 관장하는 최고의 중추가 있으며 그리고 수의운동을 관장하는 운동영역이 있다. 마루엽에는 체성감

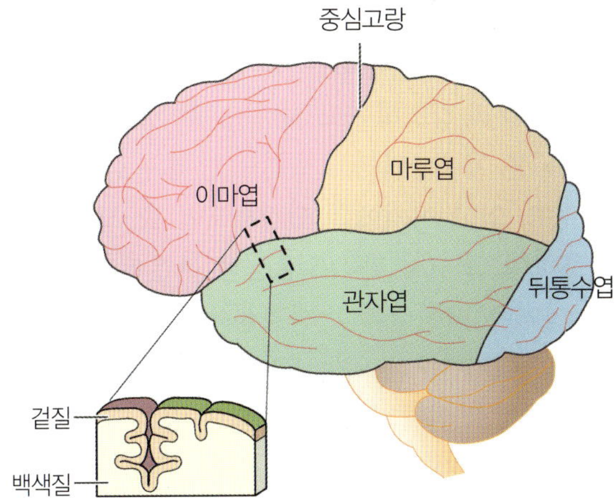

▶그림 4 대뇌겉질의 구분

각을 관장하는 감각영역이 있고 그리고 여러 가지 감각정보를 통합하는 연합영역이 있다. 관자엽에는 청각영역이나 좌반구에서 언어영역, 우반구에서 공간인식에 관여하는 영역이 있으며, 그리고 해마라 불리는 관자엽 하부의 영역에는 기억중추가 있다. 뒤통수엽에는 시각영역이 있다.

이러한 특정의 신체기능과 뇌의 특정 영역이 각각 대응하는 것을 기능국재라 한다. 기능국재

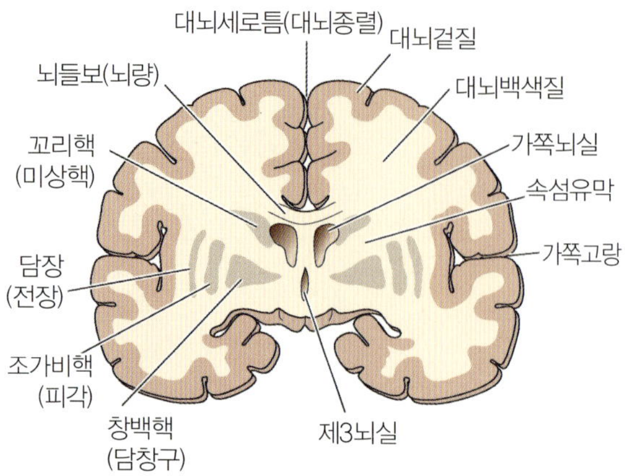

▶그림 5 뇌의 이마단면

는 결코 고정된 것이 아니며, 예컨대 뇌졸중 등에서 어떤 특정 뇌의 영역의 기능이 상실되면 부근의 건전한 부분이 그 기능을 보상하도록 재조립된다. 이것을 촉진하는 것이 재활이며 그 중요성은 아무리 강조하여도 지나친 것이 아니다.

대뇌를 이마단면에서 보면 표면에는 겉질의 얇은 층이 있고 여기에는 신경세포가 층 모양으로 분포하여 있다(▶그림 5). 깊은 부분에 있는 넓은 영역은 백색질이고 신경섬유의 전도로이다. 좌우의 대뇌반구는 뇌들보라 불리는 굵은 신경섬유의 다발로 연결되어 있다. 뇌의 깊은 부분에는 바닥핵(**대뇌기저핵**)이라 총칭되는 회색질이 있고 창백핵, 꼬리핵, 줄무늬체(선조체) 등이라 불리는 영역에는 각각 특유의 신경섬유가 분포한다. 바닥핵은 파충류에서 발달한 원시적 뇌이며 **대뇌변연계**라는 다양한 본능에 기초하는 욕망이나 감정의 중추를 이루는 계통을 형성하고 있다.

(2) 사이뇌

사이뇌는 **시상**과 **시상하부**로 구성된다. 시상은 전신의 감각기관으로부터 들어오는 입력정보를 중계하여 대뇌겉질에 전달한다. 시상하부에는 체온, 만복감, 목마름, 기타, 자율신경계나 내분비계 등의 식물기능을 통어하는 최고의 중추가 있다.

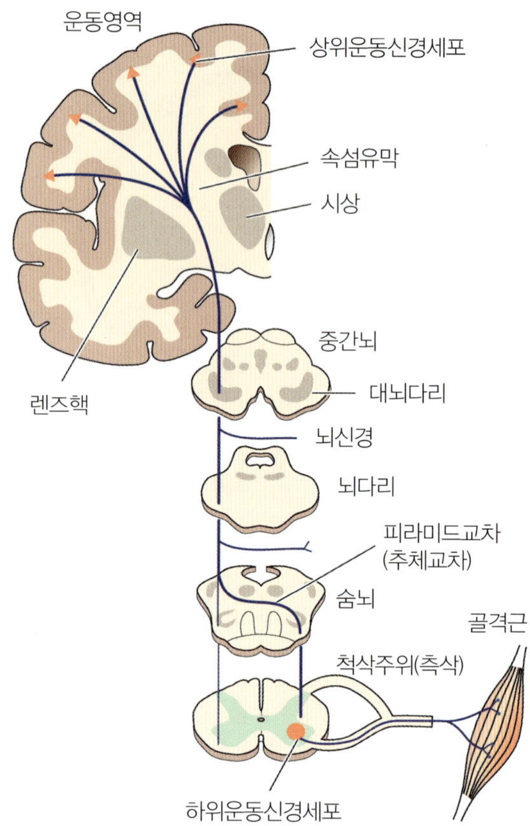

▶그림 6 피라미드로와 피라미드교차

(3) 뇌줄기

중간뇌, **다리뇌**, **숨뇌**로 구성된다. 척수나 소뇌와 대뇌를 연결하는 전도로인 이외에 호흡 등 생명유지에 필요한 다양한 중추가 있다.

(4) 소뇌

소뇌는 수의운동 · 자세 · 보행, 발생 · 구음 등의 운동의 학습이나 기억을 관장한다. 예컨대, 연습에 의해서 스키를 잘 타게 되거나 자전거에 탈 수 있게 되는 것은 소뇌의 작용이 기여하는 바가 크다.

(5) 척수

척수에는 대뇌운동영역으로부터의 신경섬유가 내려가고 말초의 감각기관으로부터의 신경섬유가 올라가는 전도로가 존재한다. 대뇌의 운동영역에 있는 **상위운동신경세포**(**피라미드세포**)에서부터 뻗는 신경섬유는 대뇌의 깊은 부분에 있는

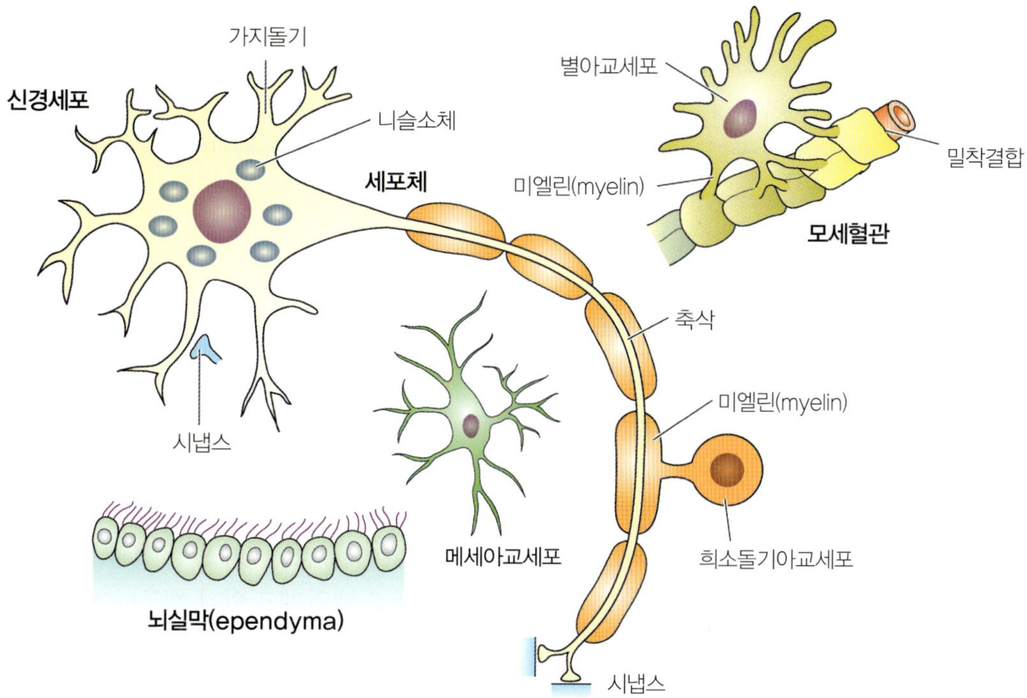

▶그림 7 중추신경계의 세포

속섬유막(내포)이라는 좁은 부분을 다발로 되어 내려가고 숨뇌의 수준에서 신경섬유의 80%는 좌우 반대쪽으로 이동한다. 이것을 **피라미드교차**라 한다(▶그림 6). 그리고 그대로 척수의 척삭주위를 내려가고 척수의 회색질의 앞뿔의 **하위운동신경세포**(**앞뿔세포**)와 시냅스를 형성한다. 여기까지의 수의운동의 신경섬유의 경로를 **피라미드로**(**추체로**)라 부른다. 하위운동신경세포는 직접 근육을 지배한다. 이에 반해서 전신의 감각기관으로부터 들어오는 입력정보는 뒤뿌리(후근)에 있는 감각신경세포를 통해서 척수후삭을 올라간다.

c 중추신경계의 조직학적 특징과 병변

뇌의 주역은 신경세포이다. 신경세포에는 다양한 종류의 것이 있으나 기본적으로 정보를 받는 **가지돌기**, 입력정보를 종합하여 새로운 정보를 만들어내는 세포체, 그것을 전기적인 임펄스로서 전달하는 **축삭**(axon), 그리고 그 종말에 있고 화학전달물질을 방출하는 시냅스로 이루어진다(▶그림 7). 신경세포는 **신경전달물질**의 합성에 필요한 다수의 효소를 만들기 위해 단백질 합성이 왕성하고 이 때문에 거친면 소포체가 매우 발달하여 있으며 닛슬 염색으로 광학현미경적으로 **니슬소체**(Nissl body)(과립)로서 관찰된다. 신경전달물질에는 아세틸콜린, 도파민, γ아미노부티르산, 세로토닌, 글루탐산 등 다양한 종류가 있다. 이러한 신경전달물질은 세포체에서 합성되고 축삭수송이라 불리는 특별한 세포 내의 물질운반수단으로 축삭을 지나서 시냅스까지 운반되어 정보의 전달에 사용된다. 대뇌겉질에는 신경세포가 층을 이루어 정연하게 배열하는데 **신경그물**(neuropil)이라 불리는 영역에서는 신경세포의 가지돌기끼리가 서로 얽혀 무수한 시냅스를 형성하는 장이다. 가장 고도의 정보처리가 시행되는 신성한 영역이지만 광학현미경으로는 균질

무구조로 보이는 것에 지나지 않는다.

신경세포를 보좌하는 것이 **아교세포**(glia cell)이고 신경세포의 10배나 존재한다. 아교세포에는 **별아교세포**(astrocyte), **희소돌기아교세포**(oligodendroglia), **뇌실막세포**(ependymal cell), **미세아교세포**(microglia cell)의 4종류가 있고 각각 신경세포의 영양공급을 하거나 축삭을 전기적으로 절연하거나, 뇌척수액을 순환시키거나 면역세포로서 작용하는 등, 중추신경계에서의 "세상에 알려지지 않게 그늘에서 진력하는 사람"으로서의 역할을 수행하고 있다.

d 중추신경계의 병변의 일반적 특징과 연구의 동향

신경세포는 산소부족에 매우 민감하고 혈류가 차단되거나 무호흡이나 무산소 상태가 5분 이상 지속되면 세포사에 빠져 두 번 다시 재생되지 않는다. 이에 반해서 별아교세포는 재생력이 왕성하고 뇌 조직이 손상을 받으면 손상을 수복하여 조직의 결손을 보완하기 위해 증가한다. 이것을 신경아교증(gliosis)이라 한다. 신경아교증을 형성하는 별아교세포는 특히 섬유성 별아교세포라 불리는 세포질 내의 섬유가 풍부한 세포이므로 **신경아교증**의 부분은 딱딱한 흉터조직 모양으로 된다. 이 때문에 **글리아 흉터**라고도 불린다.

중추신경계에는 다양한 변성질환이라 불린다. 신경세포가 변성·탈락해가는 원인불명의 질환이 있다. 그 몇 가지인가에서는 변성한 신경세포의 세포질 내에 **봉입체**라 불리는 특이한 구조가 나타난다. 알츠하이머병에서의 신경원섬유 변화, 피크병(Pick's disease)에서의 피크소체, 파킨슨병에서의 레비소체 등이 그 대표적인 것이다. 이러한 봉입체는 반드시 그 질환에 특이적이지는 않지만 원인규명의 단서가 되는 것이 많고 그 분자생물학적 해석이 진전되어 있다.

또한 면역세포로서의 미세아교세포의 작용에 주목이 모아지고 있다. 미세아교세포는 바이러스성뇌염이나 알츠하이머병 등의 변성질환, 또는 프리온병(prion disease) 등에서 현저하게 증가하고 증가한 미세아교세포가 분비하는 다양한 사이토카인이 신경세포를 사멸시키거나 변성시키는 중요한 인자라는 것이 명백해졌다.

2 뇌부종과 머리뼈 내압항진

a 혈액 뇌 관문

뇌의 모세혈관은 내피세포끼리가 밀착결합에 의해서 폐쇄적으로 결합하여 있고 더욱이 모세혈관의 주위에는 별아교세포가 혈관소족이라는 세포질돌기로 에워싸고 있기 때문에 보통의 모세혈관처럼 혈장성분이 삼출하는 것 같은 일은 없다 (▶그림 7). 이 때문에 모세혈관을 통해서 뇌에 들어가는 물질은 내피세포의 능동적인 포음작용(pinocytosis)에 의존하지 않으면 안 된다.

이와 같이 혈관으로부터 뇌 조직으로 물질이 간단히 이행하지 않는 구조를 혈액 뇌 관문이라 한다. 이 때문에 저알부민혈장이나 심부전 등의 전신에 부종이 발생하는 것 같은 상태에서도 뇌는 예외이다. 게다가 뇌에는 림프관이 존재하지 않는다. 림프관은 모세혈관에 모두 되돌릴 수 없는 조직액을 혈액순환계에 되돌리는 배수고랑과 같은 것이지만 혈장이 단순히 삼출하지 않는 뇌에는 림프관이 필요하지 않은 것이다.

b 뇌부종과 뇌압항진

뇌의 혈관계에 손상이 일어나면 혈액 뇌 관문이 파괴되어 혈장이 뇌 조직에 누출되고 뇌 조직에 부종이 발생한다(세포외 부종). 게다가 신경세포 등은 산소부족이나 대사부전에 빠지면 세포질이 팽창한다(세포 내 부종). 일단 뇌부종이 발생하면, 뇌에는 림프관이 없기 때문에 부종액은 뇌에서부터 용이하게 제거되지 않고 부종도 용이

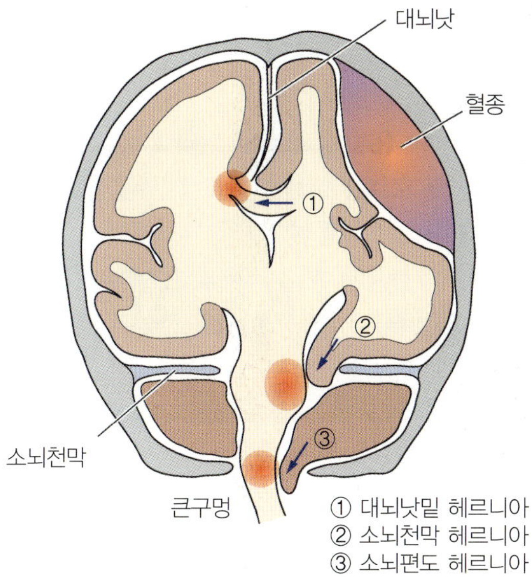

▶**그림 8 급성 경질막밖 혈종에 의한 뇌 헤르니아**

하게 개선되지 않는다.

뇌부종에서 가장 무서운 것은 그것에 의해서 야기되는 뇌압항진이다. 머리뼈 내에 수납되어 있는 뇌는 부피가 일정하고 이 때문에 부종의 상태가 되면 조직의 압력이 높아진다. 이것이 뇌압항진이다. **뇌압항진**은 뇌부종 이외에도 혈종이나 종양 등의 공간 점거성 병변에서도 일어난다. 뇌압이 항진하면 모세혈관이 압박되어 순환부전이 일어나며 더욱이 대뇌겉질이 머리뼈에 압박됨으로써 허혈성 손상을 받고, 심한 경우에는 신경섬유가 괴사에 빠진다.

c 뇌 헤르니아

뇌압항진에서 가장 무서운 것은 높은 뇌압에 의해서 뇌 이랑(gyrus)의 일부가 압박되어 틈새에 끼이어 들어가는 것이고 이것을 **뇌 헤르니아**라 한다(▶그림 8). 뇌 조직이 머리뼈 공간 내에서 좌우의 대뇌반구를 나누고 있는 대뇌낫 밑의 부분에서 압력이 높은 쪽의 뇌 조직이 반대쪽으로 들어가거나(대뇌낫 헤르니아), 관자엽이 뒤통

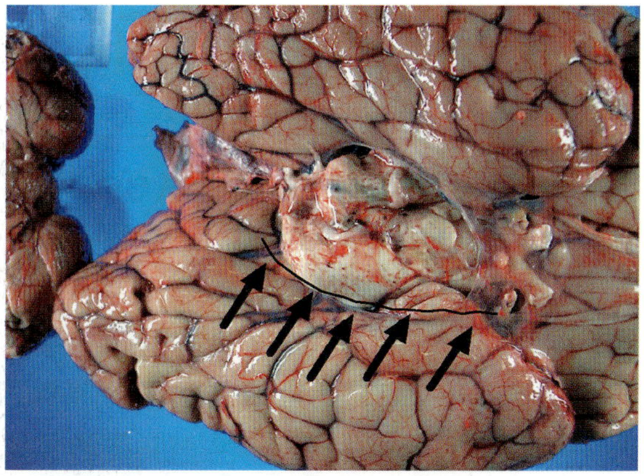

▶**그림 9 뇌부종과 소뇌천막 헤르니아**

뇌를 아래에서부터 올려다본 그림이고 오른쪽 관자엽 하부의 뇌 이랑은 뇌부종에 의한 뇌압항진 때문에 머리뼈에 압박되어 뇌 이랑은 편평화되어 있다. 선의 부분이 소뇌천막 헤르니아이다.

수뼈오목과 대뇌를 사이에 두는 **소뇌천막**의 틈새에 끼이어 들어가 뇌를 압박하는 **소뇌천막 헤르니아**, 소뇌벌레부분(vermis)이 큰구멍(foramen magnus, 대후두공)에 박혀 숨뇌를 압박하는 **소뇌편도 헤르니아**가 있다. 뇌 헤르니아에 의해서 압박된 뇌 조직이나 뇌신경이 허혈성 변화를 일으키고 특유의 신경증상을 나타낸다. 특히 소뇌천막 헤르니아나 소뇌편도 헤르니아에서는 뇌줄기부분의 호흡중추 등의 생명유지에 필수적인 중추가 손상되므로 매우 생명이 위험한 상태가 된다(▶그림 9).

3 뇌혈관장애

뇌혈관장애의 대표적인 것에 뇌 내 **출혈**과 **뇌경색**, 그리고 **거미막밑 출혈**이 있고 이들은 **뇌졸중**이라 총칭된다. 가장 빈도가 높은 것은 뇌경색이며 기본적으로 동맥경화가 원인이지만, 탈수나 혈액응고능력의 항진도 촉진인자이다. 뇌 내 출혈은 고혈압이 원인인 경우가 대부분이지만 혈압강하제 치료의 진보나 식사의 서구화에 수반하여 양질의 동물성 단백질의 섭취와 식염섭취량의

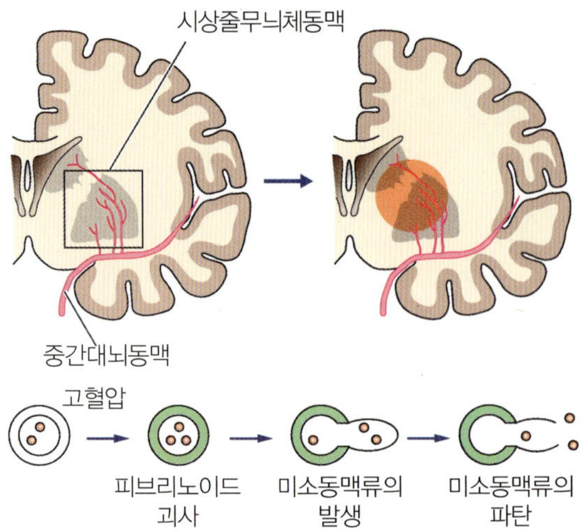

▶그림 10 고혈압성 뇌내 출혈발생의 기전

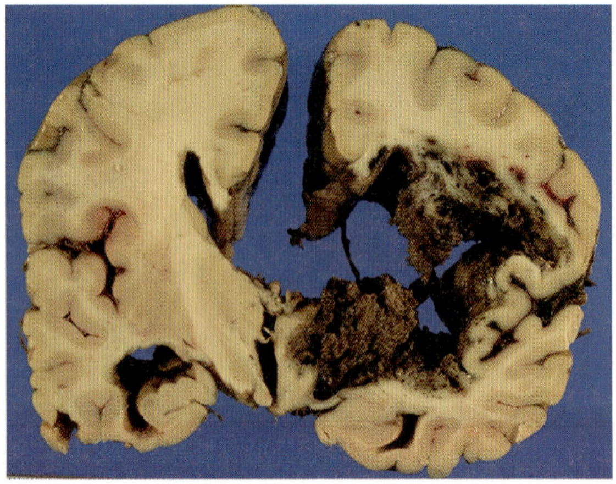

▶그림 11 고혈압성 뇌 내 출혈

속섬유막에 큰 출혈이 있는 증상사례이고 혈종은 일부 융해하여 공간으로 되어있다.

저하 등에 의해서 감소경향이 두드러진다. 어느 경우에도 재활이 그 후의 QOL의 향상의 열쇠를 쥐고 있으므로 가능한 한 조기에 재활을 시작하는 것이 중요하다.

a 고혈압성 뇌 내 출혈

뇌 내 출혈의 최대의 원인은 고혈압이다. 고혈압성 뇌 내 출혈(hypertensive cerebral hemorrhage)의 발병기전은 다음과 같다. 중년 이후의 사람에서 고혈압이 계속되면 뇌혈관에서도 특히 중간대뇌동맥에서부터 직각으로 분기하여 시상이나 바닥핵, 속섬유막을 습윤하는 시상줄무늬체동맥이라 불리는 세동맥에 혈장성분이 배어들어가 피브리노이드 괴사를 일으킨다. 이 때문에, 압력에 약해진 동맥벽에 **미소동맥류**가 생긴다. 미소동맥류는 서서히 성장하고 마침내는 높은 혈압에 견디지 못하고 파열하여 큰 출혈을 일으킨다(▶그림 10).

시상줄무늬체동맥에 출혈이 일어나면 혈종은 대뇌겉질의 넓은 운동영역에서부터의 신경섬유를 모으는 속섬유막을 파괴하기 때문에 그림 5 (➡ 190페이지) 참조] 뇌의 출혈 쪽과는 반대쪽의 팔다리가 마비되는 전형적인 편마비가 발생한다. 발병은 급격하고 낮 동안의 활동 시에 많으며 격렬한 두통, 구토, 급격한 의식소실 등의 뇌압항진 징후가 두드러지게 나타나고 이 때문에 마비증상은 숨겨지는 일이 많다. 출혈량이 많으면 치명적인 뇌실 천파를 일으키거나 고도의 뇌압항진 때문에 소뇌천막 헤르니아나 소뇌편도 헤르니아 등에 의해서 뇌줄기가 압박되어 깊은 혼수상태가 되고, **체인-스토크스호흡**(Cheyne-Stokes respiration)이나 동공확대, 빛반사(light reflex) 소실 등이 출현하여 사망하게 된다.

급성기를 극복하면 그때까지 숨겨져 있었던 마비의 증상이 명백해진다. 급성기의 치료는 재출혈을 방지하는 것과 뇌압을 내리는 것이다. 이 때문에 혈압을 내리고 혈종을 제거하는 수술이나 뇌부종의 경감을 도모하게 된다(▶그림 11). 혈종이 작은 경우는 마침내 주위조직에 흡수된다.

이 밖에 고혈압에 의해서 소뇌나 뇌줄기 부분에 출혈하는 일도 있다. 뇌줄기 부분의 출혈은 생명유지에 중요한 중추를 직접 손상시키기 때문에 치명적인 경우가 많다. 이 밖에, 뇌 내 출혈의 원인으로서 뇌동정맥 기형이나 혈액질환 등에 의한 출혈경향 등이 있다.

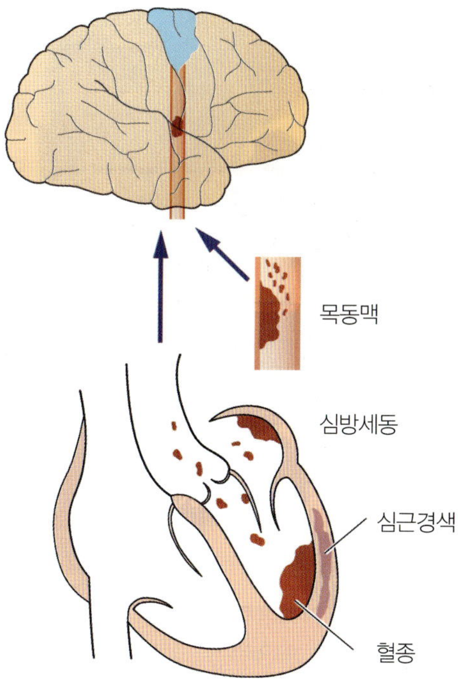

▶그림 12 혈전성 뇌동맥색전증의 발병기전

b 뇌경색

뇌경색(cerebral infarction)은 뇌동맥이 혈전 등에 의해서 폐색하여 그 동맥이 영양을 공급하고 있는 영역이 괴사에 빠지는 것이다. 죽상경화를 일으킨 동맥은 플라크의 형성에 의해서 내강이 협착하고 내피가 손상되어 혈전이 부착하여 성장하기 쉬워진다.

뇌경색에는 뇌동맥에 죽상경화가 발생하여 거기에 직접 혈전이 부착하여 동맥을 막아버리는 **뇌동맥혈전증**과 심장이나 목동맥 등에 생긴 혈전의 일부가 박리하여 혈류를 타고 흘러가서 뇌동맥을 폐색해버리는 **혈전성뇌동맥색전증**이 있다(▶그림 12). 목동맥의 죽상경화에 의해서 부착하여 성장한 혈전이 강한 혈류 때문에 일부가 박리하여 뇌동맥의 말초에서 동맥을 폐색하거나 심방세동으로 좌심방에, 또는 심근경색으로 좌심실에 생긴 벽재혈전이 찢어져 뇌동맥을 폐색하는 것이 혈전성 뇌동맥색전증의 대표적인 것이다.

또한 고혈압과 동맥경화를 배경으로 바닥핵에서 소경색이 다발하는 **라쿠나경색**이 알려져 있으나 일반적으로 지각장애 이외는 증상으로서 나타나기 어렵고 CT검사에서 비로소 그 존재를 알게 되는 경우도 있다.

뇌경색에서는 폐색된 동맥의 관류영역의 모세혈관의 혈액 뇌 관문이 파괴되기 때문에 뇌부종이 일어나서 뇌압이 항진한다. 뇌경색이 잘 발생하는 부위는 역시 중간대뇌동맥의 관류영역이고 이 부분의 동맥은 가지가 갈리지 않는 종말동맥에서 혈류의 우회로가 없어 동맥의 폐색은 그대로 그 하류영역의 괴사를 일으킨다. 혈전성색전증에서는 중간대뇌동맥의 이는곳(기시부)이 폐색되는 경우가 많고 그 경우에는 편마비에 더해서 특히 왼쪽 뇌에서는 언어중추가 침해되어 언어상실증(실어증)을 일으킨다.

또한 일과성의 마비나 언어상실 증상, 시야이상 등 다양한 신경증상을 나타내는 **일과성 뇌허혈 발작**은 뇌경색의 전조로서 매우 중요하며 이것은 동맥벽이나 심장 등에 생긴 혈전의 미세한 파편이 뇌동맥을 일과성으로 폐색시키기 때문이라고 생각되고 있다. 일과성 뇌허혈 발작에서는 이들의 신경증상이 갑자기 출현하여 24시간 이내에 완전히 소실하고 후유증을 남기지 않는다. 일과성 뇌허혈 발작이 일어나면 수년 이내에 중대한 뇌경색을 일으킬 가능성이 높다.

뇌경색에 의한 괴사병소는 뇌출혈병소와 다르며 신선한 것에서는 육안으로 알기 어렵지만, 차츰 액상이 되어 시간이 경과하면 주위에 완전히 흡수되어 공동이 된다.

c 주머니모양 동맥류(낭상동맥류)와 거미막밑 출혈

거미막밑공간은 뇌척수액으로 채워지고 거기에 뇌에 영양을 공급하는 큰 동맥이 많이 뻗어있다. 여기서 동맥이 찢어져 출혈하면 혈액은 거미

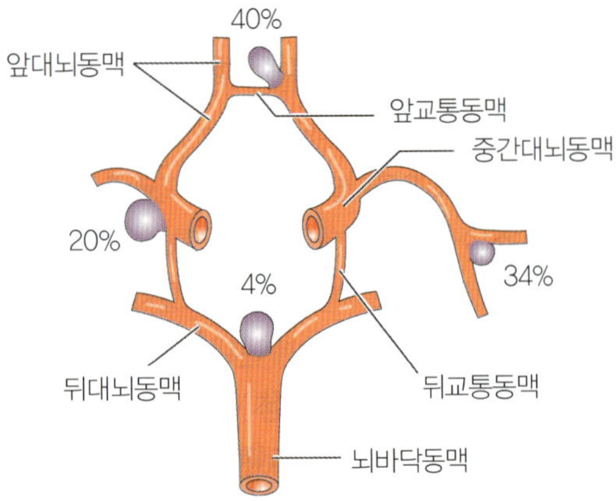

▶그림 13 **Willis의 동맥고리와 낭상동맥류가 잘 발생하는 부위**

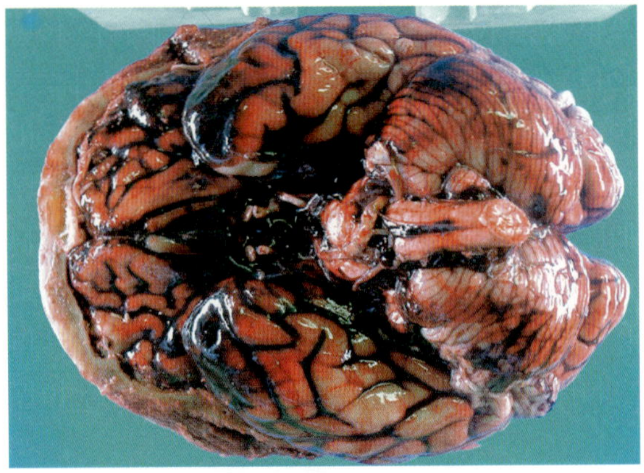

▶그림 14 **거미막밑 출혈**

막밑공간 전체에 퍼진다. 이것이 거미막밑 출혈(subarachnoid hemorrhage)이다.

이 최대의 원인은 윌리스(Willis)의 **동맥고리**(arterial circle) 주위에 발생한 **주머니모양 동맥류**(saccular aneurysm)가 찢어져 출혈하는 것이다(▶그림 13). 주머니모양 동맥류의 벽은 동맥의 내막과 외막에 유래하는 얇은 섬유조직이고 중간막이 선천적으로 결손이 있는 부위에 발생한다. 주머니모양 동맥류는 전체인구의 약 1%에 발생하고 동맥류는 연령과 더불어 성장하여 4~7 ㎜에 도달하면 가장 파탄하기 쉽고 거미막밑 출혈발생의 정점은 40~50세의 중년기이다. 그것을 넘어서 크게 성장하면 오히려 파탄할 가능성이 감소한다. 주머니모양 동맥류가 주위의 뇌신경을 압박할 만큼 커지면 그 뇌신경의 압박증상으로서 인지되는 일도 있으나 보통은 파탄하지 않는 한 무증상이다.

발병은 급격하고 격렬한 두통, 구토 및 의식의 소실을 수반한다. 목덜미 강직 등의 척수막 자극증상을 수반하여 척수액은 혈성이 된다. 이러한 격렬한 증상은 거미막밑공간에 있는 뇌동맥이 직접 혈액에 노출됨으로써 혈관연축을 일으키고 이 때문에 뇌 전체가 허혈에 빠지기 때문이라고 생각되고 있다. 거미막밑 출혈을 일으킨 환자의 약 절반은 수일 이내에 사망한다(▶그림 14).

치료는 머리절개수술에 의한 주머니모양 동맥류의 클리핑(clipping)이지만, 이 수술은 경우에 따라서는 중대한 후유증을 남기거나 생명에 관계되는 어려운 수술이다. 최근에 보다 안전한 카테터에 의한 혈관 내 치료법이 미국에서 개발되어 일본에서도 보급되기 시작하고 있다.

이 밖에, 거미막밑 출혈의 원인으로서 모야모야병(moyamoya disease)(윌리스 동맥고리폐색증)이 있다.

d 기타

외상에 의한 **급성경질막밖 혈종**[그림 8(➡ 193페이지) 참조] 및 **만성경질막밑혈종**이 있다. 양자 모두 뇌를 압박하여 머리뼈 내압을 항진시킨다. 전자는 머리 외상 후 수 시간에서 일어나는 의식장애가 특징이고 머리뼈 골절에 의한 경질막 가쪽의 동맥이 파탄하고 혈종을 형성하여 뇌압을 항진시킨다. 수술에 의한 신속한 혈종의 제거가 필요하다.

만성경질막밑혈종에서는 경질막밑의 정맥의 외상 등에 의한 파탄에 의해서 서서히 혈종이 형성되어 뇌압항진증상을 나타내지만, 고령자는 혈관이 취약하고 뇌도 위축하여 있기 때문에 자주 명백한 외상의 기왕증이 없어도 경질막밑혈종이 생긴다. 이 때문에 편마비, 복시, 구토, 의식 장애 등이 출현하는 것이 일반적이지만 치매증상으로 발병하여 알츠하이머병 등의 노년 치매성 질환이라 오진되는 일도 있다.

4 중추신경계의 감염증

a 수막염

수막염(meningitis)은 연질막과 거미막밑공간의 염증이며 세균감염에 의해서 일어나는 **급성화농성수막염**, 바이러스 감염에 의해서 일어나는 **급성림프성수막염**, 결핵균이나 크립토코쿠스 등에 의한 **만성수막염**의 3개로 크게 분류할 수 있다.

(1) 급성화농성수막염

인플루엔자균, 수막염균, 폐렴구균 등이 원인이 된다. 소아에 많고 고열이나 두통, 목부위 경직 등의 **수막자극증상**을 나타낸다. 육안적으로는 수막은 현저하게 울혈하고 크림색의 농성 삼출물이 거미막밑에 괸다. 특히 신생아에서는 거미막밑공간의 폐색이 일어나 척수액 순환이 저해되고 그것이 괴어 수두증으로 이행하기 쉽다. 조직학적으로는 연질막의 현저한 울혈과 거미막밑공간에는 호중구의 침윤이나 피브린의 석출이 관찰된다. 뇌척수액에 세균이 존재한다는 것을 증명하는 것이 확정 진단으로서 중요하지만 이것이 의심된 경우는 일각이라도 빨리 광역 스펙트럼 항균제의 투여가 필요하다.

(2) 급성림프성수막염

유행귀밑샘염(볼거리)바이러스, 콕사키바이러스, 엡슈타인-바 바이러스(Epstein-Barrvirus, EBV) 등이 원인으로 두통과 수막자극증상이 있으나 대부분의 경우 후유증을 남기는 일이 없이 자연치유를 한다.

(3) 결핵성만성수막염

한때는 치명적인 질환이었으나 우수한 항결핵제가 있는 현재에서는 드물다. 그러나 최근, AIDS 환자들을 중심으로 다제내성결핵균에 의한 만성수막염이 보고되었다. 결핵성만성수막염은 허파 등의 병소로부터 결핵균이 수막에 혈행성으로 산포된다. 거미막밑공간에 피브린이나 호중구, 림프구, 유상피세포, 랑그한스거대세포 등이 출현하지만 뇌바닥부분에 강하게 나타나는 경향에 있고 머리뼈바닥수막염의 모양을 나타낸다. 염증은 혈관에도 미쳐 폐색성동맥염을 초래하고 뇌실질에 다발성경색을 일으킨다.

(4) 크립토콕쿠스수막염

면역력이 쇠퇴한 AIDS환자의 허파 등의 크립토콕쿠스 병소로부터 혈행성으로 파급하여 수막염을 일으킨다. 조직학적으로는 거미막밑공간에 5~15㎛의 중굴절성 피막을 가진 타원형의 크립토콕쿠스균체가 증식하고 다수의 호중구, 림프구, 형질세포, 대식세포, 이물질거대세포 등의 출현이 특징적이다.

b 뇌실질의 감염증

(1) 뇌고름집(brain abscess)

뇌고름집은 포도구균, 연쇄구균 등 다양한 세균에 의해서 야기된다. 만성부비강염이나 만성화농성중이염 등의 병소로부터 세균이 연속적으로 뇌에 도달하는 경우와 세균성심내막염이나 폐농양 등의 병소로부터 세균이 혈행성으로 뇌실질에 도달하는 경우가 있다.

(2) 바이러스성뇌염(viral encephalitis)

단순헤르페스바이러스뇌염은 잠복 감염하여 있는 단순헤르페스바이러스에 의해서 관자엽에 괴사성 뇌염이 발생하는 것으로 한때는 사망률이 높은 중증의 뇌염이었으나 최근의 항바이러스 약제에 의한 치료에 의해서 예후는 현저하게 개선되었다. 이 밖에, 일본뇌염이나 폴리오바이러스에 의한 척수앞뿔염은 백신에 의해서 거의 극복되어 있다.

그러나 말레이시아에서 발생하고 한때 큰 문제

가 되었던 니파바이러스뇌염이나 미국에서 만연하고 있는 서나일 열(West Nile fever)과 같은 이제까지 없었던 바이러스성뇌염의 발생이 증가하고 있다. 서나일 열은 원래 나일강 상류지방의 풍토병이고 이 지역의 조류를 자연 숙주로 하는 바이러스가 모기를 매개로 하여 인간에게 감염하여 뇌염을 일으킨다. 이 바이러스를 가진 모기가 항공기 등으로 뉴욕으로 운반되고 지구온난화에 의해서 살아남아 조류와 인간에게 바이러스 감염을 확산시켜 미국 전체 국토에 확산된 것으로 미국에서는 매년 수 천 명의 뇌염환자가 발생하여 사망하거나 심각한 후유증을 남기는 예가 증가하여 사회적 문제로 되어있다. 일본에도 이 바이러스가 침입하여 올 것이 염려된다.

(3) 슬로우 바이러스감염증 (slow virus infection)

면역반응에 의한 바이러스의 배제에 실패하여 지속적인 바이러스 감염에 노출된 신경조직이 천천히 진행성으로 변성하는 것을 **슬로우 바이러스 감염증**이라 한다. 드문 질환이지만 AIDS환자에 많이 관찰된다. 마진바이러스에 의한 **아급성경화성전뇌염**, JC바이러스에 의한 **진행성다소성백색질뇌증**, 인간면역부전바이러스에 의한 **AIDS 뇌증** 등이 있다. 어느 것도 지능, 의욕의 저하, 성격변화, 운동실조, 경련 등이 서서히 동시에 진행성으로 악화하여 사망하게 된다. 현재로서는 효과적인 치료법은 없다.

(4) 프리온병(prion disease)

한때 슬로우 바이러스감염증이라 생각되고 있었던 질환이지만, 프리온이 원인인 질환을 **프리온병**이라 한다. 프리온은 유전자를 갖지 않은 단백질만으로 만들어진 병원체이고 1990년대에 영국에서 맹위를 떨쳤던 소해면모양뇌증(이른바 광우병)이나 인간에서는 **크로이츠펠트-야콥병**(Creutzfeldt-Jakob disease, CJD)이 유명하다. 이 병은 100만 명에 한 사람의 비율로 자연 발생하는 이외에 환자의 장기를 이식하는 등으로 감염하여 발병하는 경우도 있으며, 또한 드물기는 하지만 유전적으로 CJD가 다발하는 가계의 존재도 알려져 있다.자연 발병하는 경우는 환자는 초로기 이후의 성인이지만, 감염에 의한 경우나 유전성의 경우, 그것보다 젊은 연령에서도 발병한다.

일단 발병하면 환자는 경련이나 치매가 급속히 진행하여 1년 이내에 사망한다. 대뇌의 위축이 두드러지고 현미경으로 보면 스펀지처럼 구멍투성이가 되는 것이 가장 두드러진 특징이고 **해면모양뇌증**이라 일컬어진다. 신경세포가 탈락하여 별아교세포가 현저하게 증가한다.

감염에 의한 CJD의 경우는 잠복기가 비정상적으로 길고 수십 년에 이르는 일도 드물지 않다. 또한 프리온은 약제나 자외선 등에 의한 살균처치에 대해서 보통의 바이러스나 세균에서는 생각할 수 없는 것 같은 비정상적인 저항성을 나타낸다.

최근, 동물의 프리온병도 종을 초월하여 인간에게 감염한다는 것을 알게 되었다. 이것은 소의 프리온병으로서 유명한 소해면모양뇌증에 이환된 소의 고기를 먹고 감염하는 것으로 실제로 이것에 의한 감염 · 발병은 드물기는 하지만 20~40세대의 비교적 젊은 연대에 많고 CJD와 아주 유사한 증상으로 발병하여 사망하게 된다. 이 질환은 종전에 알려져 있는 CJD와 구별하기 위해 **변이형 CJD**라 불리지만 영국에서는 현재까지에 150 사례를 넘는 발병이 보고되어 있다. 소고기 식사에서 특히 위험한 부위는 뇌나 척수 등의 신경조직과 장관의 파이어반(Peyer' s patch)이나 편도 등의 림프조직이고 현재는 감염하지 않는 소에서도 정육에 있어서는 그러한 부분이 들어가지 않도록 처리가 의무화되어 있다.

5 중추신경계의 노년질환과 변성질환

a 알츠하이머병

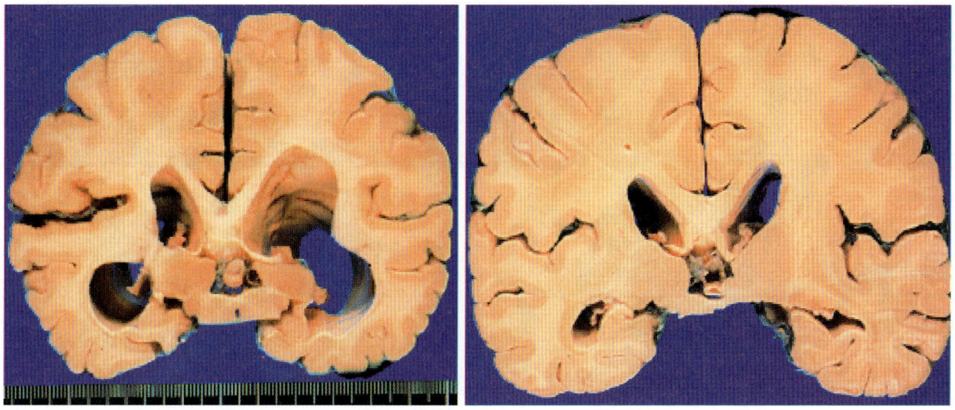

▶**그림 15 알츠하이머병의 뇌와 같은 연령의 정상적 뇌의 비교**

알츠하이머병 (A)에서는 뇌는 관자엽과 이마엽이 위축하고 뇌실도 확대하지만 특히 관자엽 하부의 위축이 두드러져 있다. 정상적인 뇌 (B)와 비교하면 위축을 잘 알 수 있다. [群馬大學 大學院 · 佐々木惇博士 제공]

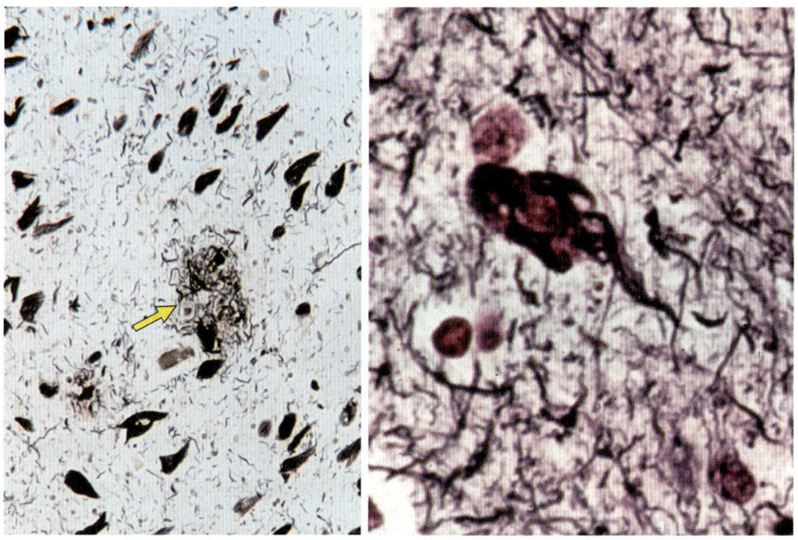

▶**그림 16 알츠하이머병의 병리소견**

A : 노인반(화살표)과 그 주위의 알츠하이머 신경원섬유 변화를 나타내는 신경세포
[갈리아스 브라아크(Gallyas-Braak) 염색 : 群馬大學 大學院 · 佐々木惇博士 제공]
B : 알츠하이머 신경원섬유 변화를 나타내는 신경섬유의확대[바디안(Bodian) 염색]

알츠하이머병(Alzheimer's disease)은 중년 이후에 발병하는 원인불명이고 진행성의 치매성 질환이며 환자는 식사를 한 것 자체를 잊는 등의 에피소드 기억의 장애나 익숙해졌던 장소에서 길을 헤매는 등, 장소에 대한 지남력상실, 자발성의 저하 등으로 주위에 인지되는 경우가 많다. 차츰 치매의 증상이 진행되어 인격의 붕괴, 인식불능, 행위상실, 언어상실 등의 병소증상이 명백해지고 최종적으로는 식물상태가 되어 감염증 등으로 사망한다.

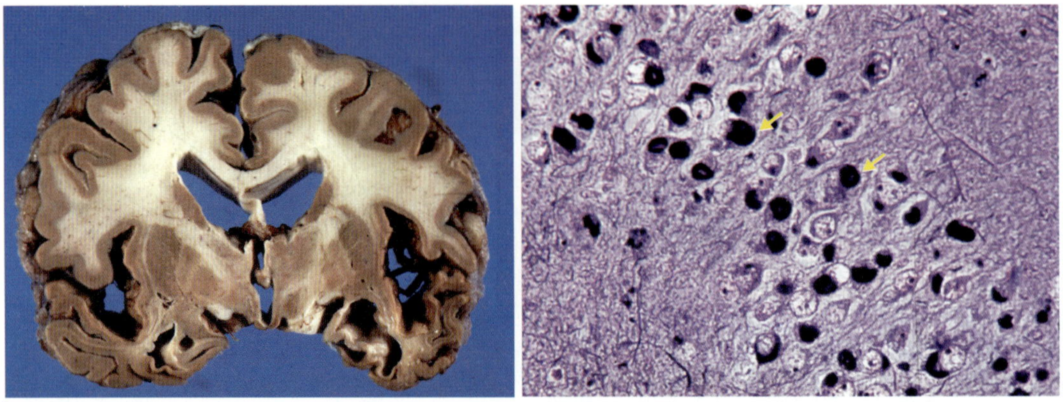

▶그림 17 피크병

A : 피크병의 뇌이며 좌우의 관자엽이 종이처럼 극단적으로 얇아져 있다(엽상위축)
B : 위축이 가장 심한 해마의 신경세포에는 피크소체라 불리는 비정상적인 구모양의 봉입체(화살표)가 관찰된다[Bodian 염색].

미국에서는 수백만 명의 환자가 있으며 일본에서도 적어도 100만 명의 환자가 있다고 추정되고 있다. 더욱이 초고령화사회를 맞이하여 알츠하이머병 환자가 점점 증가하는 것이 염려된다.

이마엽이나 관자엽의 위축이 특징적이지만, 뇌의 전체적인 위축으로 후술하는 피크병에서 관찰되는 것 같은 극단적인 엽 모양의 위축은 관찰되지 않는다(▶그림 15). 특히 관자엽의 해마의 위축이 심하고 다수의 신경세포는 탈락하며 잔존하는 신경세포에는 **신경원섬유 변화**라 불리는 비정상적인 섬유성의 봉입체가 잔존하는 신경세포에 관찰되거나 신경그물(neuropil)에는 중심에 아밀로이드의 침착을 수반하는 **노인성 반점**(senile plaque)이 다발한다(▶그림 16).

노인성 반점의 아밀로이드의 분석에 의해서 알츠하이머병의 원인과 발병의 기전이 해명되어가고 있다. 그것에 따르면 아밀로이드는 β**단백질**이라 불리는 특수한 단백질이 중합하여 불용성의 결정이 되어 침착한 것으로 그 β아밀로이드가 신경독성을 나타내어 신경세포를 사멸시키며, 결과적으로 치매를 일으킨다는 것을 알게 되었다. 또한 β단백질은 원래는 신경섬유의 세포막에 존재하는 막단백질의 일부분이었던 것이 다양한 대사이상에 의해서 그 전구 막단백질에서부터 절단되고 그것이 다수 중합하여 아밀로이드를 구성하고 그 결과, 노인반이 생긴다는 것이 명백해졌다.

현재 선진국에서는 이 β아밀로이드의 침착을 저지하는 약이나 게다가 침착한 β아밀로이드를 용해하는 약의 개발이 진행되고 있으며 이러한 약이 실용화되면 알츠하이머병의 극복도 꿈이 아니게 된다고 기대된다.

b 피크병

피크병(Pick's disease)은 알츠하이머병과 아주 유사한 노년치매성 질환이고 빈도는 알츠하이머병보다 훨씬 적다. 특유의 성격변화를 수반하는 진행성의 치매이고 관자엽 내지 이마엽이 극단적으로 위축하는 **엽성 위축**(lobar atrophy)이 알츠하이머병에 없는 특징이다. 그리고 위축부분의 신경섬유에는 **피크소체**라 불리는 특유의 봉입체가 관찰된다(▶그림 17).

c 파킨슨병

파킨슨병(Parkinson's disease)은 중년 이후에 발병하는 원인불명의 운동기능 장애이며 근육강직을 수반하는 운동장애, 무표정 얼굴, 수의운동의 지체, 앞으로 기운 자세와 보행장애(▶그림

18), 특유의 알약을 비비는 것 같은 떨림(진전) 등이 특징적이다.

이 병에는 **피라미드바깥길(추체외로계)**을 구성하는 흑색질 · 줄무늬체의 도파민 작동성 신경섬유의 선택적인 사멸에 의해서 야기된다. 피라미드바깥길은 수의운동을 원활하게 시행하기 위해 근육긴장이나 길항근의 운동을 조절하는 신경핵과 신경전도로의 총칭이며 이들의 신경섬유는 신경멜라닌을 갖고 이 세포가 많이 있는 장소는 흑색질이나 청반핵이라 불리는 것처럼 검게 보이지만, 파킨슨병 환자에서는 신경섬유가 감소하여 있기 때문에 색깔이 엷어지거나 소실하여 있다. 또한 남은 멜라닌 함유 신경섬유의 세포질은 자주 레비소체라 불리는 호산성의 동심원모양 봉입체가 관찰된다(▶그림 19).

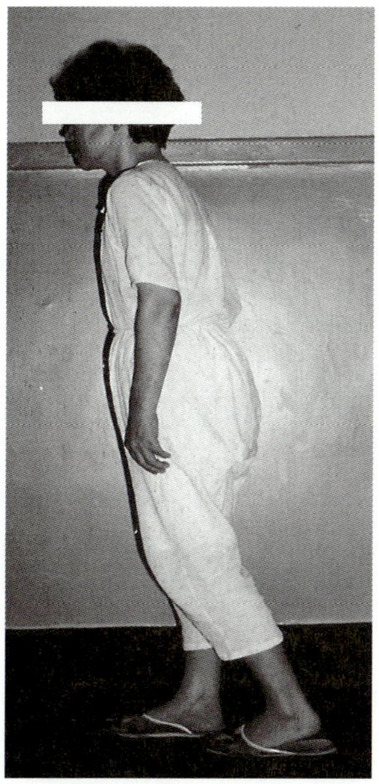

▶그림 18 파킨슨병 환자의 앞으로 기운 종종걸음

d 근육위축가쪽경화증

운동신경섬유병이라 불리는 장르에 속하는 난치병 중에서 가장 빈도가 높은 것이 **근육위축가쪽경화증**(amyotrophic lateral sclerosis)이다. 이 병은 중년 이후에 발병하고 수의운동의 신경로인 피라미드로를 구성하는 대뇌겉질의 상위운동신경세포와 척수 · 뇌줄기의 하위운동신경세포의 양쪽이 서서히 변성하여 사멸한다. 이것에 의해서 근력저하와 근육위축 및 경련이 야기된다. 많은 경우, 곱드러지기 쉬워지거나 손에 힘이 들어가지 않는, 음식을 삼키기 어려운, 혀가 굳어지는 등의 증상으로서 나타나며 병세는 진행성이고 환자는 최종적으로는 호흡마비에 의한 호흡장애와 감염증으로 사망한다. 유전성은 없으며 원인불명이고 효과적인 치료법은 없다.

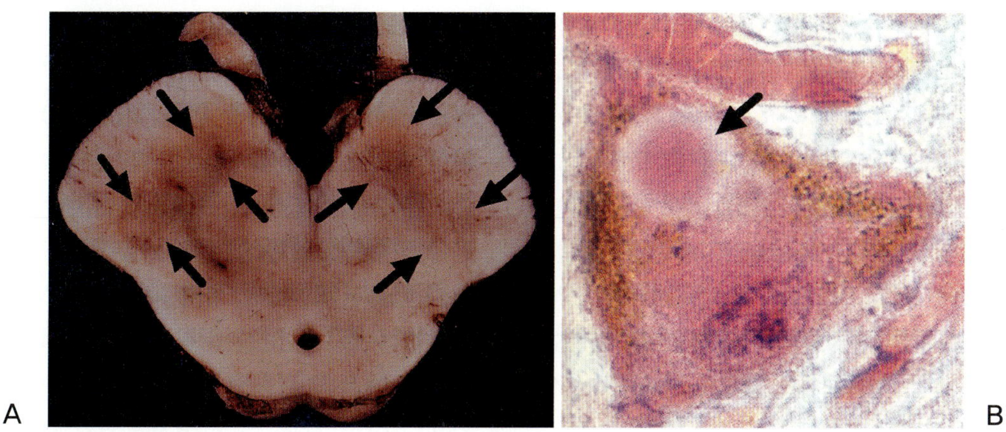

▶그림 19 파킨슨병

A : 파킨슨병 환자의 중간뇌 흑색질의 멜라닌 함유 신경세포의 탈락 때문에 흑색이 관찰되지 않는다(화살표).
B : 같은 부분의 멜라닌 함유 신경세포에 관찰되는 레비소체(화살표 : 헤마톡실린, 에오신 염색)

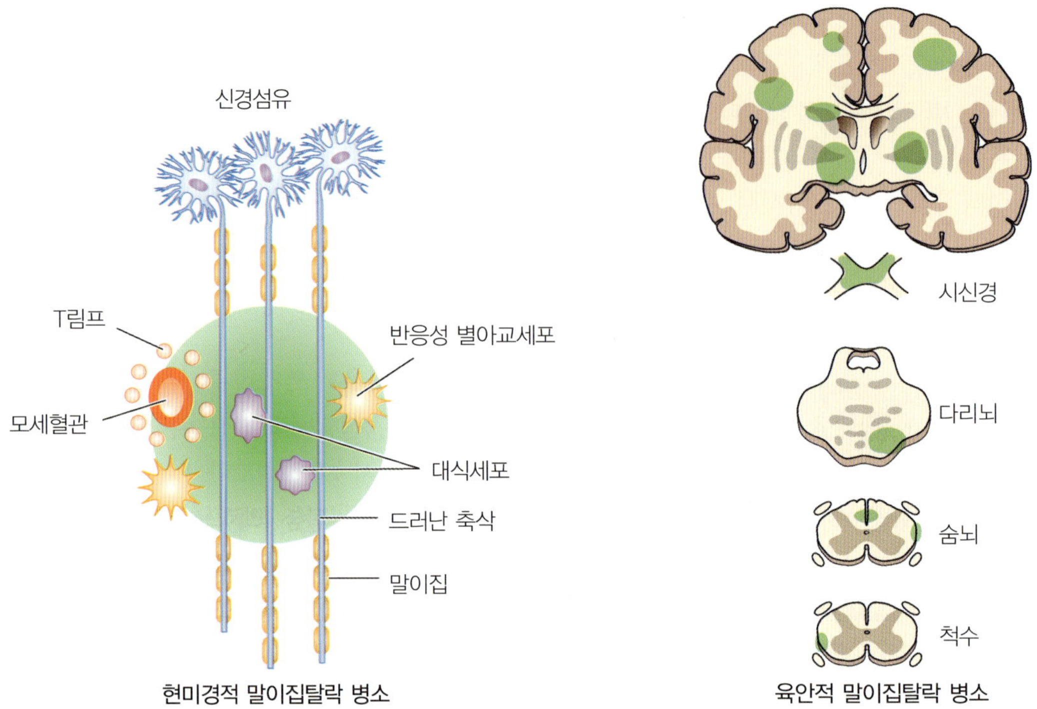

▶그림 20 다발경화증의 말이집탈락 병소
말이집탈락 병소는 가장자리가 예리하고 백색질에 부위적으로도 시기적으로도 무작위로 발생하기 때문에 다채로운 신경증상이 출몰한다.

현재는 인공호흡기를 장착하고 위루로 영양관리를 시행함으로써 장기생존이 가능해져 있다. 이 질환은 지능이나 감각, 의식은 전혀 침해되지 않고 안구운동이나 직장방광장애가 없는 것이 특징이다. 매우 비참한 질환이지만 미국의 왕년의 명문대학 리거인 루 · 게릭이나 영국의 저명한 물리학자인 호킹 박사처럼 이 질환과 투쟁하면서 큰 업적을 남기고 있는 사람도 적지 않다.

e 다발경화증

다발경화증(multiple sclerosis)은 백색질이 병소모양으로 침해되는 자기면역질환이다. 일본에서는 드물지만 구미에서는 젊은 성인에 많아 사회문제로 되어있다.

원인은 불명이지만 축삭을 에워싸서 절연하는 말이집(미엘린, myelin)을 이물질로 간주하여 T림프구가 공격하고, 그 결과, 말이집이 붕괴한다. 말이집만이 파괴되고 축삭은 거의 무손상(intactness)으로 남는데 이 상태를 **말이집탈락**(demyelination)이라 한다. 말이집탈락은 백색질의 도처에서 경계가 명료한 크고 작은 다양한 말이집탈락반점으로서 발생하지만, 그 장소도 시기도 정도도 제각기이다(▶**그림 20**). 축삭이 무손상으로 남기 때문에 말이집이 재생되면 증상은 소실한다. 그러나 말이집탈락을 반복하는 동안에 축삭에도 2차적인 손상이 진행되어 신경증상은 차츰 악화 · 고정화된다. 신경증상의 1차적인 원인은 말이집탈락이며 이것은 말이집이 도약전도에 매우 중요하고, 이 때문에 말이집탈락을 일으킨 신경섬유는 전도가 차단되기 때문이다.

다발경화증이라 불리는 것은 병변부위가 병소모양이고 다발적이며 병변부위는 신경아교증

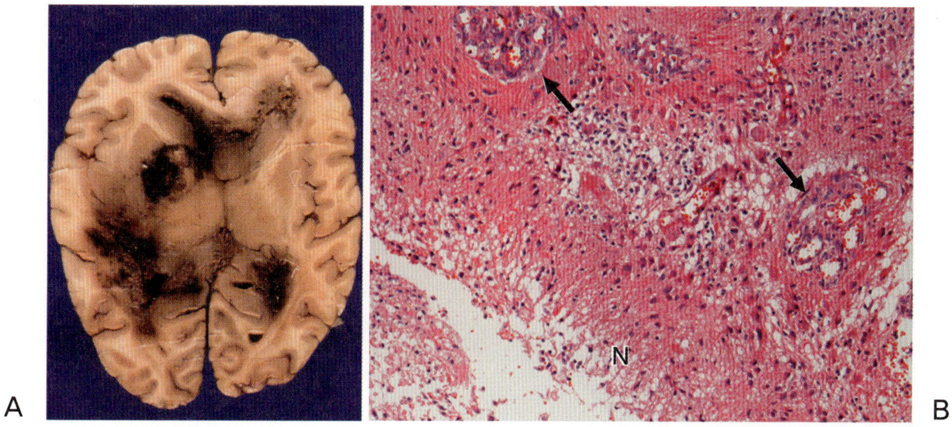

▶**그림 21 아교모세포종**

A : 대뇌에 발생한 아교모세포종(수평단면). 강한 침윤성이 있고 종양경계는 매우 불명료하며, 출혈을 수반하고 광범위하게 양쪽 대뇌반구에 침윤하여 있다. [群馬大學 大學院 · 佐々木惇博士 제공]
B : 아교모세포종은 괴사병소(N)를 에워싸는 종양세포의 울타리모양 배열과 콩팥토리(신자구체)를 생각게 하는 혈관내피의 증식(화살표)이 특징적이다(헤마톡실린 · 에오신 염색).

(gliosis) 때문에 딱딱해지기 때문이다. 환자에게는 다채로운 신경증상이 출몰한다. 특히 시각장애나 구음장애가 많다. 다채로운 신경증상은 악화와 완화를 반복하고 천천히 악화하여가지만 인격이나 지능은 침범되지 않는다.

f 베르니케뇌증

비타민 B_1(티아민)은 뇌에 대량으로 존재하고 신경세포의 활동에 중요한 역할을 수행하고 있다. 이 비타민 B_1의 만성적인 부족에 의해서 발생하는 것이 **베르니케뇌증**(Wernicke's encephalopathy)이다. 이 뇌증은 보통은 오로지 알코올의존증 환자에게 관찰된다. 비타민 B_1의 만성적 결핍에 의해서 시상하부, 유두체(mammillary body) 주위의 모세혈관의 혈행장애가 일어나고 그 결과, 신경세포의 탈락과 신경아교증이 일어나 특유의 안구운동장애나 보행장애, 기명력 장애, 지남력 상실과 작화 등의 정신증상이 출현한다. 이것을 **베르니케-코르사코프증후군**(Wernicke-Korsakoff syndrome)이라 한다.

알코올의존증 환자가 비타민 B_1 부족에 빠지는 것은 알코올이 대사될 때 다량의 비타민 B_1이 소비되기 때문이다. 베르니케뇌증은 연속적이고 일단 발병하면 그 후의 비타민 B_1 대량투여로도 개선되지 않는다.

g 기타

헌팅톤무도병, 척수소뇌변성증, 올리브핵 · 다리뇌 · 소뇌변성증 등의 변성질환이 비교적 빈도가 높다. 그리고 드문 선천적 대사이상에 의한 신경질환의 존재가 수많이 알려져 있는데 다른 서적을 참조하기 바란다.

6 중추신경계의 종양

중추신경계의 종양은 보통 뇌종양이라 불리고 원발성과 전이성이 있다. 전이성뇌종양은 보통은 암의 전이이다. 원발성 뇌종양은 발생빈도는 높지 않지만 뇌라는 인간에 있어서 가장 중요한 장기에 발생하므로 생물학적으로 양성의 종양일지라도 다른 장기에는 없는 다양한 문제가 일어날 가능성이 높다. 원발성 뇌종양에서는 **아교세포**(glia cell)로부터 발생하는 신경아교종과 뇌의 가쪽을 덮는 뇌척수막을 형성하는 수막세포 등에

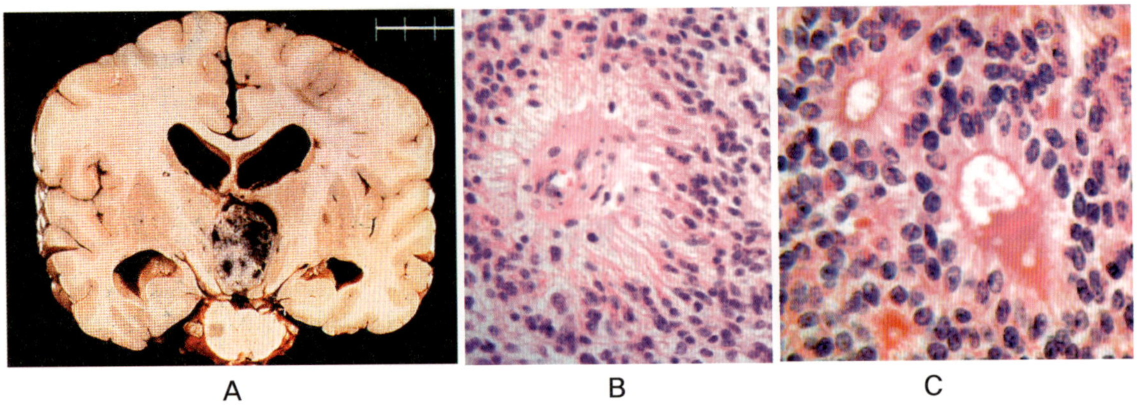

▶그림 22 뇌실막세포종

A : 제3뇌실에 발생한 뇌실막세포종
B : 혈관주위성 거짓 로제트(rosette)
C : 참 로제트(헤마톡실린 · 에오신 염색)

서부터 발생하는 **수막종**이 대부분이다. 또한 소아에서는 속질목세포종과 같은 악성의 **미분화신경 외배엽성종양**이 잘 발생한다.

a 신경아교종

신경아교종(glioma)의 최대의 특징은 종양세포가 아교세포(glia)의 성질을 남기고 있기 때문에 뇌 조직에 친화성이 강하고 이 때문에 극단적으로 뇌 조직에 침윤성이고 전체 적출이 불가능하다는 것이다. 이 때문에 생물학적 악성도가 낮은 유형이라도 재발성이고 장기 예후는 나쁘다.

(1) 아교모세포종과 별아교세포종

신경아교종 중에서 가장 빈도가 높은 것은 별아교세포에 유래하는 아교모세포종(glioblastoma)이고 고도로 악성의 종양이다. 모든 연령에 발생하지만 성인의 이마엽을 침범하는 일이 많고(▶그림 21), 조직학적으로는 괴사병소와 그것을 에워싸는 종양세포의 **울타리모양 배열**과 종양세포가 강한 다형성을 나타내는 것이 특징이다. 또한 모세혈관의 증식도 특징적이며 토리모양의 덩어리를 형성하는 경우가 많다. 종양은 매우 침윤성이 높기 때문에 외과적으로 완전히 적출하는 것은 불가능하고 다른 치료를 합쳐도 2년 이내에 사망한다.

별아교세포종(astrocytoma)은 신경아교종의 두 번째로 빈도가 높은 별아교세포 유래의 종양이다. 매우 잘 분화하여 있어 정상적 반응성의 별아교세포의 증가와 구별이 어려운 것 같은 **고분화형 별아교세포종**과 저분화하고 아교모세포종에 가까운 **퇴형성 별아교세포종**이 있다. 비교적 예후가 좋은 고분화형에서도 수술 후의 재발은 반드시 일어나고 5년, 10년의 장기 예후는 나쁘다. 퇴형성별아교세포종의 예후는 아교모세포종에 가까운 것이 된다.

(2) 희소돌기아교세포종

희소돌기아교세포종(oligodendroglioma)은 희소돌기아교세포에 유래하는 비교적 드문 종양이며 이마엽에 후발하고 느린 증식을 나타낸다. 조직모양에서는 종양세포는 소형이고 핵의 주위가 밝아서 **벌집구조**(honey-comb structure)와 높은 빈도로 석회화가 일어나는 것이 특징이다.

(3) 뇌실막세포종

뇌실막세포종(ependymoma)은 뇌실을 덮는 뇌실막세포에 유래하는 비교적 드문 뇌종양이고 소아나 젊은이의 뇌실에 잘 발생한다. 종양세포가 혈관의 주위에 섬유성의 무세포 영역을 남기

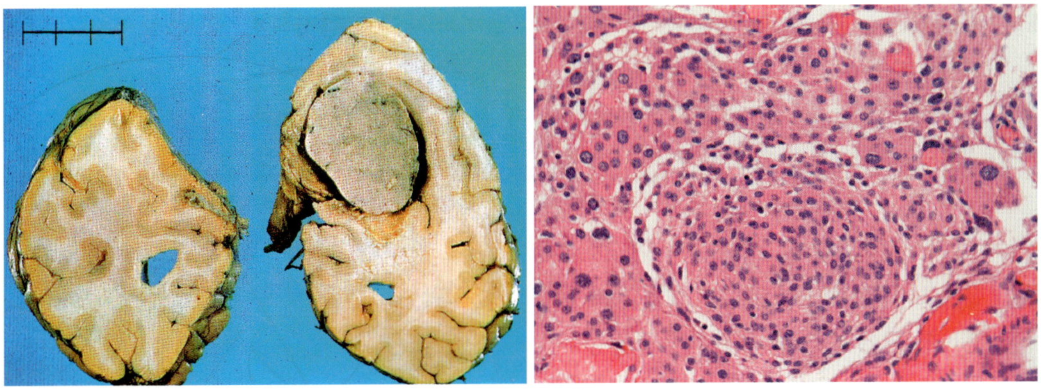

A B

▶그림 23 수막종

A : 종양은 수막에 발생하고 커지지만 뇌실질에는 침윤하지 않는다.
B : 특징적인 소용돌이 구조를 형성하는 수막종세포(헤마톡실린 · 에오신 염색)

고 에워싸는 **혈관주위성 거짓 로제트**가 이 종양의 큰 특징이며, 게다가 출현빈도는 낮지만 자은 공간(소관강)을 에워싸는 **참의 로제트**도 중요한 특징이다(▶그림 22).

b 수막종

아교모세포종, 별아교세포종에 이어서 빈도가 높은 것이 뇌 경질막을 만드는 수막세포에서 발생하는 **수막종**(meningioma)이다. 수막종은 중년여성에 잘 발생하고 뇌경질막에 발생하며 뇌실질에는 침윤하지 않는 양성종양이고 완전 적출이 용이하며 수술성적도 다른 뇌종양과 비교하여 각별히 우수하다. 종양은 여성호르몬의 일종인 프로게스테론에 감수성을 갖고 특히 임신 시에 급격하게 증대하는 경향이 있다는 것이 알려져 있다.

조직학적으로는 방추형의 수막종세포가 소용돌이를 만드는 것처럼 배열하거나(▶그림 23) 사립체가 관찰된다. 드물게 재발을 반복하고 차츰 악성화하는 유형도 보고되어 있다.

c 기타의 원발성 뇌종양

속질모세포종(medulloblastoma)은 소아의 소뇌에 잘 발생하는 악성종양이며 미분화 신경외배엽성 종양의 대표적인 것이다. 이 종류의 종양의 특징은 태생기의 신경관을 생각하게 하는 미분화한 소형의 신경외배엽성 세포가 꽉 메워져 증식하는 종양이며 방사선 감수성이 높지만 재발성이고 장기 예후는 나쁘다.

기타, 빈도가 비교적 높은 종양으로서 **두개인두종**이나 **뇌하수체주머니**(Rathke' s pouch) 등이 있으나 양성종양이다.

B 말초신경계

말초신경은 뇌로부터의 명령을 근육이나 장기 등의 말초조직에 전달하는 원심성 신경섬유와 다양한 감각정보를 중추신경계에 전달하는 구심성 신경섬유로 구성된다. 말초신경의 기능장애를 **신경병증**(neuropathy)이라 한다.

1 신경병증

a 왈러변성

말초신경이 외상 등에 의해서 절단되면 절단부분에서부터 말초의 신경섬유는 축삭과 말이집 모두 신속하게 변성하여 붕괴한다. 이것을 왈러변성(Wallerian degeneration)이라 한다.

말이집의 붕괴산물은 대식세포에 탐식되어 제거된다. 절단부분에서는 신경집세포(Schwann's cell)가 양 절단 끝에 다리를 가교하는 것처럼 증식하고 그 사이에 축삭이 중추 쪽 절단 끝에서부터 뻗어와 축삭이 재생된다. 그렇게 되면 그 주위에 신경집세포가 말이집을 새로이 형성하여 신경섬유의 완전한 재생이 종료한다.

b 당뇨병성 신경병증

당뇨병성 신경병증(diabetic neuropathy)은 당뇨병의 3대 합병증의 하나이다. 고혈당이 지속되면 축삭변성을 일으키고 축삭이 탈락한다. 그 결과 장갑형의 감각장애, 자율신경증상(즉, 팔다리의 순환부전, 설사, 변비 등) 진행성의 근육위축 등이 발생한다.

c 길랑 · 바레 증후군(급성염증성 말이집 탈락성 다발신경병증)

길랑 · 바레 증후군(Guillain-Barré syndrome)에서는 말초신경의 말이집에 대한 자기항체가 만들어지고 그 때문에 말초신경의 말이집이 파괴되어 말초신경 장애를 초래한다. 감기와 같은 증상에 잇달아서 근력저하가 다리에 시작되고 급속히 전신에 확산된다. 중증사례에서는 호흡근육도 마비한다. 급성기를 극복하면 말이집이 재생하여 마비는 회복된다.

기타, 비타민 B_{12} 결핍이나 독물(비소, 납, 유기수은), 키노포름이나 빈크리스틴 등의 의약품으로 신경병증이 발생한다.

d 절단 끝 신경종

수술이나 외상 등으로 말초신경을 절단한 후, 그 부분의 신경집세포가 과잉으로 재생되어 종류를 만드는 일이 있다. 이것을 절단 끝 신경종(amputation neuroma)이라 한다. 이것은 참의 종양은 아니므로 일정 정도 이상으로 커지는 일은 없어 그것에 의한 압박증상도 없으나 쉽게 자극을 받아 조금만 접촉을 해도 통증을 느낀다.

2 종양

말초신경에 발생하는 종양은 주로 **신경집세포**에서부터 발생하는 신경집종, 내지는 신경섬유종의 두 가지가 주된 것이다.

a 신경집종

신경집종(Schwannoma 또는 neurinoma)은 말초신경다발 내에 발생하는 경계가 명료한 종류이며 피막을 갖고 메주콩 크기~달걀크기이고 탄성연질, 단면은 젤라틴모양 광택을 갖는다. 양성종양이고 보통은 단발이지만 때로는 다발하는 경우가 있다. 조직학적으로는 종양세포의 핵이 일정한 거리를 갖고 배열하는 울타리모양 배열(palisading arrangement)이 특징적이다.

b 신경섬유종

신경섬유종(neurofibroma)에서는 신경집종과 유사한 종류를 만들지만 피막을 갖지 않고 대부분은 다발한다. 조직학적으로는 증식하는 신경집세포 사이에 섬유모세포와 교원섬유가 다수 관찰되는 것이 특징이고 섬유종과 유사하다.

폰 레클링하우젠병(von Recklinghausen's disease)이라 불리는 상염색체 우성유전성 질환에서는 신경섬유종이 피부에 광범위하게 다발한다.

C 물리치료 · 작업치료와의 관련사항

신경질환, 특히 뇌졸중의 치료에서는 물리치료 · 작업치료가 가장 중요한 기둥의 하나이다. 향후 그 의료에서의 니즈는 점점 높아져갈 것이다. 이에 부응하기 위해서는 물리치료사 · 작업치료사가 확실하게 그 신경질환의 발병 기전과 임상증상의 특징을 알지 않으면 안 된다.

복습의 요점

- 뇌의 육안적인 기본적 구분을 이해한다.
- 뇌의 기능국재와 그 가소성, 물리치료 · 작업치료의 가능성을 이해한다.
- 신경세포나 아교세포의 종류와 특징, 역할에 대해서 이해한다.
- 수의운동의 전도로(피라미드로)에 대해서 이해한다.
- 혈액 뇌 관문에 대해서 이해한다.
- 뇌부종의 기전에 대해서 이해한다.
- 뇌압항진과 뇌 헤르니아에 대해서 이해한다.
- 고혈압성 뇌 내 출혈의 기전을 이해한다.
- 뇌경색의 기전을 이해한다.
- 뇌졸중에 의한 편마비에 대해서 그 기전을 이해한다.
- 일과성 뇌 허혈발작의 의미에 대해서 이해한다.
- 주머니모양 동맥류와 거미막밑 출혈에 대해서 이해한다.
- 급성경질막밖혈종과 만성경질막밑혈종에 대해서 이해한다.
- 수막염과 뇌염에 대해서 이해한다.
- 프리온병에 대해서 이해한다.
- 알츠하이머병의 임상상과 병리상에 대해서 이해한다.
- 파킨슨병의 임상상과 병리상에 대해서 이해한다.
- 근육위축가쪽경화증에 대해서 이해한다.
- 말이집탈락과 다발경화증에 대해서 이해한다.
- 베르니케뇌증과 만성알코올의존증에 대해서 이해한다.
- 뇌종양, 특히 아교모세포종과 수막종에 대해서 그 병리학적 특징을 이해한다.
- 신경병증에 대해서 그 종류와 성인을 이해한다.

제 5 장

근골격계

학습목표

1. 뼈 · 연골
- 골다공증의 원인과 뼈 조직의 성상변화에 대해서 이해한다.
- 무부성(무균성) 뼈 괴사의 대표 예와 병변의 국재에 대해서 이해한다.
- 화농성골수염과 결핵성골수염이 잘 발생하는 부위와 병리학적 특징에 대해서 이해한다.
- 골절의 치유과정을 이해한다.
- 골육종이 잘 발생하는 부위와 형태소견에 대해서 이해한다.

2. 관절
- 변형성관절증이 잘 발생하는 부위와 뼈 소견에 대해서 이해한다.
- 관절류마티스의 관절병변에 대해서 이해한다.
- 반달 및 십자인대 손상의 발생기전과 장애부위에 대해서 이해한다.

3. 근육
- 골격근세포의 구조를 학습한다.
- 근육의 질환을 학습한다.

A 뼈 · 연골

1 구조와 기능

골격계는 생체의 ① 자세의 유지, ② 운동, ③ 중요 장기의 보호와 함께, ④ 칼슘(Ca)의 중요한 저장고이기도 하다. 특히 칼슘은 혈액응고, 신경자극 전달, 세포흥분만이 아니라 대부분의 물질대사에 깊이 관여하고 있다.

뼈에는 긴뼈(long bone), 짧은뼈(short bone), 납작뼈(flat bone) 등이 있으며 긴뼈는 관모양이고 뼈끝과 뼈몸통이 구별되어 있고 그 경계부분에 뼈끝연골이 있다(▶그림 1). 뼈 조직은 뼈겉

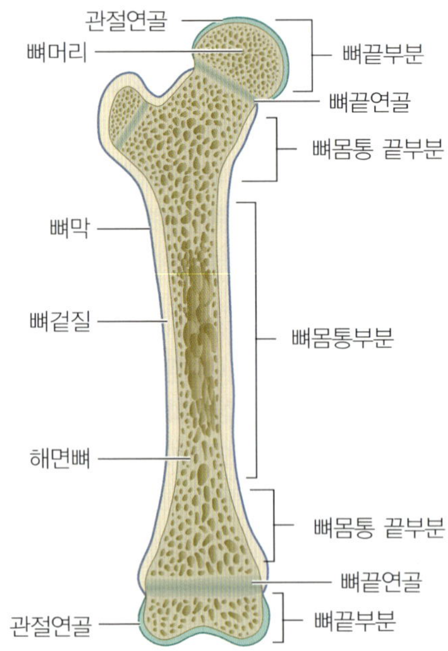

▶그림 1 넙다리뼈의 구분과 구조

질과 해면뼈로 구성된다. 뼈겉질 내에는 혈관을 수용한 허버스관(haversian canal)이나 폴크만관(Volkmann's canal)과 뼈세포를 수용한 뼈 오목이 있다.

골질(ossein)은 층 모양 구조를 나타내고 교원섬유로 구성되는 풋뼈(유골, osteoid)조직에 인사칼슘의 결정이 침착하여 있다.

뼈모세포(osteoblast)는 풋뼈조직(osteoid tissue)을 형성하고 세포질 내에는 알칼리포스파타아제를 다량으로 갖고 있다. 파골세포는 골질을 분해하는 세포이고 콜라겐아제를 생산하며 주위에 산성영역을 만들어내어 골질 내의 미네랄을 융해하여 교원섬유를 분해한다. 세포 내에는 산성 포스파타아제를 다량 갖고 있다.

연골조직은 연골기질과 연골세포로 구성된다. 연골기질은 교원섬유, 탄력섬유 및 무코다당류로 구성되며 그 조성의 차이에 따라서 유리연골, 섬유연골 및 탄성연골로 구별되어 있다.

2 형성이상

a 불완전 뼈 형성

불완전 뼈 형성(osteogenesis imperfecta)은 염색체 이상에 기초하는 유전성 질환이며 뼈모세포의 기능부전이라 생각된다.

뼈의 발육부전과 함께 청색공막 및 치아형성부전을 수반하는 일이 많다.

병형에 중증형과 경증형이 있다. 중증형은 태내에서 이미 골절이 시작되고 출생 시에는 다발성 골절이 인지된다(▶그림 2). 경증형은 소아기에 골절이 시작되고 골절을 반복한다.

병리소견 뼈 겉질은 얇고 부서지기 쉽다. 연골성 골화는 장애되지 않으므로 뼈의 장축방향의 발육은 정상이다. 골절에 의해서 뼈의 단축이 있다.

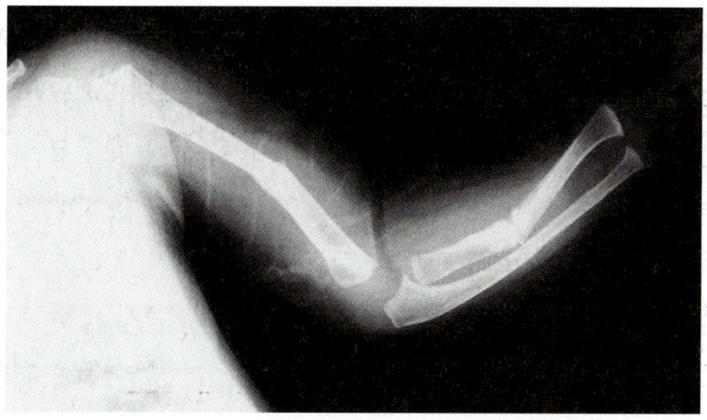

▶**그림 2 뼈형성부전증의 오른팔 X선 사진**
위팔뼈 및 자뼈(척골)에 골절치유의 소견이 관찰된다.

b 연골형성이상

연골형성이상(chondrodystrophy)은 염색체 이상에 기초하는 유전성 질환이며 연골형성이 장애되고 팔다리, 몸통의 발육이 지연하여 낮은 키를 보인다. 머리뼈는 비교적 잘 발달하여 있기 때문에 머리가 불균형적으로 크고 독특한 얼굴모양을 나타낸다.

병리소견 긴뼈의 뼈끝과 뼈끝연골에 형성부전이 관찰된다.

c 뼈 파제트병

뼈 파제트병(Paget disease)은 뼈 흡수와 뼈 신생이 항진하여 뼈 조직의 변화가 일어나는 원인불명의 질환이다. 정강뼈, 넙다리뼈, 골반척추 및 머리뼈에 잘 발생하고 초기에 이환된 뼈의 통증을 호소하며 후기에는 뼈의 변형을 초래한다.

병리소견 뼈 잔기둥 사이에 혈관이 풍부한 섬유성결합조직의 증가가 관찰되고 뼈모세포에 의한 섬유성 뼈의 신생과 동시에 파골세포에 의한 뼈 흡수모양이 관찰된다.

d 뼈경화증

뼈경화증(osteosclerosis)은 과잉의 뼈 형성을 초래하는 질환이며 뼈잔기둥의 증가와 비후 및 뼈겉질의 비후를 수반한다. 유전적인 질환이며 뼈화석증병(osteoptrosis), 뼈얼룩증(osteopoikilosis) 등이 있다.

3 대사이상

a 선천성대사이상

(1) 점액다당류증(mucopolysaccharidosis)

골격의 발육장애와 함께 전신의 결합조직에 점액다당류가 축적하는 선천성 질환이며 리소좀 내의 점액다당류 분해효소의 선천적인 결손에 의한 것이다. 전신의 여러 장기에 점액다당류가 축적하고 가르고일리즘(gargoylism)이라 불려왔다.

가르고일(gargoyle)모양 얼굴, 지능장애, 각막혼탁, 낮은 키, 거북이등, X형 다리 등이 관찰된다.

병리소견 연골성 골화 및 막성 골화, 특히 연골성 골화가 장애되고 연골기질에 점액변성이 관찰된다.

(2) 마르팡증후군(Marfan syndrome)

골격, 눈 및 심혈관계에 결합조직성의 이상이 인지되는 선천성 질환이고 상염색체 우성유전의 형식을 취한다.

골격이상으로서는 키가 크고 팔다리와 손가락이 길며(거미손가락증) 관절의 이완이 두드러진다. 또한 후만, 측만, 깔때기모양가슴, 새가슴 등을 초래한다. 안구에서는 수정체의 선천성 불완전탈구, 백내장, 망막박리 등이 관찰된다. 심혈관계에서는 특발성대동맥중간막 괴사를 초래하는 증상사례가 많고 해리성대동맥류를 초래한다.

병리소견 조직학적으로는 뼈 조직의 이상은 인지되지 않는다. 한편, 심장판막의 점액모양 변성이 관찰되고 대동맥에서는 중간막 탄력섬유의 감소, 파열, 점액모양 변성, 주머니 형성 등, 주머니모양 중간막 괴사의 소견을 수반하고 있다.

b 비타민결핍증

■ 비타민 D 결핍증(vitamin D deficiency)

비타민 D는 지용성 비타민이며 장관에서부터 지방의 흡수와 함께 흡수된다. 흡수된 비타민 D는 칼슘 및 인산의 흡수를 촉진하고 칼슘의 뼈에의 침착을 촉진한다. 결핍하면 뼈에 칼슘의 침착이 장애되어 구루병 또는 뼈연화증을 초래한다.

비타민 D 결핍 원인은 ① 비타민 D 공급부족, ② 담즙 배설장애, ③ 췌장기능장애, ④ 광범위한 장관절제, ⑤ 지방흡수부전증[스프루(sprue)], ⑥ 자외선 부족 등이다.

(1) 구루병(rickets)

유아기에서부터 사춘기 전기에 걸친 뼈의 발육이 완성되어 있지 않은 시기에 칼슘의 섭취가 장애된 경우에 발생하는 것으로 대부분은 비타민 D 결핍이 원인이다(➡ NOTE-1).

중증에서부터 경증까지 있고 머리뼈연화(craniotabes), 발육장애(미숙아구루병), 팔다리뼈의 변형(X형 다리, O형 다리), 척추후만증, 염주모양 갈비뼈 등이 관찰된다.

병리소견 육안으로 보아 뼈끝선 영역의 종대(swelling), 갈비뼈의 뼈 · 연골 접합부의 종대(염주모양 갈비뼈) 등이 관찰된다. 조직학적으로는 뼈끝선 부분에서의 연골 증식대의 두드러진 확대, 풋뼈조직의 과잉형성, 불완전한 석회침착 등이 관찰된다.

(2) 뼈연화증(osteomalacia)

뼈 형성이 완성한 후, 즉 성인에 칼슘 섭취장애가 일어난 경우에 발생하는 것이다.

임신 후기나 산욕기에 많이 관찰된다. 이것은 태아의 칼슘 요구가 많고 또한 입덧에 의한 칼슘의 상실이 원인이다. 뼈는 일반적으로 부드럽고 굽기 쉽다.

NOTE

1 비타민 D 저항성 구루병

혈중 칼슘농도는 정상임에도 불구하고 뼈의 석회화가 장애되어 비타민 D 결핍성 구루병과 마찬가지 소견을 나타내는 것이다.

병리소견 뼈잔기둥은 좁고 폭넓은 석회화가 없는 풋뼈 가장자리가 관찰된다.

c 내분비이상

■ 뇌하수체호르몬이상

(1) 거인증(giantism)

사춘기 이전의 뼈끝연골의 연골성 골화가 왕성한 시기에 뇌하수체로부터 성장호르몬의 과잉분비가 일어나면, 골격만이 아니라 다른 장기 및 조직도 비정상적으로 커져 균형이 잡힌 큰 체격(거인)이 된다.

주된 증상으로서는 키의 두드러진 증가, 이에 수반하는 체중의 증가, 내장 · 연부조직의 비대, 대사항진, 당대사장애 등이 관찰되고 혈중성장호르몬은 일반적으로 높은 수치(10ng/mℓ 이상)를 나타낸다. X선 소견에서는 머리뼈 터키안장의 확대 또는 파괴가 관찰되고 MRI에서는 뇌하수체 샘종(선종)이 인지된다. 또한 뇌하수체 샘종의 증대에 의한 시신경교차 압박, 그것에 의한 시야장애를 초래하는 일도 있다.

병리소견 뇌하수체의 호산성 세포의 과형성 또는 샘종이 관찰된다. 뼈는 그 길이와 폭을 증가시키고 있다. 조직학적으로는 연골 내 골화부분에 두드러진 변화는 관찰되지 않는다.

(2) 말단비대증(acromegaly)

성장이 정지한 성인에서 성장호르몬의 과잉분비가 일어나면 과잉의 사이엽계 세포의 증식이 관찰되고 이른바 말단비대증이 일어난다.

주된 증상으로서는 팔다리 말단의 증대 · 증식, 얼굴의 변형과 함께 키의 증가가 두드러진다. 얼굴의 변형은 눈확위모서리(안와상연)의 돌출, 아래턱 돌출이 특징적이고 그 밖에 연부조직인 코, 입술, 혀 등의 비대도 관찰된다. 혈중의 성장호르몬은 거인증과 마찬가지로 높은 수치를 나타내고 X선 소견에서는 머리뼈 터키안장의 확대 또는 파괴가 관찰되며, MRI에서는 뇌하수체 샘종이 인지된다. 또한 뇌하수체 샘종의 증대에 의한 시신경교차 압박, 그것에 의한 시야장애를 초래하는 일도 있다.

병리소견 뇌하수체에 호산성 세포의 과형성 또는 샘종이 관찰된다. 뼈의 변화로서는 연골 내 골화가 완성한 후이므로 긴뼈의 장축방향의 성장보다도 막내 골화가 비정상적으로 항진하기 때문에 뼈겉질의 비정상적인 비후가 관찰된다.

(3) 뇌하수체성 왜소증(pituitary dwarfism)

발육기의 어린이에게 뇌하수체 성장호르몬의 분비장애가 일어나면 성장이 정지하여 낮은 키가 된다.

병리소견 뇌하수체에 머리인두종(두개인두종) 등의 병변이 있고 뇌하수체 세포의 변성, 위축이 관찰된다.

■ 갑상샘호르몬 이상

(1) 갑상샘기능항진증(hyperthyroidism)

갑상샘의 기능항진[바제도병(Basedow disease)]에서는 고칼슘혈증, 고인산염혈증을 수반하므로 골다공증을 초래하여 골절을 일으키기 쉽다.

임상사항은 각론 제7장 C.3.a항 "바제도병"(➡ 251페이지) 참조.

병리소견 뼈겉질 및 해면뼈의 부피의 감소가 관찰된다.

(2) 갑상샘기능저하증(hypothyroidism)

발육기의 어린이에게 갑상샘호르몬의 분비장애가 있으면 연골성 골화가 장애되어 낮은 키가 된다. 이것에 지능의 발달장애가 가해진 것을 크레틴증(cretinism)이라 한다. 이 경우는 선천성의 갑상샘기능장애, 즉 갑상샘 형성이상(결여 또는 형성부전, 이소성), 갑상샘호르몬 합성장애, 뇌하수체성 TSH 단독 결손증 등을 수반하고 있다.

머리뼈의 발달에 비하여 팔다리뼈의 발달이 장애되기 때문에 팔다리가 짧고 2차 성징도 장애된다. 피하조직은 점액수종을 나타낸다.

■ 부갑상샘(상피소체) 호르몬 이상

(1) 부갑상샘(상피소체) 기능항진증 (hyperparathyroidism)

갑상샘기능항진증의 대부분은 부갑상샘의 샘종에 의한다. 부갑상샘호르몬의 분비가 항진하면 혈액 중의 칼슘농도의 상승, 인산염 농도의 저하 및 알칼리포스파타아제 농도의 상승이 관찰된다.

뼈의 병변으로서는 X선적으로 국한성의 뼈 흡수영상(주머니모양)이 관찰되므로 낭포성섬유성골염이라 불린다.

병리소견 뼈의 흡수모양을 나타내는 부분에 파골세포의 증식과 섬유화가 관찰된다.

(2) 부갑상샘(상피소체) 기능저하증 (hypoparathyroidism)

부갑상샘기능저하의 경우는 혈액 중의 칼슘농도의 저하가 있어 테타니(tetany) 상태를 나타낸다. 뼈의 소견으로서는 뼈 형성의 장애가 있고 뼈연화증을 나타낸다.

d 콩팥성 뼈 이상

콩팥기능장애의 가장 중요한 병발증은 요독증이지만, 혈액투석에 의해서 요독증의 발생을 방지할 수 있게 되었다. 이에 대신해서 뼈의 이상이 주목을 받게 되었다.

뼈의 병변으로서는 낭포성섬유성골염 및 뼈연화증이 관찰된다.

병태발생으로서는 콩팥기능저하에 의해서 저칼슘혈증, 고인산염혈증이 일어나고 부갑상샘호르몬의 분비항진을 초래하는 것, 또한 콩팥으로부터의 1,25-디히드록시콜레칼시페롤(1,25 dihydroxycholecalciferol)(1,25DHCC)의 분비장애가 있다는 것으로부터 부갑상샘호르몬에 의한 뼈로부터의 칼슘염의 유리, DHCC의 분비장애에 의한 장관으로부터의 칼슘의 흡수저하가 원인이라 생각되고 있다.

병리소견 뼈 조직은 부갑상샘기능항진증 때에 관찰되는 낭포성섬유성골염의 소견 또는 뼈연화증 때의 뼈 소견을 나타낸다.

4 뼈 위축(골다공증)

뼈 위축과 골다공증(osteoporosis)은 본질적으로는 같은 것이지만 뼈 위축은 뼈의 형태적축소를 의미하고 골다공증은 뼈의 취약화, 다공화를 의미하는 말로서 사용되고 있다. 따라서 대부분의 경우, 양자가 동시에 관찰된다.

전신성의 것은 나이가 듦, 폐경, 영양장애, 내분비(뇌하수체, 갑상샘, 랑게르한스섬 등) 장애 등에 의한다. 나이가 듦에 따른 뼈의 다공화는 전신의 노인성 위축의 일부분 증상으로서 관찰된다. 폐경 후의 뼈의 다공화는 에스트로겐의 분비 감소에 기초하는 것이라 생각되고 있으나 그 상세한 것은 아직 충분히 해명되어 있지 않다.

국소적인 것은 폐용(신경마비, 자리보존, 무중력 등), 압박 등이 있다.

5 무균괴사

무균괴사(aseptic necrosis)에는 아래의 것이 있다.

a 넙다리뼈 뼈머리 괴사

넙다리뼈 뼈머리 괴사(aseptic necrosis of femoral head)에는 소아에 관찰되는 페르테스병(Perthes disease)과 성인에 관찰되는 특발성 넙다리뼈 뼈머리 괴사가 알려져 있다.

(1) 페르테스병

소아 넙다리뼈 뼈끝 핵의 무혈성 괴사가 그 원인이라 생각되고 있다. 5~6세의 남아에 많고 양쪽성의 것도 있다.

초발증상은 무릎에서부터 넓적다리부분에 걸친 운동 시의 통증이며 차츰 엉덩관절부분에 국

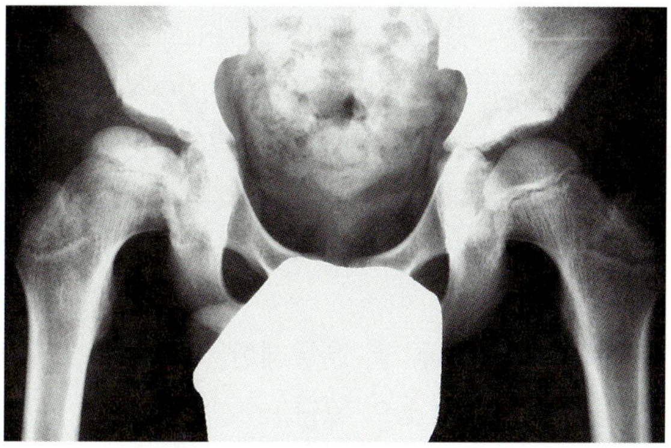

▶그림 3 페르테스병의 X선 사진
오른쪽 넙다리뼈 뼈머리의 편평화와 음영의 농후화가 관찰된다.

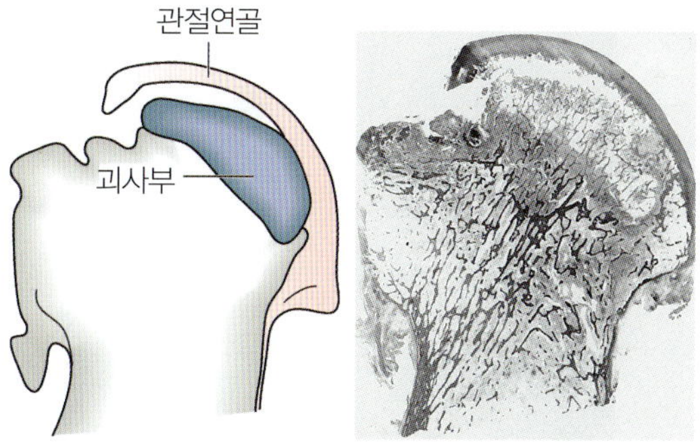

▶그림 4 특발성 넙다리뼈 뼈머리 괴사의 조직소견
관절연골 밑의 뼈머리 조직에 괴사가 관찰된다.

한되고 파행과 엉덩관절의 구축을 초래한다. 뼈끝 핵 괴사는 수개월에서 1년 계속되고 넓적다리 근육, 볼기근육의 위축을 초래한다. 뼈 재생에는 3~4년을 필요로 한다.

X선적으로는 초기에 윤활막염의 소견이 주체이고 뼈끝선이 고르지 못한 것이 관찰된다. 괴사기에는 뼈끝 핵의 편평화와 음영의 농후화 등이 관찰되고 뼈끝선의 고르지 못함, 뼈몸통 끝부분의 투명병소 등이 관찰된다(▶그림 3). 재생기에는 뼈머리 핵의 편평화와 농담에 의한 분절화가 관찰된다. 유잔기에는 괴사부분이 신생 뼈에 의해서 치환되어 수복이 완료되고 뼈의 투명부분도 소실한다.

병리소견 초기에 윤활막의 충혈, 부종이 관찰되고 괴사기에는 뼈끝부분 전체가 괴사에 빠진다. 재생기에는 육아조직이 괴사 뼈 내에 진입하여 괴사 뼈의 흡수, 뼈의 신생이 시작된다. 유잔기에는 괴사 뼈가 신생 뼈로 치환되어 수복이 완료된다.

(2) 특발성 넙다리뼈 뼈머리 괴사(idiopathic aseptic necrosis of femoral head)

원인이 명백한 증후성과 원인불명의 특발성이 있다. 증후성의 것으로서는 넙다리뼈 뼈머리 골절, 탈구, 방사선치료 등에 의한 것이 알려져 있다.

특발성의 것은 20~50세대의 남성에 많고 과반수는 양쪽성으로 관찰된다. 원인은 명백하지는 않지만, 스테로이드의 대량투여, 알코올의존증, 간장애가 있는 것 등에 많이 관찰된다.

초발증상은 엉덩관절 통증으로 시작되고 초기에는 엉덩관절의 벌림(외전) 및 안쪽회전의 장애를 초래한다. 뼈머리가 변형함과 동시에 굽힘이 시작되고 차츰 가동범위가 감소하여 가쪽회전 위치 구축을 초래한다.

임상증상과 X선 소견에 따라서 Stage Ⅰ~Ⅳ의 병형분류가 이루어지고 있다.

병리소견 발병초기(Stage Ⅰ)에 뼈머리부분의 국한성 괴사가 관찰되고 Stage Ⅱ가 되면 괴사주위의 육아형성과 함께 신생뼈를 수반하는 수복모양이 관찰되며 Stage Ⅲ에서는 괴사부분이 분계선으로 경계되어 일부분에서는 뼈머리부분 면의 박리와 뼈 면의 노출이 관찰된다. Stage Ⅳ에서는 뼈머리부분 연골이 박리하여 뼈 면이 노출된다(▶그림 4). 이 단계에서는 수복불능이 된다.

b 기타의 무균 뼈 괴사

(1) 킨벡병(Kienböck's disease)

손목뼈(반달뼈)의 무혈성 괴사에 의한 것으로 남성에 많고 목수, 미장이 등 손을 사용하는 직업의 사람에게 잘 발생한다. 만성의 외상이 유발요인 내지 원인이라 생각되고 있다.

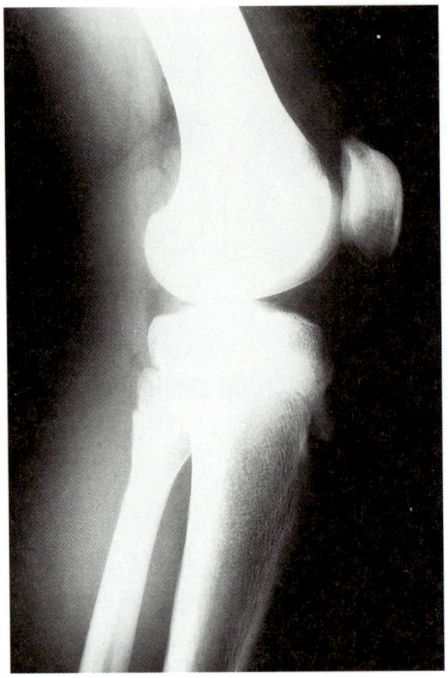

▶그림 5 Osgood-Schlatter병의 X선 사진
정강뼈 거친면에 뼈의 비후가 관찰된다.

(2) 쾰러병(Köhler's disease)

소아, 특히 4~5세 무렵의 남아에 많은 질환이고 발의 발배뼈의 무혈성 괴사가 원인이다. 통증을 피하기 위해 발의 가쪽 모서리를 접지하는 것처럼 보행을 한다.

병리소견 어느 것도 다른 무혈성 괴사와 마찬가지의 소견을 나타낸다.

(3) 오스굿-슐라터병(Osgood-Schlatter's disease)

사춘기의 스포츠를 좋아하는 남성에 잘 발생하고 무릎인대 부착부분에 통증과 종창을 초래하여 발병한다.

급속히 성장하는 시기에 무릎인대 부분의 가벼운 외상 등이 있고 그 부분의 염증과 정강뼈 거친면의 이소성골화가 원인이라 생각되고 있다.

X선적으로는 정강뼈 거친면의 뼈 파괴와 뼈 신생이 관찰된다(▶그림 5).

병리소견 정강뼈 거친면 및 무릎인대의 염증에 이어서 뼈 파괴와 뼈 신생이 관찰된다.

(4) 박리뼈연골염(osteochondritis dissecans)

관절연골 밑의 뼈 조직이 무혈성 괴사에 빠져 관절연골이 박리하는 질환이다. 무릎관절, 팔꿉관절, 발목관절, 엉덩관절 등에 잘 발생하고 양쪽성의 것도 많다.

이환 관절통, 종창, 운동제한, 굽힘구축, 관절주위근육의 위축 등이 있다.

병리소견 관절연골 밑의 뼈 조직의 괴사가 관찰되고 연골은 박리하여 있으나 박리연골조직은 괴사가 모면되어 있다.

6 염증

a 화농성골수염

화농성골수염(suppurative osteomyelitis)은 포도구균을 비롯한 일반세균의 감염에 의한 것으로 소아에 발생하는 것이 많고 성인에는 적다.

넙다리뼈 먼쪽이나 정강뼈 몸쪽의 뼈몸통 끝에 잘 발생한다. 혈행성으로 뼈몸통 끝부분에 정착한 세균이 증식하여 병소가 확대하면 뼈몸통부분으로 확산되고 병소는 하버스관, 폴크만관을 통해서 뼈막 밑에 미치고 뼈막 밑 농양을 형성한다. 뼈 겉질에 부골(sequestrum)(괴사)이 발생하면 부골주위에는 뼈 신생이 일어나고 뼈의 관을 형성한다. 뼈의 관은 고름이나 부골을 배출하는 오물고랑을 형성한다. 염증이 관절에 파급되면 화농성관절염을 합병한다.

임상사항 발열, 백혈구 증가와 함께 국소의 발적, 종창, 통증 등이 관찰되고 만성화하면 증상은 경감한다.

병리소견 벌집염(연조직염)의 소견에 이어서 뼈막밑 농양 및 부골형성, 부골을 에워싸고 있는 육아조직의 형성과 뼈의 관 형성이 관찰되며 차츰 뼈겉질의 경화를 수반한다.

b 결핵성골수염

결핵성골수염(tuberculous osteomyelitis)은 폐결핵에 잇달아서 발생한다(혈행성 감염).

척추뼈, 특히 등뼈(흉추)와 허리뼈(요추)에 잘 발생하고 척추카리에스라고도 불린다. 허리뼈에 발생하면 건락괴사물이 자주 허리근육을 따라서 침하하고 이동고름집(migrating abscess)을 형성한다. 이것은 염증성 충혈을 수반하지 않기 때문에 저온고름집(cold abscess)이라고도 일컬어진다.

임상사항 초기에는 거의 증상을 나타내지 않는 경우가 많으며 척추뼈 파괴가 진행되면 운동통, 압통, 고타통, 방산통 등이 관찰된다. 척추의 파괴가 진행되면 거북등을 나타낸다.

병리소견 골수의 결핵병소는 중심부분에 건락괴사병소를 수반한 육아종을 형성하고 있다.

7 골절과 그 치유

골절의 원인은 일반 외상(45%)이 가장 많고 그 밖에, 교통사고외상(20%), 스포츠외상(15%), 산업재해(15%) 등이 있다. 부위는 팔뼈(50%), 다리뼈(30%)가 압도적이다.

임상사항 전신증상과 국소증상이 있다. 전신증상으로서는 쇼크, 발열 등이 있다. 국소증상은 종창, 통증, 변형, 기능장애, 비정상 가동성, 알력음 등이 있다.

병리소견 골절 직후부터 치유하기까지의 각 단계, 즉 혈종(응혈) 형성기에서부터 응혈 기질화기, 결합조직 가골형성기, 1차성 가골형성기, 2차성 가골형성기, 기능적 재구성기에 이르는 일련의 형태변화가 관찰된다.

혈종형성기에는 골절부위에 출혈이 일어나고 혈종이 형성된다. 이 혈종을 에워싸서 육아조직이 형성되고 차츰 응혈덩어리의 기질화가 시작된다(응혈기질화기). 응혈덩어리나 괴사조직이 배제되고 그 부분이 육아조직 및 섬유성결합조직으로 치환되면 결합조직성 가골이 되며 이 부분에 풋뼈조직이 형성되고 칼슘의 침착을 수반한다(1차성 가골). 이 풋뼈조직이 차츰 성숙하여 가쪽에 형성되는 바깥가골, 골수공간으로부터 형성되는 내가골, 양쪽의 바깥가골을 연락하는 가교가골, 및 골절부분의 뼈겉질을 결합하는 결합가골이 된다(2차 가골)(▶그림 6). 이 가골부분은 역학적인 작용에 의해서 뼈의 흡수와 재생에 의해서 리모델링이 일어나 기능적으로 재건된다(기능적 재구성기).

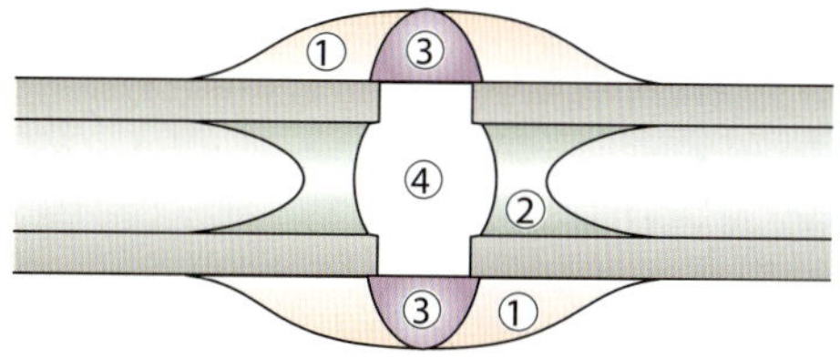

▶그림 6 골절의 유합
① 외가골, ② 내가골, ③ 가교가골, ④ 결합가골

8 종양모양 병변과 종양

a 유사종양성 병변

뼈의 유사종양성 병변으로서는 단발성 뼈주머니, 동맥류모양 뼈주머니, 섬유성 뼈 형성이상, 호산구성 육아종 등이 있다.

b 연골종양

연골의 양성종양에는 뼈연골종(osteochondroma) (▶그림 7), 내연골종(enchondroma) 및 연골모세포종(chondroblastoma)이 있다.

연골육종(chondrosarcoma)은 연골세포 유래의 악성종양이며 원발성 악성뼈종양의 15.5%를 차지하고 뼈육종 다음으로 많다.

골반, 넙다리뼈, 위팔뼈, 갈비뼈 등에 잘 발생하고 뼈몸통 끝부분 및 뼈끝부분에 많다. 국소의 종창과 통증, 압통이 관찰되고 종류는 딱딱하다.

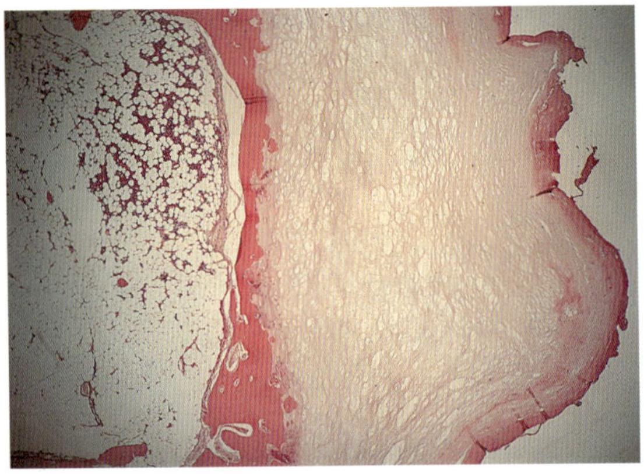

▶그림 7 뼈연골종의 조직소견
잘 분화한 연골세포의 증식이 관찰된다.

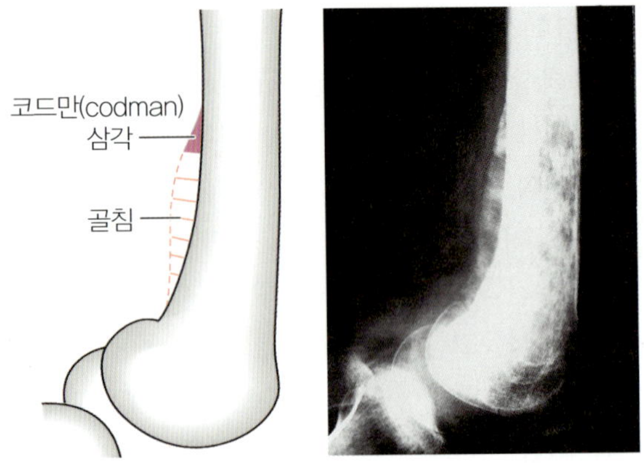

▶그림 8 골육종(넙다리뼈 하단)의 X선 사진
종양뼈에 의한 침상뼈(spicule)의 형성과 코드만 삼각의 형성이 관찰된다.

병리소견 고분화형, 중분화형, 저분화형으로 분류된다. 고분화형에서는 양성의 연골종과 유사하며 중분화형에서는 세포의 이형성이 두드러지고 점액모양의 기질에 이형적인 2핵, 다핵의 세포가 증가하고 있다. 저분화형에서는 이형적인 방추형 세포의 조밀한 증식을 수반한다.

예후 비교적 양호하고 5년 생존율은 65.5%라 일컬어진다.

c 뼈종양

(1) 풋뼈뼈종(osteoid osteoma)

뼈모세포 유래의 양성종양이며 넙다리뼈, 정강뼈, 위팔뼈, 아래팔뼈 등의 뼈몸통부분 겉질 내에 관찰된다. 병소는 작으며 조직학적으로는 풍부한 혈관과 다량의 풋뼈조직이 관찰되고 뼈모세포모양의 세포증식을 수반하고 있다.

(2) 뼈모세포종(osteoblastoma)

드문 양성종양이고 척추, 긴뼈, 발가락뼈의 순서로 많다.

국소의 종류형성, 통증이 있으며 척추에서는 신경뿌리 · 척수압박증상이 관찰된다. 뼈겉질에 경계가 명료한 종류를 형성하고 풍부한 혈관을 수반한 뼈모세포의 조밀한 증식이 관찰되며 풋뼈조직 및 뼈 조직의 형성을 수반하고 있다.

(3) 골육종(osteosarcoma)

뼈 형성성의 사이엽계 세포에서부터 발생하는 악성종양이며 뼈 원발의 악성종양 중에서 가장 많고 약 40%를 차지한다. 잘 발생하는 연령은 10세대(약 60%)이고 남성에 약간 많다.

긴뼈의 뼈몸통부분, 특히 넙다리뼈 먼쪽, 정강뼈 몸쪽, 위팔뼈 몸쪽에 잘 발생하고 전체의 약 75%를 차지한다.

임상사항 초기에 국소의 운동통 및 종창을 호소하고 진행되면 자발통, 열감, 관절가동범위 제한 등이 관찰된다.

X선적으로는 초기에 국소의 뼈 융해상이 관찰되지만 차츰 뼈 밖으로 침윤하여 뼈막의 반응성 뼈 형성을 수반하여 코드만 삼각(Codmans triangle)을 형성한다(▶그림 8). 종양 내에 뼈 신생을 수반하여 spicule(침상뼈)이라 불리는 독특한 소견이 관찰된다.

병리소견 육안으로 보아서는 뼈겉질을 파괴하여 뼈막밑, 그리고 주위연부조직에 침윤한다(▶그림 9). 조직학적으로는 증식하는 종양세포는 다양한 세포형태를 나타내지만 일반적으로는 구성하는 세포형의 우위인 것을 기준으로 하여 뼈모세포형, 섬유모세포형, 연골모세포형의 3개 유형으로 분류된다.

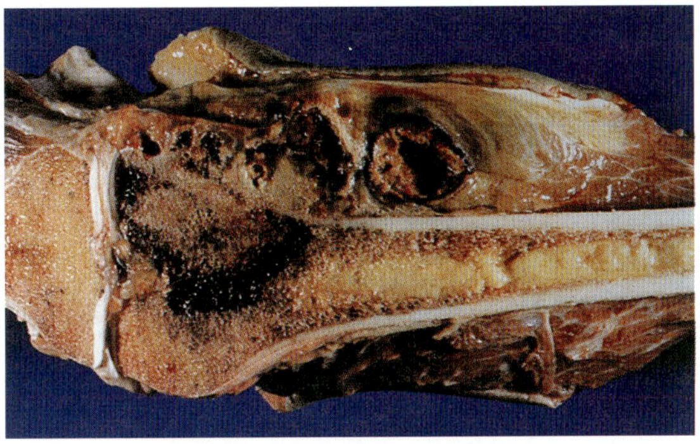

▶그림 9 골육종의 육안으로 본 영상

예후 예후가 매우 불량한 종양(5년 생존율 10~15%)이었으나 1970년 이후는 화학요법의 진보에 의해서 5년 생존율이 상승하여 50~70%까지 도달하고 있다.

d 결합조직성 뼈종양

양성종양으로서는 혈관종(hemangioma), 비골화성섬유종(non-ossifying fibroma)이 알려져 있다.

혈관종은 납작뼈, 척추뼈, 긴뼈 등에 발생하고 무증상의 것이 많다. 조직학적으로는 대부분이 해면뼈 혈관종이다.

비골화성섬유종은 넙다리뼈 먼쪽부분, 정강뼈 몸쪽 및 먼쪽부분에 잘 발생하며 조직학적으로는 섬유모세포모양의 세포의 소용돌이모양 증식이 관찰되고 포말세포나 파골세포모양의 다핵거대세포의 증식이 인지된다.

(1) 뼈의 거대세포종(giant cell tumor of bone)

긴뼈의 뼈끝에서부터 뼈몸통 끝부분에 잘 발생하고 국소의 통증, 종창, 열감이 있으며 운동장애나 병적 골절을 초래한다(▶그림 10).

조직기원에 관해서는 파골세포, 미분화 사이엽세포, 조직구 등이 생각되고 있으나 아직 논의가 있는 종양이다.

X선적으로 낭종모양 투명병소, 비누거품모양 음영(soap bubble appearance), 뼈겉질의 엷어짐 등이 관찰되지만, 종양주위의 뼈 경화영상이 나 뼈막반응은 관찰되지 않는다(▶그림 11).

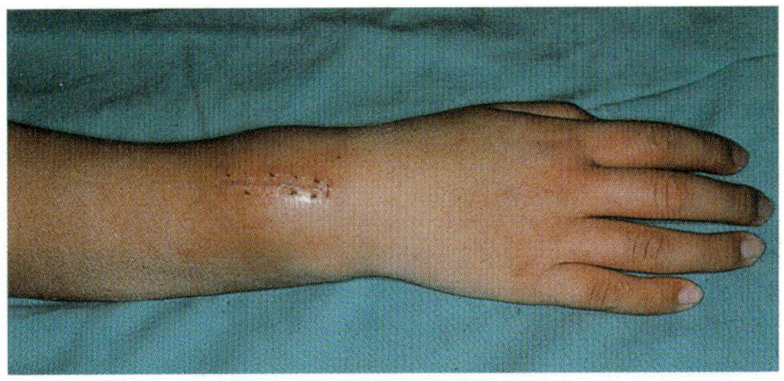

▶그림 10 오른쪽 노뼈 끝부분의 뼈의 거대세포종
국소의 종대가 관찰된다.

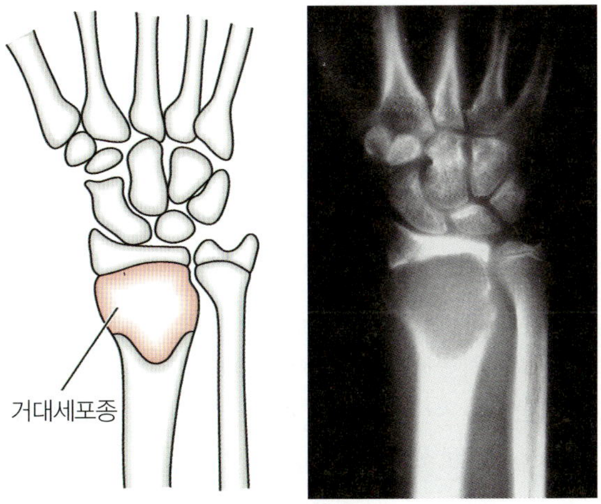

▶그림 11 뼈의 거대세포종(노뼈)의 X선 사진
뼈몸통 끝부분에 종양에 의한 투명병소가 관찰된다.

병리소견 육안으로 보아 황색 내지는 황갈색으로 부드러우며 출혈, 괴사, 낭포형성 등이 관찰된다. 조직학적으로는 단핵의 방추형 내지 달걀형의 사이엽계 세포의 증식과 함께 다핵거대세포의 증식이 관찰된다(▶그림 12).

세포이형이 경증이고 양성소견을 나타내는 것에서부터 이형성이 두드러지고 명백히 악성소견을 나타내는 것까지 관찰된다.

(2) 유잉육종(Ewing's sarcoma)

뼈육종과 함께 악성도가 가장 높은 뼈 종양이며 조기부터 허파 전이나 다발성의 뼈 전이를 초래한다.

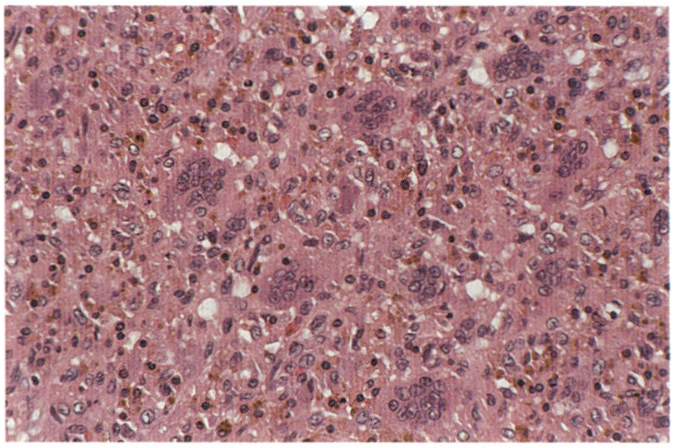

▶그림 12　뼈 거대세포종의 조직소견
이형성의 비교적 경증인 종양세포와 다핵거대세포의 증식이 관찰된다.

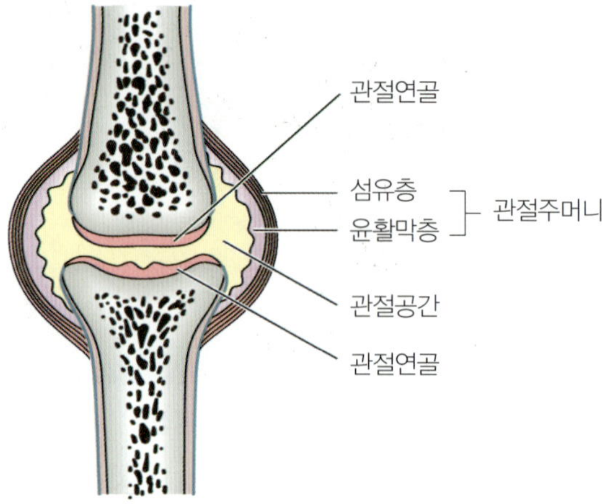

▶그림 13　가동관절의 구조

혈관내피세포 유래, 미분화 사이엽세포 내지 세망세포 유래 등의 설이 제창되고 있으나 아직 불명이다.

10세대의 남성에 많고 팔다리의 긴뼈, 특히 넙다리뼈, 위팔뼈 및 정강뼈의 뼈몸통부분에 잘 발생한다. 국소의 종창, 통증이 초발증상으로서 관찰되고 염증을 생각하게 하는 발열, 백혈구 증가, 적혈구 침각속도 항진 등을 수반한다.

병리소견　육안으로 보아 회백색 내지 회백적색을 나타내고 출혈, 괴사를 수반하고 있다. 조직학적으로는 작은 원형의 미분화세포이며 세포질이 부족하고 세포질 내에는 글리코겐을 포함하여 PAS 염색 양성이다. 또한 혈관을 에워싸서 로제트를 형성하는 경우도 있다.

예후는 일반적으로 불량하지만 X선 치료나 항암제 등에 의해서 얼마간 좋아졌다.

e 전이성 뼈 종양

악성종양은 자주 뼈에 전이한다. 전이성 뼈 종양(metastatic bone tumor)에서는 특히 척추의 전이가 가장 많고 전이양식은 혈행성의 전이이다.

뼈 전이가 많은 악성종양은 폐암 및 유방암이다. 기타 전립샘암, 콩팥암, 자궁암 등이 있다.

B 관절과 그 부속기관

1 구조와 기능

관절에 있어서의 뼈의 연결은 일반적으로 ① 윤활막성 연결, ② 연골성 연결, ③ 섬유성 연결의 3종류로 나뉜다.

윤활막성 연결은 엉덩관절이나 무릎관절 등 팔다리의 관절에 관찰되는 것이며 윤활막 및 인대에 에워싸이고 중심부분에 관절공간을 갖고 있는 것으로 상당히 넓은 범위의 운동이 가능하다(▶그림 13).

연골성 연결에는 유리연골(갈비뼈, 척추뼈 등의 연결부분), 섬유연골(두덩결합부분 등)에 의한 결합이 있다.

섬유성 연결은 강인한 섬유성 결합조직에 의해서 결합하는 것으로 머리뼈의 결합부분 등에 관찰된다.

2 변성질환

a 변형성관절증

변형성관절증(arthrosis deformans)은 관절연골의 변성, 파괴에 의한 것으로 원인이 명백하지 않은 원발성의 것과 특정 질환이 선행하는 속발성의 것이 있다.

원발성의 것에서는 악화요인으로서 체질, 나이가 듦, 과도한 사용, 비만(하중증가)을 열거하고 있다.

속발성의 것은 외상(관절내 골절, 반달손상 등), 선천이상(선천성 엉덩관절 탈구 등), 염증(화농성염, 결핵, 류마티스 등)의 질환에 속발하여 일어난다.

무릎관절, 엉덩관절, 척추 등에 잘 발생하고 특히 무릎관절의 이환은 변형성무릎관절증이라 불리고 중년 이후의 비만여성에게 다발한다.

임상사항 원발성의 것에서는 운동통증이 초발증상이고 안정하면 증상은 완화한다. 관절 내 삼출액의 괴, 관절종대, 가동범위의 감소를 초래하고 더 진행되면 강직을 초래한다.

X선 소견으로서는 관절틈새의 협소, 골화성 가장자리 융기, 연골하층의 뼈 경화, 연골밑 낭포모양 음영, 뼈곁돌기(osteophyte)의 형성, 관절 면의 부적합 등이 관찰된다(▶그림 14).

병리소견 육안으로 보아서는 관절연골의 광택의 소실, 유백색 혼탁, 황색 과립모양을 나타낸다. 관절면 주위에서는 연골은 비대하여 chondrophyte를 형성한다. 진행하면 관절연골의 붕괴, 골질의 노출 등이 관찰된다. 조직학적으로는 초기에 관절연골의 연골세포가 증식하고 다수의 연골세포를 수용한 바이히셀바움(Weichselbaum) 오목을 형성한다. 이들의 세포는 변성하여 연골은 붕괴한다. 병변이 진행되면 마모와 파손에 의해서 균열이 발생한다. 연골의 박리가 일어나면 연골

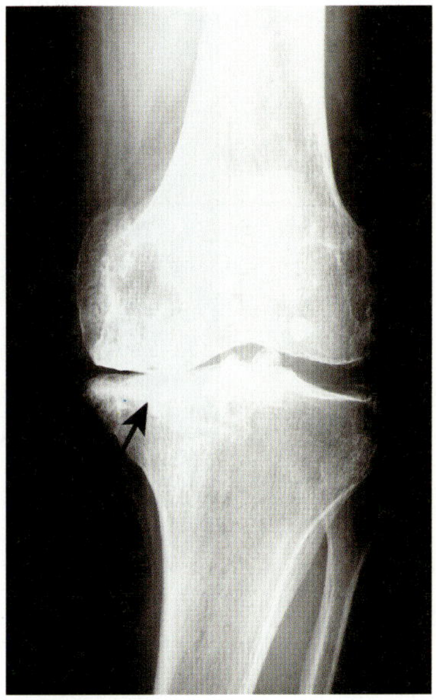

▶그림 14 변형성무릎관절증의 X선 사진
관절 틈새의 협소(화살표), 골화성 가장자리 융기, 연골하층의 뼈 경화 등이 관찰된다.

아래층의 뼈 조직이 노출되고 섬유화를 수반한다. 또한 연골하층에 낭포의 형성을 수반한다.

b 변형성척추증

척추원반(추간판)의 변성이 심해지면 추간강(intervertebral space)은 협소해지고 척추뼈몸통(추체) 가장자리는 반응성의 뼈 증식이 관찰되며 뼈곁돌기를 형성한다. 이것을 변형성척추증(spondylosis deformans)이라 한다. 이 척추뼈몸통의 변화는 60세가 지나면 90% 이상의 사람에게 관찰된다.

임상사항 허리, 볼기부분, 넓적다리부분의 통증을 수반한다. 특히 동작의 시작 때에 심하고 운동을 계속하면 약간 완화한다.

X선적으로는 추간강의 협소, 척추뼈몸통 가장자리의 뼈곁돌기 형성, 척추원반의 석회화 등이 관찰된다(▶그림 15).

병리소견 육안으로 보아 척추원반의 협소화와 비대칭화가 관찰되고 갈색의 색소 침착을 수반한다. 또한, 척추뼈몸통에서는 가장자리부분의 융

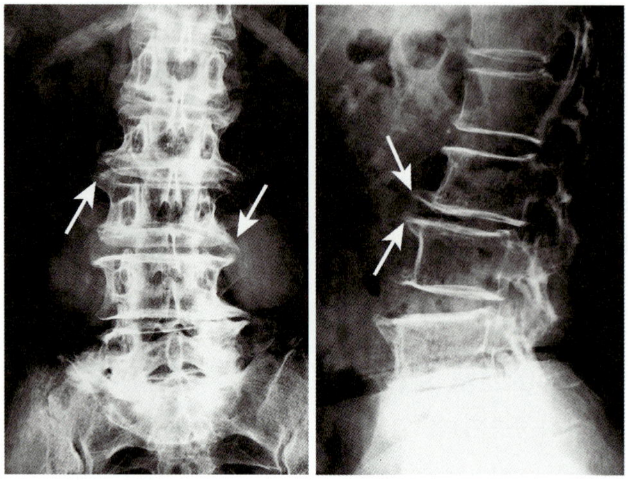

▶그림 15 변형성척추증의 X선 사진

A : 앞뒤면, B : 옆면. 척추뼈의 가장자리부분의 융기(화살표)가 관찰된다.

기, 새의 부리모양 돌기가 인지된다. 조직학적으로는 척추원반의 변성과 척추뼈몸통 가장자리의 화골이 인지된다.

c 원반(추간판)탈출증

원반탈출증(herniation of intervertebral disc)은 나이가 드는 현상의 하나라 생각되고 있으며 척추원반의 변성으로 시작된다. 속질핵(수핵), 섬유고리의 변성은 이미 20세대에 관찰되고 약간 늦어서 연골판의 변성도 시작된다. 이 척추사이연골의 변성은 나이가 듦과 함께 진행하고 다양한 외력에 의해서 속질핵이 탈출하여 헤르니아가 발생한다.

척추뼈의 가동성이 큰 목뼈와 허리뼈에 많이 발생하고 등뼈에는 적다.

임상사항 자각증상에는 ① 국소증상, ② 신경뿌리증상, ③ 척수압박증상 등이 있다. 즉 목뼈라면 목의 통증, 목의 운동제한, 목뼈 척수(경수)수준에서의 지각 및 운동마비 등, 등뼈인 경우는 갈비사이통증, 띠 통증(girdle pain), 등뼈 척수(흉수)수준에서의 지각 및 운동마비 등, 허리뼈인 경우에는 허리통증, 다리통증, 다리의 지각 및 운동마비, 말총증후군(마미증후군) 등이다.

병리소견 척추원반의 변성은 하부허리뼈에서부터 제1엉치뼈(천골)에 걸쳐서 많이 관찰된다. 섬유고리는 점액변성을 초래하여 간격이 넓어지며 속질핵은 변성하여 수분이 감소하고 괴사에 빠져서 균열이 일어남과 동시에 섬유고리의 파열을 수반하게 된다. 진행되면 소낭포 형성, 과립모양 붕괴 등의 변화가 관찰된다. 변성한 이들의 척추원반이 외력에 의해 척주관으로 향해서 돌출한다.

3 염증성 질환

a 화농성관절염

관절에 포도구균, 연쇄구균 등의 일반세균이 감염하면 농성 삼출액이 괴어 화농성관절염(suppurative arthritis)이 된다.

감염경로는 직접 관절 내 침입, 인접조직의 감염병소로부터의 파급, 혈행성 감염 등이다.

임상사항 국소의 통증, 종창, 발열이 두드러진다. 관절천자로 고름을 배출하고 세균배양은 양성이다.

병리소견 초기에는 윤활막의 충혈, 부종, 염증

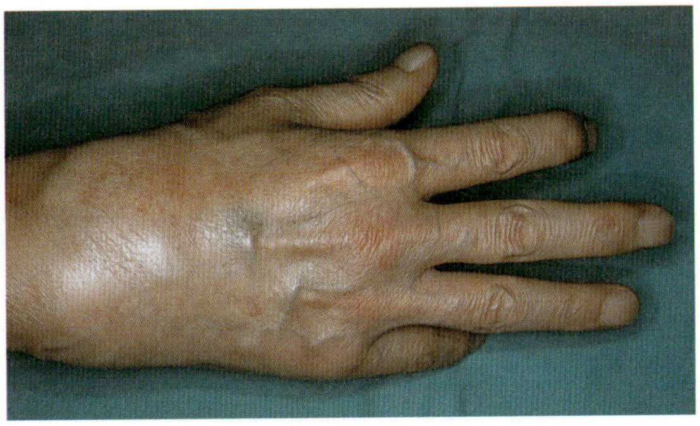

▶그림 16 관절류마티스의 손의 변형

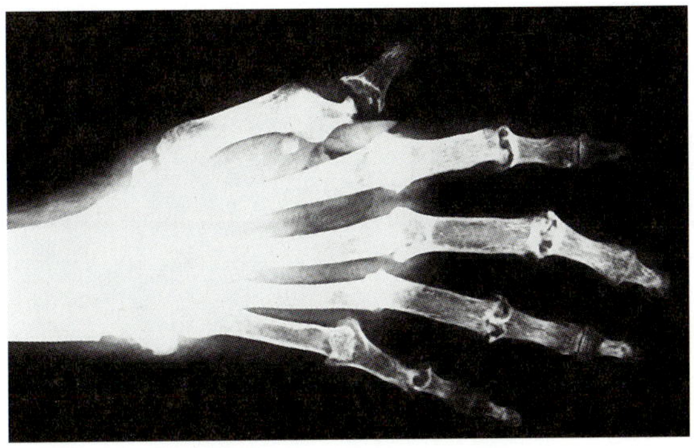

▶그림 17 관절류마티스의 손의 X선 사진

손가락관절의 불완전탈구가 관찰된다.

세포 침윤, 관절액 분비항진 및 관절공간 내에의 호중구의 유출(관절 내 고름)이 관찰되고 진행하면 관절연골의 변성, 탈락하고 만성기가 되면 윤활막에서부터 육아조직이 관절 면으로 증식하여 파누스(pannus)를 형성하나. 더 진행되면 관절 강직을 초래한다.

b 결핵성관절염

폐결핵이 진전하면 장기결핵이 발생한다. 결핵성관절염(tuberculous arthritis)도 그 하나이며 엉덩관절, 무릎관절에 잘 발생한다.

임상사항 발적이 없는 관절종창, 운동통증, 파행을 나타낸다. 병변이 진행되면 관절주위의 저온고름집(cold abscess)이나 누공의 형성을 수반한다.

병리소견 초기에는 삼출액이 많고 장액성섬유소성염을 나타내지만 진행하면 육아종의 형성이 두드러지게 된다. 더욱이 관절연골이 파괴, 흡수되어 결핵성의 파누스가 표면을 덮는다. 이 파누스에 의해서 뼈의 파괴가 더욱 진행된다.

c 관절류마티스

관절류마티스(rheumatoid arthritis; RA)는 관절의 윤활막을 중심으로 만성염증을 일으키는 질환이고 일반적으로는 여성에 많다.

병태발생에 관해서는 아직 충분히 해명되어 있지 않지만 감염, 면역기전의 이상 및 유전적 요인이 관여한다고 생각되고 있다.

감염의 관여에 대해서는 바이러스, 세균 등의 감염이 유발요인이 된다고 생각되며 공통항원에 의한 자기면역의 발현이 그 생성원인이라 하고 있다.

임상사항 손, 발의 작은 관절 및 무릎, 팔꿈치, 어깨, 엉덩관절 등의 큰 관절이 자주 대칭적으로 침범된다. 초발증상은 다발성으로 볼 수 있는 관절의 종창, 통증, 열감 등이며 이 관절증상은 완화와 재발을 반복하면서 서서히 진행한다. 병기의 진행과 함께 관절의 구축, 변형이 출현하고 자주 불완전탈구를 수반한다(▶그림 16).

관절이외의 증상으로서는 발열, 전신권태감, 빈혈 등이 관찰되고 자주 피하에 류마티스결절이 인지된다. 기타 심장병변(판막염, 심근염, 심외막염), 허파병변(간질성폐렴, 폐섬유증 등), 신경병변(다발성신경염) 등이 관찰된다.

적혈구침강속도 수치는 일반적으로 항진하고 CRP(C-reactive protein) 양성, 류마토이드인자(RF) 양성의 증상사례가 많다.

X선 소견에서는 진행되면 관절틈새의 협소화, 뼈 파괴, 뼈 위축 등이 관찰된다(▶그림 17).

병리소견 육안소견은 관절윤활막의 충혈, 부종 및 비후가 관찰되고 육아조직(파누스)의 형성을 수반한다. 진행되면 관절연골의 파괴, 관절의 섬

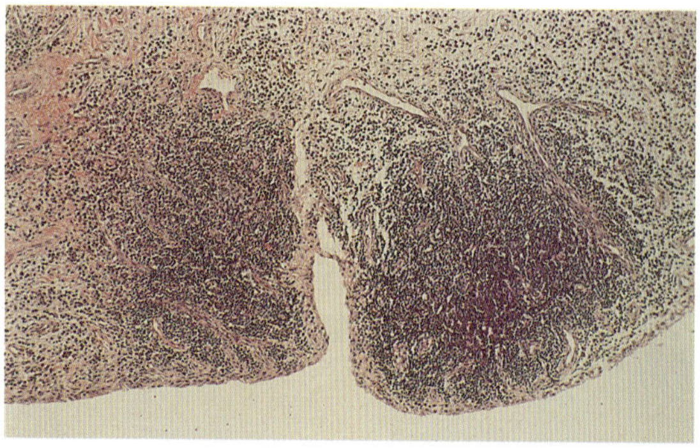

▶그림 18 관절류마티스의 윤활막 조직소견
피복상피세포의 증식과 염증세포 침윤이 관찰된다.

유성 유착을 수반한다.

조직학적으로도 관절의 윤활막을 중심으로 병변이 관찰되고 초기병변으로서는 ① 윤활막의 충혈, 부종, ② 림프구 및 형질세포를 주체로 하는 염증세포 침윤과 림프여포(lymphoid follicle)의 형성, ③ 윤활막 표면을 덮는 세포의 증식과 부분적인 박리, ④ 윤활막 표면에의 피브린의 석출, ⑤ 관절액 중에의 호중구의 유출 등의 소견이 관찰된다.

중기병변에서는 윤활막 피복세포의 증식과 함께 파누스의 형성이 관찰되고 융모는 비후한다(▶그림 18). 이 육아조직은 윤활막에 그치지 않고 관절연골 표면에까지 퍼져 차츰 관절공간을 채움과 동시에 연골 및 뼈를 파괴하여간다.

최종적으로는(후기병변) 육아조직에 의해서 관절연골의 대부분은 파괴, 소실하고 섬유성결합조직으로 치환되며, 관절은 섬유성으로 유착하고(섬유성 강직), 이어서 골성 강직을 수반한다.

이 증세에서는 류마티스결절이라 불리는 작은 결절이 피하조직에 출현한다. 이 결절은 중심부분에 교원섬유의 피브리노이드 괴사가 관찰되고 그것을 에워싸서 조직구성 세포가 증식하고 있다.

d 힘줄윤활막염

힘줄윤활막염(건초염, tenosynovitis)에는 아래의 것이 있다.

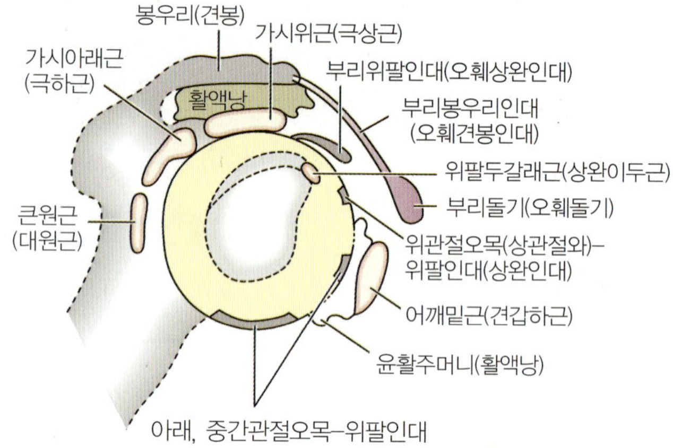

▶그림 19 어깨관절 회전근개(rotator cuff)의 정상 구조
(梶原博毅 : 표준 병리학, 文光堂, 1998, p.476에서 일부 변경)

(1) 색소침착융모소결절성윤활막염(pigmented villonodular synovitis)

관절윤활막에 발생하는 질환이며 젊은 나이 또는 장년에 많다. 무릎관절에 잘 발생하지만 어깨관절, 팔꿉관절, 엉덩관절, 발목관절 등에도 관찰된다. 관절통증이 있으나 종류를 촉지하는 것은 어렵다.

병리소견 윤활막 표면은 황갈색 내지 갈색을 나타내고 조직학적으로는 윤활막은 융모모양, 결절모양이고 사이질에는 헤모시데린(hemosiderin)의 침착, 염증세포 침윤, 헤모시데린 식세포 등이 인지된다.

(2) 어깨관절주위염 (periarthritis humeroscapularis)

보통 사십견(오십견)이라 불리는 것으로 그 연대에 잘 발생하는 어깨관절 주위조직의 변성질환이다.

어깨관절은 봉우리(견봉) 아랫면과 회전근개와의 사이에 있는 봉우리밑 윤활주머니에 의해서 벌림(외전), 가쪽회전이 원활하게 시행되는 것이지만, 이 회전근개는 상부에 변성이 발생하기 쉽다(▶그림 19). 이 부분에 변성이 일어나면, 그것을 중심으로 윤활주머니염, 힘줄윤활막염이 일

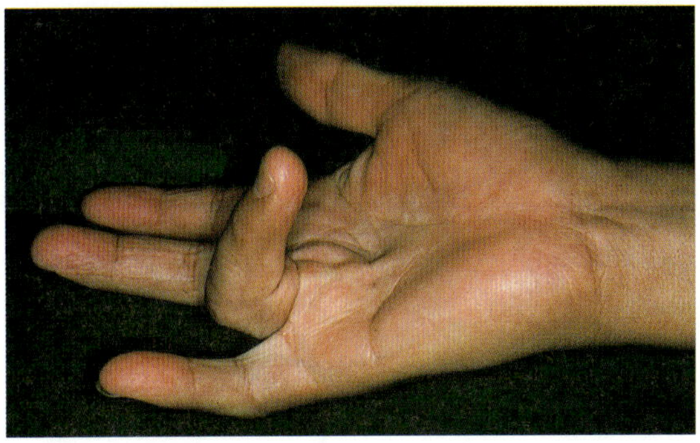

▶그림 20 뒤퓌트랑 구축
반지손가락의 굽힘이 관찰된다.

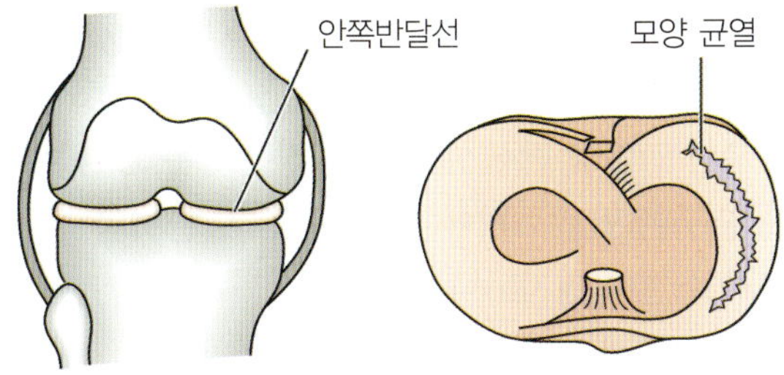

▶그림 21 무릎관절 반달의 손상
(梶原博毅 : 표준 병리학, 文光堂, 1998, p.478에서 일부 변경)

어나서 어깨관절의 운동장애를 초래한다.

병리소견 회전근개의 변성과 그것을 중심으로 한 비특이성의 염증소견이 인지된다.

예후 양호하고 치유까지에 3~5개월을 필요로 하는 경우가 많다.

(3) 기타의 힘줄윤활막염

① 드 퀘르바인 힘줄윤활막염(de Quervain tenosynovitis)

긴엄지벌림근(장무지외전근)과 짧은엄지폄근(단무지신근)의 힘줄집(건초)에 염증을 초래하고 힘줄집의 비후, 협착이 일어난 것으로 노뼈형상 돌기부분의 통증과 종창을 호소한다.

② 뒤퓌트랑 구축(Dupuytren contracture)

손바닥의 자쪽부분, MP관절 부근의 널힘줄(건막)에 염증을 초래하고 널힘줄의 섬유성 비후와 운동장애를 초래한 것이다. 흉터성으로 수축하면 MP관절, 이어서 PIP관절의 굽힘구축을 초래한다(▶그림 20).

4 관절 · 힘줄 및 인대의 외상

a 관절외상

(1) 관절타박 및 염좌

타박 관절부분의 종창, 통증, 압통 및 운동통증을 수반한다.

병리소견 윤활막을 포함하여 관절주위 연부조직의 충혈, 부종 및 출혈이 관찰되고 드물게 관절 내의 출혈(관절혈종)이 인지된다.

(2) 외상성 탈구

어깨관절, 팔꿉관절, 손가락관절 등의 외상에서 관찰되고 국소의 통증과 운동장애를 수반한다. 탈구한 관절은 변형되고 각 관절에 의해서 정형적인 자세로 고정된다. 탈구의 정복 후는 증상은 완화하지만 조직손상이 고도인 경우에는 정복자세로 유지하는 것이 곤란하고 용이하게 탈구자세로 되돌아가는 일이 있다.

병리소견 관절주머니나 인대를 포함하는 관절지지조직에 손상이 관찰되고 손상의 정도에 수반하여 조직의 변성, 괴사 및 그것을 중심으로 한 염증반응을 나타낸다.

b 힘줄 · 인대 외상

(1) 반달 손상

무릎관절의 반달에는 가쪽반달과 안쪽반달이 있다. 가쪽반달은 가동성이 있으나 안쪽반달은 가동성이 매우 적다. 따라서 일반적으로는 안쪽반달의 손상이 많다(▶그림 21).

임상사항 무릎관절에 염전, 굽힘이 강제된 후 통증이 있고 갑자기 무릎을 펼 수 없게 되는 locking 현상이 관찰된다. 장기간의 경우에는 넙다리네갈래근의 위축이 인지된다.

병리소견 급성손상의 경우와 만성 반복성 손상의 경우가 있으며 급성 손상의 경우에는 틈새가 관찰되고 만성 반복성 손상의 경우에는 교원섬유가 풍부한 반달조직에 낭포 형성, 연골모양 화생 등의 소견이 인지된다.

(2) 무릎관절 인대손상

스포츠 외상 이외에, 교통사고, 산업재해사고, 우발사고 등이 원인이 된다. 무릎의 인대손상은 외력에 의한 외반, 가쪽회전, 내반, 안쪽회전, 젖힘(과신전)에 의한 것이 많으며, 손상을 받기 쉬운 것은 관절주머니인대나 안쪽곁인대이지만, 외력이 강하면 십자인대가 손상된다. 또한 십자인대 중에서도 앞십자인대 쪽이 뒤십자인대보다도 손상되는 일이 많다.

증상은 손상의 정도에 따라서도 다르지만 통증, 압통, 운동통증, 관절동요 등이 있다.

병리소견 인대의 파열과 주위조직의 출혈, 부종 및 염증세포 침윤이 관찰되고 시간의 경과와 더불어 기질화(섬유화)된다.

(3) 아킬레스힘줄 손상

아킬레스힘줄의 손상은 힘줄손상 중에서 가장 많고 급격한 달리기, 점프 등 때에 자가근력에 의해서 파열한다. 파열할 때에는 국소의 파열음과 함께 격통을 초래한다.

파열부분에 일치하여 피부의 함몰이 관찰되고 발끝 기립불능이 된다.

병리소견 다른 힘줄손상의 경우와 마찬가지로 힘줄의 파열, 주위조직의 출혈, 부종 및 염증세포 침윤이 관찰되고 시간의 경과와 더불어 기질화한다.

5 통풍

통풍(gout) 중 1차성 통풍은 핵산대사에 관계되는 효소의 선천성의 대사이상에 의해서 고요산혈증을 초래한 것, 2차성 통풍은 다혈증, 만성골수성백혈병, 알코올의 다량섭취 등에 의해서 고요산혈증을 초래하는 것이다.

급성기에는 이환관절의 격통을 초래하고 간헐기에는 통증은 완화한다. 만성기에는 통풍결절이 윤활막, 연골밑뼈(연골하골), 귓바퀴(이개) 등에 관찰된다.

병리소견 요산나트륨의 침상결정이 다발모양으로 침착하고 그것을 에워싸서 이물질형태의 육아종 형성이 관찰된다.

6 종양

a 종양모양 병변

(1) 힘줄집거대세포종 (giant cell tumor of tendon sheath)

힘줄집, 특히 손, 발의 힘줄집에 잘 발생하는 종류형성성의 병변이지만 종양성 병변인지 염증성 병변인지는 아직 단정되어 있지 않다.

육안으로 보아 황갈색을 나타내고 있다. 조직학적으로는 섬유성결합조직 내에 원형 내지 다각형의 핵을 가지는 사이엽계 세포의 증식과 함께 다핵거대세포의 출현을 수반하고 있다.

예후는 양호하고 적출하면 재발은 없다.

(2) 결절종(ganglion)

손목관절, 발목관절, 무릎관절 등의 피하에 출현하는 낭종이다.

단포 내지 다포성이고 섬유성 피막을 가지며 점조한 액을 수용하고 있다. 또한 일부가 관절의 윤활막과 가느다란 줄기와 연락하고 있는 경우가 많다. 조직학적으로는 낭포 벽은 섬유성 결합조직으로 이루어지고 주위에 딸낭포(daughter cyst)를 형성하고 있는 경우도 있다.

예후는 양호하지만 재발을 반복한다.

(3) 윤활막뼈연골종증 (synovial osteochondromatosis)

무릎관절이나 팔꿉관절에 잘 발생하지만 병태

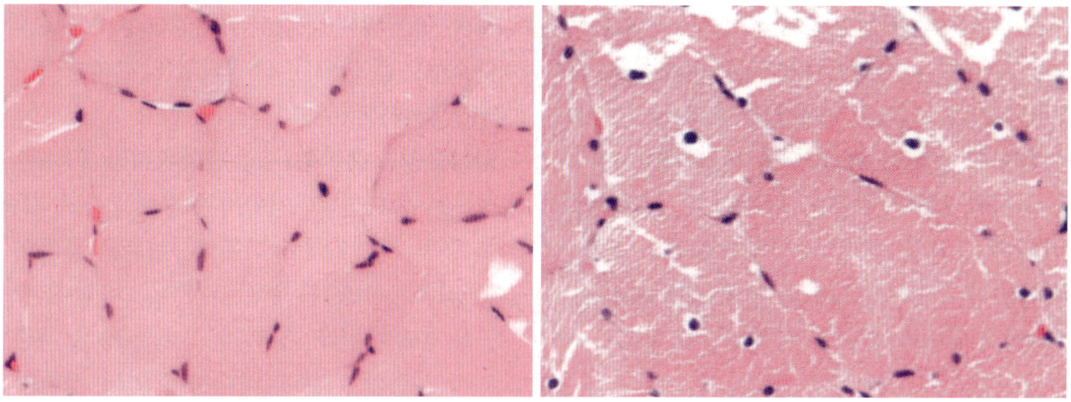

▶**그림 22 골격근세포의 조직소견** (HE 염색)
A : 정상세포에서는 핵은 세포 가장자리부분에 복수 개가 있다.
B : 근육긴장성 디스토로피에서는 핵은 자주 중심에 존재한다.

발생은 명백하지 않다. 관절통, 운동통증, 탄발증상, 감돈증상 등이 있고 X선적으로는 크고 작은 과립모양 음영이 인지된다.

육안으로 보아 회백색이고 광택이 있는 연골성 종류가 윤활막 면에 다수 흩어져 보인다. 조직학적으로는 종류조직은 연골성 또는 뼈연골성이다.

C 근육계

1 구조와 기능

골격근은 2개의 뼈 사이, 또는 뼈와 피하의 결합조직과의 사이를 결합하고 근육이 수축함으로써 운동을 할 수 있다.

근육세포는 몇 개의 세포가 융합한 가늘고 긴 원기둥모양이며 근섬유라 불린다. 핵은 심근세포와 달리 중심에는 없고 근육집(근초) 바로 아래에 존재한다(▶그림 22A). 횡단영상에서는 근섬유는 규칙적인 가로무늬를 가진다. 전자현미경적으로는 세포질 내의 근원섬유의 배열이 특징적이다.

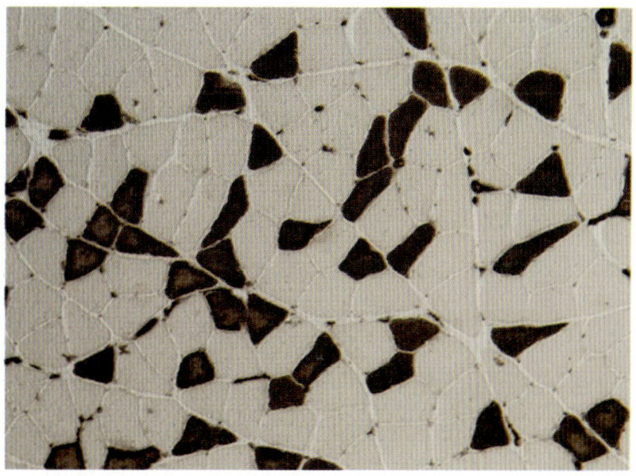

▶**그림 23 골격근세포의 조직소견** (ATPase 염색)
진하게 염색되어 있는 근섬유는 2형이며 그것 이외는 1형의 근섬유이다.
[金 · 대학 의약보건학영역 보건학류 물리치료학 · 田中正二박사 사진제공]

또한, ATPase 염색에 의해서 근섬유를 구분하여 염색할 수 있다(▶그림 23). 1형 섬유(적색근육)는 미오글로빈이 많고 수축 속도가 느리지만 장시간 수축할 수 있다. 2형(백색근육)섬유는 수축 속도가 빠르지만 피로하기 쉽다.

2 신경원성 위축

근육은 전형적으로는 운동부하가 소실하면 위

축하며 이것을 폐용성 위축이라 한다. 신경으로부터의 자극이 없어짐으로써도 마찬가지로 근육이 위축한다. 이러한 신경원성 위축에서는 위축한 섬유가 집단을 형성한다. 이 유형의 위축에서는 특히 2형의 속근이 위축한다. 신경원섬유 위축은 근육을 지배하는 말초신경의 손상, 보다 상위의 운동신경세포를 말려들게 하는 근육위축성측삭경화증이나 척수성근육위축증에서 관찰된다.

3 근육디스트로피

개념 근육디스트로피는 비신경성 · 비염증성의 진행성 근육위축을 특징으로 하는 유전성 질환 그룹이며 여러 가지 질환을 포함하고 있다. 근육위축과 근력저하는 자주 소아기에 시작된다. 근육위축은 진행하고 근육조직은 서서히 섬유조직과 지방조직으로 치환되어 간다.

a 반성열성형 근육디스트로피

개념 반성열성형 근육디스트로피에는 뒤시엔느(Duchenne)형(중증형)과 베커(Becker)형(경증형)이 있으며 뒤시엔느형이 근육디스트로피 중에서 가장 많다.

병인 · 병태 뒤시엔느형과 베커형은 모두 X염색체상(Xp21.2)에 있는 디스트로피 유전자에 변이가 있다. 근육세포막의 안쪽에 디스트로핀 단백의 이상에 의해서 근육세포는 손상되기 쉬워진다. 중증형인 뒤시엔느형에서는 디스트로핀 단백은 생산되지 않고 경증형인 베커형에서는 기능이 저하한 짧은 디스트로핀 단백이 생산된다.

병리소견 근섬유의 변성과 괴사에 더하여 괴사에 대한 대식세포의 탐식상과 근섬유의 재생이라는 병리상을 나타낸다. 개개의 근육을 에워싸는 교원섬유의 증식이 있고 최종적으로는 근육은 섬유지방조직으로 치환된다. 항디스트로핀 항체에 의한 면역염색에서는 뒤시엔느형의 세포막에는 디스트로핀 단백이 인지되지 않고 베커형에서는 약간 찾아낼 수 있다.

임상증상 대부분은 유전성이지만 30%는 고발성으로 출현한다. 영아기부터 발병하고 기립, 보행 등의 지연부터 시작된다. 위축은 몸쪽의 요대(lumbar girdle)근육에 시작되고 마침내 팔 몸쪽 근육에도 미친다. 장딴지근(비복근)은 자주 지방조직의 증가 때문에 비대하여 있는 것처럼 보이지만 이것은 가성(거짓) 비대라 불리는 위축이다. 10세대에서 보행불능이 되고 30세까지에 호흡부전이나 흡인성폐렴으로 사망한다. 베커형에서는 보다 경증이고 발병은 느리며 진행도 느리다. 5~25세까지의 사이에 발병하고 보행불능이 되는 것은 30세를 지나서부터이다.

b 상염색체형 근육디스트로피

개념 상염색체형 근육디스트로피는 근육위축의 패턴에 따라서 지대형(limb girdle type)이나 얼굴어깨위팔형(facioscapulohumeral type)으로 나뉜다. 지대형의 유전형식은 상염색체 우성의 경우와 열성의 경우가 있고, 또한 발병시기가 소아기에서부터 성인까지 다양하며 지대형 근육디스트로피는 많은 질환을 포함하고 있다고 생각되고 있다. 얼굴어깨위팔형의 유전형식은 상염색체 우성이다.

병인 · 병태 지대형에서는 10종 이상의 근섬유의 막단백질(membrane protein)을 부호화하는 유전자의 변이가 발견되고 있다. 그 중 4개는 디스트로핀에 근접하여 존재하는 사르코글리칸(sarcoglycan)을 구성하는 4개의 소단위(subunit)의 각각을 부호화하는 유전자의 변이가 원인으로 되어있다.

임상증상 지대형 근육디스트로피 그룹에서는 요대(lumbar girdle)와 다리근육 위치의 근력저하부터 시작된다. 지대형은 반성열성형의 근육위축 패턴과 유사하지만 가성(거짓) 비대가 있는 예는 적다. 얼굴어깨위팔형에서는 얼굴의 볼 부분, 어깨, 위팔부분이 초발증상이다. 요대나 양다리의 근력은 원칙적으로 잘 유지된다.

c 선천성 근육디스트로피

개념 선천성 근육디스트로피는 출생 시 또는 생후 조기에 근력저하, 근육긴장 저하, 근육위축을 나타내는 근육디스트로피이다. 일본의 선천성 근육디스트로피의 대다수는 상염색체 열성반성 유전형식을 취하는 후쿠야마형이고 소아에 발병하는 근육디스트로피 중에서는 뒤시엔느형에 이어서 많다.

병인 · 병태 후쿠야마형의 원인유전자가 확인되고 후쿠야마와 연관하여 후쿠틴(Fukutin)이라 이름이 붙여졌지만 그 기능은 아직 명백하게 되어있지 않다.

임상증상 후쿠야마형에서는 진행성의 근육위축과 뇌 형성 장애를 수반하는 지능장애가 공존한다.

d 근육긴장성 디스트로피

개념 근육긴장성 디스트로피는 근육수축후의 근육이완이 늦어지는 근육긴장증과 진행성의 근육위축을 특징으로 하는 상염색체 우성의 유전질환이다. 이상은 근육만이 아니라 전신의 장기에 걸친다. 성인형과 선천형이 있는데 성인형에서는 성인에 발병하는 근육디스트로피 중 가장 많다.

병인 · 병태 주로 미오토닌, 프로테인 키나아제의 유전자 이상에 의한다.

병리소견 1형섬유의 위축과 2형섬유의 비대가 관찰된다. 핵이 중심에 위치한다는 매우 알기 쉬운 이상이 특징적이다.

임상소견 대부분은 20~50세의 사이에 다채로운 임상증상으로 발병한다. 골격근에서는 관자근(측두근), 깨물근(교근), 목빗근(흉쇄유돌근) 및 팔다리 먼쪽근육 등에 근육위축 및 근육기장증이 인지된다. 손을 꽉 쥐면 벌리는 데에 시간이 걸리는 등의 근육긴장증이 인지된다.

4 선천성 비진행성 근육병증

개념 선천성 근육병증(myopathy)은 근육의 특징적인 병리소견을 기초로 나눈 몇 가지의 질환으로 구성된 질환 군이다. 임상적으로는 영아기 조기부터 관찰되는 특유한 얼굴모양, 비진행성의 전신 근육긴장저하와 근력저하가 특징이다. 중심핵병(central core disease), 네말린 근육병변(nemaline myopathy), 근육 세관성 근증(myotubular myopathy) 등이 포함된다.

병인 · 병태 주로 상염색체 우성에 의한 유전형식을 취하고 때로는 상염색체 열성의 경우가 있다. 원인유전자는 리아노딘 수용체(ryanodine receptor)나 트로포미오신(tropomyosin) 등이다.

병리소견 병리조직학적으로 중심핵이나 네말린 소체라 불리는 특이한 형태, 또는 근육긴장성 디스트로피와 유사한 중심핵의 존재에 의해서 각각으로 분류한다.

임상소견 출생 시부터 전신근육의 긴장이 저하하여 있으나 그 정도는 약하고 비진행성이며 보통의 수명을 다한다.

5 미토콘드리아 뇌근증

개념 미토콘드리아 뇌근증은 미토콘드리아에서의 산화적 인산화에 관여하는 유전자 이상에 의해서 근육병증 또는 중추신경증상을 나타내는 유전성 질환이다. 주로 미토콘드리아 DNA(mtDNA)의 유전자의 이상에 의한 것으로 유전형식은 비멘델형이다.

병인 · 병태 미토콘드리아에는 핵 DNA(nDNA)

과 다른 DNA가 있고 37의 유전자를 갖고 있다. 미토콘드리아에서의 산화적 인산화에 관여하는 효소 80개 중 13개가 mtDNA로 부호화되고 그리고 mtDNA의 전사에 필요한 rRNA와 tRNA의 유전자가 있다. 이들의 mtDNA의 이상에 의해서 미토콘드리아의 산화적 인산화에 이상이 일어나 근육병증이 발병한다.

태아의 미토콘드리아는 모두 난자의 미토콘드리아에 유래하므로 어머니 만으로부터 유전한다(모계유전). 또한 분열한 세포 중에 정상 mtDNA와 변이 mtDNA가 섞여 있고 그 비율이 세포에 따라서 다르므로 동일한 효소결손에서도 임상증상은 다채롭다. 미토콘드리아의 이상은 에너지를 다량으로 소비하는 중추신경이나 근육에 증상이 나타나기 쉽다. 이 병은 이전에 생각되고 있었던 것보다도 상당히 많다.

한편, nDNA로 부호화되는 인산화에 관여하는 효소의 나머지의 유전자의 변이에 의해서 마찬가지의 미토콘드리아 뇌근증의 증상을 나타낸다. 이 경우는 멘델의 유전법칙을 취하지만 그 빈도는 mtDNA의 이상에 의한 경우와 비교하여 훨씬 적다.

병리소견 적색 누더기섬유가 특징이고 근육집밑의 근형질 중에 적색으로 진하게 염색된 물질이 관찰된다. 전자현미경 하에서 미토콘드리아는 비정상적인 형태를 나타낸다.

임상소견 근육병증이 주체인 경우 근육병증에 더해서 신경증상이 관찰되는 경우가 있으며 게다가 전신 장기의 장애를 자주 수반한다.

6 염증성 근육병증

개념 염증성 근육병증은 근육조직에 림프구와 대식세포가 침윤하는 염증성 근육질환이며 다발성근염과 피부근염 등이 포함된다. 동시에 완화와 악화를 반복하는 진행성 병변이다.

병인 · 병태 염증의 원인은 불명이지만 자주 다른 자기면역 질병과 합병하는 것이나 자기항체가 검출되는 것에 의해서 자기면역의 관여가 시사되고 있다.

병리소견 위축과 재생을 나타내는 근섬유, 괴사와 탐식을 나타내는 근섬유가 단핵구 침윤에 의해서 에워싸여 있다. 피부근염에서는 근육조직 내의 소혈관 주위에 림프구 침윤이 관찰되지만 다발성근염에서는 이러한 혈관염은 없다.

임상소견 몸쪽근육의 근력저하와 근육통이 있고 자주 삼킴 곤란을 수반한다. 젊은 여성에 많다. 피부근염에서는 근육의 증상에 더하여 피부병변을 수반하고 있다. 내장에 악성종양이 합병하는 일이 있다.

7 중증 근무력증

개념 중증 근무력증은 자기면역 질병이며 신경종판에 있는 아세틸콜린 수용체가 감소하고 임상적으로는 근육이 쉽게 피로해지는 것이 특징이다. 혈중에서부터 항아세틸콜린 수용체 항체가 증명된다. 젊은 나이의 성인에서 40세까지에 발병하는 일이 많다.

병인 · 병태 운동종판의 아세틸콜린 수용체에 자기항체인 항아세틸콜린 수용체 항체가 작용하여 신경근육 전달의 기능이 손상된다. 그러나 항체가 직접 신경근육 전달을 저해하는 것은 아니다. 항체가 후시냅스소포의 막에 있는 수용체에 결합하면 수용체가 세포질 내에 수용되어 기능하는 수용체가 감소한다. 이러한 것에 의해서 근육의 수축력이 저하하여 비정상적인 쉽게 피로해짐을 야기한다.

또한 가슴샘종(thymoma)이 15%에 가슴샘(흉선)의 과형성이 절반 이상으로 인지된다는 것이 주목된다. 가슴샘종이나 가슴샘 과형성의 존재와 자기항체 생산과의 관계에 대한 상세한 것은 불명이지만, 종양이나 과형성이 수술적으로 절제되면 치유하는 일이 많다는 것으로부터 중증 근무력증의 발생에 중요한 역할을 수행하고 있다고 생각된다.

병리소견 광학현미경에서는 특별한 소견이 발견되지 않는다. 전자현미경에서는 신경근육 접합부의 신경밑 틈새가 벌어져 운동종판의 구조가 단순화한다. 형광항체법에서는 신경밑 틈새의 막을 따라서 IgG나 보체(complement)가 증명된다.

임상소견 바깥눈근육(외안근)의 수축력 저하에 의한 눈꺼풀 처짐과 복시가 특징적이며 증상은 하루에도 완화와 악화를 반복한다. 삼키는 힘의 저하, 몸통 · 팔다리의 근력저하가 때때로 일어난다.

D 물리치료 · 작업치료와의 관련사항

신체의 운동은 우리가 사회생활을 하는 데에 가장 기본적인 것이다. 그러나 근골격계의 장애(근골격계 질환)가 있으면 통상의 사회생활이 곤란해진다. 이 근골격계 질환을 가진 환자를 대상으로 하여 물리치료 · 작업치료를 시행하여 통상의 사회생활이 가능해지도록 촉진하는 것이 재활의 가장 중요한 역할이다.

한편, 근골격계 질환이라 해도 그 병인은 다채로워, 선천이상, 대사장애, 순환장애, 염증, 종양 등이 있으며 그 병태발생 및 경과는 각각의 질환에 따라서 크게 다르다. 따라서 이들의 근골격계 질환에 대해서 물리치료 · 작업치료를 바르게 동시에 효율적으로 시행하기 위해서는 각각의 질환을 충분히 이해하여둘 필요가 있다.

복습의 요점

● 뼈 · 연골

1. 골다공증은 뼈의 위축과 취약화를 초래하는 것으로 그 원인과 뼈 조직의 성상에 대해서 이해한다.
2. 무부성(무균성) 뼈 괴사에는 페르테스병 등 사람이름이 붙은 질환이 있으나, 이들의 병변의 국재에 대해서 이해한다.
3. 화농성골수염은 일반세균의 감염에 의해서 일어나고 결핵성골수염은 결핵균 감염에 의해서 일어나는데, 잘 발생하는 연령과 부위는 다르다. 이들과 함께 병리학적 특징에 대해서도 이해한다.
4. 골절 후의 혈종형성기에서부터 기능적 재구성기에 이르는 치유과정을 이해한다.
5. 골육종은 긴뼈에 잘 발생하고 특징적인 X선 소견과 조직소견을 나타낸다. 이들에 대해서 이해한다.

● 관절

1. 변형성관절증은 무릎관절에 잘 발생하고 특유한 X선 소견과 조직소견을 나타낸다. 이들의 변화에 대해서 이해한다.
2. 관절류마티스의 관절병변에 대해서 X선 소견, 조직소견(초기병변에서부터 후기병변)을 이해한다.
3. 반달 및 십자인대는 무릎관절에 있다. 이 장애의 발생기전과 증상, 조직소견에 대해서 이해한다.

● 근육

1. 다른 세포와 상이한 골격근의 세포형태의 특징을 이해한다.
2. 근육의 위축에는 폐용성 위축과 신경원성 위축이 있다.
3. 근육디스트로피는 다양한 유형이 있고 각각 빈도, 증상, 유전형식이 다르다.
4. 근육질환에는 이 밖에 선천성 근육병증, 미토콘드리아 뇌근증, 염증성 근육병증, 중증 근무력증이 있다.

제 6 장

비뇨 · 생식기

학습목표

1. 비뇨기
- 토리콩팥염(사구체신염)이나 콩팥증후군의 발생기전에 대해서 이해한다.
- 2차성 토리질환 · 콩팥기능상실(신부전) · 요독증의 중요성에 대해서 이해한다.
- 콩팥종양 · 요로종양에 대해서 이해한다.

2. 생식기
- 양성전립샘비대증 · 전립샘암 · 고환종양 등 남성생식기 질환을 이해한다.
- 자궁 · 난소 · 젖샘질환에 대해서 이해한다.

A 콩팥

1 구조와 기능

토리(사구체), 그것을 감싸는 보우만 주머니(Bowman's capsule), 그리고 그것에 이어지는 요세관이 콩팥의 기본적 기능단위이고 네프론(nephron)이라 불린다. 인간에서는 한쪽의 콩팥에 약 100만 개의 네프론이 존재한다. 콩팥은 혈류량이 풍부한 기관이며 심박출량의 약 1/4이 유입하여 여과되어 1일당 약 180ℓ 의 원뇨가 생성된다. 원뇨가 요세관을 통과하는 과정에서 수분 및 용해질의 재흡수나 분비가 일어나 필요한 물질이 체내에 유지되고 불필요한 노폐물이나 과잉의 물질이 배설됨으로써 체액의 평형이 유지된다. 그 결과 최종적으로는 1일당 1.5~2ℓ의 요가 되어 몸 밖으로 배설된다.

토리는 모세혈관의 집합체이며(▶그림 1A) 혈관내피세포와 그것을 에워싸는 상피세포, 그리고 메산지움세포(mesangial cell)의 3종류의 세포에 의해서 형성되어 있다. 토리상피세포는 요세관 상피세포나 보우만 주머니 상피세포와 같은 기원의 세포이지만 다수의 발돌기(foot process)를 갖고 특징적인 형태를 나타낸다는 것으로부터 발세포 또는 문어발세포라고도 호칭된다. 혈관내피세포와 상피세포의 발돌기와의 사이에는 토리기저막이 존재하고 있다. 토리의 혈관내피세포에는 다수의 구멍이 존재한다는 특징이 있다(유창성모세혈관). 토리에서는 혈관내피세포 · 토리기저막 · 상피세포 발돌기가 여과장치로서의 기능단위를 형성하고 있다. 메산지움은 토리의 모세혈관을 다발로 묶는 역할을 가진 지지조직이며 메산지움세포와 메산지움 기질로 구성되어 있다(▶그림 1B).

콩팥은 레닌-안지오텐신계를 통한 혈압조절, 적혈구형성인자(erythropoietin) 생산에 의한 적

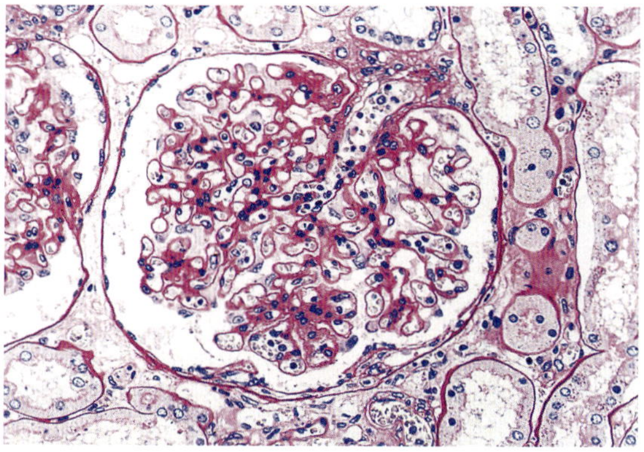

A

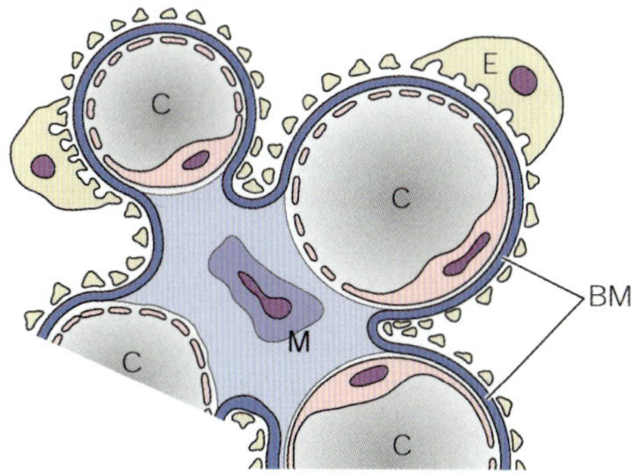

B

▶**그림 1 정상 토리의 구조**

A : 광학현미경 영상(PAS 염색)

B : 토리의 모식도. 유창성 혈관내피세포와 상피세포 발돌기 사이에 기저막(BM)이 사이에 있고 여과 유닛을 형성하고 있다. C : 모세혈관, E : 상피세포, M : 메산지움

혈구 신생 등에도 관여하고 있다.

2 콩팥질환에 관련되는 병태

a 콩팥기능상실

콩팥기능상실(renal failure)은 콩팥기능의 저하를 초래하는 병태의 총칭이며 전신의 여러 장기에 다양한 장애가 발생한다. 급성콩팥기능상실과 만성콩팥기능상실로 나뉜다.

(1) 급성콩팥기능상실

급성콩팥기능상실에서는 토리 여과수치가 급속히 저하함으로써 소변감소증(핍뇨)이 일어나고 고질소혈증, 고혈압, 폐수종, 고칼륨혈증, 대사성 아시도시스, 빈혈 등의 증상이 일어난다. 콩팥 혈류량 감소나 혈압저하 등에 의한 것(콩팥 전성), 콩팥 병변에 의한 것(콩팥성), 요의 통과 배설장애에 의한 것(콩팥 후성)의 세 그룹으로 나뉜다. 적절한 치료에 의해서 회복이 기대되는 것도 많다. 급성콩팥기능상실은 허혈이나 콩팥 독성물질에 의한 급성요세관 괴사가 직접적인 원인이 되는 것이 대다수이며 토리에는 명백한 변화는 관찰되지 않는 경우가 많다.

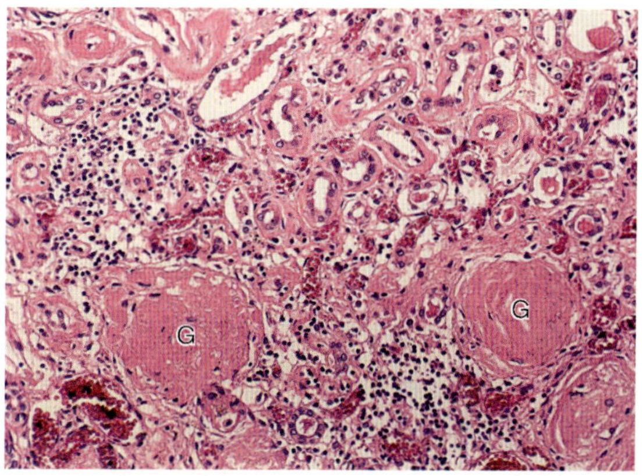

▶**그림 2 토리 유리화**

토리의 구조는 소실되고 호산성 무구조로 되어 있다(G).

(2) 만성콩팥기능상실

콩팥질환이 서서히 진행하여 콩팥기능이 저하하여 생체의 항상성을 유지할 수 없게 된 회복불능상태를 가리킨다. 고질소혈증, 물 · 전해질 이상, 빈혈, 고혈압 등이 일어나고 말기에는 요독증이 출현한다. 거의 모든 콩팥질환이 만성콩팥기능상실의 원인이 될 수 있다. 일본에서는 당뇨병성콩팥증이나 만성토리콩팥염에 의한 것이 많다. 토리가 장애되고 기능이 폐절하면 유리화에 빠진다(▶그림 2). 토리는 일단 파괴되면 재생되지 않는다. 콩팥기능이 상실되면 그 대행을 위해

NOTE

1 투석치료

반투막을 사용하여 혈액을 투석하고 수분 및 용질을 제거하여 혈액의 정화를 도모하는 치료법이며 콩팥기능상실의 치료법으로서 가장 일반적으로 사용되고 있다. 일본에서는 20만 명 이상이 계속해서 투석치료를 받고 있으며 연간 12,000명 이상의 신규 투석도입 환자가 발생하고 있다. 원질환의 40%약이 당뇨병성 콩팥증, 30%강이 다양한 만성토리콩팥증이며 양자에서 전체의 약 70%를 차지하고 있다. 장기간에 걸친 투석에 의해서 급성심부전, 고칼륨혈증, 빈혈, 부갑상샘(상피소체)기능항진 등, 투석아밀로이드증 등의 합병증 발생이 새로운 문제로 되어 있다.

투석치료(➡ NOTE-1)나 콩팥이식이 필요하다.

b 요독증

콩팥기능상실에 의해서 다양한 노폐물이 요중에 배설되지 않고 체내에 괴므로써 발생하는 병태를 요독증(uremia)이라 부른다. 단백질 대사물인 혈액 요질소(blood urea nitrogen : BUN) 수치의 상승이 지표가 된다. 물 · 전해질 이상, 전신성 부종, 의식장애, 중추신경장애, 호흡곤란, 심부전 등 여러 갈래에 걸친 장기장애가 발생한다.

c 콩팥증후군

콩팥증후군(nephrotic syndrome)은 고도의 단백뇨, 그 결과로서 일어나는 저단백혈증을 필수조건으로 하고 저단백혈증에 의한 혈장아교질 침투압의 저하 때문에 일어나는 부종, 그리고 고지혈증의 4징후를 특징으로 하는 질환 군의 총칭이다(▶표 1).

콩팥증후군의 배경에 존재하는 기초질환은 여러 갈래에 걸치고 1차성 토리질환에 의한 원발성 콩팥증후군과 전신성 질환에 수반해서 일어나는 속발성 콩팥증후군에는 미소변화 그룹이 많고 성인에서는 미소변화 그룹, 막성 콩팥증, 증식성토리콩팥염이 각각 약 1/3을 차지하고 있다. 성인에서는 당뇨병성콩팥증 등, 속발성 콩팥증후군의 비율이 증가한다.

▶표 1 콩팥증후군의 진단기준

1. 단백뇨(필수)	3.5 g/일 이상
2. 저단백혈증(필수)	혈청 총단백량 6.0 g/dℓ 이하, 또는 혈청 알부민량 3.0 g/dℓ
3. 고지혈증	혈청 총콜레스테롤 수치 250 ㎎/dℓ 이상
4. 부종	

3 선천기형

a 말굽콩팥

좌우의 콩팥이 하극에서 융합하여 말의 굽과 유사한 육안형태를 나타낸다는 것으로부터 말굽콩팥(horseshoe kidney)의 명칭으로 불린다. 보통은 무증상이고 인지되지 않는 일이 많다. 때로는 요관협착에 의한 물콩팥증(수신증)을 일으킨다.

b 성인형 뭇주머니콩팥

성인형 뭇주머니콩팥(adult polycystic kidney)은 상염색체성 우성유전에 의한 유전성 질환이며 가족성으로 발생한다. 원인유전자로서 PKD-1(16번 염색체 짧은 팔)과 PKD-2(4번 염색체 긴 팔)가 확인되어 있다. 출생아의 약 1/10,000에 발생하지만 30세 이후에 복통, 복부팽만, 혈뇨, 요로감염 등에서 발견되는 일이 많다. 크고 작은 다발성 뭇주머니콩팥 형성에 의해서 콩팥은 두드러지게 부어올라 변형한다. 주머니 벽은 요세관 상피와 유사한 원기둥상피에 의해서 피복되어 있으며 안에 투명한 액체를 수용하고 있다. 주머니 사이에는 변형된 콩팥 실질이 존재하고 있다. 50세대에서 만성콩팥기능상실에 빠지는 일이 많다.

NOTE

2 주머니성 콩팥질환

콩팥에 주머니(낭포)가 형성되는 질환을 주머니성 콩팥질환이라 총칭한다. 선천기형으로서의 성인형 및 소아형 뭇주머니 콩팥 이외에 복부초음파검사 등에서 우연히 발견되는 일이 많은 단순성 콩팥주머니나 투석치료에 의한 후천성 주머니 등도 빈번하게 관찰된다. 유전성 주머니콩팥은 가족성으로 발생하기 때문에 유전 카운슬링의의 대상이 된다.

c 소아형 뭇주머니콩팥

소아형 뭇주머니콩팥(childhood polycystic kidney)(➡ NOTE-2)은 소아에 발생하고 상염색체 열성유전의 형태를 취하는 드문 유전성 질환이며 성인형 뭇주머니콩팥과는 구별된다. 사산이나 생후 얼마 안 되어 콩팥기능상실이나 호흡곤란으로 사망하는 증상사례가 많다. 소아기를 살아갈 수 있다 해도 콩팥기능상실에 더하여 간에도 다발성 주머니가 발생하고 섬유화가 진전하여 간경변증으로 진행한다.

4 토리질환

토리질환은 토리의 이상에 의해서 발생하고 혈뇨·단백뇨, 부종, 고혈압 등의 증상을 수반한다. 토리콩팥염(사구체신염) 또는 콩팥염(신염)이라 불리는 경우도 많다. 임상적으로는 ① 콩팥염증후군(nephritic syndrome)(혈뇨, 저보체혈증, 콩팥기능장애 등을 주된 징후로 한다)과 ② 콩팥증후군(nephrotic syndrome)(고도의 단백뇨, 저단백혈증, 부종, 고지혈증을 특징으로 한다)로 대별된다(▶표 2). 또한 생성원인에 따라 토리의 장애 이외에 전신성 질환의 합병이 없는 1차성 토리질환과 여러 가지 전신성 질환에 합병하여 일어나는 2차성 토리질환으로 나뉜다(▶표 2).

▶표 2 주된 토리질환

질환명	임상병형
1. 1차성 토리질환	
a. 급성토리콩팥염	콩팥염
b. 급속진행성토리콩팥염	콩팥염
c. 미소변화군	콩팥증
d. 국소토리굳음증	콩팥증 + 콩팥염
e. IgA 콩팥병증	콩팥염
f. 막성콩팥병증	콩팥증
g. 막성증식성토리콩팥염	콩팥증 + 콩팥염
2. 2차성 토리질환	
a. 당뇨병성 콩팥병증	콩팥증
b. 루푸스콩팥염	콩팥증 + 콩팥염
c. 아밀로이드콩팥병증	콩팥증

1-a, b 이외는 만성토리콩팥염에 속한다.

1차성 토리질환의 특징은 토리의 감염성 질환이 아니라 발생에 면역복합체나 항체·보체의 침착 등의 면역학적 요인이 관여하고 있다는 것이다. 증후나 경과 등의 임상개념에 의한 분류와 형태변화에 기초하는 병리학적 분류가 섞여서 사용되기 때문에 토리질환의 분류는 복잡해져 있다. 예컨대, 혈뇨와 단백뇨를 수반하여 만성으로 경과하는 하나의 증상사례가 메산지움 증식성 토리콩팥염, IgA콩팥증, 콩팥증후군, 만성토리콩팥염, 병터성토리경화증 등, 다양한 명칭으로 불릴 가능성이 있으므로 주의가 필요하다.

1차성 토리질환의 대표적인 조직 패턴을 **그림 3**에 나타냈다.

a 1차성 토리질환

(1) 급성토리콩팥염(acute glomerulonephritis : 용혈연쇄구균 감염 후 토리콩팥염)

A군 β형 용혈연쇄구균에 의한 편도염이나 인두염 등의 상기도 감염이 선행하고 1~3주 후에 급성콩팥염 증상이 출현한다. 용혈연쇄구균과 그 균체성분에 대한 항체가 면역복합체를 형성하고 그것이 토리에 침착함으로써 발병한다. 학동

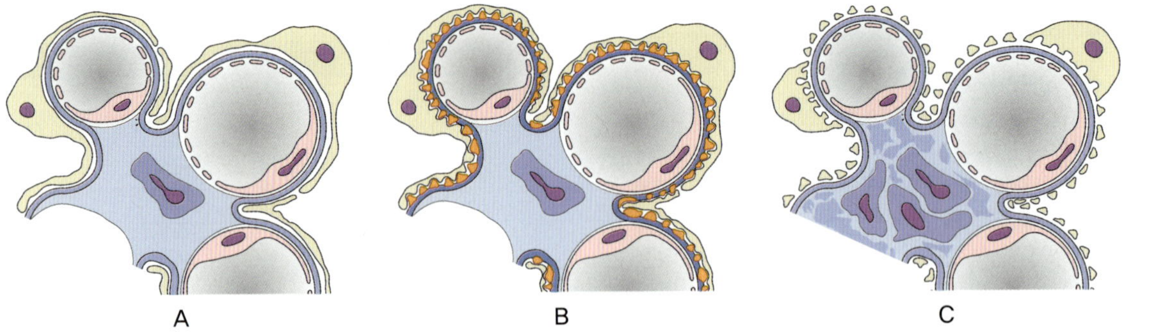

▶**그림 3 대표적인 토리질환의 형태변화**

A : 미소변화군. 상피세포 발돌기의 유합이 관찰된다.
B : 막성콩팥병증. 상피세포 밑에의 면역복합체 침착(스파이크 형성)이 관찰된다.
C : 막성증식성토리콩팥염. 메산지움에서의 세포의 증식과 메산지움 기질에의 보체 C3의 침착이 관찰된다.

기의 소아에 잘 발생하고 예후는 양호하며 소아 사례의 90% 이상은 회복하지만 성인에서는 30% 정도가 만성화한다.

주된 증상에는 육안적 혈뇨, 소변감소증, 고혈압, 경증의 부종 등이 있다. 일본에서는 각종 항균제의 보급 등, 의료 환경의 개선과 더불어 용혈연쇄구균 감염증은 감소하였으나 오늘날에도 발전도상국에서는 빈도가 높다.

(2) 급속진행성토리콩팥염 (rapidly progressive glomerulonephritis)

보우만 주머니 상피세포의 이상증식과 대식세포 증가에 의하여 반달체가 형성되기 때문에 반달체 형성성 토리콩팥염이라고도 불린다. 토리에는 항기저막항체나 IgG가 침착한다. 중고령자에 잘 발생하고 혈뇨나 단백뇨 등에 의해서 발견된다. 콩팥기능상실증 발생까지의 경과가 수주에서부터 수개월로 짧고 예후가 나쁘다는 것으로부터 급속진행성이라 호칭하게 되었다. 혈청학적 진단기술의 진보에 따른 조기발견이나 투석의 보급 등에 의해서 1년 생존율은 70% 정도로 개선되어 있다.

(3) 미소변화군(minimal change disease)

소아에 급성으로 발병하는 스테로이드 반응성의 콩팥증후군이고 소아의 콩팥증후군의 태반을 차지한다. 고도의 부종과 단백뇨가 관찰된다. 콩팥기능장애나 혈뇨 · 고혈압을 수반하지 않는 것이 특징이다. 광학현미경 수준에서 토리에 이상이 인지되지 않는다는 것으로부터 미소변화군 또는 미소변화 콩팥증후군이라 불리고 있다. 고지혈증에 의해서 요세관 상피에 지방침착이 일어난다는 것으로부터 리포이드 콩팥증이라고도 호칭된다. 전자현미경적으로는 상피세포의 발돌기 유합이 특징적이다(▶그림 3A, 그림 4). 스테로이드 요법에 잘 반응한다. 예후는 양호하고 완전히 완화하지만 재발하는 경우가 있다.

(4) 국소토리굳음증(focal glomerulosclerosis)

일부의 토리[국소(focal)]에 게다가 그 중에서 일부분[분절(segmental)]에 IgM 침착 등에 의한 기질의 증가가 일어나 경화모양이 출현한다. 소아에서부터 성인까지에 폭넓게 발병하고 미소변화 군과 달리 스테로이드 저항성의 난치성 콩팥증후군이다. 서서히 진행하여 만성콩팥기능상실에 빠진다.

(5) IgA 콩팥병증(IgA nephropathy)

일본인에게 가장 많은 토리질환이다. 소아에서부터 성인까지 폭넓게 발병하고 원발성 토리질환의 약 절반을 차지하고 있다. 현미경적 혈뇨나 경증의 단백뇨로 인지된다. 초기증상은 경증이

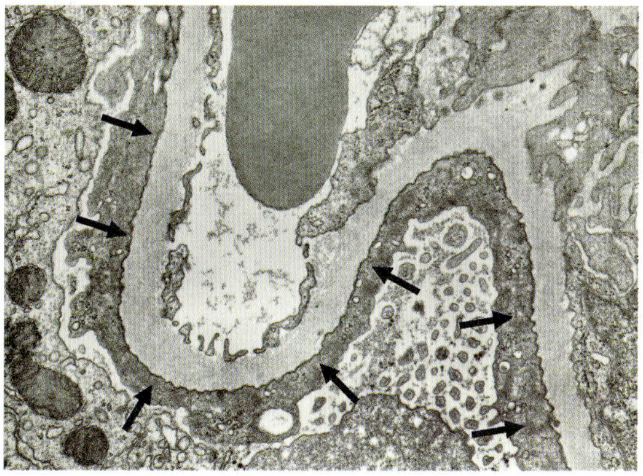

▶그림 4 미소변화군의 전자현미경 영상
상피세포 발돌기의 유합(화살표)이 특징적이다.

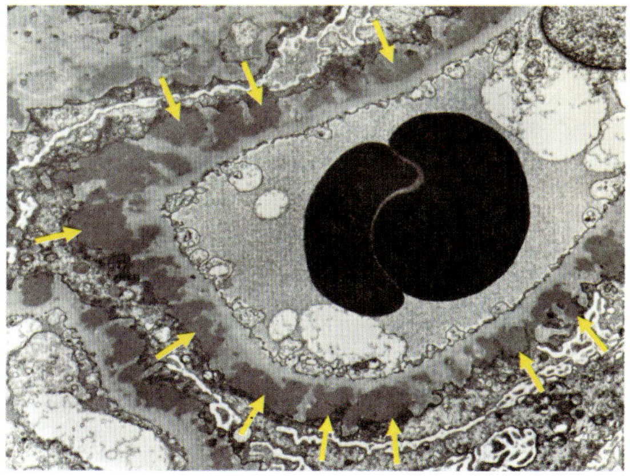

▶그림 5 막성콩팥병증의 전자현미경 영상
상피세포 발돌기와 기저막의 사이에 전자밀도가 높은 침착물이 인지된다.

고 콩팥기능이나 혈압은 정상인 경우가 많으며 혈중 IgA 수치가 증가한다. 진행되면, 고혈압이나 부종이 출현한다. 경증의 메산지움세포의 증식과 메산지움 기질에의 IgA를 포함하는 면역복합체의 침착이 특징적이며, 광학현미경적으로는 메산지움 증식성토리콩팥염의 형태를 나타낸다. 약 절반의 증상사례에서는 콩팥기능의 저하를 수반하지 않고 경증의 단백뇨만으로 추이하지만 나머지의 증상사례에서는 콩팥기능이 서서히 저하하여 10~30년의 경과로 콩팥기능상실에 이른다.

(6) 막성콩팥병증 (membranous nephropathy)

성인에 많은 만성토리콩팥염이며 막성토리콩팥염이라고도 불린다. 성인 콩팥증후군의 약 20%를 차지하고 있다. 비증후성 단백뇨에 의해서 발견되고 경과는 느리다. 콩팥기능 저하는 경증이며 만성콩팥기능상실로 진전되는 것은 적다. 스테로이드 치료가 효과적이며 자연완화 사례도 볼 수 있다. 토리상피세포 밑, 즉 토리기저막의 상피 쪽에 IgG나 보체(C3)로 구성되는 면역복합체가 스파이크모양으로 침착한다(▶그림 3B, 그림 5). 토리기저막의 여과능력에 이상이 일어나 단백 투과성이 항진함으로써 콩팥증후군을 초래한다. 광학현미경 수준에서는 토리계제의 비후가 특징적이다. 원인불명의 특발성 막성 콩팥병증에 더해서 SLE에 수반하는 루푸스콩팥염 등의 속발성 막성 콩팥병증이다.

(7) 막성증식성토리콩팥염(membrano-proliferative glomerulonephritis)

청년기에 많은 만성토리콩팥염이다. 콩팥기능은 악화하기 쉽고 특히 성인 발병사례는 스테로이드 치료에 저항성이고 높은 빈도로 만성콩팥기능상실로 이행한다. 메산지움에서의 세포의 증식과 메산지움 기질이나 기저막에의 보체 C3의 침착이 특징적이다(▶그림 3C). 혈중보체 C3 수치는 저하한다(저보체혈증).

b 2차성 토리질환

(1) 당뇨병성콩팥병증(diabetic nephropathy)

당뇨병성콩팥군음증이라고도 불리며 당뇨병 증상사례의 약 40%에 발생한다. 10년 이상의 당뇨병 이환기간이 경과한 후에 단백뇨가 관찰된다. 진행성의 콩팥증후군을 나타내고 수년의 경과로 만성콩팥기능상실이 된다. 토리 기저막의 비후와 메산지움 기질의 증가에 의해서 결절성 토리 경화 영상을 나타내고 킴멜스틸-윌슨증후군(Kimmelstiel-Wilson syndrome)이라 불린다

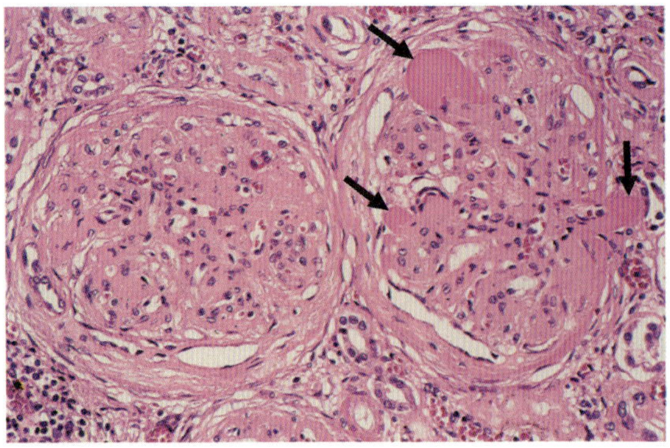

▶그림 6 당뇨병성콩팥굳음증
토리의 결절모양 경화와 섬유소덮개(fibrin cap)(화살표) 형성이 인지된다.

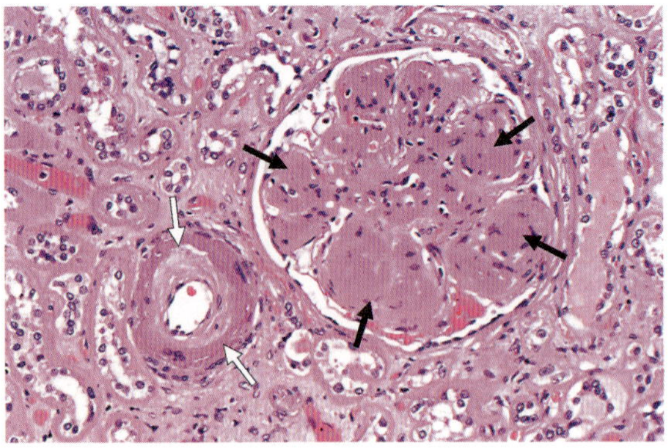

▶그림 7 아밀로이드콩팥병증
콩팥 표면이 미세 과립모양으로 되어 있다.

(▶그림 6). 또한 섬유소덮개의 형성을 수반하는 경우도 있다. 투석치료 도입의 원질환으로서는 가장 많고 일본에서는 연간 12,000명 이상이 신규로 투석치료를 받기 시작하는 현 상황에 있다. 투석 도입 후의 예후는 나쁘며 5년 생존율은 50% 정도이다.

(2) 루푸스콩팥염(lupus nephritis)

전신홍반루푸스(systemic lupus erythematosus) 환자에서 면역복합체 또는 항체의 침착에 의한 콩팥 장애가 출현한다. 루푸스콩팥염이라고도 불린다. 혈뇨, 단백뇨, 급성 및 만성콩팥염증후군, 콩팥증후군 등의 다채로운 증상이 단독으로, 또는 복합하여 출현한다. 진행되면 토리 경화 영상을 나타낸다. 혈청보체 수치의 저하, 면역복합체나 여러 가지 자기항체의 출현 등이 특징적이다.

(3) 콩팥아밀로이드증(renal amyloidosis)

아밀로이드단백의 종류를 불문하고 전신아밀로이드증의 부분증상으로서 콩팥아밀로이드증이 인지된다. 단백뇨를 수반하는 콩팥증후군의 형태를 취한다. 토리모세혈관 벽이나 메산지움에의 아밀로이드의 침착이 시작되고 진행되면 토리 밖 혈관 벽이나 사이질에도 침착이 일어난다(▶그림 7). 콩팥증상 출현 후의 진행은 빠르고 예후가 나쁘다.

(4) 임신중독증(임신고혈압증후군) (gestational toxicosis)

임신의 경과 중에 고혈압, 단백뇨, 부종 등을 수반하는 경우가 있으며 임신중독증(임신고혈압증후군)이라 불린다. 임부의 5~10%에 인지되고 대부분은 경증이다. 토리 혈관내피세포가 부어오른 것이 관찰된다. 드물게 분만 후 급성콩팥기능상실을 초래하는 경우가 있다. 고혈압, 콩팥기능장애, 당뇨병, 다태, 고령임신 등이 위험인자이다.

c 만성토리콩팥염

혈뇨, 고혈압, 단백뇨를 나타내어 보이면서 수년에서 수십 년의 경과로 콩팥기능장애가 진행하고 최종적으로 콩팥기능상실증(신부전)에 빠지는 토리질환 군을 만성토리콩팥염(chronic glomerulonephritis)이라 총칭한다. 국소토리굳음증, IgA콩팥병증, 막성콩팥병증, 막성증식성토리콩팥염 등 다양한 토리질환의 종말상이다. 당뇨병성 콩팥병증, 루푸스콩팥염, 콩팥아밀로이드증 등의 2차성 토리질환을 포함하는 일도 있다.

5 콩팥과 고혈압

콩팥은 혈압의 조절에 중요한 역할을 수행하고

있으며 콩팥질환이 고혈압의 원인이 되는 경우(콩팥성 고혈압)와 고혈압증에 의해서 콩팥장애가 발생하는 경우(고혈압성콩팥굳음증)가 있다.

a 콩팥성 고혈압

동맥경화증에 의해서 콩팥동맥의 내강이 협소화하여 토리에 유입하는 혈액량이 감소하면 토리옆 장치로부터 레닌이 분비된다. 알도스테론 분비를 항진시킴으로써 혈압이 상승한다(콩팥혈관성 고혈압). 또한, 만성토리질환(콩팥염증후군)에 고혈압증을 수반하는 경우가 있다(콩팥 실질성 고혈압).

b 고혈압성 콩팥굳음증

고혈압성 콩팥굳음증은 양성 콩팥굳음증과 악성 콩팥굳음증으로 나뉜다.

(1) 양성 콩팥굳음증(benign nephrosclerosis)

양성 콩팥굳음증은 본태성 고혈압증이 10~15년 이상이라는 장기간에 걸쳐서 지속하는 것에 의한 콩팥장애를 의미하고 양성 고혈압증에 수반하는 변화이다. 콩팥의 세소혈관의 내막비후, 내강협착, 허혈 등이 일어난다. 경과가 느리고 단백뇨 등의 임상증상이나 콩팥기능장애는 경증이다. 자각증상이 없고 집단검진 등에서 발견되는 경우가 많다. 육안으로 보아서는 콩팥은 위축하고 표면이 미세과립모양의 요철을 나타낸다(▶그림 8). 광학현미경적으로는 세소동맥경화나 토리의 유리화가 인지된다. 고령자에 많고 진행되면 만성콩팥기능상실증에 이르는 경우가 있다.

(2) 악성 콩팥굳음증 (malignant nephrosclerosis)

악성 콩팥굳음증은 급격한 악화를 특징으로 하는 악성 고혈압에 수반하는 콩팥병변이며 두드러진 확장기혈압의 상승을 특징으로 한다. 안저 출혈 등의 망막증, 고혈압뇌증, 심부전, 진행성 콩팥장애 등, 여러 장기에 걸치는 증상을 나타낸다. 토리 수입동맥을 중심으로 한 세소동맥의 피브리노이드 괴사가 특징적이다. 양성 콩팥굳음증보다도 젊은이에 많다. 과거에는 1~2년의 경과로 콩팥기능상실이나 뇌혈관장애 · 심부전 등에 의해서 사망하는 증상사례가 많았으나 혈압강하제에 의한 적절한 치료에 의해서 현재는 사망증상사례는 감소하고 있다.

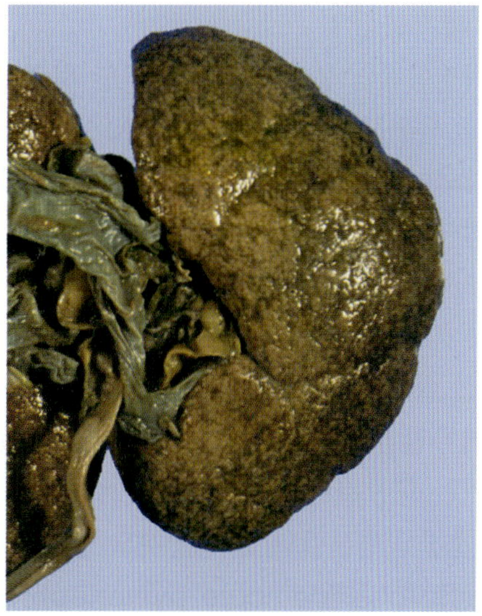

▶그림 8 양성 콩팥굳음증
콩팥 표면이 미세 과립모양으로 되어있다.

6 사이질콩팥염 · 깔때기콩팥염

a 사이질콩팥염

사이질콩팥염(간질성신염)은 토리콩팥염을 제외한 콩팥의 염증성 질환군의 총칭이다. 콩팥의 사이질 및 요세관을 장으로 하는 염증성 질환군을 의미하고 있다. 임상적으로는 급성형과 만성형으로 나뉜다. 급성사이질콩팥염은 요세관 장애나 사이질 및 요세관의 염증을 나타내고 만성사이질콩팥염은 요세관 위축과 사이질의 섬유화를 특징으로 한다. 원인으로서는 감염증, 항균제 등의 약물, 여러 가지 화학물질, 자기면역반응을 비롯한 면역이상 등을 열거할 수 있다.

b 깔때기콩팥염

사이질콩팥염 중 세균감염에 의한 것을 깔때기콩팥염(신우신염, pyelonephritis)이라 부른다. 세균감염이 원인이라는 것이 토리콩팥염과의 큰 차이점이다. 감염경로로서는 요로협착, 방광염, 방광 카테터 유치, 방광요관 역류현상 등에 의한 요의 울체에 기인하는 상행성 감염의 경우가 많고 우선 깔때기에 염증이 일어난다는 것으로부터 깔때기콩팥염의 명칭으로 불리고 있다. 원인을 일으키는 균으로서는 대장균이 많다. 빈도는 낮지만 혈행성 세균감염에 의한 것도 인지된다.

(1) 급성깔때기콩팥염(acute pyelonephritis)

발열, 요통 등을 주된 증상으로 한다. 백혈구 증가를 수반하고 상행성 감염의 경우에는 빈뇨나 배뇨통증 등의 방광염 증상을 합병하는 경우가 많다. 조직학적으로는 요세관 내 및 사이질에 호중구 침윤이나 미소농양 형성이 인지된다. 콩팥 기능장애는 인지되지 않는 경우가 많다.

(2) 만성깔때기콩팥염 (chronic pyelonephritis)

급성깔대기콩팥염의 반복에 의한 것이나 요로의 만성 폐색에 의한 것 등이 있다. 불현성으로(무증상으로) 진행하여 요로폐색이나 세균감염의 증명이 곤란한 증상사례도 있다. 만성염증에 의한 콩팥실질장애와 네프론의 위축소실 및 흉터화가 일어나고 최종적으로는 콩팥 위축을 초래한다. 진행되면 고혈압이나 콩팥기능상실 증상이 출현한다.

7 물콩팥증

요관의 이상 등에 의한 요로통과 장애가 지속하면 정체한 요의 내압에 의한 콩팥 실질의 장애가 일어난다. 집합관이나 요세관은 확장 · 소실하고 깔때기콩팥잔(신우신배)은 진행성 확장을 초래하고 콩팥 실질은 위축한다(▶그림 9). 이러한 상태를 물콩팥증(hydronephrosis, 수신증)이라 부른다. 깔때기요관 이행부분 협착, 깔때기요관 종양, 전립샘비대증 등 원인은 여러 갈래에 걸친다. 물콩팥증이 존재하면 깔때기콩팥염이 일어나기 쉬워 콩팥장애는 더 진행한다.

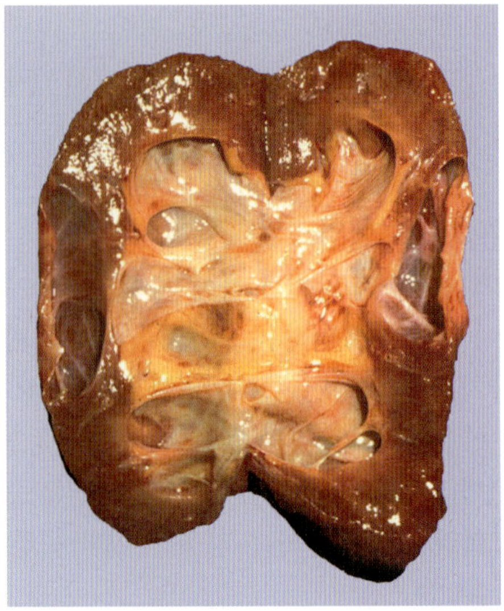

▶그림 9 물콩팥증
깔대기의 확장과 콩팥 실질의 위축이 인지된다.

8 콩팥종양

대표적인 콩팥 원발 악성종양에는 성인에 발생하는 콩팥세포암과 소아에 잘 발생하는 콩팥모세포종이 있다.

a 콩팥세포암

콩팥세포암(renal cell carcinoma)은 몸쪽 요세관 상피세포에 유래하는 악성종양이며 콩팥암 또는 그라비츠 종양(Grawitz tumor)이라고도 불린다. 50세 이후의 남성에 많고 콩팥 악성종양 전체의 약 85%를 차지하고 있다. 혈뇨, 통증, 콩팥부분 종류 등의 증상이 관찰되지만, 최근에는 복부초음파 검진 등으로 우연히 발견되는 증상사례가 증가하고 있다. 조직학적으로는 샘암이다. 허파, 뇌, 뼈 등에 혈행성 전이를 일으키기 쉽고 전이병소에서부터 먼저 발견되는 일도 적지 않다.

b 콩팥모세포종

콩팥모세포종(nephroblastoma)은 2~4세의 소아에 잘 발생하는 악성 콩팥 종양이며 윌름스 종양(Wilms tumor)이라 불린다. 발생률은 약 1/10,000 이다. 뒤콩팥(후신) 조직에 유래하고 미숙한 토리나 요세관 모양 구조를 나타내는 콩팥모세포조직, 상피조직, 가로무늬근 · 민무늬근 · 뼈 · 연골 등의 사이엽 성분의 혼합으로 이루어지는 태아성 콩팥조직의 악성종양이다. 급속히 증대하는 복부팽만으로 알아차리는 일이 많다. 화학치료나 방사선치료와 외과절제를 병용하게 되어 예후는 향상되고 장기생존율이 85~90%에 도달하고 있다. 최근의 유전자 연구에 의해서 WT-1(11p13 영역), WT-2(11p15 영역) 등의 암 억제유전자 영역에 유전자 이상이 발견되고 있다.

B 요로(요관 · 방광)

1 방광염

방광염(cystitis)은 요도를 경유하는 상행성 감염에 의해서 발생한다. 대장균을 기인균(염증을 일으키는 균)으로 하는 경우가 대부분이다. 20세대 여성에 잘 발생한다. 여성은 요도가 짧기 때문에 방광염에 이환하기 쉽다. 또한 임신 때에도 방광염이 일어나기 쉽다. 요실금을 수반하는 고령자, 당뇨병, 면역부전, 방광결석, 카테터 유치 등도 세균감염의 유발요인이 된다. 빈뇨, 배뇨통증, 요의 혼탁, 발열 등의 증상이 있다. 깔때기콩팥염의 원인이 되는 경우가 있다.

2 요로결석증

콩팥깔때기에서부터 요도에 이르는 요로에 결석이 발생한 상태를 요로결석증(urolithiasis)이라 부른다. 요로통과 장애에 의한 요의 정체나 요로감염증, 고칼슘혈증, 장기간 병상에 누워 있는 것 등이 유발요인이 된다. 콩팥깔때기나 콩팥잔에 형성된 결석이 흘러나와 콩팥깔때기 요관 이행부분에 막히면 옆구리통증을 초래한다. 요관결석에서는 옆구리에서부터 등에 걸쳐서 산통발작이 발생한다. 혈뇨가 인지되는 경우도 있다. 물콩팥증이나 깔때기콩팥염의 원인이 되는 경우도 있다.

3 요로 종양

콩팥깔때기, 요관, 방광은 이행상피(요로상피)에 의해서 덮여있고 그것을 발생 모조직으로 하여 양성의 이행상피유두종과 악성의 이행상피암이 발생한다. 어느 것도 방광에 발생하는 것이 많다.

a 요로상피(이행상피) 유두종

요로상피 유두종(urothelial papilloma)은 이행상피 유두종(transitional cell papilloma)이라고도 불린다. 내강으로 향해서 유두모양으로 돌출하는 증식패턴을 나타낸다. 이행상피암과의 감별이 곤란한 경우도 있다.

b 요로상피(이행상피)암

요로상피암(urothelial carcinoma)은 이행상피암(transitional cell carcinoma)이라고도 불린다. 60세 이상의 남성에 많다. 유두종의 경우와 마찬가지로 내강으로 향해서 유두모양 돌출을 나타내는 것이 많다. 세포층의 증가와 이형을 수반하고 다발하는 경향이 관찰된다. 임상적으로는 무증후성 혈뇨로 발견되는 일이 많다. 표재성 암에 대해서는 요도경유 종양절제(transurethral resection : TUR)나 항암제 주입치료가 이루어지고 예후는 비교적 양호하다.

C 남성생식기

1 고환질환

a 안내려간고환

안내려간고환(undescended testis)은 고환이 태생기에 음낭 내에 내려가 있지 않은 상태이다. 신생남아의 약 3%에 인지되고 대부분은 생후 음낭 내로 자연히 내려간다. 사춘기까지 내려가지 않은 채로 방치되면 체온에 의해서 정자형성능력이 장애되어 남성불임증의 원인이 되며 그리고 약 10%에 배아세포 종양이 발생한다.

b 볼거리고환염

볼거리고환염(mumps orchitis)은 성인이 볼거리에 이환한 경우, 20~30%의 빈도로 일어난다. 고열과 고환의 통증이 있는 종창을 특징으로 하고 양쪽성으로 일어나면 남성불임의 원인이 된다.

c 남성불임증

남성불임증(male infertility)의 발병은 정자 수의 감소(핍정자증, 무정자증), 정자운동능력 저하 등에 의한다. 특발성(원인불명) 이외에 안내려간고환, 볼거리, 방사선 피폭, 항암제, 외상, 호르몬이상에 의한 것 등, 원인은 다채롭다.

d 고환종양

고환에는 많은 종류의 종양이 발생하지만 약 95%가 술잔세포종양이며 정세관에서부터 발생하는 고환종(seminoma)이 그 약 절반을 차지하고 있다. 고환종은 30~50세에 많지만, 청년기에도 관찰된다. 방사선 감수성이 높으며 5년 생존율이 90% 이상으로 예후가 양호하다. 고환종 이외에 태아성 암, 난황낭종양, 융모암 등의 비고환종성 술잔세포종이 있고 이들의 복수형의 조합에 의한 혼합조직형도 빈번히 관찰된다.

2 전립샘 질환

전립샘은 정액의 액체성분을 분비하는 외분비샘이고 요도가 이는곳(기시부)를 에워싸서 존재하고 있기 때문에 부어오르면 요도가 압박되어 배뇨곤란이 일어난다. 전립샘 질환의 대표적인 것에는 양성전립샘비대증과 전립샘암이 있다(▶그림 10).

a 양성전립샘비대증

양성전립샘비대증(benign prostatic hypertrophy : BPH)은 습관적으로 전립샘비대증이라 불리고 있으나 실태는 비대가 아니라 샘 조직 및 사이질의 양자로 구성되는 결절성 과형성이다. 요도주위 전립샘 조직(속샘 영역)에서부터 발생한다(▶그림 10B). 나이가 듦에 수반하는 남성호르몬의 저하에 의해서 에스트로겐 수치의 상대적 상승이 일어나고 전립샘이 다결절 모양의 과형성을 나타낸다. 50세 이후에 관찰할 수 있게 되고 80세가 지나면 대부분의 남성에 인지된다. 요도협착이 고도가 되면 배뇨곤란을 초래하고 소변이 가늘어져 배뇨에 시간이 걸리게 된다. 진행되면 세균감염에 의한 방광염이나 깔때기콩팥염을 병발하는 경우도 있다. 요도를 경유한 절제(transurethral resection; TUR)에 의한 치료가

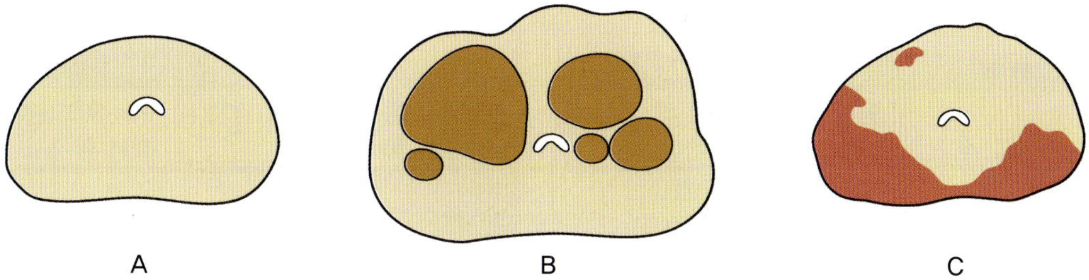

▶그림 10 전립샘 질환(횡단면)

A : 정상 전립샘
B : 양성전립샘비대증. 속샘(내선) 영역에 발생한 다결절모양의 과형성 결절에 의해서 부어오른다.
C : 전립샘암은 바깥샘(외선) 영역에 발생한다.

시행된다.

b 전립샘암

전립샘암(prostatic carcinoma)은 나이가 듦에 더불어 빈도가 증가하는 고령자 남성의 암이며 우연히 발견되는 잠재 암도 많다. 일본에서도 증가경향이 두드러지고 연간 약 1만 명이 전립샘암에 의해서 사망하고 있다. 양성전립샘비대증이 속샘(내선) 영역에 잘 발생하는 것에 반해서 전립샘암은 바깥샘(외선) 영역(가장자리 영역)에 발생한다(▶그림 10C). 남성호르몬 존재 하에서 증식하는 남성호르몬 의존성 암이다. 조직학적으로는 샘암이며 조직학적 분화도가 예후와 상관성이 있기 때문에 분화도를 지표로 한 글리손(Gleason) 분류가 국제적으로 사용되고 있다. 분화도가 낮은 것은 혈행성 전이를 일으키기 쉽고 예후가 나쁘다. 혈중의 전립샘 특이항원(prostate specific antigen ; PAS) 수치가 조기부터 상승하기 때문에 선별검사(screening)에 유용하고 조기발견 증상사례가 증가하고 있다. 직장을 경유하는 바늘 생검에 의해서 진단이 확정되고 수술치료, 호르몬치료 등에 더해서 최근에는 밀봉소선원방사선치료도 시행되고 있다.

NOTE

3 성감염증

성행위에 의해서 전파된 감염증을 성감염증(sexually transmitted disease ; STD)이라 부른다. 예부터 알려져 있는 매독이나 임질에 더해서 최근, 성행위의 다양화에 의해서 클람디아에 의한 비임균성요도염이나 자궁 · 난관염, 크리코모나스 질염이나 성기 헤르페스증 등, 다양한 성감염증이 증가하고 있다(▶표 3). 그 중에서 사람유두종바이러스(HPV)는 자궁경부암의 원인이 된다. 또한 사람면역부전바이러스(HIV) 감염이 후천성면역부전증후군(AIDS)을 야기한다는 것은 널리 알려져 있다.

D 여성생식기

1 외음부 · 질 질환

a 뾰족콜딜로마

뾰족콜딜로마(condyloma acuminatum)는 사람유두종바이러스(HPV)에 의한 성감염증(➡NOTE-3)이며 외음부 피부편평상피가 증식하여 유두종(사마귀모양 융기)을 형성한다. 마찬가지 병변은 남성 음경에도 발생한다.

b 질염

질 내가 산성으로 유지됨으로써 세균의 번식

▶표 3 주된 성감염증

감염병원체	질환명
임균	임질
매독균	매독
클아미디아	요도염, 자궁 · 난관염
사람유두종바이러스 (HPV)	외음부뾰족콜딜로마, 자궁경부암
사람면역부전바이러스 (HIV)	후천성면역부전증후군 (AIDS)
단순헤르페스바이러스	음부 헤르페스
B형간염바이러스(HBV)	간염, 간경변증, 간세포암
트리코모나스	질염

이 억제되고 있으나 폐경 후는 이 자정작용이 저하하여 다양한 감염증을 일으키기 쉬워진다. 질염(vaginitis)에는 세균성 질염, 질 칸디다증(vaginal candidiasis), 트리코모나스 질염 등이 있다. 또한 폐경 후의 여성에서는 난소호르몬의 분비가 저하하기 때문에 질 점막은 위축에 빠져 세균감염을 일으키기 쉬워진다(위축성 질염, 노인성 질염). 심해지면 통증이나 농성 대하증을 수반한다.

c 외음부암 · 질암

여성생식기에 발생하는 암 전체의 2~3%로 발생빈도는 낮다. 60세 이상의 고령자에 많다. 조직학적으로는 편평상피암이 압도적으로 많다.

2 자궁경부 질환

a 만성자궁경부염

나이가 듦에 더불어 자궁경부의 샘 상피는 만성염증을 수반하면서 편평상피 화생을 일으킨다. 만성자궁경부염(chronic cervicitis)은 만성 자극에의한 자궁경부의 생리적 변화로 간주된다. 임상적으로 초기의 자궁경부암과의 감별이 어려운 경우가 있고 생검에 의한 조직학적 검색이 필요하게 된다.

▶표 4 자궁경부암과 자궁몸통암의 감별

	자궁경부암	자궁몸통암
빈도	70~80%(감소 경향)	20~30%(증가 경향)
연령	30~50세 (연령이 낮아지는 경향)	폐경 후
조직형	대부분이 편평상피암	대부분이 샘암
원인	사람 HPV 감염	고에스트로겐혈증

b 자궁경부 폴립

자궁경부 폴립(cervical polyp)은 외자궁구(orificium externum uteri)에서부터 돌출하는 비종양성 양성 포립이며 빈번히 관찰된다. 염증이나 출혈을 수반하는 일이 있다. 종양화하는 일은 없다.

c 자궁경부암 및 관련 병변

(1) 자궁경부암(cervical carcinoma)

일본에서는 자궁암 전체의 약 70~80%를 차지하고 있다. 성교 시의 접촉출혈 등의 성기출혈로 검진하는 경우가 많다. 약 90%가 편평상피암이고 나머지 10%는 샘암이다. 자궁경부 편평상피암은 활발한 성적 활동(젊은 초교연령, 성교 횟수, 파트너의 수 등)과의 상관성이 밝혀져 있고 사람유두종바이러스(HPV) 16형이나 18형 감염이 직접적 원인이라 생각되고 있다. 이형성에서부터 상피내암을 거쳐 침윤 암으로 진전해간다. 자궁경부암은 5년 생존율 약 80%로서 예후가 양호하다(▶표 4). 일본에서는 자궁경부암 전체는 감소경향에 있으나 최근에는 20세대나 30세대의 젊은이에서 증가가 두드러지고 있다.

(2) 이형성(dysplasia)과 상피내암(carcinoma in situ)

자궁경부 중층 편평상피층의 일부에 암의 진단 기준을 충족하지 않는 핵 이상을 수반하는 이형세포가 출현하는 병변을 이형성이라 부른다. 그 정도에 따라 경도 · 중등도 · 고도의 3 그룹으로 분류되어 있다. 고도 이형성에는 상피내암으로

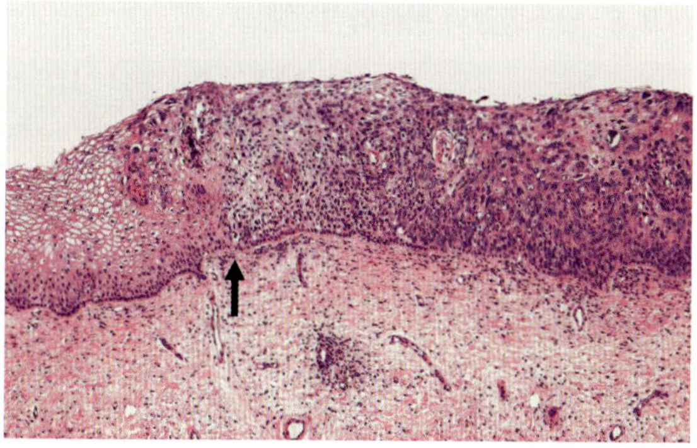

▶그림 11 자궁경부 상피내암
상피내암(화살표의 오른쪽)과 이형이 결여된 편평상피(화살표 왼쪽)

진전되는 것도 있고 자궁경부 편평상피암의 전암성 병변(precancerous lesion) 내지 경계병변으로 간주되고 있다.

상피내암은 암세포의 증식이 상피층 내에 국한되고 사이질에의 침윤을 수반하고 있지 않는 상태에 있는 것을 가리키고 있다(▶그림 11). 상피내암의 상태에서 발견되면 완전치유를 기대할 수 있다. 또한 고도 이형성과 상피내암의 현미경 수준에서의 감별이 곤란한 경우도 많다. 구미에서는 이형성과 상피내암을 합쳐서 자궁경부상피내종양(cervical intraepithelial neoplasia ; CIN)이라 일괄하여 불리는 경향이 있다.

3 자궁몸통 질환

a 고름자궁

고름자궁(pyometra)은 폐경 후의 고령자에게 관찰되는 자궁내막 감염증이다. 자궁구의 협착이나 폐색에 의해서 세균감염이 일어나 자궁내강이 고름으로 가득 찬다. 발열, 복통, 농성대하증 등의 증상이 나타난다.

b 자궁내막증과 샘근증

자궁내막조직이 본래의 자궁내막 이외의 부위에 존재하는 병변을 가리키고 있다(이소성 자궁내막증). 그 중 자궁 이외의 장기에 관찰되는 경우는 자궁내막증(endometriosis)이라 불리고 또한 자궁근육층 내에 존재하는 경우에는 샘근증(adenomyosis)이라 불리고 있다. 자궁내막증의 태반은 난소에 인지되고 드물게 골반벽이나 장관 등에 관찰되는 일도 있다. 월경주기에 일치하여 출혈이나 통증이 출현한다.

c 자궁평활근종

자궁평활근종(leiomyoma)은 발생빈도가 가장 높은 양성종양이며 자궁벽의 민무늬근(평활근) 조직에서부터 발생한다. 30~40세대에 많고 육안으로 보아 경계가 명료한 결절을 형성하고 때로는 소아머리 크기에 도달하는 것도 있다. 커지면 과다월경, 부정출혈, 통증, 빈혈 등의 증상을 수반한다. 여성호르몬이 반응하여 성장하기 때문에 폐경 후는 증식하지 않는다. 자궁경부로부터 돌출하는 일도 있다(근종분만).

d 자궁내막증식증

자궁내막증식증(endometrial hyperplasia)은 에스트로겐 과잉상태가 지속되는 것에 의한 자궁내막의 과잉증식상태이며 부정 성기출혈(➡Note-4)을 초래한다. 내막샘과 내막사이질 양자의 증식으로 이루어지는 단순자궁내막증식증(simple

NOTE

4 부정 성기출혈

자궁질환의 증상으로서 가장 많은 것은 부정 성기출혈이다. 자궁밖에 원인이 있는 경우(기능성 출혈)와 자궁에 원인이 있는 경우가 있다. 난소기능부전 등의 내분비 이상에 의한 것 이외에 자궁내막증식증, 자궁근종, 자궁암, 자궁내막염, 호르몬 투여에 의한 것 등 다채로운 원인에 의해서 발생하기 때문에 검진을 받아 출혈의 원인을 밝히는 것이 중요하다.

hyperplasia)과 샘 성분 우위의 증식에 의해서 이루어지는 복합자궁내막증식증(complex hyperplasia)으로 분류된다. 샘세포가 이형을 수반하는 경우에는 자궁내막이형증식증(atypical endometrial hyperplasia)이라 불리고 자궁몸통암의 전암 병변 또는 비침윤성자궁내막암이라 간주되고 있다. 이형증식증의 약 25%가 3년 이내에 자궁몸통암으로 진전된다는 보고도 있다.

e 자궁몸통암

자궁몸통암(endometrial carcinoma)은 자궁내막에서부터 발생하는 암이며 자궁내막암이라고도불린다. 조직학적으로는 대부분이 샘암이다. 높은 에스트로겐 지속상태를 배경으로 발생하기 때문에 폐경 후의 여성에 잘 발생한다. 자궁경부암이 감소경향에 있는 것에 반해서 자궁몸통암의 증가경향은 두드러지며 자궁암 전체의 20%를 넘어 30% 가까이를 차지하고 있다(▶표 4). 부정 성기출혈을 주된 호소로 하는 경우가 많고 초기에는 이형증식증과의 조직학적 감별이 어려운 경우도 있다. 예후는 양호하고 5년 생존율은 약 80%이다.

4 난관 · 난소질환

a 난관염

난관염(salpingitis)은 자궁 등의 하부생식기로부터의 감염증이 파급하여 발병한다. 대장균, 포도구균, 임균, 클라미디아 등이 원인이 된다. 염증이 만성화하여 유착이 고도가 되면 난관의 통과 장애가 일어나 불임의 원인이 된다.

b 난관임신

수정란이 자궁내막 이외의 부위에 착상한 경우를 자궁외임신이라 하고 그 95%는 난관임신(tubal pregnancy)이다.

▶표 5 난소종양의 분류와 발생빈도

분류	전체 난소종양 중에 차지하는 비율	전체 난소악성종양 중에 차지하는 비율
상피성종양	60~70%	90%
성삭 사이질성 종양	5~10%	3~5%
배아세포종양	20~25%	2~3%
전이성 종양	5%	5%

c 난소초콜릿물혹

난소의 자궁내막증은 출혈을 수반하는 단방성 낭포의 형태를 취한다. 혈액성분이 오래 되어 육안으로 보아 초콜릿모양으로 보이기 때문에 난소초콜릿물혹(chocolate cyst)이라 불린다. 비종양성 물혹이며 복통 · 월경통 · 불임증 등의 증상이 나타나기 때문에 절제되는 일이 많다.

d 난소종양

난소에는 많은 종류의 종양이 발생하고 고환종양과 같은 명칭의 종양도 많다. 발생 모조직에 기초하여 상피성 종양(60~70%), 성삭 사이질성 종양(5~10%), 배아세포종양(20~25%)의 3 그룹으로 대별된다(▶표 5). 또한 다른 장기로부터의 전이성 종양도 빈번하게 관찰되나. 그리고 육안으로 보아서 주머니를 형성하는 주머니종양과 주머니를 형성하지 않는 충실성 종양으로 나뉜다. 난소원발 종양의 75~80%는 양성, 나머지가 악성이지만 일부 종류의 난소종양에 관해서는 경계악성 병변도 적지 않게 인지된다. 아래에 대표적인 난소종양에 대해서 언급한다.

(1) 상피성 종양(epithelial tumor)

표층 상피로부터 발생하는 종양이며 장액성 종양, 점액성 종양, 유사내막종양 등이 있다. 장액성 및 점액성 종양에는 양성 · 경계악성 · 악성이 있고 양성의 것은 주머니 형성을 나타내기 때문에 주머니샘종이라 불린다. 유사내막종양은 악성이다. 표층 상피세포에 유래하는 악성종양은 샘암(장액성 샘암, 점액성 샘암, 유사내막 샘암 등)의 조직을 나타내고 일반적으로 난소암이라 총칭되고 있다.

(2) 성삭 사이질성 종양 (sex-cord stromal tumor)

난소의 성삭이나 사이질로부터 발생하는 종양이다. 과립막세포종이나 난포막세포종, 섬유종 등이 있다. 과립막세포종이나 난포막세포종에는 에스트로겐을 생산하는 것이 많다.

(3) 배아세포종양(germ cell tumor)

배아세포에 유래하는 종양이며 기형종(teratoma), 미분화배아세포종, 난황낭종양, 태아성암, 융모암 등이 있으며 성숙낭성기형종과 미숙기형종으로 분류된다. 성숙기형종은 3배엽(내배엽·외배엽·중배엽)의 조직성분을 포함하고 주머니모양 형태를 나타낸다. 표피, 피지샘(피지선), 모낭, 모발, 땀샘(한선) 등, 피부성분이 다량으로 인지되는 경우에는 피부모양기형낭종(dermoid cyst)의 명칭으로 불린다. 성숙기형종은 양성, 미숙기형종은 경계악성 및 악성으로 각각 분류된다.

5 융모성 질환

임신과 연관된 질환이고 태반의 융모 표면을 덮고 있는 영양막세포의 종양이다. 양성의 포상기태와 악성의 융모암으로 분류된다. 증식한 종양세포가 사람융모성 고나드로핀(hCG)을 생산하기 때문에 혈중이나 요중의 hCG가 높은 수치를 나타낸다.

a 포상기태

포상기태(hydatidiform mole)는 태반 융모사이질의 주머니모양 변화 때문에 융모가 수㎜에서부터 1㎝ 크기로 부어오르고 육안으로 보아 포도송이 모양을 나타낸다. 태아를 수반하는 부분포상기태와 태아·탯줄·양막(amnion)이 결여된 전체 포상기태로 나뉜다. 일본에서의 발생빈도는 감소하고 있으며 약 1,500회의 임신에 1회의 비율이라 하고 있다. 융모가 자궁근육층 내에 침윤모양을 나타내는 것을 침입기태라 한다. 전체 포상기태의 2~5%가 융모암으로 이행하기 때문에 소파 후 hCG 측정에 의한 경과관찰이 필요하다.

b 융모암

융모암(choriocarcinoma)은 포상기태에 속발하는 경우와 유산이나 분만 후에 발생하는 것이 대부분이며 임신 15,000회에 1회의 비율로 관찰된다. 포상기태에 속발하는 것은 감소하고 있다. 융모암은 침윤성이 강하고 조기부터 허파·간·뇌 등에 혈행성 전이를 일으키기 쉽다. 종전에는 예후가 불량하였으나 최근에 화학치료에 의해서 그 치료율이 향상되었다. 또한 융모암은 임신과는 관계없이 배아세포종양의 하나의 유형으로서 난소나 고환에 발생하는 일이 있다.

E 젖샘질환

젖샘질환의 대부분은 유방종류로서, 자기촉진에 의해서 알아차리게 된다. 유방종류의 대표적인 것에는 비종양성증식성 질환인 유방병증, 양성종양의 섬유샘종이나 젖샘관(유관) 내 유두종, 악성의 유방암이 있다. 젖샘질환의 진료 때에는 이들을 바르게 감별하여 적절한 치료를 시행하는 것이 중요하다(▶표 6).

1 유방병증

유방병증(mastopathy)은 젖샘에 특유한 비염증성, 비종양성 증식성 병변이며 경계가 명료하지 않는 국한성 종류로서 촉지가 된다. 35~50세

▶표 6 대표적인 젖샘종류의 감별점

	유방병증	섬유샘종	유방암
잘 발생하는 연령	35~50세	20~40세	40~60세
종류의 특징	비종양(반응성 증식)	양성종양	악성종양
	자주 양쪽성	단발이 많다.	단발이 많다
	가동성 양호	가동성 양호	가동성 불량
	경계가 명료하지 않음	경계가 명료하다	경계가 명료하다
	부정형	구형	부정형
	월경 전 증대 · 통증	월경 관련 증상 없음	월경 관련 증상 없음

의 여성에 잘 발생하고 월경 전에 종류의 증대나 통증을 수반하는 일이 있다. 상대적인 에스트로겐 과잉에 의한 내분비 평형이상이 발병에 관여하고 있다고 생각되고 있다.

상피성분의 다채로운 조직모양이 특징이다. 주머니(낭포), 샘종, 소엽 과형성, 젖샘관 과형성, 유두종증, 아포크린 화생 등 다채로운 조직모양을 나타내는 젖샘 상피성분과 섬유성 사이질성분이 다양한 비율로 증식함으로써 종류가 형성되어 있다. 젖샘관 과형성이고 세포이형을 수반하는 것은 이형젖샘관 과형성이라 불리며, 후에 언급하는 비침윤성젖샘관암과의 감별이 문제가 되는 경우가 많고 경계병변으로 간주되고 있다. 이형젖샘관 과형성 이외의 젖샘증 병변이 유방암으로 진전되는 일은 드물다.

2 섬유샘종

섬유샘종(fibroadenoma)은 젖샘관 성분과 사이질 섬유성분의 양자의 증식에 의해서 이루어지는 양성의 혼합종양이다. 젖샘종양에서 가장 발생빈도가 높고 젊은 여성에 잘 발생하며 20세대 전반에 발생의 피크를 볼 수 있다. 경계가 명료하고 가동성이 양호한 국한성 샘종이며 악성화는 관찰되지 않는다.

3 젖샘관내유두종

젖샘관내유두종(intraductal papilloma)은 40~50세의 여성에 잘 발생하고 젖샘관 상피가 근육상피세포를 수반하여 젖꼭지(유두)모양으로 증식하는 양성종양이다. 큰 젖샘관에 발생하기 쉽고 소형의 유방 내 종류로서 촉지가 되거나 젖꼭지로부터의 혈성 내분비물로 알아차리는 경우가 많다.

4 유방암

a 유방암의 역학

유방암(breast carcinoma)의 증가경향이 두드러지고 일본의 연간 이환환자 수는 3.5~4만 명, 연간 사망자 수도 1만 명을 넘고 있다. 구미에서의 발생률은 일본의 3~4배에 도달하고 있고 일본에서도 증가경향이 계속되는 것으로 추측된다. 40세대 후반부터 50세대 전반에 많은데 최근에 폐경 후의 유방암이 증가하고 있다.

b 유방암의 임상

유방암의 5년 생존율이 80%를 넘고 있으며 조기발견 · 조기치료에 의해서 완치되는 증상사례

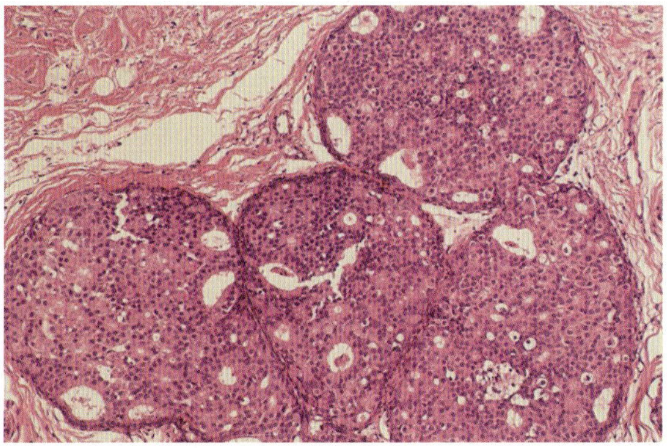

▶그림 12 비침윤성 젖샘관암
암은 기존의 젖샘관 내를 진전하여 사이질에의 침윤성은 인지되지 않는다. 사이질과의 경계는 선명하다.

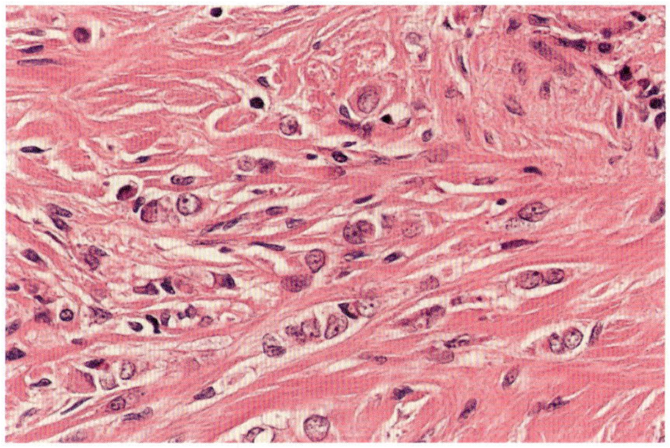

▶그림 13 침윤성 소엽암
세포는 각각이 뿔뿔이 사이질 내에 침윤하여 있다.

가 많다. 유방의 위 가쪽 1/4에 발생하기 쉽다. 유방암 증상사례의 90% 이상은 종류의 자기촉지에 의해서 알아차리기 때문에 조기유방암 발견 목적의 자기검진이 권장되고 있다. 또한 최근 유방조영술(mamography)을 사용한 유방암 검진에 의해서 발견되는 조기의 비촉지 유방암이 증가하고 있다. 조기유방암은 5년 생존율 95% 이상으로 예후가 양호하며 조기유방암에 대해서는 유방 온존요법이 보급되었다. 진행유방암에서는 림프절 전이나 뼈나 허파 등으로의 혈행성 전이가 일어나기 쉽다. 원격 전이를 수반하는 진행유방암의 5년 생존율은 40% 정도로 떨어진다.

c 유방암의 발생요인

유방암은 여성호르몬 의존성 암이며 그 발생과 진전에는 에스트로겐이 깊이 관여하고 있다. 초경연령이 젊은, 폐경연령이 느린, 미혼, 비만 등의 요인이 위험인자라 하고 있다. 부신피질로부터 분비되는 남성호르몬이 지방조직에서 에스트로겐으로 변환되기 때문에 비만여성에서는 에스트로겐 수준이 높아지고 유방암의 발생빈도가 높아진다. 유방암 증상사례의 약 60%는 에스트로겐 수용체 양성을 나타내고 그 중의 약 절반에서는 호르몬치료가 효과적이며 외과적 수술치료와 병용된다. 발생빈도는 높지는 않지만 BRCA1이나 BRCA2 유전자의 이상에 의해서 발생하는 가족성(유전성) 유방암도 있다.

d 병리

유방암은 사이질에의 침윤을 수반하고 있지 않은 비침윤암과 침윤암으로 나뉜다(▶그림 12, 13). 비침윤암의 상태에서 발견되는 유방암은 전이하는 일은 없으며 예후는 매우 양호하다. 또한 젖샘조직 중에서의 발생 모조직에 기초하여 젖샘관암과 소엽암으로 나뉘고 전자가 90% 이상으로 압도적으로 많다.

F 물리치료 · 작업치료와의 관련사항

물리치료 · 작업치료의 대상자가 콩팥기능장애를 갖고 있는 경우도 많다. 투석치료의 원인질환으로서는 당뇨병이 최다이고 진행 당뇨병 환자에서는 동시에 당뇨병성신경병증, 시력장애, 동맥경화나 고혈압 등, 전신적인 순환장애에 의한 질환이나 장애를 갖고 있는 일이 많으며 다리에 당뇨병성 괴저가 일어나면 다리를 절단하지 않을 수 없는 경우도 있다. 재활을 효과적으로 시행하기 위해서는 대상자의 콩팥 병태를 이해하는 것이 중요하다.

또한, 유방암수술에 있어서의 겨드랑이 림프절 절제(dissection)의 후유증으로서 환부 쪽 팔의 림프부종이 발생하여 통증과 부종에 의한 운동기능장애가 일어나기 때문에 유방암 수술 후 환자도 재활의 중요한 대상이 된다.

복습의 요점

● **비뇨기**

1. 토리콩팥염은 면역학적 요인(면역복합체나 보체의 침착 등)이 관여하여 발생하고 깔때기콩팥염은 상행성 요로감염증에 의한 것이 많다는 것을 이해한다.
2. 당뇨병은 2차적 토리질환의 원인으로서 가장 많고 진행되면 콩팥기능상실증이 되어 투석치료의 대상이 된다. 당뇨병성 콩밭병증의 중요성을 이해한다.
3. 콩팥이 혈압의 조절에 중요한 역할을 수행하고 있는 역할을 이해하고 고혈압과 콩팥과의 연관성에 대해서 이해한다.
4. 콩팥종양으로서는 성인에서는 콩팥세포암, 소아에서는 콩팥모세포종이 발생한다. 또한 방광 등의 요로계에는 이행상피암이 발생한다는 것을 학습한다.

● **생식기**

1. 전립샘질환으로서 고령자에 발견되는 양성전립샘비대증에서는 배뇨장애가 일어나기 쉽다는 것, 또한 전립샘암은 최근 증가경향이 두드러진 고령자의 암이라는 것을 이해한다.
2. 자궁암에는 자궁경부암과 내막암이 있고 각각 발생원인 · 조직유형 등이 다르다는 것을 이해한다.
3. 대표적 젖샘질환으로서는 유방병증, 섬유샘종, 유방암이 있고 어느 것도 유방 내 종류로 발견되는 일이 많기 때문에 각종 양성 젖샘 종류와 유방암과의 감별이 중요하다는 것을 이해한다.

제 7 장

내분비장기

학습목표

- 내분비란 어떠한 구조인가를 이해한다.
- 각종 호르몬의 작용을 이해한다.
- 각종 호르몬의 분비항진 또는 저하에 의해서 일어나는 질환에 어떠한 것이 있는지를 이해한다.

세포로부터 방출되는 생리활성물질에는 다양한 것이 있다. 소화효소는 그 대표적인 것인데 분비샘의 도관을 지나서 운반되고 분비부위 근방의 소화관점막에서 작용한다. 이에 반해서 어떤 종류의 생리활성물질은 혈중에 수용됨으로써 널리 전신의 세포에 영향을 미칠 수 있다. 이러한 작용을 가진 물질을 호르몬이라 부르고 그 작용은 신체 전체의 균형을 잡는 데에 중요하다. 내분비란 호르몬의 작용을 통해서 전신의 균형을 잡는 기전이며 내분비 장기란 호르몬을 생산하는 장기이다.

호르몬 중에는 신경세포에서 생산되는 것이 있다는 것으로부터 신경내분비라 불리는 방법도 있다. 정신적 · 물리적 스트레스를 받으면 인간은 그것에 반응하여 무의식중에 어떻게든 원래의 상태를 지키려고 하는데 이때에는 다양한 호르몬이 분비되고 있는 것이다. 즉 내분비의 구조는 생체 방어에 있어서 매우 중요하고 그 작용은 한마디로 말하면 생체의 항상성(homeostasis)을 유지하는 것이라 할 수 있다.

A 시상하부

대뇌의 시상 밑, 제3뇌실을 에워싸는 부위에 있는 조직을 시상하부(hypothalamus)라 하고 많은 신경핵이 존재한다. 이들의 신경핵으로 만들어진 호르몬은 시상하부-뇌하수체 문맥계(혈관)를 통해서 뇌하수체 앞엽에 도달하여 뇌하수체호르몬의 분비를 조정한다. 분비를 촉진하는 것은 방출호르몬, 분비를 억제하는 것은 억제호르몬이라 불린다. 한편, 시상하부로부터의 호르몬 분비는 부신피질이나 난소 등으로부터 분비되는 호르몬에 의해서 조절되어 있다.

이와 같이 내분비 장기는 호르몬을 통해서 서로 호르몬 분비량을 조정하고 있으며 이것을 피드백기전이라 부르고 있다.

B 뇌하수체

1 구조와 기능

뇌하수체(pituitary 또는 hypophysis)는 앞엽, 중간엽, 뒤엽으로 구성된다. 앞엽과 중간엽은 호르몬을 분비하는 상피성세포의 포소로 구성되어 있으므로(▶그림 1) 샘엽(glandular lobe)이라고도 불린다. 뒤엽은 시상하부에 존재하는 신경핵

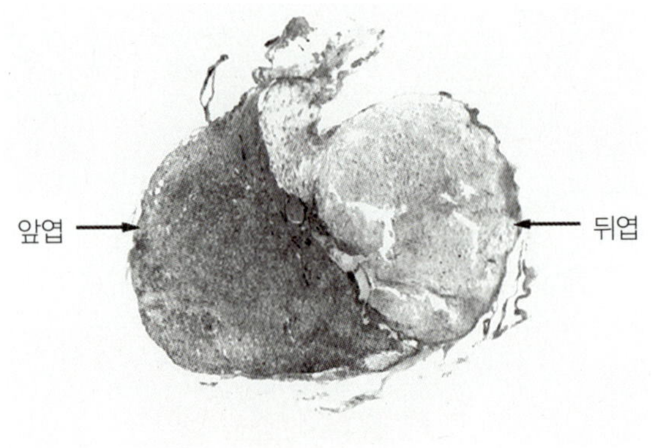

▶그림 1 뇌하수체 단면도 [渡邊 信 선생의 호의에 따른다]

으로부터 뻗은 신경섬유로 구성되고 신경엽이라고도 불린다. 뇌하수체 중량은 성인에서는 0.6~0.9그램이다. 시상하부와 뇌하수체 앞엽의 사이를 연결하는 모세혈관(시상하부-뇌하수체 문맥계라고도 불린다)이 있고 그 모세혈관을 통해서 시상하부로부터 여러 가지의 방출호르몬이 뇌하수체 앞엽에 운반된다.

a 앞엽

샘과 유사한 조직을 구성하는 세포는 염색성에 의하여 다음의 3종류로 분류되고 호산성 · 호염기성 세포는 다음의 호르몬을 분비한다.

① 혐색소 세포(호르몬 분비 후의 세포, 또는 미숙한 세포)
② 호산성 세포 : 성장호르몬(growth hormone; GH), 프로락틴(prolactin)
③ 호염기성 세포 : 부신피질자극호르몬(adrenocorticotropic hormone; ACTH), 난소자극호르몬(follicle stimulating hormone; FSH), 갑상샘자극호르몬(thyroid stimulating hormone ; TSH), 황체형성호르몬(luteinizing hormone; LH)

b 중간엽

앞엽과 같은 유래이지만 인간에서는 대부분 퇴화하여 있고, 콜로이드가 조금 관찰될 뿐이며 샘구조는 거의 관찰되지 않는다.

c 뒤엽

시상하부에 존재하는 신경핵으로부터 뻗는 신경축삭이 직접 도달하여 있고 뇌하수체 뒤엽에서 축삭으로부터 옥시토신(oxytosin)이나 항이뇨호르몬[antidiuretic hormone(ADH) 또는 vasopressin]이 분비된다.

2 뇌하수체 기능의 이상에 의한 질환

a 호르몬분비항진증

(1) 거인증과 첨단거대증(말단비대증)

성장호르몬의 분비항진에 의해서 팔다리뼈의 비대, 내장의 비대를 초래한다[거인증(gigantism 또는 giantism)]. 뼈끝 연골이 폐쇄된 후에는 관절주위의 뼈의 비대를 초래한다[말단비대증(acromegaly)].

(2) 쿠싱병(Cushing's disease)

뇌하수체 앞엽에서부터 분비되는 ACTH는 부신피질에 작용하여 부신피질호르몬(코르티솔 등)의 분비를 촉진한다. 뇌하수체 앞엽에 종양이 생기면 ACTH의 분비량이 증가하므로, 그 결과 부신피질로부터의 호르몬 분비가 증가한다. 특히 코르티솔 분비항진에 기초하는 병태를 쿠싱병이라 부른다. 30세대의 여성에 많고 보름달모양 얼굴, 버팔로 어깨, 중심성 비만, 피부 줄무늬의 특징적인 증상을 나타낸다.

b 호르몬분비저하증

(1) 요붕증

ADH는 이뇨를 억제하는 작용을 가지므로 ADH가 없어지면 요붕증(diabetes insipidus)을 야기한다. 1일 10~20ℓ 의 다뇨가 있고 목마름증을 초래한다.

(2) 쉬이한병(Sheehan's disease)

뇌하수체의 세포가 괴사함으로써 일어나는 질병이다. 출산 · 분만 후에 일어나는 일이 많다. DIC(파종성혈관내응고증후군)에 의해서 괴사가 일어난다고 생각되고 있다. 증상이 나타나기까지 1개월에서 1년 걸린다.

3 종양

뇌하수체에 발생하는 종양의 대부분이 양성종양이며 소화관 점막에 발생하는 샘세포의 양성종양과 마찬가지로 "샘종(선종)"이라 불린다. 뇌하수체 샘종은 기능성 종양이 많다. 즉, 종양세포가 호르몬을 분비하기 때문에, 게다가 과잉으로 분비되기 때문에 호르몬의 작용에 상응한 여러 가지 증상을 나타낸다. 그 대표적인 질환이 쿠싱병이다(위를 참조).

약 2/3가 기능성 종양이지만 기능이 없는 샘종도 있다. 이 경우는 호르몬을 생산하지 않으므로 발견되기 어렵지만 종양이 커져서 뇌하수체 좌우에 존재하는 시신경을 누르게 되면 시야장애가 일어나기 때문에 안과에서 발견되는 경우가 있다.

C 갑상샘

1 구조와 기능

갑상샘(thyroid)은 기관 상부에서 목의 앞면에 있다. 나비와 같은 형태를 하고 있으며 좌우의 날개부분은 좌엽, 우엽이라 불리고, 이들을 연결하는 부분은 협부(isthmus)라 불린다. 성인에서는 20~30그램이다. 갑상샘의 조직모양은 특징적이고 1층의 입방상피가 포위하는 샘관과 같은 구조물이 가득 차는 단조로운 소견을 나타낸다. 이 샘관과 같은 구조물은 갑상샘 여포(follicle)라 불리고 내강에 존재하는 물질을 일반적으로 콜로이드라 부르고 있으나 여기에 갑상샘호르몬 전구체를 비축하고 있다.

실제로는 갑상샘호르몬은 여포의 가쪽에 분비하게 된다. 갑상샘호르몬은 요오드(iodine)를 포함하는 티록신(thyroxine)과 삼요드티로닌(triiodothyronine)으로 구성되고 전신의 대사를 촉진한다. 이것 이외에 칼시토닌도 갑상샘호르몬의 일종이지만 이것은 여포와 여포 사이에 존재하는 곁여포세포(C세포)로부터 분비된다. 칼시토닌은 칼슘대사에서 부갑상샘호르몬과 길항적으로 작용한다.

2 기형

갑상샘은 가슴샘, 부갑상샘과 마찬가지로 발생기의 인두굽이(새궁, pharyngeal arch) 가까이에서 발생한다(제3, 4인두굽이 유래). 가슴샘의 아래쪽 이동에 끌려서 정상부위보다 아래쪽(종격 내)에 위치하는 일이 있다(드물다).

3 갑상샘 기능의 이상에 의한 질환

a 갑상샘기능항진증

(1) 바제도병

바제도병(Basedow's goiter)[그레이브스병(Grave's disease)]은 메르세버그(Merseburg) 3징후(갑상샘의 종대, 심계항진, 안구돌출)를 주된 증상으로 하는 질환이고 여성에 많다. 발생기전은 알레르기 V형의 반응에 의한 자기면역질환이라 생각되고 있다. 자기의 단백질을 인식하는 항체(자기항체)가 생산되는 병태를 자기면역질환이라 하는데 바제도병에서는 IgG 분획에 속하는 자기항체가 생산되고 이것이 TSH(갑상샘자극호르몬)와 유사한 작용을 갖기 때문에 여포로

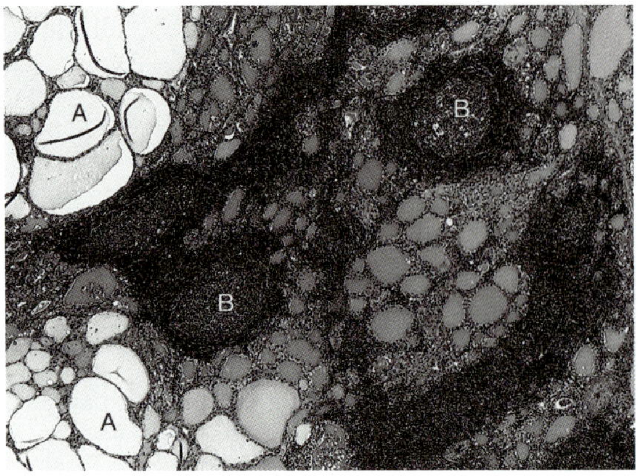

▶**그림 2 만성갑상샘염**

갑상샘 여포 (A) 의 사이에 림프여포 형성 (B) 을 수반하는 림프구 침윤이 강하다. [渡邊 信 선생의 호의에 따른다]

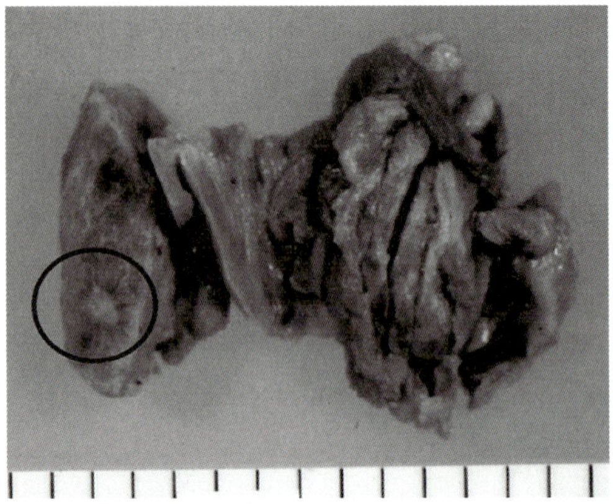

▶**그림 3 갑상샘암**

미소암이다. 원으로 에워싸고 있는 직경 약 5㎜의 백색 결절이 암이다. [渡邊 信 선생의 호의에 따른다]

부터의 갑상샘호르몬의 분비가 항진한다.

b 갑상샘기능저하증

(1) 크레틴병(cretinism)

요오드 부족에 의해서 발생한다. 지능저하를 수반한다. 선천성의 것도 있다.

(2) 점액부종(myxedema)

성인 갑상샘기능저하증의 하나이다. 30~60세대에 많다. 누른 자국을 남기지 않는 부종(non-pitting edema)이 관찰된다.

(3) 만성갑상샘염(chronic thyroiditis) (▶그림 2)

하시모토병(Hashimoto disease)이라고도 불린다. 갑상샘에 대한 자기항체가 생산되는 자기면역질환이고 여성에 많다는 점에서는 바제도병과 유사하지만 자기항체가 갑상샘호르몬의 분비를 억제하도록 작용하기 때문에 바제도병과는 반대로 갑상샘 기능저하를 초래한다. 그 결과 자주 갑상샘 종대를 초래한다. 악성림프종을 합병하는 경우가 있다.

4 종양 · 종양모양 병변

(1) 과형성 · 양성종양

- 결절성갑상샘종 : 여포의 과형성에 의해서 갑상샘의 일부가 결절모양으로 부어오른 것. 무증상이고 오랜 경과를 거치는 일이 많다. 그 결과 석회화나 주머니(낭포) 형성 등의 2차적인 변성소견을 나타낸다.
- 여포샘종 : 종양세포가 여포구조를 취하여 증식하는 것. 피막침습성 없음.

(2) 악성종양

작아도 전이하기 쉬운 것이 있다(▶그림 3).

- 유두암 : 조직형태가 젖꼭지모양이고 종양세포의 핵 소견(불투명유리모양, 핵고랑, 봉입체)이 특징적이다. 갑상샘암의 대부분은 이것이고 작아도 전이하기 쉽다.
- 여포암 : 종양세포가 여포와 유사한 구조를 취하여 증식하고 피막을 침습한다.
- 수양암(medullary thyroid carcinoma) : 곁여포세포 유래라 생각되고 기능성 종양이다. 칼시토닌 등의 펩티드 호르몬을 생산한다.
- 미분화암 : 종양세포는 특징적인 배열을 나타냄이 없이 증식하고 있다. 핵 이형이 두드러지고 예후는 나쁘다.
- 악성림프종 : 하시모토병에 합병하는 일이 있다.

D 부갑상샘(상피소체)

1 구조와 기능

부갑상샘(parathyroid)은 갑상샘 좌우엽의 상하 끝 부근의 뒷면 가쪽에 각 1개가 존재하고 계 4개가 있다(6개인 경우도 있다). 쌀알 크기이고 부갑상샘호르몬을 분비한다. 조직구축은 내분비세포의 포소모양 증식이고 여러 가지 비율로 지방조직을 섞는다.

이 부갑상샘호르몬(parathyroid hormone ; PTH)은 칼슘의 대사에 필요하고 장관으로부터의 칼슘의 흡수, 콩팥에서의 칼슘의 재흡수에 의해서 혈중 칼슘을 상승시키고 인(P)을 저하시킨다. 장관으로부터의 흡수에는 비타민 D가 필수적이다. 칼시토닌의 작용과 길항한다.

2 부갑상샘(상피소체) 기능의 이상에 의한 질환

a 부갑상샘(상피소체) 기능항진증

(1) 원발성부갑상샘기능항진증

샘종에 의한 것이 많다. 과형성으로도 일어난다.

(2) 속발성부갑상샘기능항진증

비타민 D 부족, 콩팥기능상실, 구루병, 칼시토닌 과잉 등으로 저칼슘혈증이 되면 부갑상샘이 자극되어 PTH 분비항진이 일어난다(이러한 기전은 호르몬 분비제어의 기본이고 피드백 기전이라 불린다).

b 부갑상샘(상피소체) 기능저하증

원인불명의 것이 많다. 혈청 중 칼슘이 저하하여 강직(tetany)을 일으킨다.

갑상샘의 수술 때에 함께 모두를 제거해버리는 경우가 있다. 하나라도 남아 있으면 된다. 알고 있으면 제거한 샘을 분할하여 피하에 이식한다.

3 종양 · 종양모양 병변

(1) 과형성 · 양성종양

샘종은 하나가 커진다(종양이 다발하는 일은 드물기 때문에). 이에 반해서 과형성은 4개 모두 커진다(과형성은 피드백 기전에 따르므로). 따라서 일반적으로 샘종 쪽이 치료하기 쉽다.

(2) 악성종양

샘암 : 내분비세포와 유사한 종양세포가 포소상으로 증식한다. PTH 분비과잉을 수반하는 일이 있다.

E 부신

1 구조와 기능

부신(adrenal gland)은 겉질과 속질로 구성된다. 각각에서 생산되는 호르몬은 다르다.

출생 시 10그램 정도이고 체중에 비해서 상당히 크지만 성인에서는 6~6.5그램이다. 겉질과 속질에 따라서 기능은 다르다.

2 부신겉질

표층에서부터 심부를 향해서 다음의 3층으로 구성된다. 각각의 층에서 하기의 스테로이드호르몬을 분비한다. 시상하부-뇌하수체계의 지배(주로 ACTH)에 의해서 호르몬 분비량이 제어되어 있다.

① 구 모양 층 : 광물질 스테로이드(알도스테론)를 분비한다. 콩팥의 나트륨(Na), 칼륨(K)

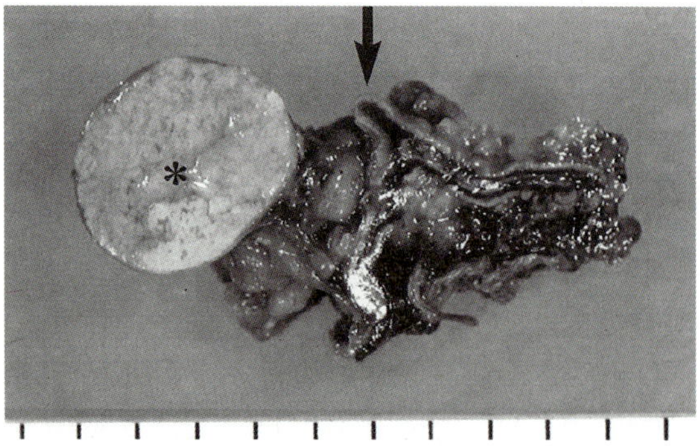

▶그림 4 부신의 샘종

*표가 샘종이고 화살표의 부분에 부신의 정상세포가 있다. [渡邊 信 선생의 호의에 따른다]

의 재흡수 조절을 한다.

② 끈 모양 층 : 당질 스테로이드(글루코코르티코이드)를 분비한다. 당의 신생, 단백질 이화촉진, 염증억제 등의 작용이 있다.

③ 그물모양 층 : 성호르몬(안드로겐, 테스토스테론, 에스트로겐)을 분비한다. 성기의 성숙, 기능분화를 조절한다.

a 부신겉질기능항진증

(1) 쿠싱증후군

당질 코르티코이드의 과잉분비에 의해서 일어난다. 몇 가지의 병태가 있다.

① 부신피겉질에 기능성 종양이 발생한 것.

② 뇌하수체로부터 분비되는 ACTH의 과잉에 의한 것은 겉질의 과형성을 나타낸다(이 경우는 쿠싱병이라 부르는 일이 많다).

③ 치료를 위해 부신피겉질호르몬(이른바 스테로이드제)을 대량으로 투여하였기 때문에 일어나는 것은 의원성 쿠싱증후군이라 한다.

(2) 콘증후군(Conn's syndrome)(▶그림 4)

알도스테론 분비항진에 의한다. 혈중 레닌양은 낮지만 고혈압을 초래한다. 대부분이 겉질의 샘종에 의한다.

b 부신피겉질기능저하증

(1) 애디슨병(Addison disease)

겉질의 90%가 파괴되기까지 증상은 나타나지 않는다. 20~25%가 결핵에 의한다. 색소침착이 있다.

(2) 시상하부-뇌하수체계의 이상

암 전이, 감염, 방사선, 쉬한병 등에 의한다. 대부분은 뇌하수체로부터의 ACTH 분비저하가 원인이다.

(3) 급성기능저하증

부신에 출혈이 있으면 급격히 발병하는(부신위기라 한다) 경우가 있다.

c 종양

(1) 양성종양

샘종이 생긴다. 기능성인 경우가 많고 콘증후군을 나타낸다(▶그림 4).

(2) 악성종양

부신겉질암이 있으나 드물다. 샘종이 악성화한 것이라 생각하면 된다.

3 부신속질(부신수질)

발생학적으로는 교감신경절에 유연관계가 있는 조직이다. 승압제제로서 잘 알려진 아드레날린과 노르아드레날린(카테콜아민)을 분비한다.

a 종양

(1) 갈색세포종(pheochromocytoma)

카테콜아민 생산 종양이다. 증상으로서 돌발적 고혈압을 나타낸다. 요중 바닐릴만델산(VMA)의 상승이 관찰된다.

(2) 신경모종

80%는 어린이에게 발생한다. 생후 2~3개월 이내에 발생한 것은 자연히 소멸하는 경향에 있다.

F 췌장 랑게르한스섬

1 구조와 기능

췌장 랑게르한스섬은 췌장의 외분비샘의 사이에 섬 모양으로 있고 α세포, β세포 등으로 구성된다. α세포는 글루카곤, β세포는 인슐린을 분비한다(▶그림 5)

인슐린은 포도당이 세포막을 통과하여 세포 내에 수용될 때에 필요한 펩티드호르몬이며 혈당치를 내리는 작용을 갖는다. 공복 시 정상 혈당치는 80~120㎎/㎗이다.

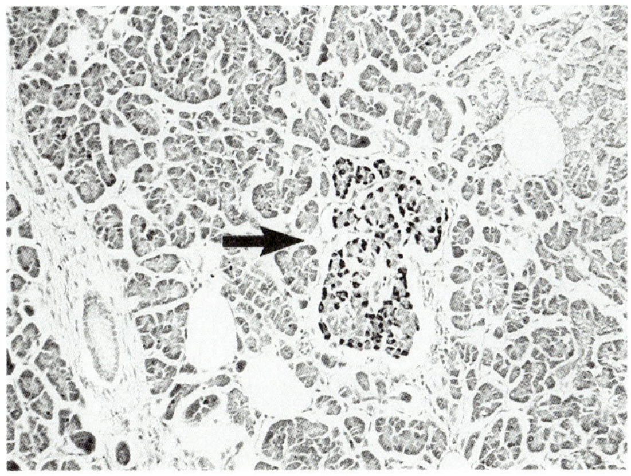

▶**그림 5 췌장의 랑게르한스섬의 조직도**

화살표의 세포집단이 랑게르한스섬이다. 흑색으로 염색되어 있는 것이 글루카곤을 분비하는 α세포이다. [渡邊 信 선생의 호의에 따른다]

2 당뇨병

당뇨병(diabetes mellitus; DM)은 췌장 랑게르한스섬 β세포에서의 인슐린 분비가 저하한다. 또한 인슐린이 작용해야 할 세포에서 인슐린에 대한 반응성이 저하하는 질환이고 혈당치가 상승하는 것이 특징이다(요에 당이 나오는 것은 혈당치가 올라간 결과이다). 인슐린이 작용하지 않으면 포도당이 세포 내로 수용되지 않으므로 대체에너지로서 지방, 단백질 등을 이용하게 되어 포도당의 대사이상과 함께 여러 가지 대사이상을 초래한다. 혈당치 상승에 의한 침투압이 상승 때문에 다뇨·목마름과 같은 증상이 나타난다.

a 분류

(1) 1형 당뇨병

급격히 발병한다. 20세 이하의 젊은이에 많다. 생활습관에 기인하는 것이 아니라 자기면역질환이고 β세포가 파괴됨으로써 인슐린의 분비가 없어지는 것이 주요한 원인이라고 생각되고 있다. 치료의 중심은 인슐린 주사이고 운동치료·식사요법 등이 보조적으로 시행된다.

(2) 2형 당뇨병

성인에 많다. 과식, 비만, 운동부족 등이 유발요인이 된다. 생활적 소인·유전적 요인이 강하다. 인슐린의 분비가 아니라 오히려 인슐린을 수용하는 능력이 저하하는 것이 주요 원인이다. 당뇨병의 약 95%는 이 2형 당뇨병에 해당한다고 일컬어지고 있다. 치료의 중심은 운동치료·식사요법이고 경구혈당저하제 등에 의한 약물치료는 보조적이다.

b 합병증

(1) 급성합병증

- 저혈당 : 혈당치를 내리는 치료의 결과 일어난다. 특히 인슐린 주사를 시행하고 있는 경우에 빈도가 높으므로 주의를 요한다. 뇌신경계에 부담이 가해지고 빈맥, 발한, 떨림, 경련, 혼수와 같은 증상이 일어난다.
- 케톤산증성 혼수 : 인슐린의 현저한 작용부족에 의해서 지방대사가 항진하면 일어난다. 지방대사산물의 케톤체(아세톤, 아세토초산, β-옥시부티르산)가 체내에 축적하고 (케톤증) 그 결과 혈액의 pH가 저하함으로

써(케톤산증) 혼수에 빠진다. 증상으로서는 고혈당에 의한 탈수, 보상성이 큰 호흡(쿠스마울 대호흡), 날숨의 아세톤 냄새가 있다. 케톤산증성 혼수에 높은 침투압성 비케톤성 혼수, 젖산산증성 혼수를 추가하여 당뇨병성 혼수라 부른다.

(2) 만성합병증

수년에서 수십 년을 거쳐 발병한다. 가느다란 혈관의 장애에 의한 세소혈관장애와 굵은 혈관의 장애에 의한 대혈관장애로 대별된다. 기본적으로 어느 것도 진행해버릴 때까지 자각증상이 없고 정기적인 검사와 혈당조절이 중요하다.

- 세소혈관장애
- 당뇨병성망막증 : 눈의 망막혈관의 작은 동맥류에서부터의 출혈로 급격한 시력저하를 초래한다. 성인 후의 실명원인의 제1위이다.
- 당뇨병성콩팥증 : 토리의 장애에 의해서 단백질이 요중에 나오게 되어 콩팥기능상실증으로 이행한다. 투석 도입원인의 제1위이다.
- 당뇨병성신경병증 : 지각이상, 자율신경이상 등의 신경증상을 초래한다.
- 대혈관장애 : 혈당치가 높은 상태가 계속되면 동맥경화가 일어나 심근경색, 뇌경색 등의 유발요인이 된다. 고혈압이나 비만 등으로 조장된다.

3 종양

(1) 양성종양

췌도세포 종양이라 불린다. 일부는 기능성이고 인슐린(인슐린노마), 글루카곤(글루카곤노마), 가스트린(가스트린노마) 등을 과잉으로 분비하기 때문에 저혈당, 당뇨병, 위궤양[졸링거-엘리슨 증후군(Zollinger-Ellison syndrome)] 등의 증상을 나타낸다.

(2) 악성종양

양성종양이 악성화한 것이라 생각해도 된다.

G 소화관 호르몬의 이상

소화관의 연동운동, 소화, 흡수 등은 이른바 소화관호르몬(인슐린, 글루카곤, 가스트린, 소마토스타틴, 세크레틴, VIP, 모틸린 등)에 의해서 조절되어 있다. 이들의 호르몬을 분비하는 세포는 대부분 소화관 벽 내에 있고 종양화한 경우에는 카로티노이드종양이라 불린다. 췌장의 랑게르한스섬을 형성하는 세포도 같은 종류의 세포이다.

1 졸링거-엘리슨증후군 (Zollinger-Ellison syndrome)

가스트린을 분비하는 G세포라 일컬어지는 세포의 종양성 증식(샘종)에 의해서 가스트린의 분비과잉이 일어나고 그 결과 위산분비가 비정상적으로 항진하여 위산과다를 초래하고 난치성 위궤양을 만든다.

졸링거-엘리슨증후군은 위산과다, 난치성위궤양, 췌장의 랑게르한스섬 종양을 3징후로 하는 드문 질환이다. 췌장의 랑게르한스섬은 생리적으로는 가스트린을 생산하는 부위로서는 중요하지 않지만, 췌도세포종양의 일부는 가스트린을 생산하는 일이 있기 때문에 졸링거-엘리슨증후군을 나타낸다.

생리적으로는 G세포는 위의 안뜰부분에서부터 십이지장에 걸쳐서 많이 존재한다. 그 세포가 종양화한 경우에는 카로티노이드 종양이라 불린다. 그 종양이 가스트린을 과잉으로 분비하는 경우에도 난치성 위궤양 증상을 초래한다(▶그림 6, 7).

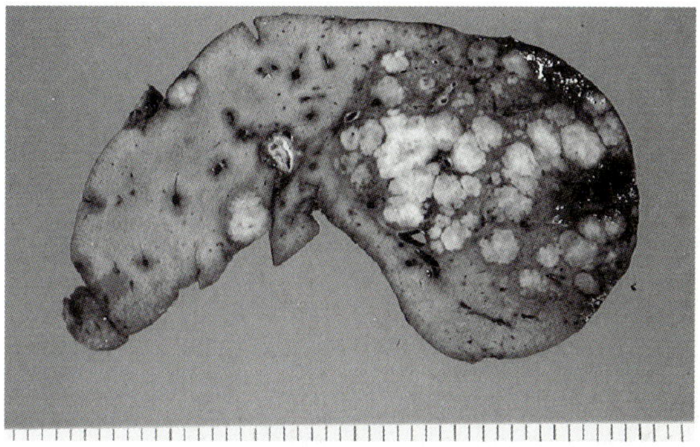

▶그림 6 졸링거-엘리슨증후군을 초래한 악성 카로티노이드종양의 간전이

다수의 백색결절이 카로티노이드의 전이병소이다 [渡邊 信 선생의 호의에 따른다]

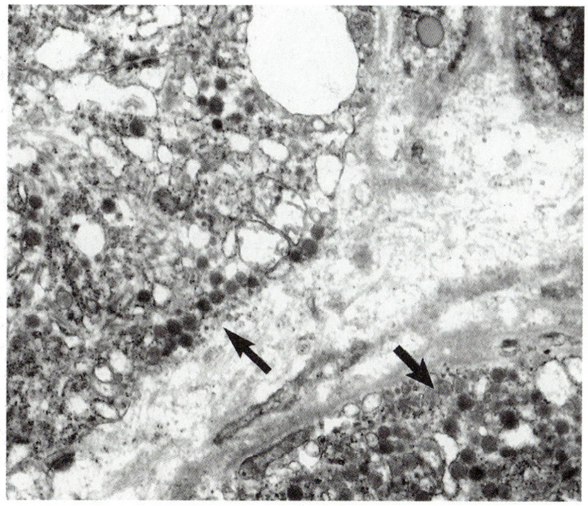

▶그림 7 카로티노이드의 전자현미경 영상

세포질 내에 다수의 내분비 과립이 인지된다(화살표). [渡邊 信 선생의 호의에 따른다]

2 WDHA증후군

작은창자(소장)의 운동을 조절하는 VIP(vasoactive intestinal polypeptide)라는 호르몬이 과잉으로 분비되면 장관의 운동이 병적으로 항진하기 때문에 격렬한 물 모양 설사(watery diarrhea), 저칼륨혈증(hypokalemia), 무(저)산증(achlorhydria)을 초래한다는 것으로부터 WDHA증후군(watery diarrhea-hypokalemia-achlorhydria syndrome)이라 불린다.

H 다발성 내분비종양증(MEN)

다발성 내분비종양증(multiple endocrine neoplasia : MEN)은 상염색체 우성유전을 하는 질환이다. 단발의 것도 있으나 몇 가지의 종양이나 과형성을 합병하는 것이 많으며 다음과 같이 분류된다. 각각의 종양이 분비하는 펩티드호르몬에 의해서 증상은 변화한다.

① MEN-1형[베르머증후군(Wemer syndrome)] : 뇌하수체 샘종 + 췌장 랑게르한스섬 종양 + 부갑상샘 샘종 또는 과형성

② MEN-2(MEN-2A)형 [시플증후군(Sipple syndrome)] : 갑상샘수양암 + 부신 갈색세포종 + 부갑상샘 샘종 또는 과형성

③ MEN-3(MEN-2B)형 : 갑상샘수양암 + 부신 갈색세포종 + 점막밑 신경종

I 이소성호르몬 생산 종양

내분비계의 세포가 포함되는 종양이 발생하면 본래와는 별개의 장소에서 여러 가지 호르몬이 생산된다. 허파 소세포암, 간암 등에 관찰되는 경우가 있다.

J 물리치료 · 작업치료와의 관련사항

내분비호르몬의 이상은 대사이상, 뼈의 이상 등을 수반하는 경우가 많다. 스테로이드 치료는 정신증상을 수반하는 경우도 있으므로 그 원질환을 확실히 이해한 다음에 재활을 시행할 필요가 있다.

복습의 요점

- 내분비 장기는 생체의 항상성을 유지하기 위해 호르몬을 분비함으로써 서로 영향을 주고 있다. 그 대표적인 것이 피드백 기전이다. 이 기전은 구체적으로 어떠한 것인지를 이해한다.
- 내분비 장기의 질환에서는 호르몬의 균형이 무너지는 일이 많다. 호르몬의 과잉 또는 감소가 어떠한 병태를 일으키는지 구체적으로 이해한다.
- 당뇨병에는 인슐린의 분비량이 저하하여 있는 것과 인슐린에 대한 응답성이 저하하여 있는 것이 있다는 것을 이해한다.
- 내분비 장기에도 종양이 발생한다. 그 일부는 호르몬을 생산하므로 그것에 수반한 다양한 병태를 나타낸다. 구체적으로 어떠한 것이 있는지를 이해한다.

제 8 장

조혈기관

학습목표

- 이 단원에서는 조혈기관 질환에 대해서 학습한다.
- 골수의 구조와 기능을 학습하고 이어서 적혈구계통의 질환, 백혈구 및 그 유연의 질환, 혈소판계통의 질환의 주된 것에 대해서 학습한다.
- 림프절이나 지라(비장), 가슴샘 등의 구조와 기능을 학습함과 동시에 각각에 관찰되는 대표적인 질환에 대해서도 학습한다.

A 골수

1 골수의 구조와 기능

골수조직은 조혈세포와 사이질로서의 지방세포를 포함하는 세망조직, 혈관계, 신경조직 등으로 구성되어 있으며 조혈세포는 세망조직의 그물코 내에 가득 차 있다. 세망조직은 세망세포, 대식세포, 세망섬유 등으로 구성되어 있고 조혈세포를 지지함과 동시에 조혈세포의 분화유도 · 조절에도 관여하여 조혈미소환경(hematopoietic inductive microenvironment; HIM)(➡NOTE-1)을 형성하고 있다(▶그림 1).

또한 최근에 골수에는 각 혈구계통 세포를 만드는 조혈줄기세포 이외에 뼈, 연골, 골격근, 심근, 지방세포, 신경세포, 간세포 등으로 분화할 수 있는 사이엽계 줄기세포도 존재한다는 것이 밝혀져 재생의학 · 의료의 면에서부터도 주목을 받고 있다.

태아나 신생아기의 골수조직은 조혈이 왕성한 세포속질(붉게 보이므로 적색속질이라고도 한다)이지만, 나이가 듦에 따라 지방조직이 증가하고 긴뼈에서는 말단보다 중추 쪽으로 지방속질(노랗게 보이므로 황색속질이라고도 한다)화가 진행된다. 성인에서는 골수의 총량은 약 2,600그램(체중의 약 4.6%)이고 대략 그 절반인 1,000~1,500 그램이 세포속질, 다른 절반이 지방속질이다.

NOTE

1 조혈미소환경

조혈은 조혈줄기세포를 포함한 조혈세포와 그것을 에워싸는 미소환경과의 상호작용 하에 성립되어 있으며, Trentin 등은 이러한 조혈세포의 분화를 유도하는 환경작용을 hematopoietic inductive microenvironment(HIM)이라 명명하였다. 오늘날에는 골수 사이질에 있는 세망세포, 지방세포, 대식세포, 섬유모세포, 혈관내피세포 등의 조혈지지세포나 T세포로부터는 조혈인자나 조혈억제인자가 생산되어 사이토카인 네트워크를 형성하여 정맥굴을 주체로 하는 미소순환계와 함께 조혈세포의 정착, 증식, 분화, 성숙, 방출 등의 조혈의 조절에 임하고 있다는 것이 알려져 있다.

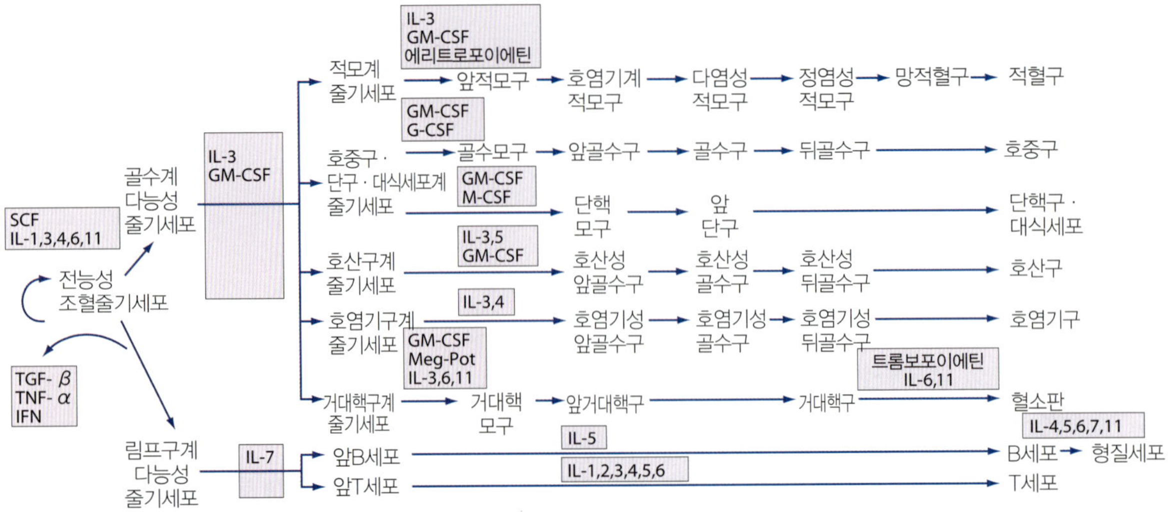

▶그림 1　혈구의 분화·성숙과정과 사이토카인

SCF : stem cell factor. GM-CSF : 과립구·대식세포 집락 자극인자. G-CSF : 과립구 집락 자극인자. M-CSF : 대식세포 집락 자극인자. Meg-Pot : 거대핵구 증식인자. IL : 인타루킨 TGF-β : transforming growth factor-β. TNF-α : tumor necrosis factor-α. IFN : 인터페론(연구자에 의해서 이론이 있으나 대략을 나타냈다) [神山隆一 ; 표준병리학. 2판, 文光堂, 2004, p.402에서]

▶표 1　혈구의 이상과 골수

	골수상	
	세포 증가 : 고형성	세포 감소 : 저형성~무형성
적혈구계	● 적혈구 생산 및 성숙기전의 이상에 의한 빈혈 ・거대적모구성 빈혈 ・철분결핍성 빈혈 ・철모구성 빈혈 ● 용혈성 빈혈 ● 출혈성 빈혈 ● 적혈병~적백혈병 ● 진성적혈구증가증(진성다혈증)	● 재생불량성 빈혈 ● 적모구로
과립구계	● 과립구증가증 ● 백혈병	● 무과립구증 ● 재생불량성 빈혈
혈소판계	● 특발성혈소판감소성 자반병 ● 거대핵구성백혈병 ● 본태성혈소판혈증	● 재생불량성 빈혈

성인의 세포속질의 부분에서는 조혈실질과 지방세포의 면적비율, 즉 조혈실질비율은 약 1 : 1 (40~60%)이다. 이 정상범위보다도 조혈실질부분이 많고 지방세포가 감소하고 있는 상태가 고형성성 골수(hypercellular marrow), 반대로 조혈기능이 저하하여 조혈실질이 감소하고 지방세포가 증가하고 있는 경우가 저형성성 골수(hypocellular marrow) 내지는 무형성성 골수(aplastic marrow)이다.

정상의 상태에서는 순환혈액 중의 각종 혈구의 수는 일정하게 유지되어 있다. 이것은 골수에서의 혈구의 생산, 골수에서부터 혈중으로의 혈구의 방출, 혈중 및 조직 내에서의 혈구의 사멸 등의 사이에 동적 평형이 유지되어 있기 때문이며, 이 동적 평형이 상실되면 여러 가지 병적 상태가 발생한다(▶표 1).

2 적혈구계의 질환

a 빈혈

혈액단위 용적 중의 헤모글로빈 농도가 정상범위(성인의 정상치는 남성 14~18 g/dℓ, 여성 12~16 g/dℓ)보다 감소한 상태가 빈혈(anemia)이다.

빈혈은 질환명이 아니고 증상명이며 ① 적혈구 생산 및 성숙기전의 이상, ② 적혈구의 파괴항진, ③ 적혈구의 혈관 밖으로의 유실(출혈) 등의 기전에 의해서 적혈구의 생산과 붕괴의 평형이 무너진 경우에 관찰된다(▶표 2).

(1) 재생불량성 빈혈(aplastic anemia)

재생불량성 빈혈이란 골수에서 혈구생산능력에 장애가 있어 말초혈중의 적혈구, 백혈구, 혈소판의 어느 것이나 감소하고 범혈구감소증(pancytopenia)을 나타내는 질환이다. 적혈구계만이 감소하는 병태는 적혈구계무형성증(pure red cell aplasia)이라 한다.

본증은 ① 원인불명의 특발성과 ② 약제(클로람페니콜, 항생물질, 소염진통제 등), 독물(벤젠, 농약 등), 방사선 등에 의한 2차성(속발성)으로 분류된다. 일본에서는 특발성의 것이 많다.

재생불량성 빈혈의 발병기전에 관해서는 그 장애를 다능성 조혈줄기세포 수준에 구하는 것과 조혈미소환경에 있다고 하는 것이 있으나 본증에서는 골수 밖 조혈이 관찰되지 않고 또한 골수이식으로 치유할 수 있다는 것으로부터 다능성 조혈줄기세포의 장애에 기초하는 것이라 생각되고 있다.

병리소견 전신의 골수에서 조혈실질부분이 고도로 감소하여 지방수질로 치환된 무형성성의 골수(무형성형 또는 지방수질형이라 한다)가 된다. 증상사례에 따라서는 저형성성, 유정상형, 고형성형의 골수상을 나타내는 일도 있으나 어느 유형에서도 거대핵구는 고도로 감소하고 있다.

지라(비장)는 일반적으로 부어오르지 않고 림프여포도 위축성이다. 림프절, 림프장치, 가슴샘 등도 위축하여 있다. 이들의 기관에 골수조혈의 저하를 보상하는 골수 밖 조혈이 일어나지 않는 것도 본증의 특징이다. 기타, 전신의 헤모시데린증(hemosiderosis)이, 특히 수혈이 시행된 증상사례에서 두드러지고 또한 저산소혈증에 의한 심근이나 간세포의 지방변성 등이 관찰된다.

▶표 2 주된 적혈구계의 질환

I. 빈혈
A. 적혈구 생산 및 성숙기전의 이상
1. 조혈줄기세포의 증식 · 분화의 장애
a. 다능성 줄기세포
1) 재생불량성 빈혈
b. 단능성 줄기세포
1) 적모구로
2) congenital dyserythropoietic anemia
3) 콩팥성 빈혈
4) 내분비질환에 의한 빈혈
2. DNA 합성장애
1) 거대적모구빈혈
3. 헤모글로빈 합성이상
a. 헴 합성장애
1) 철결핍성 빈혈
2) 무트랜스페린혈증
3) 혈모구성 빈혈
4) 포르피린증(porphyria)
5) 납중독
b. 글로빈 합성장애
1) 헤모글로빈이상증
2) 사라세미아
B. 적혈구 파괴의 항진(용혈성 빈혈)
1. 구내성 인자
a. 적혈구막의 이상
1) 유전성구상적혈구증
2) 유전성타원적혈구증
3) 발작성 야간헤모글로빈 요증
4) 기타의 적혈구막 이상에 의한 빈혈
b. 적혈구효소의 이상
1) 피루빈산염키나아제 이상증
2) 글루코오스-인산 이성화효소 이상증
3) 글루코오스-6-인산 탈수소효소 이상증
4) 기타의 효소이상증
c. 헤모글로빈의 이상 포르피린증, 글로빈 합성장애 등
2. 구외성 인자
a. 항적혈구 항체
1) 자기면역성용혈성빈혈
2) 신생아용혈성질환
3) 부적합 수혈
4) 약제유발성용혈성빈혈
b. 혈관 · 혈류의 장애
1) 적혈구파쇄증후군
c. 기타
1) 화학적 장애(약제, 독물, 미생물 등)
2) 물리적 장애(화상, 방사선 등)
C. 적혈구의 혈관밖 상실
1) 실혈성 빈혈
D. 기타
1) 지라기능항진증
II. 적혈구증가증
A. 절대적
1) 진성적혈구증가증(진성다혈증)
2) 2차성적혈구증가증
B. 상대적
1) 스트레스적혈구증가증
2) 탈수

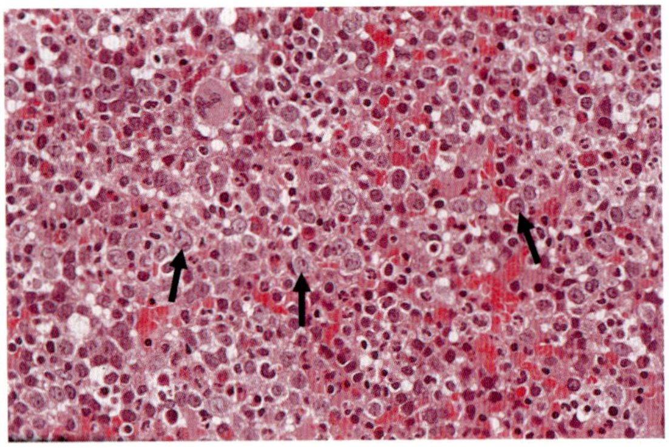

▶그림 2 거대적모구성빈혈의 골수

핵 염색질(chromatin) 그물구멍은 섬세. 핵소체도 명료한 거대적모구(화살표)가 다수 인지된다.

사망원인의 대부분은 출혈이나 기회감염이다.

(2) 거대적혈모구빈혈(megaloblastic anemia)

거대적혈모구빈혈이란 거대적모구성 조혈을 나타내는 빈혈증의 총칭이며 비타민 B_{12} 결핍 또는 그 이용 장애에 의한 것, 엽산결핍 또는 그 이용 장애에 의한 것, 및 비타민 B_{12}, 엽산 각각에 불응하는 것으로 대별된다. 또한 위점막 위축에 의한 내인자 분비부전에 기초한 비타민 B_{12} 결핍성 거대적모구빈혈을 악성빈혈(pernicious anemia)이라 칭하고 있다.

거대적모구빈혈에서는 RNA 및 단백합성은 장애되지 않고 DNA 합성만이 장애되기 때문에 조혈세포의 핵에는 성숙장애가 일어난다. 즉 핵의 미숙도와 비교하여 세포질은 성숙하고 핵과 세포질과의 사이에 성숙해리가 관찰된다. 따라서 말초혈에는 거대적혈구, 적혈구대소부동증, 기형적혈구증이 출현한다. 호중구는 자주 감소하지만 대형화하여 핵에 과다분절이 인지된다. 혈소판도 일반적으로 감소하고 기능이상을 수반하는 경우가 많다.

병리소견 골수는 부드럽고 적색을 띠므로 딸기 적색속질이라 불린다. 조혈세포에서는 거대적모구를 주체로 하는 적모구계 세포의 증식이 고도이지만 이들의 대부분은 무효적혈구 조혈의 유형이다. 과립구계 세포나 거대핵구도 일반적으로 증가하고 동시에 대형화나 핵의 과다분절도 관찰된다(▶그림 2).

용혈의 항진 및 철 재이용의 저하에 의해서 골수만이 아니라 전신의 망상내피계 조직에 헤모시데린증이 관찰된다. 간지라비대(hepatolienomegaly)가 가볍게 있고 간, 지라 기타에 속질 밖 조혈이 자주 인지된다.

또한 악성빈혈에서는 아급성연합성척후변성증이나 위축혀염(atrophic glossitis), 미만성위축성위염 등이 관찰되는 이외에 위암의 합병율이 높고 그 빈도는 5~15%라 보고되어 있다.

(3) 철결핍성빈혈(iron deficiency anemia)

본증은 철분부족의 식사나 철 흡수장애에 의한 철 섭취량의 부족, 성장이나 임신 등에 의한 철 수요의 증대, 월경이나 만성출혈 등에 의한 철 배설의 증가에 의해서 철이 결핍하는 결과, 헤모글로빈 합성이 장애되어 소구성저색소성빈혈이 상을 취한다. 빈혈 중에서는 가장 빈도가 높은 것이다.

병리소견 골수는 고형성성이 되고 적모구, 특히 소형 다염성 적모구가 증가한다. 일반적으로 헤모시데린증이나 속질 밖 조혈은 없으며 또한 철결핍에 의한 점막세포의 재생지연의 결과 혀유두(lingual papilla)의 위축, 구각구내염, 식도점막의 위축, 위축성위염 등도 인지된다.

(4) 용혈성빈혈(hemolytic anemia)

어떠한 기전에 의해서 적혈구의 붕괴가 항진하고 적혈구의 수명이 단축한 결과 일어나는 빈혈을 총칭하여 용혈성빈혈이라 한다.

적혈구의 수명단축의 원인은 그것이 적혈구 자체에 있는 구내성의 것과 적혈구를 에워싸는 외적 환경인자에 있는 구외성의 것으로 나뉜다. 보통, 구내성은 선천성, 구외성은 후천성이다(▶표 2)

① 유전성구상적혈구증
(hereditary spherocytosis)

본증은 환자의 적혈구에 내재하는 결함에 의해서 적혈구가 소형·구상화하는 질환이며 상염색체 우성유전형식을 취한다.

본증의 소형 · 구상화한 적혈구는 정상의 것보다 가소성이 부족하고 변형 능력도 저하하여 침투압이나 기계적인 저항도 약화되어 있다. 따라서 본증의 적혈구는 지라에 보다 오래 정체하고 그 결과 적혈구는 지라의 대식세포에 포착되어 탐식되고 혈관 밖의 용혈을 일으키게 된다.

병리소견 골수는 고형성성이 되고 대사성의 적모구 증식이 현저하게 관찰된다. 골수에서의 재생이 왕성하다는 것 때문에 망내계 조직에의 헤모시데린증은 경증이다.

비종(tumor lienis)은 비교적 고도이고 적색지라속질, 특히 속질끈 내에 구상적혈구가 가득 차 있고 속질끈(수삭)의 대식세포나 때로는 정맥굴(정맥동) 내피세포에 적혈구탐식상이 인지된다.

간에는 용혈에 수반하는 담즙색소의 배출이 항진되어 황달, 담전(bile plug)이 인지된다. 담석증의 합병도 약 70%에 관찰된다.

② 자기면역성용혈성빈혈 (autoimmune hemolytic anemia)

본증의 항적혈구 자기항체의 생산기전으로서는 적혈구의 항원성이 변화하고 그것에 의해서 항체생산조직이 자극된다는 기전과 항체생산조직에 이상이 있어 정상적으로는 생산되지 않는 항체가 생산되는 기전을 생각할 수 있다.

용혈의 기전으로서는 면역글로불린이나 보체가 결합한 적혈구가 지라 등의 대식세포의 수용체에 인지되어 포착, 탐식되거나, 또는 소구화항변형 능력의 약화, 침투압의 저하를 초래하고 마침내는 대식세포에 탐식 처리되는 것이라 추정되고 있다. 기타, 혈관 내 용혈도 일어난다고 하고 있다.

병리소견 골수는 세포속질이 풍부한 고형성성의 상태가 되고 적모구의 증식이 현저하다.

비종(tumor lienis)이 있고 적색지라속질 속질끈에는 적혈구가 가득 차 있다. 또한 자주 정맥굴 내에도 적혈구가 다수 인지된다. 본증에서는 유전성구상적혈증과 비교하여 대식세포의 비대, 증식 및 적혈구 탐식상이 현저하며 정맥굴 내피세포에도 적혈구 탐식상이 비교적 많다.

때로는 지라나 간 등에 적모구를 주체로 한 속질 밖 조혈이 인지된다.

냉식 항체형(cold antibody type)의 용혈발작시에는 헤모글로빈뇨증이 두드러지고 콩팥의 몸쪽세뇨관에는 고도의 헤모시데린증이 관찰된다. 이에 반해서 골수에서의 적혈구 재생이 왕성하기 때문에 골수를 비롯한 망내계 조직의 헤모시데린증은 경증이거나 또는 인지되지 않는 경우가 많다.

간에는 황달, 쿠퍼세포(Kupffer cell)의 적혈구 탐식모양, 저산소혈증에 의한 소엽 중심성 괴사 등이 인지되고 또한 간섬유증이 관찰되는 경우도 많다.

③ 신생아용혈성 질환 (hemolytic disease of the newborn)

신생아용혈성 질환은 태아적모구증(erythroblastosis fetalis)이라고도 불리며 모자간의 혈액형의 부적합은 어느 혈액형에서도 일어날 수 있으나 중요한 것은 Rh식과 ABO식 혈액형의 부적합이다.

태아수종증(hydrops fetalis), 신생아중증황달(icterus gravis neonatorum), 신생아적모구빈혈(erythroblastic anemia of the newborn)은 각각 별개의 질환이라 생각되고 있었으나 이들은 신생아 용혈성 질환에서의 중증도의 차이에 의한 것이고 서로 이행, 병존하고 있는 경우가 많다. 이중 태아수종증이 가장 중증이고 자궁 내 사망을 초래하는 일이 많다.

말초혈액모양에서는 세망적혈구 증가, 적혈구 대소부동증이 있고, 적모구, 주로 정적모구(normoblast)가 다수 출현한다.

병리소견 골수는 적모구의 증식이 강한 고형성성의 모양을 나타낸다. 간, 지라와 함께 비대해지고 적모구성의 속질 밖 조혈이 현저하다. 뇌에는 핵황달(kernicterus)이 일어나기 쉽다.

b 적혈구증가

(1) 진성적혈구증가증(polycythemia vera)

본증은 만성골수증식증후군 중의 한 유형이며 진성다혈증이라고도 불린다.

본증은 서서히 발병하여 만성의 경과를 취한다. 순환 적혈구량의 증가에 수반하여 순환혈액량의 증가와 혈액점조도의 항진이 관찰되며 그 결과 순환장애, 고혈압증, 혈전증 등이 발생하고 또한 출혈경향이나 간지라비대(hepatolienomegaly)도 관찰된다. 보통, 적혈구와 함께 백혈구나 혈소판도 증가하여 다능성 조혈줄기세포 수준에서의 종양화라 생각되고 있다.

병리소견 골수는 지방세포가 소실한 고형성성의 모양을 취하고 적모구, 과립구, 거대핵구의 조혈 3계통 세포의 증식이 관찰된다. 거대핵구에는 대소부동이 있으며 특히 과분절핵의 대형 거대핵구가 많다.

3 백혈구계 및 그 유연의 질환

a 백혈구증가증

백혈구증가증(leukocytosis)은 백혈구 수가 증가하고 있는 상태이고 대부분은 급성화농성 질환 등이며 호중구 증가(증) (neutrophilia)의 유형으로 관찰된다.

또한 알레르기성 질환이나 기생충성 질환 등에서는 호산구 증가(증)(eosinophilia)가 인지되고 바이러스감염증에서는 절대적인 림프구 증가(증) (lymphocytosis)가 인지되고, 재생불량성 빈혈에서는 상대적인 림프구 증가가 자주 인지된다.

b 무과립구증

과립구감소증(granulocytopenia) 중에서 과립구가 극도로 감소한 병태를 무과립구증(agranulocytosis)이라 한다. 원칙적으로 적혈구나 혈소판에는 이상이 관찰되지 않는다.

중년여성에 많고 오한과 떨림, 고열을 갖고 급격히 발병한다. 대부분은 피린계 약제나 설파제, 항생물질 등의 약제복용 후에 면역학적인 기전을 통해서 일어나는 것이지만, 원인불명인 것이나 선천성이 경우도 있다.

병리소견 구강, 인두, 소화관점막, 피부, 항문주위, 외음부 등에 괴사성·궤양성 병변을 형성한다.

골수는 저형성성에서부터 고형성성까지 다양하다. 과립구계 세포는 극도로 감소 내지 소실하는데 증상사례나 병기에 따라, 그 세포구성에는 차이가 있다. 극기(stage of acme)에서는 성숙과립구가 현저하게 감소하고 유약형의 비율이 높다. 회복기가 되면, 유약형은 감소하고 성숙형이 증가한다. 또한 회복기의 말초혈액에는 자주 유약과립구가 출현한다.

c 백혈병모양반응

말초혈액 중의 백혈구 수가 증가하고 동시에 골수구에서부터 유약한 과립구도 출현하여 백혈병과 유사한 혈액모양을 나타내는 병태를 백혈병모양반응(leukemoid reaction)이라 한다.

악성종양의 골수전이, 패혈증이나 좁쌀결핵 등의 감염증, 중증의 중독이나 용혈, 출혈 등에서 관찰되는 일이 많다. 그 기전으로서는 속질밖 조혈, 골수 조혈기능의 비정상적 항진, 비정상적인 혈구동원 등을 생각할 수 있다.

d 백혈병

백혈병(leukemia)은 조혈세포의 종양성 증식이고 그 세포기원으로부터 골수성과 림프성으로 나뉘고, 또한 백혈병세포의 분화도나 임상상으로부터는 급성형과 만성형으로 나뉜다. 급성백혈병에서는 골수성으로서 M0에서부터 M7까지의 8개 유형, 림프성으로서는 L1에서부터 L3까

▶표 3 급성백혈병

French-American-British co-operative group(FAB) 분류		
급성골수성백혈병	M0	최미분화형
	M1	미분화형
	M2	분화형
급성앞골수구성백혈병	M3	
급성골수단구성백혈병	M4	
급성단구성백혈병	M5a	미분화형
	M5b	분화형
적백혈병	M6	
급성거대핵구성백혈병	M7	
급성림프성백혈병	L1	소형세포 우세
	L2	대형세포, 불균일
	L3	대형세포, 균일(Burkitt형)

지의 3개 유형의 병형 분류가 French-American-British (FAB) 그룹에 의해서 제창되고 임상적으로 널리 사용되고 있다(▶표 3). 또한 백혈병의 분류에 관해서도 2001년에 WHO분류(제3판)가 발표되고 그리고 그 개정 제4판 [표 7(➡ 273페이지) 참조]이 2008년에 발표되어 있으나 이 WHO 분류의 유용성에 대한 평가는 향후의 과제이다.

조혈세포는 기본적으로는 유리세포라는 것으로부터 그 종양성 증식인 백혈병은 일반적으로 각 장기·조직 내에 미만성으로 침윤, 증식한다. 그러나 질병 초부터, 또는 경과 중에 결절모양의 종류를 형성하는 일도 있어 이것을 종류형성성백혈병이라 한다. 또한 완화기인데도 수막이나 중추신경계에 백혈병 세포가 침윤하고 있는 일이 있고 각각을 수막백혈병(meningeal leukemia), 중추신경계 백혈병[central nervous system(CNS) leukemia]이라 부르고 있다.

심화학습

❶ 조혈기관 종양과 염색체·유전자 이상

백혈병이나 악성림프종 등의 조혈기관 종양에서는 많은 병형 특이적인 염색체 이상이 밝혀졌고 그 결과 일어나는 유전자의 이상에 의해서 백혈병이나 악성림프종이 발병하는 것이라 생각되고 있다. 따라서 유전자 변이를 검출하는 것이 조혈기관 종양의 진단 면에서도필수적으로 되어 있다. 조혈기관 종양에서의 염색체·유전자이상을 요약해둔다.

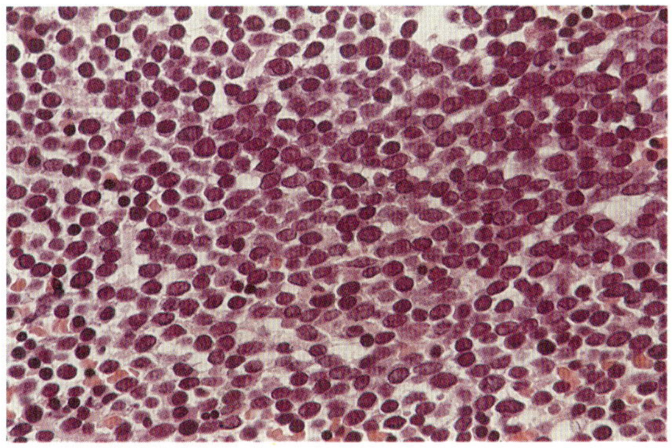

▶그림 3 급성골수성백혈병(M1)의 골수
골수모구성의 백혈병 세포가 미만성으로 증식하고 있다

백혈병에서는 보통 백혈병세포의 증식에 의해서 정상조혈이 억제됨과 동시에 백혈병세포도 정상기능을 갖지 않으며, 따라서 빈혈, 쉽게 감염됨, 출혈경향이 출현하고 사망원인도 감염증, 특히 진균이나 그람음성간균 등의 기회감염이나 출혈에 의한 것이 많다.

백혈병의 병인으로서는 방사선, 화학물질, 바이러스, 유전적 인자 등을 열거하고 있다. 이들이 유발요인이 되어 유전자 변이가 축적하고 백혈병이 발생하는 것이라 생각되고 있다(➡심화학습-1).

아래에 주된 백혈병에 대해서 기재한다.

(1) 급성골수성백혈병 (acute myeloid leukemia ; AML)

AML은 백혈병 중에서는 가장 빈도가 높고 전체 백혈병의 30~40%를 차지하고 있다.

FAB분류에서는 M0, M1 및 M2형에 상당한다(▶표 3). 회백색의 골수에는 종양성의 골수모구, 일부 앞골수구가 미만성으로 증식하고 있다(▶그림 3). 간이나 지라, 림프절을 비롯하여 전신의 여러 장기·조직에 백혈병세포가 침윤하고 그 결과 이들의 장기는 부어오른다.

(2) 급성앞골수구성백혈병 (acute promyelocytic leukemia; APL)

FAB 분류에서는 M3에 상당하고 전체 백혈병의 6~10%를 차지하고 있다.

APL에서는 증식한 이형앞골수구에서부터 조직 트롬보플라스틴이 방출되고 이것이 유발요인이 되어 파종성혈관내응고증후군(disseminated intravascular coagulation : DIC)을 발현하고 섬유용해를 수반하여 두드러진 출혈경향을 초래하기 쉽다. 또한 약 90%의 증상사례에 염색체 전좌 t(15;17)(q22;q12)가 인지된다.

All-trans retinoic acid(ATRA)에 의한 분화유도요법의 도입 등에 의해서 본증의 예후는 개선되어가고 있다.

APL에서는 백혈병세포에 myeloperoxidase가 다량으로 포함되어 있음으로써 골수는 녹색을 띠는 것이 특징적이다.

(3) 급성골수단구성백혈병(acute myelomonocytic leukemia; AMMoL)과 급성단구성백혈병(acute monocytic leukemia; AMoL)

AMMoL과 AMoL을 합치면 전체 백혈병 중 10~15%의 비율이 된다.

AMMoL이나 AMoL에서는 백혈병 세포의 조직침윤성이 강하고 잇몸의 종창, 출혈 및 인두통 등의 구강 내 증상이나 피부에의 침윤 빈도가 높다. 또한 혈청이나 요중의 리소좀 활성의 상승도 특징의 하나이다.

(4) 만성골수성백혈병 (chronic myeloid leukemia ; CML)

CML은 전능성 조혈줄기세포 수준의 종양화이고 전체 백혈병 중 15~20%를 차지하고 있으며 만성골수증식증후군의 한 유형이라 하고 있다.

본증에서는 백혈병 열공이 없는 과립구계 세포의 증가가 있다. 골수는 고도의 과립구계 세포의 증식에 의해서 고형성성의 모양을 취하고 얼핏 보기에 고름모양을 나타내어 고름모양 속질(pyoid marrow)이라고도 불린다. 경과와 더불어 섬유화가 일어나고 2차성의 골수섬유증이 되는 일이 많다. 게다가 백혈병 세포의 침윤에 의한 간지라 종대, 특히 고도의 지라 종대, Ph(Philadelphia) 염색체의 출현, 호중구 알칼리포스파타아제 활성의 저하, 혈청 비타민 B_{12}의 증가 등을 특징으로 하고 있다.

경과 중, 급성백혈병의 병상으로 추이하는 것을 모세포발증(blastic crisis)이라 한다. CML은 전능성 조혈줄기세포 수준에서의 종양화라는 것을 반영하여 모세포발증은 골수모세포 이외에 림프모구성이나 드물게는 적모구성, 단구성, 호산구성, 호염기성, 거대핵구성 또는 이들의 혼합형 등이 관찰된다.

(5) 급성림프성백혈병 (acute lymphatic leukemia ; ALL)

ALL은 림프모구의 종양성 증식이고 FAB분류에서는 L1, L2 및 L3의 3개 유형으로 분류된다(▶표 3).

ALL의 면역학적 병형에서는 pre-B 세포성이 약 75%, B세포성이 약 5%, T세포성은 20% 전후이다.

ALL 전체에서는 그 빈도는 전체 백혈병 중의 20~30%이다. 또한 ALL은 소아에 많고 소아의 급성백혈병의 약 80%를 차지하고 있고 L1형의 빈도가 높다.

ALL은 AML에 비하여 림프절 종창이나 지라종(splenoma)의 정도가 심하고 수막백혈병이나 중추신경계 백혈병도 일어나기 쉽다.

(6) 성인T세포백혈병 (adult T cell leukemia; ATL)

본증은 human T lymphotropic virus type I (HTLV-I)형 바이러스 게놈을 DNA에 편입된 성숙 T세포가 단클론성으로 증식한 종양이며 항 HTLV-Ⅰ 항체 양성자의 2~5%에 발병한다고 일컬어지고 있다. 큐슈, 오키나와, 미나미시고쿠,

기이반도 등의 남서일본이나 오키, 사도, 산리쿠 해안, 홋카이도 등에 많이 관찰되고 외국에서는 카리브해 지방, 남미, 서아프리카, 파푸아뉴기니, 오스트레일리아 등에서부터도 보고되어 있다.

본증의 종양세포의 핵에는 분엽 경향이 강하고 꽃잎모양, 뇌이랑모양 또는 클로버모양 등이라 표현되는 독특한 핵 변형이 관찰된다(▶그림 4). 또한 림프절 종창, 간지라비대, 피진, 고칼슘혈증 등도 높은 비율로 관찰된다.

ATL은 급성형, 만성형, 그을음 유형, 림프종형의 4개 병형과 모세포발증(blast crisis)이 한 병태로 분류되지만 급성형이나 림프종형의 예후는 나쁘다.

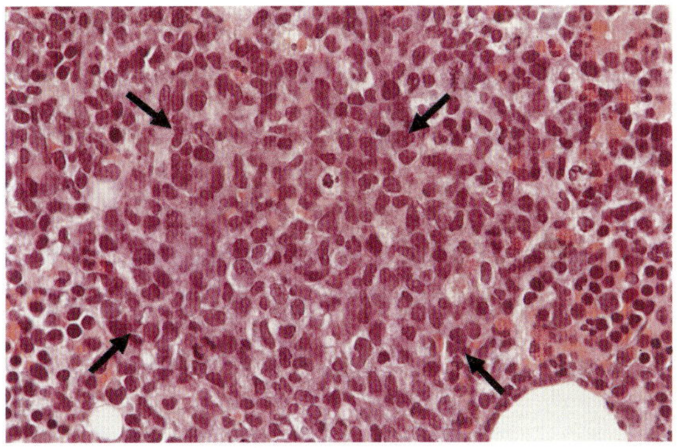

▶그림 4 성인T세포백혈병의 골수
변형이 심한 핵을 가진 종양세포의 결절모양의 증식이 인지된다(화살표).

(7) 만성림프성백혈병 (chronic lymphatic leukemia; CLL)

CLL은 성숙 소림프구가 증식하는 백혈병이고 대부분은 B세포성이다.

일본에서는 CLL의 빈도는 전체 백혈병 중의 2% 전후로 낮으며 구미의 20~30%와 비교하여 현저한 차이가 있다.

e 골수이형성증후군

종전부터 여러 가지 혈구감소나 혈구형태이상, 모구(blast)의 증가를 나타내고 경과 중 현성(overt) 백혈병으로 진전하는 비율이 높은 조혈장애의 존재라는 것이 알려져 있으며 preleukemic state, hemopoietic dysplasia 등 다양한 명칭으로 불리고 있었다. 이러한 병태를 FAB 그룹은 골수이형성증후군(myelodysplastic syndrome; MDS)이라 명명하고, 모구의 비율 등으로부터 refractory anemia(RA), RA with ring sideroblasts(RARS), RA with excess of blasts (RAEB), RAEB in transformation(RAEB-T), chronic myelomonocytic leukemia(CMMoL)의 5개 병형으로 분류할 것을 제창하였다(▶표 4).

MDS는 다능성 조혈줄기세포 수준에 이상이 있고 골수는 정 내지 고형성성임에도 불구하고 치료저항성의 빈혈 또는 2혈구 감소나 범혈구 감소를 초래한다. 또한 5개 병형에 대응한 모구의 증가 이외에, 거대적모구모양 세포나 소형 거대핵구, 단핵 거대핵구, 원형분리 다핵 거대핵구의 존재, 기은섬유(argentophil fiber)의 증식, 그리고 RARS에서는 고리모양 철모구의 출현 등이 인지된다.

MDS의 사망원인으로서는 현성 백혈병화의 유무에 관계없이 감염과 출혈에 의한 것이 많다.

또한 WHO분류에서는 RAEB-T와 CMMoL은 MDS의 병형으로부터는 제외되어 있고, 적혈구계, 과립구계, 혈소판계의 3개 계통의 모두에 이상이 관찰되는 refractory cytopenia with multilineage dysplasia나 myelodysplastic syndrome associated with isolated del(5q), childhood myelodysplastic syndrome 등이 새로이 MDS병형에 추가되어 있다[표 7 (➡ 273 페이지) 참조].

f 골수증식성증후군

진성적혈구증가증(진성다혈증), 만성골수성백혈병, 본태성혈소판혈증, 원발성골수섬유증은

▶**표 4 골수 이형성증후군의 병형분류**

병형	모구 백분율		기타
	골수	말초혈액	
RA	<5%	<1%	
RARS	<5%	<1%	고리모양 철모구 골수유핵세포의 15% 이상*
RAEB	5~20%	<5%	
RAEB-T**	① 20~30%	② ≥5%	③ Auer(아우에르)소체의 존재
CMMoL	5~20%	<5%	말초혈액의 단구 수가 1,000/㎣ 이상

* 일본에서는 고리모양 철모구가 전체 적모구이 20%라 하고 있다.
** RAEB-T는 ①, ②, ③의 어느 것인가가 있는 경우

어느 것도 만성으로 경과하고 동시에 병상의 유사성이나 서로 이행하는 것에 의해서 이들은 만성형의 골수증식증후군(myeloproliferative syndrome) 내지는 골수증식성 질환(myeloproliferative disorders)이라 불리고 있다. 현재, 이들의 질환은 어느 것도 조혈줄기세포 수준에서 종양화를 초래한 것이라 생각되고 있다.

진성적혈구증가증(진성다혈증)(➡ 264페이지)과 만성골수성백혈병(➡ 266페이지)에 대해서는 이미 기재하였다. 본태성혈소판혈증은 "혈소판계의 질환"의 항에서 언급한다(➡ 269페이지). 따라서 여기서는 원발성골수섬유증에 대해서만 기재한다.

(1) 원발성골수섬유증(primary myelofibrosis)

본증은 다능성 조혈줄기세포 수준에서의 종양화이며 비교적 악성도가 낮은 질환이라 생각되고 있다.

① 전신의 골수의 섬유증, ② 고도의 지라종, ③ 말초혈액에의 적모구나 유약백혈구의 출현을 수반하는 빈혈(leukoerythroblastic anemia)이 본증의 3대 주된 징후이다.

병리소견 본증의 골수조직모양은 ① 증식형, ② 섬유화형, ③ 조밀한 섬유증, ④ 성긴 섬유증의 4개 유형으로 나뉘고 ①이 초기모양, ④가 종말모양이라 하고 있다.

g 골수종 및 마크로글로불린혈증

(1) 골수종(myeloma)

골수종은 형질세포의 종양성 질환이며 골수를 계통적으로 침범하는 다발성골수종(multiple myeloma)과 골수 밖을 원발로 하는 수외성형질세포종(extramedullary plasmacytoma)으로 대별된다.

종양성의 형질세포로부터 생산되는 단클론성 면역글로불린별의 빈도에서는 IgG형 50~60%, IgA형 20% 전후, IgD형 약 4%, Bence Jones단백형(가벼운사슬병) 15% 전후이다. IgE형은 매우 적다.

임상사항 · 병리소견 본증에서는 등허리부분 통증, 신경증상, 도려낸 병터(punched out lesion)라 일컬어지는 뼈의 투량영상, 고칼슘혈증, 콩팥기능장애[골수종콩팥(myeloma kidney)이라 불리는 모양을 나타낸다] 등이 인지된다. 또한 증상사례의 5~20%에 아밀로이드증의 합병이 관찰된다(▶그림 5).

(2) 마크로글로불린혈증(macroglobulinemia)

IgM 생산세포의 종양성 질환이며 증식세포는 림프구모양 세포로부터 형질세포모양 세포까지 여러 가지의 성숙단계의 것으로 구성된다.

구미에서는 골수종의 1/4 전후에 관찰되지만 일본에서는 적다.

본증에서는 골수 밖으로의 침윤경향이 강하고

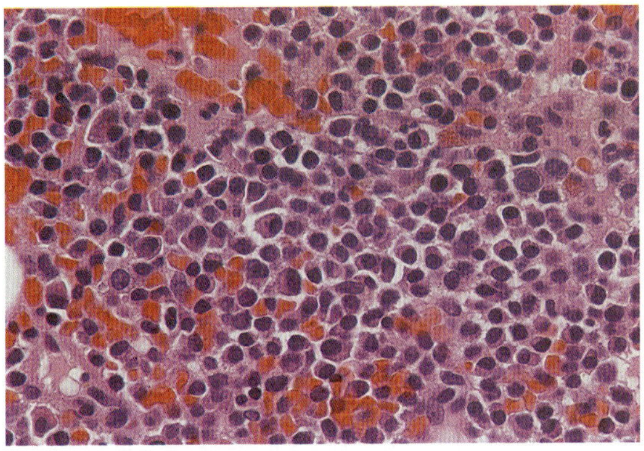

▶그림 5 골수종의 골수
대소부동이 있는 형질세포의 증식이 관찰된다.

간지라종이나 림프절 종창도 높은 빈도로 관찰된다. 골수의 증식형식은 미만성이고 뼈 파괴가 인지되는 일은 드물다.

4 혈소판계의 질환

a 특발성혈소판감소성자반병

특발성혈소판감소성자반병(idiopathic thrombocytopenic purpura; ITP)의 급성형은 소아에 많고 바이러스 감염 등의 후에 관찰되고 비교적 예후는 좋다. 만성형은 20~40세의 여성에 많고 천연화하여 치료에 저항성의 것이 1/4~1/5에 관찰된다.

본증에서는 혈소판에 대한 자기항체가 증상사례의 약 절반에 증명된다. 지라는 이 항혈소판 항체의 생산 및 항체로 덮인 혈소판의 포착, 탐식처리에 주요 역할을 하고 있다.

검사소견에서는 혈소판 수의 감소, 출혈시간의 연장, 모세혈관 저항의 약화, 혈소판 수명의 다축 등이 관찰되고 자반을 주로 하는 출혈경향이 나타난다.

병리소견 골수에는 거대핵구의 증가나 출혈에 대한 보상성의 적모구 증식이 관찰된다.

지라는 정상 내지 경증으로 비대한다. 조직학적으로 림프여포의 비대, 배아중심의 비대나 드러남, 여포주변대의 확대 및 혈소판을 탐식, 소화 처리하여 물거품모양으로 된 대식세포[거품세포(foam cell)이라 한다] 등이 관찰된다(▶그림 6).

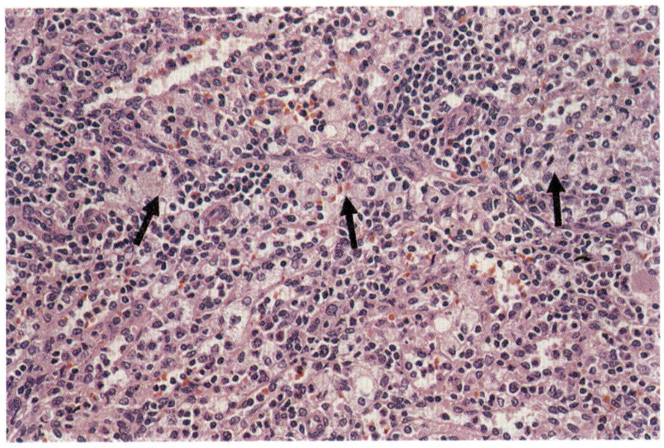

▶그림 6 특발성혈소판감소성자반병의 지라(비장)
혈소판을 탐식, 소화 처리하여 물거품모양이 된 대식세포(화살표)가 다수 인지된다.

b 혈우병

혈우병(hemophilia)은 혈액응고인자 중 선천적으로 제Ⅷ인자 또는 제Ⅸ인자 활성이 결핍하여 있음으로써 출혈성 소인을 초래하는 반성열성이 유전성 질환이다.

본증에서는 출혈시간이나 프로트롬빈 시간은 정상이지만 부분 트롬보플라스틴 시간이나 응고시간이 연장한다. 혈소판은 그 숫자도 기능도 정상이다.

본증의 출혈은 관절 내나 근육 내 등의 심부출혈이 특징적이며 관절 내 출혈을 반복하면 관절 구축을 초래한다. 골수에는 거대핵구의 증가가 관찰된다.

최근, 본증의 치료를 위한 수혈에서 오염된 가열하지 않은 혈액제제에 의한 AIDS 감염이 사회적 문제로 되었다는 것은 기억에 새롭다.

c 파종성혈관내응고증후군

파종성혈관내응고증후군(disseminated intravascular coagulation; DIC)은 감염증, 쇼크, 악성종양, 산과적 질환, 광범위한 조직손상 등의

▶표 5 DIC의 원인질환

A	감염증 1. 그람음성균 감염증 2. 중증 그람양성균 감염증 3. 중증 바이러스 감염증
B	쇼크
C	악성종양 1. 백혈병 2. 암 · 육종의 침윤 및 파종성 전이
D	산과적 질환 태반 조기박리, 양수색전, 사태정류, 포상기태, 임신중독
E	혈관 내 용혈
F	조직손상 1. 대수술 후(허파, 전립샘, 췌장, 부신의 수술, 장시간에 걸친 체외순환) 2. 광범위한 외상 3. 광범위한 화상
G	혈관병변 1. Kasabach-Merritt증후군 2. 심장류, 대동맥류 3. 혈전성혈소판감소성자반병, 용혈성요독증증후군 4. 교원병
H	기타 중증호흡곤란증후군, 이식장기의 거부반응, 독사에 물린 상처, 전격성자반병 등

기초질환을 배경으로(▶표 5) 전신의 세소혈관(세동맥, 모세혈관, 세정맥)에 다수의 유리혈전(hyaline thrombus)이 형성되는 병태이다.

유리혈전은 피브린을 주체로 한 혈소판을 포함하고 있는 것으로 섬유소(피브린) 혈전이라고도 일컬어진다. 따라서 응고인자나 혈소판이 소비되어 응고장애가 출현함과 동시에, 2차적으로 섬유소용해 항진도 일어나 고도의 출혈경향을 초래한다. 또한 유리혈전이 다발하면 콩팥의 겉질 괴사, 뇌나 심장 등에서 실질의 괴사를 일으킨다.

검사소견에서는 피브리노겐이나 혈소판의 감소, 부분 트롬보플라스틴 시간이나 프로트롬빈 시간, 트롬빈 시간의 연장, 혈중의 피브린 분해산물(fibrin degradation product; FDP)의 증가, 적혈구침강속도의 지연 등이 관찰된다.

d 본태성혈소판혈증

앞에서 언급한 것처럼(➡ 267페이지) 본태성혈소판혈증(essential thrombocythemia)도 만성골수증식증후군의 한 유형이고 다능성 조혈줄기세포 수준에서 종양화를 초래하고, 특히 혈소판이 증가하는 질환이다. 거대핵구성백혈병(M7)의 만성형에 자리매김하는 것도 있다.

병리소견 골수에는 조혈계통 세포의 증식이 관찰되는데, 특히 거대핵구의 증가가 두드러지고 대형의 것이나 과분절핵의 것도 많다.

B 림프절

1 림프절의 구조와 기능

림프절은 쌀알크기에서부터 콩알크기의 편평한 원형 또는 장원형의 조직이고 림프관의 경로 중에 존재한다. 따라서 림프관을 흐르는 이물질이나 세균을 포착, 처리하는 여과장치로서 작용함과 동시에 림프구의 모구화와 증식의 장으로서, 또한 항체생산조직으로서 생체방어에 주요한 역할을 담당하고 있다.

림프절의 조직구축은 **그림 7**과 같고 세망세포나 대식세포, 세망섬유로 이루어지는 세망조직의 망공 내에 림프구계 세포가 조밀하게 존재하고 있는 조직이며 그 실질은 부위에 따라 겉질, 속겉질(부피질), 속질이 구별된다. 기타, 림프가 흐르는 통로의 림프굴(림프동), 혈관 등이 인지된다.

겉질에는 B림프구에 의해서 형성되는 림프여포가 존재한다. 림프여포에는 배아 중심을 갖지 않은 1차 여포와 1차 여포 내에 배아 중심이 존재하는 2차 여포가 있다. 1차 여포를 구성하고 있는 소형 B림프구가 항원자극을 받아 모구화한

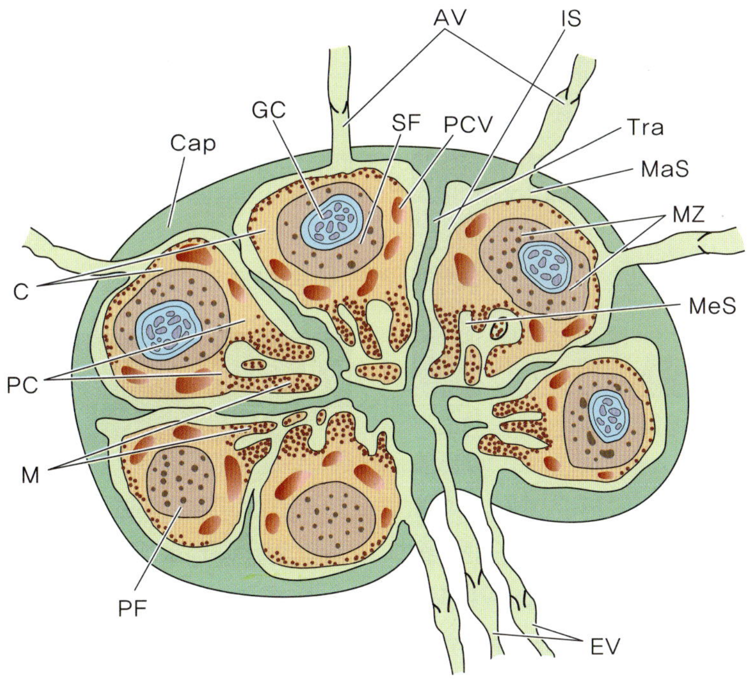

▶**그림 7 림프절의 구조**

Cap : 피막, Tra : 잔기둥, GC : 배아중심, PF : 1차 여포, SF : 2차 여포, MZ : 암각, C : 겉질, PC : 속겉질, PCV : 뒤모세혈관세정맥, M : 속질, MaS : 가장자리굴(변연동), IS : 중간굴(중간동), MeS : 속질굴(수동), AV : 수입림프관, EV : 수출림프관

장소가 배아 중심이다. 배아중심의 주위를 기존의 1차 여포의 소형 B림프구가 에워싸는 것처럼 보이는 층을 암각(피각)이라 한다.

림프여포영역과 속질의 사이가 속겉질이고 이 부분에는 주로 T림프구가 분포하고 있다. 속겉질에는 키가 큰 내피세포를 가진 뒤모세혈관세정맥(postcapillary venule; PCV)이 발달하여 있고 혈액 중의 림프구는 이 PCV 벽을 지나서 림프절 내에 재순환하고 있다.

속겉질의 더 깊은 부분에서부터 문부분에 걸친 부위가 속질(수질)이다. 속질에는 속질끈(수삭)과 림프굴인 속질굴(수동)로 구성되고 속질끈에는 T · B림프구 이외에 형질세포도 다수 관찰된다. 또한 속질굴(수동)에는 대식세포도 많아 이물질이나 항원 등은 이 부분에서 용이하게 포착된다.

2 림프절의 반응성 병변 (림프절염 · 림프절증)

림프절의 반응성의 변화는 일반적으로 림프절염 · 림프절증이라 불리고 있다. 이것에는 항원자극에 대해서 활발하게 반응하고 있는 과형성반응과 병원체의 직접의 침습에 의한 염증성 반응이 있으나 림프절은 앞에서 언급한 것처럼 생체 방어기전에 관여하는 경우라는 것으로부터 생리적인 것과 병적인 변화를 구별하는 것이 곤란한 경우가 많다.

림프절의 기능적 구조로부터 림프절 병변은 아래의 4개 유형으로 나뉜다.

(1) 림프여포의 과형성 (follicular hyperplasia)

▶**표 6 LSG 분류와 Working Formulation(국제 분류)의 대비**

LSG 분류	Working Formulation(국제 분류)	
Ⅰ. 여포성 림프종		
1. 중세세포(B)	ML, small lymphocytic	low grade
2. 혼합형(B)	ML, follicular, predominantly small cleaved cell	
3. 대세포형(B)	ML, follicular, mixed, small cleaved and large cell	
Ⅱ. 미만성 림프종		
1. 소세포형(B, T)	ML, follicular predominantly large cell	intermediate grade
2. 중세포형(B, T)	ML, diffuse, small cleaved cell	
3. 혼합형(B, T)	ML, diffuse, mixed smll and large cell	
4. 대세포형(B, T, Null)	ML, diffuse, large cell	
5. 다형세포형(T)	ML, large cell, immunoblastic	high grade
6. 림프모구형(T, Null)	ML, lymphoblastic	
7. Burkitt형(B)	ML, small non-cleaved cell	

지속적인 항원자극에 의한 B림프구의 반응으로 림프여포는 그 수를 증가함과 동시에 대형화하여 배아중심도 두드러진다. 톡소포자증(toxoplasma), 호산구림프절염, 관절류마티스 등에서 관찰된다.

(2) 속겉질의 과형성
(paracortical hyperplasia)

세포성 면역이 관여하는 경우에 관찰되고 예로서 (조직구성) 괴사성림프절염, 피부병성림프절염, 약제 알레르기 등을 열거할 수 있다. 또한 결핵이나 사르코이드증(sarcoidosis)의 유상피세포성의 육아종성 병변은 보통 속겉질에서부터 그 형성이 시작된다.

(3) 속질끈의 과형성
(hyperplasia of medullary cord)

항체생산세포의 형질세포가 증식하는 반응이며 자기면역질환, 암 소속 림프절 등에서 관찰된다.

(4) 림프굴의 반응(change of sinus)

림프행성의 자극에 대한 것으로 확장한 림프굴 내에는 호중구, 림프구, 대식세포(조직구) 등이 관찰된다. 이것을 굴 카타르(sinus catarrh)라 한다. 화농성 염증의 소속 림프절에 관찰되는 반응이 그 대표적인 것이다. 또한 림프굴 내에 다수의 대식세포(조직구)가 인지되고 내강의 확장이 관찰되는 경우를 굴 조직구증(sinus histiocytosis)이라 한다.

그러나 실제로는 이들 4개 유형의 반응은 복합하여 나타나는 일이 많다.

3 악성림프종

악성림프종(malignant lymphoma)이란 림프조직 기원의 악성종양이고 비Hodgkin림프종과 Hodgkin병(WHO 분류에서는 Hodgkin림프종이라 호칭되고 있다)으로 대별된다. 또한 초발부위에 기초하여 림프절에서부터 발생하는 림프절성림프종(nodal lymphoma)과 림프절 이외로부터 발생하는 절외성림프종(extranodal lymphoma)으로도 나뉜다.

구미와 비교하여 일본의 악성림프종에서는

- Hodgkin병이 적다.
- 비Hodgkin림프종에서는 여포성림프종이 적은 대세포형(LSG 분류)(▶표 6)이 많다. T세포성이나 NK세포성이 비교적 많다.
- 절외성림프종의 비율이 높다.

라는 특징이 있다.

▶표 7 WHO의 분류(주요한 것만 게재하였다)

MYELOPROLIFERATIVE NEOPLASMS

Chronic myelogenous leukaemia, *BCR-ABL1* positive
Chronic neutrophilic leukaemia
Polycythaemia vera
Primary myelofibrosis
Essential thrombocythaemia
Chronic eosinophilic leukaemia, NOS
Mastocytosis

MYELOID AND LYMPHOID NEOPLASMS WITH EOSINOPHILIA AND ABNORMALITIES OF *PDGFRA, PDGFRB OR FGFR1*

MYELODYSPLASTIC/MYELOPROLIFERATIVE NEOPLASMS

Chronic myelomonocytic leukaemia
Atypical chronic myeloid leukaemia, *BCR-ABL1* negative
Juvenile myelomonocytic leukaemia
Myelodysplastic/myeloproliferative neoplasm, unclassifiable

MELODYSPLASTIC SYNDROMES

Refractory cytopenia with unilineage dysplasia
Refractory anaemia with ring sideroblasts
Refractory cytopenia with multilineage dysplasia
Refractory anaemia with excess blasts
Myelodysplastic syndrome associated with isolated del (5q)
Myelodysplastic syndrome, unclassifiable
Childhood myelodysplastic syndrome

ACUTE MYELOID LEUKAEMIA(AML) AND RELATED PRECURSOR NEOPLASMS

- **AML with recurrent genetic abnormalities**
  - AML with t(8;21) (q22;q22); *RUNX1-RUNX1T1*
  - AML with inv(16) (p13.1q22) or t(16;16) (p13.1;q22); *CBFB-MYH11*
  - Acute promyelocytic leukaemia with t(15;17) (q22;q12); *PML-RARA*
  - AML with t(9;11) (p22;q23); *MLLT3-MLL*
  - AML with t(6;9) (p23;q34); *DEK-NUP214*
  - AML with inv(3) (q21q26.2) or t(3;3) (q21;q26.2); *RPN1-EVI1*
  - AML (megakaryoblastic) with t(1;22) (p13;q13); *RBM15-MKL1*
- **AML with myelodysplasia-related changes**
- **Therapy-related myeloid neoplasms**
- **Acute myeloid leukaemia, NOS**
  - AML with minimal differentiation
  - AML without maturation
  - AML with maturation
  - Acute myelomonocytic leukaemia
  - Acute monoblastic and monocytic leukaemia
  - Acute erythroid leukaemia
  - Acute megakaryoblastic leukaemia
  - Acute basophilic leukaemia
  - Acute panmyelosis with myelofibrosis
- **Myeloid sarcoma**
- **Myeloid proliferations related to Down syndrome**
- **Blastic plasmacytoid dendritic cell neoplasm**

ACUTE LEUKAEMIAS OF AMBIGUOUS LINEAGE

PRECURSOR LYMPHOID NEOPLASMS

- **B lymphoblastic leukaemia/lymphoma**
- **T lymphoblastic leukaemia/lymphoma**

MATURE B-CELL NEOPLASMS

Chronic lymphocytic leukaemia/small lymphocytic lymphoma
B-cell prolymphocytic leukaemia
Splenic B-cell marginal zone lymphoma
Hairy cell leukaemia
Lymphoplasmacytic lymphoma
 - Waldenström macroglobulinemia
Heavy chain diseases
Plasma cell myeloma
Extraosseous plasmacytoma
Extranodal marginal zone lymphoma of mucosa-associated lymphoid tissue (MALT lymphoma)
Nodal marginal zone lymphoma
Follicular lymphoma
Mantle cell lymphoma
Diffuse large B-cell lymphoma (DLBCL), NOS
DLBCL associated with chronic inflammation
Lymphomatoid granulomatosis
Primary mediastinal (thymic) large B-cell lymphoma
Intravascular large B-cell lymphoma
ALK positive large B-cell lymphoma
Large B-cell lymphoma arising in HHV8-associated multicentric Castleman disease
Primary effusion lymphoma
Burkitt lymphoma

MATURE T-CELL AND NK-CELL NEOPLASMS

T-cell prolymphocytic leukaemia
T-cell large granular lymphocytic leukaemia
Aggressive NK cell leukaemia
Systemic EBV positive T-cell lymphoproliferative disease of childhood
Adult T-cell leukaemia/lymphoma
Extranodal NK/T cell lymphoma, nasal type
Enteropathy-associated T-cell lymphoma
Hepatosplenic T-cell lymphoma
Subcutaneous panniculitis-like T-cell lymphoma
Mycosis fungoides
Sézary syndrome
Primary cutaneous CD30 positive T-cell lymphoproliferative disorders
 - Lymphomatoid papulosis
Peripheral T-cell lymphoma, NOS
Angioimmunoblastic T-cell lymphoma
Anaplastic large cell lymphoma, *ALK* positive

NOS : not otherwise specified

(계속)

▶표 7 WHO의 분류 (계속)

HODGKIN LYMPHOMA	IMMUNODEFICIENCY-ASSOCIATED LYMPHOPROLIFERATIVE DISORERS
Nodular lymphocyte predominant Hodgkin lymphoma Classical Hodgkin lymphoma - Nodular sclerosis classical Hodgkin lymphoma - Lymphocyte-rich classical Hodgkin lymphoma - Mixed cellularity classical Hodgkin lymphoma - Lymphocyte-depleted classical Hodgkin lymphoma	HISTIOCYTIC AND DENDRITIC CELL NEOPLASMS

악성림프종의 발병의 요인으로서는 바이러스, 발암물질, 유전적 요인, 면역기전의 이상 등이 주목되고 있다. 이들의 요인에 기초한 유전자 이상이 축적함으로써 악성림프종이 발생하는 것이라 생각되고 있다.

a 비Hodgkin림프종

한때 일본에서는 비Hodgkin림프종의 분류에는 거대여포성림프모종, 림프육종, 세망육종, Burkitt림프종과 같은 관용유형이 사용되고 있었다. 그러나 면역학의 발전과 더불어 림프구에는 B세포와 T세포의 구별이 있고 림프구의 모구화 현상도 밝혀졌다는 것 등으로부터 종전에 세망세포 또는 조직구 기원이라 간주되었던 대형의 종양세포의 대부분은 림프구 유래라는 것이 명백해지고 비Hodgkin림프종의 분류는 일신되어 Working Formulation(국제분류)이나 일본에서는 Lymphoma Study Group에 의한 LSG 분류가 제정되어 있다(▶표 6).

더욱이 최근의 세포유전학적 · 분자생물학적인 식견을 가미하여 1994년에는 구미의 혈액병리의사에 의해서 Revised European-American Classi-fication of Lymphoid Neoplasms(REAL 분류)가 제창되고, 또한 이 REAL 분류의 개정판이라고 해야 할 WHO분류(제3판)가 2001년에 발표되었으며 그리고 2008년에는 개정 제4판의 WHO분류가 세계보건기구로부터 발표되어 있다(▶표 7).

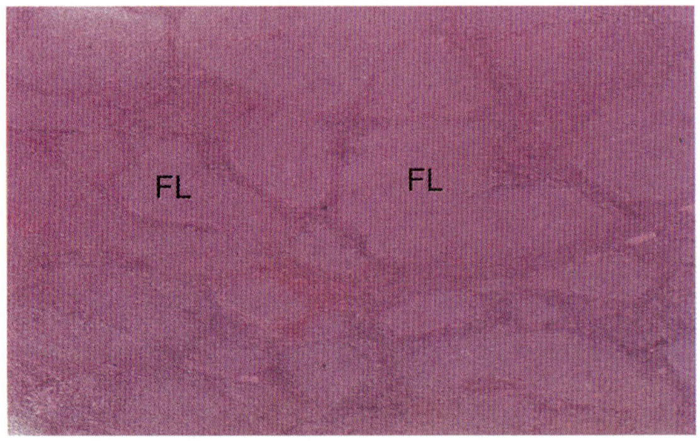

▶그림 8 여포성림프종
종양세포가 여포모양 구조(FL)를 하여 번식하고 있다.

악성림프종의 확정 진단은 병리조직 진단을 갖고 이루어지는 것인데 상기와 같은 상황에 입각하여 현 상황에서는 종양세포의 증식형식으로부터 비Hodgkin림프종은 여포성림프종과 미만성림프종으로 나누고 다시 각각을 세분류하여 세포형질이 명백한 경우에는 B세포성, T세포성, NK세포성이라 부기하고 동시에 세포유전학적 · 분자생물학적인 검사도 가능한 한 시행하는 것이 바람직하다 할 수 있을 것이다.

비Hodgkin림프종의 예후의 면에서는 일반적으로 여포성 쪽이 미만성보다, B세포성이 T세포성이나 NK세포성보다, LSG분류에서의 소세포형은 대세포형보다, 각각 예후가 좋다고 일컬어지고 있다.

(1) 여포성림프종(follicular lymphoma)

여포성림프종이란 종양세포가 결절모양으로 증식하고 종양조직 내에 일부에라도 명료한 림프

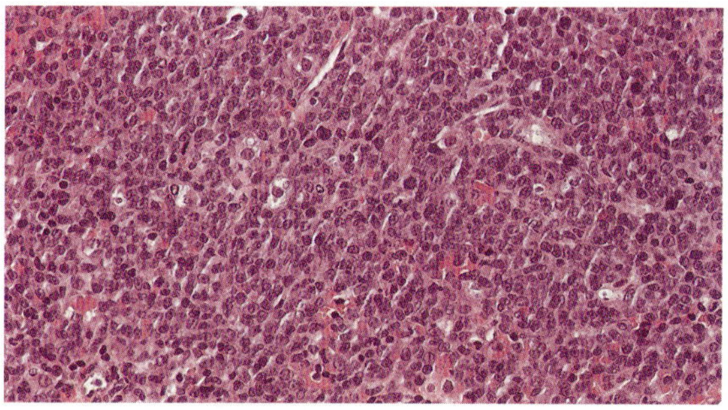

▶그림 9 미만성림프종
대형의 종양세포가 미만성으로 증식하고 있다.

여포모양 구조를 갖는 유형이며 종양세포는 림프여포의 배아중심세포 유래라 하고 있다. 따라서 세포형질은 B세포성이다(▶그림 8).

주로 고령자에게 발생하고 경과는 비교적 길지만 미만성림프종으로 이행하면 예후는 나빠진다.

이 유형의 빈도는 구미에서는 전체 악성림프종 중의 20% 전후를 차지하고 있으나 일본에서는 적어 7~15%이다.

(2) 미만성림프종(diffuse lymphoma)

미만성림프종이란 종양세포가 미만성으로 증식하고 여포모양 구조가 전혀 인지되지 않는 유형이다. 세포형질은 B세포성, T세포성, NK세포성 등 다양하며 또한 악성도도 아형에 따라서 다르다(▶그림 9).

b Hodgkin병

Pel-Ebstein형의 발열, 계통적인 림프절 종창, 다채로운 염증성 세균침윤을 수반한 육아종모양 병변의 형성에 의해서 한때는 본증은 림프육아종증이라 불렀다.

본증의 빈도는 구미에서는 전체 악성림프종의 약 30%를 차지하고 있으나 일본에서는 4~7%로서 적다. 목림프절에 처음 발생하는 일이 많고(결절성 경화형은 세로칸에 발병하는 일이 많다). 차츰 전신의 림프절, 지라, 간, 골수 등으로 퍼져가고 또한 세포성 면역능력도 저하한다.

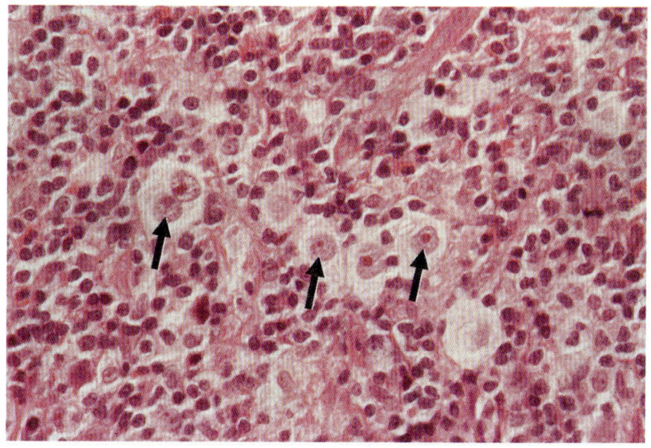

▶그림 10 Hodgkin병(혼합세포 고전형)
다핵의 Reed-Sternberg세포나 단핵의 Hodgkin세포가 인지된다(화살표).

병리소견 본증의 진단에는 조직학적으로 다핵의 Reed-Sternberg세포나 단핵의 Hodgkin세포를 확인하는 것이 반드시 필요하다(▶그림 10). 이 종양세포라 간주되고 있는 Reed-Sternberg세포나 Hodgkin세포의 세포형질은 증상사례에 따라 B세포성의 것, T세포성의 것, 또는 어느 형질도 갖지 않는 등 다양하며, 또한 재구성 IgH 유전자에서도 종자계(germ line)와 완전히 같은 것에서부터 많은 체세포돌연변이(somatic mutation)를 가진 것까지 있다는 것, 그리고 일부의 증상사례에서는 가지세포 유래일 가능성도 지적되고 있는 등, Hodgkin병의 종양세포의 유래를 둘러싸고 논쟁이 그치지 않았으나 최근의 보고에서는 대부분의 증상사례가 B세포성이라 하고 있다. 따라서 WHO분류에서는 Hodgkin병은 Hodgkin림프종이라 호칭되고 있다.

또한 Hodgkin병의 아형분류로서는 Reed-Sternberg 세포나 Hodgkin 세포 및 그것과 유사한 대형이형세포와, 소형림프구 등의 비종양성 세포의 많고 적음을 고려한 ① 림프구 풍부 고전형, ② 혼합세포 고전형, ③ 림프구 감소 고전형과, 종양세포의 세포질이 수축하여 주위의 세포와의 사이에 빈 틈새가 관찰된다는 것으로부터 공간세포(lacunar cell)라 불리고 동시에 특징 있

▶표 8 Hodgkin병의 아형분류의 대비

Jackson & Parker	Lukes & Butler	Rye	REAL	WHO
Paragranuloma (파라육아종)	Lymphocytic/histiocytic (림프구/조직구) a) Nodular b) Diffuse	Lymphocytic predominance (림프구 우세형)	Lymphocytic predominance (림프구 우세형) Nodular sclerosis (결절성 경화형)	Nodularlymphocyte predominace (결절성림프구 우세형) Nodular sclerosis classical (결절성 경화 고전형)
Granuloma (육아종)	Nodular sclerosis (결절성 경화형) Mixed cellularity (혼합세포형)	Nodular sclerosis (결절성 경화형) Mixed cellularity (혼합세포형)	Mixed cellularity (혼합세포형) Lymphocytic depletion (림프구 감소형) Provisional entity :	Lymphocyte-rich classical (림프구 풍부 고전형) Mixed cellularity classical (혼합세포 고전형)
Sarcoma (육종)	Diffuse fibrosis (미만성섬유화증) Reticular (망상형)	Lymphocytic depletion (림프구 감소형)	Lymphocyte-rich classical HD (림프구 풍부 고전형 Hodgkin병 잠정)	Lymphocyte-depleted classical (림프구 감소 고전형)

는 섬유화가 인지되는 유형의 ④ 결절성 경화 고전형의 4개 아형으로, WHO 분류의 ⑤ 결절정 림프구 우세형을 더한 5개 유형이 국제적으로도 널리 사용되어 가는 것이라 생각된다(▶표 8).

결절성림프구 우세형이나 림프구 풍부 고전형의 증상사례에서는 그 병기는 제I ~ II기인 경우가 많다는 것으로부터 예후는 좋으며 혼합세포 고전형, 림프구 감소 고전형이 됨에 따라 병기도 진행하여 림프구 감소 고전형에서는 제III기 또는 제IV기인 경우가 많아 예후가 나빠진다. 또한 20세대의 여성에 많고 세로칸(종격)에 잘 발생하는 결정성 경화 고전형은 병기는 제 I ~ II기인 경우가 많아 예후도 양호하다는 특징이 있다.

C 세망내피계(망내계)

1 축적성조직구증

축적성조직구증(storage histiocytosis)은 리소좀효소의 선천적 결손에 의해서 여러 가지의 물질이 주로 대식세포에 축적하는 병태이고 세망내피계 조직이나 중추신경계 등이 침범된다.

고세병(Gaucher disease), 니만-피크병(Niemann-Pick disease), 테이-사하스병(Tay-Sachs disease) 등의 선천성 지질축적증이나 헐러병(Hurler disease)을 대표로 하는 유전성무코다당증이 본증의 범주에 속한다.

2 엑스 조직구증

레테러-시웨병(Letterer-Siwe disease), 핸드-쉴러-크리스천병(Hand-Schüller-Christian disease) 및 뼈의 호산구성육아종(eosinophilic granuloma of bone)은 모두 T-zone 조직구계 세포의 육아종모양의 증식성 질환이고 엑스 조직구증(histiocytosis X)이라 총칭되는 일이 많다. 현재는 랑게르한스세포조직구증(Langerhans cell histiocytosis)이라 불리는 일이 많다.

3 악성조직구증

악성조직구증(malignant histiocytosis)은 발열, 범혈구감소증, 간지라비대, 림프절 비대 등과 함께 자주 황달을 수반하여 급속히 진행하는 질환으로 대부분은 발병 후 1년 이내에 죽음에 이르게 된다.

망내계 조직을 비롯하여 전신 여러 장기에 이형적인 조직구 및 전구세포[단구 · 조직구(대식세포)계 세포]의 증식이 관찰되고 성숙형의 이형세포에는 혈구탐식모양도 인지된다(➡ NOTE-2).

D 지라

1 지라의 구조와 기능

일본인 성인의 지라의 중량은 100~150그램이지만 병태에 따라 크기가 변동한다. 그 실질은 T세포 영역의 동맥주위 림프집과 B세포 영역의 림프여포로 구성되는 림프조직인 백색지라속질(백비수)과 세망조직인 속질끈과 문합성의 정맥굴로 구성되는 적색지라속질(적비수)로 대별된다. 이 백색지라속질과 적색지라속질의 경계부분에는 여포주변대(여포변연대)가 사이에 있다.

지라문부분에서부터 들어온 지라동맥은 지라잔기둥동맥을 거쳐 동맥주위 림프집으로 둘러싸인 중심동맥이 된다. 위에서 언급한 것처럼 동맥주위 림프집과 이것에 접하여 형성되는 림프여포가 백색지라속질이며 지라의 단면에서는 백색반점모양으로 보인다. 중심동맥은 백색지라속질을 관통한 후 붓털동맥(필모동맥)을 거쳐 협모세혈관이 된다. 사람에서는 이 동맥성 모세혈관의 말단은 적색지라속질의 속질끈이나 여포주변대에 개방성으로 끝나있고 혈액은 속질끈이나 여포주변대를 흐른 후 정맥굴로 들어가는 개방성 순환로를 취하고 있다. 또한 최근, 적색지라속질의 특정 부위에 동맥과 정맥을 연결하는 우회로성의 폐쇄성 순환로가 존재한다는 지적도 있으나 사람 지라의 혈류의 기본은 개방성이다. 정맥굴의 혈액은 지라속질정맥, 지라잔기둥정맥을 거쳐 지라문부분에 도달하여 문맥의 한 가지인 지라정맥으로 흘러들어가고 있다(▶그림 11).

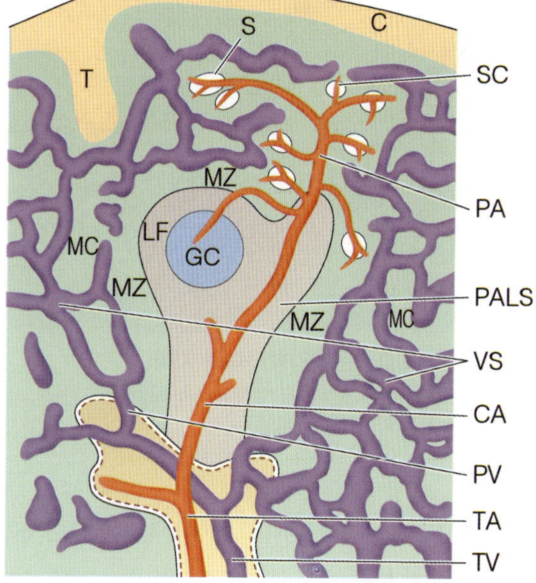

▶**그림 11 지라의 구조**

C : 피막, T : 지라잔기둥, GC : 배아중심, PALS : 동맥주위 림프집, LF : 림프여포, MZ : 여포주변대, MC : 속질끈, VS : 정맥굴, TA : 지라잔기둥동맥, CA : 중심동맥, PA : 붓털동맥, SC : 협모세혈관, S : 협, TV : 지라잔기둥정맥

이러한 특징이 있기 때문에 지라의 기능으로서는 적색지라속질이나 여포주변대가 주된 장소로 되어있는 혈액 중의 미생물, 독소, 각종 항원물

NOTE

2 혈구탐식증후군

발열, 2계통 이상의 혈구 감소, 간지라비대, 고페리틴혈증, 고LDH혈증 등을 나타내고 골수, 지라, 간, 림프절 등에 존재하는 대식세포(조직구)가 사이토카인을 통해서 활성 · 증식하고 혈구를 탐식하고 있는 병태를 혈구탐식증후군(hemophagocytic syndrome; HPS)이라 한다.

HPS에는 1차성(유전성)과 2차성이 있다. 상염색체 열성유전형식을 취하는 가족성 HPS는 1차성(유전성), 바이러스나 세균 등의 감염증 및 악성림프종, 교원병, 약제 등에 수반하는 HPS는 2차성의 것이다.

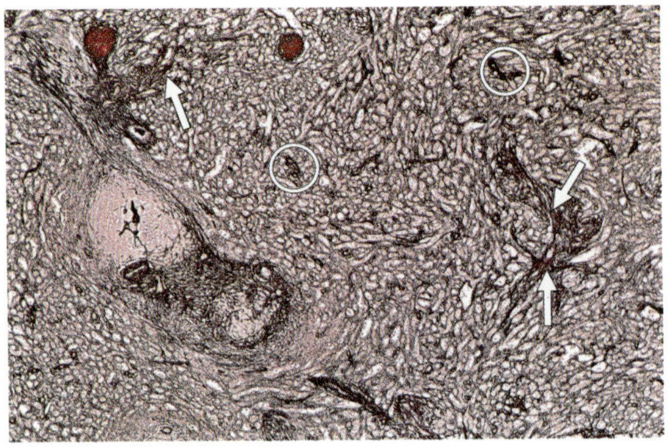

▶그림 12 특발성문맥압항진증의 지라
정맥굴의 증식과 함께 동맥주위섬유증(원내)이나 지라잔기둥의 틈이 벌어짐(화살표)이 인지된다.

질 등의 이물질인 노폐혈구, 이상혈구 등을 포착, 탐식, 파괴 처리하는 혈액 여과 · 정화작용 및 백색지라속질을 중심으로 한 면역기능이 주된 것이며 이들이 협동하여 생체의 방어에 임하고 있다. 기타, 사람에서의 역할은 적지만, 혈액저장 · 혈류조절기능 및 적모구를 주로 한 태생기 조혈이나 속질 밖 조혈의 유형에 의한 조절기능이 있다.

이상과 같이 지라는 대순환 · 문맥계에 편입된 생체방어기관이며 여러 가지 혈행성, 전신성의 자극에 반응하여 자주 비대해진다.

2 울혈성지라비대

문맥성의 울혈이 일어나는 기전으로서는 ① 심부전에 의한 전신성 울혈의 부분현상으로서의 간후성 울혈, ② 간경변증 등 간 내의 문맥이나 간정맥의 압박에 의한 간내성 울혈, ③ 문맥혈전 등에 의한 간전성 울혈이 있다. 이들의 어느 것에서도 문맥압은 항진하여[문맥압항진증(portal hypertension)이라 한다], 울혈성지라비대(congestive splenomegaly)가 일어난다.

병리소견 지라는 중등도로 비대하고 적색지라속질과 백색지라속질의 체적비율에서는 적색지라속질의 비율이 증가하고, 정맥굴과 속질끈의 체적비율에서는 정맥굴의 비율이 증가한다. 동시에 속질끈의 세망섬유도 증식하여 지라의 경도는 증가한다.

3 특발성문맥압항진증 및 반티증후군

특발성문맥압항진증(idiopathic portal hypertension; IPH)은 중년이후의 여성에 많은 질환이며 그 원인으로서는 바이러스, 알레르기, 중독 등 여러 가지의 것이 제창되고 있어 논쟁이 많은 부분이다.

범혈구감소증, 거대한 지라비대, 복수, 출혈경향, 식도정맥류나 배꼽주위, 곧은창자(직장) 하부 등에 정맥노장(phlebismus)과 같은 곁순환로의 발달이 관찰된다.

지라는 중등도에서부터 고도로 비대하고 적색지라속질의 증대와 함께 정맥굴의 증식, 동맥주위섬유증, 지라잔기둥의 틈이 벌어짐, 감나-간디결절(Gamna-Gandy nodules)의 형성이 관찰된다(▶그림 12). 또한 이들은 앞의 항의 울혈성지라비대에서도 인지되는 것이며 IPH와 울혈성지라비대와의 사이에서 지라의 소견에는 양적인 차이는 있으나 명백한 질적인 차이는 발견되지 않는다.

NOTE

3 지라기능항진증

지라비대가 있고 골수에서는 조혈세포가 증가하고 있는데도 말초혈액에서는 1 내지 그 이상의 계통의 혈구 감소가 관찰되며 이들의 혈액변화가 지라적출에 의해서 개선되는 병태를 지라기능항진증이라 한다. 지라비대에 수반하여 더 오래 적색지라속질 속질끈이나 여포주변대에 억류됨과 동시에 대식세포에 의해서 혈구가 탐식, 파괴 처리되는 기회도 증가하여 혈구감소가 일어나는 것이라 생각되고 있다.

간은 얼핏 보기에 정상 또는 간섬유증까지의 변화이고 글리슨(Glisson)집 내의 문맥가지에는 협착 내지는 폐색이 인지된다.

또한 IPH는 자주 반티증후군이라 불리고 있으나 IPH의 간 병변은 간섬유증까지, 반티증후군이라는 경우의 간 병변은 간섬유증만이 아니라 간경변증을 포함하고 있어도 되고, 따라서 반티증후군은 IPH보다 폭넓은 개념이다.

IPH에서는 말초혈액은 범혈구감소증을 나타내고 있음에도 불구하고 골수는 조혈세포의 증식이 심하다. 본증의 이 혈액변화는 지라기능항진증(hypersplenism)(➡ NOTE-3)의 대표적인 것이다.

4 지라염

혈행성으로 병원체나 그 분해산물이 지라에 도달하면 지라염(splenitis)이 발생한다. 이 상태는 감염지라(infectious spleen)라 불리고 있다.

급성지라염에서는 지라가 부어올라 적색이 강하고 부드럽다. 적색지라속질이나 여포주변대에는 삼출, 적혈구가 가득 참, 호중구 침윤, 때로는 작은 농양의 형성 등이 관찰된다.

감염이 천연화한 만성지라염에서는 적색지라속질이나 여포주변대에 대식세포나 형질세포가 증가하고 섬유화도 추가되어 지라의 경도가 증가하게 된다. 만성 말라리아, 카라아잘 등에서는 지라비대는 거대화한다.

기타, 좁쌀결핵에서는 결핵결절, 장티푸스에서는 티푸스결절의 형성이 관찰된다.

5 종양

원발성의 종양은 드물다. 양성의 것으로서 혈관종, 림프관종, 또한 조직기형의 과오종 등이 발생한다. 악성의 것에서는 악성림프종은 지라에도 원발하는 일도 있으나 대부분은 전이성으로 침윤하여 온 것이다. 또한 백혈병도 대부분의 증상사례에서 지라에 침윤이 관찰된다.

기타, 지라 원발의 악성종양으로서는 혈관육종, 섬유육종 등의 보고도 있으나 어느 것도 드문 것이다.

▶표 9 지라비대의 분류

1. 순환장애성 (울혈성)	심부전, 간경변증, 문맥혈전증 등
2. 염증성	패혈증, 아급성세균성심내막염, 전염성단핵증, 결핵, 말라리아, 갈라아잘 등
3. 축적성	선천성지질축적증, 유전성무코다당증, 아밀로이드증 등
4. 혈액질환성	용혈성 빈혈, 거대적모구성 빈혈, 사라세미아, 백혈병, 만성골수증식증후군, 악성림프종, 악성조직구증, 엑스 조직구증 등
5. 종양성	혈관종, 림프관종, 과오종, 혈관육종, 섬유육종, 암 및 육종의 전이 등
6. 기타	특발성문맥항진증 및 반티증후군 등

6 원인별로 본 지라비대

지라는 그 정도는 다양하지만 여러 가지 질환, 병태로 비대하게 된다. 진단의 도움으로서 지라비대의 원인별 분류법을 표 9에 나타냈다.

E 가슴샘

1 가슴샘의 구조와 기능

가슴샘은 앞세로칸(전종격)에 있고 심장의 앞위쪽에 위치하고 있다. 사춘기에 최대의 크기인 30그램에 도달하지만 이후 나이가 듦과 더불어 생리적 위축(퇴축)을 초래하여 지방조직으로 치환되어간다.

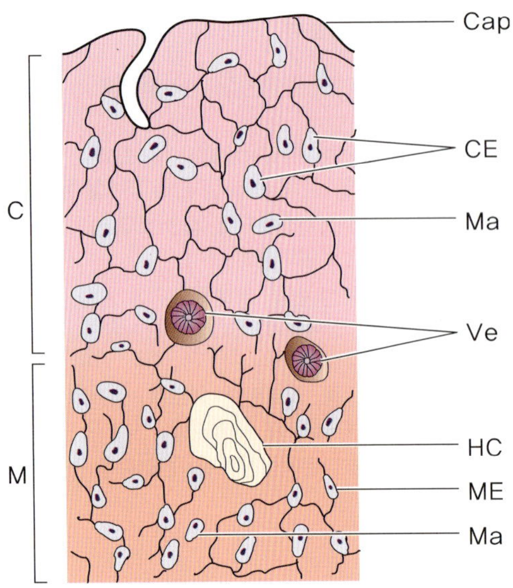

▶**그림 13 가슴샘의 구조(림프구는 제외하고 있다)**
Cap : 피막, C : 겉질, M ; 속질, CE : 겉질상피성세포, ME : 속질상피성세포, Ma : 대식세포, Ve : 뒤모세혈관세정맥, Hc ; Hassall 소체 [神山隆一 : 표준 병리학, 文光堂, 제2판, 2004, p.438에서부터]

가슴샘의 실질은 결합조직에 의해서 수많은 소엽으로 나뉜다. 각 소엽의 표층 가까이가 세포가 밀집한 겉질, 중심부분은 세포가 성기게 배열하여 밝게 보이는 속질이다. 이 겉질에서는 상피성세포가 그물코모양으로 이어지고 그 그물코 내에 림프구가 가득 차 있다. 속질에서는 속질상피성세포가 성긴 그물코 구조를 형성하고 그 그물코를 림프구가 메우고 있다. 또한 속질에는 Hassall 소체도 존재한다. 이 Hassall 소체는 상피성세포가 동심원모양으로 모여 있는 것이고 중심부분은 각질 변성(각화)을 일으키고 있다(▶그림 13).

가슴샘은 T세포의 분화 · 성숙의 장으로서 작용하고 있다. 골수유래의 미숙한 림프구, 즉 림프구계 줄기세포 내지는 pro-T세포(T전구세포)는 우선 겉질에서 왕성하게 분열, 증식한다. 그 대부분은 세포자멸사(apoptosis)의 기전에 의해서 사멸하지만 일부는 성숙하여 속질의 림프구로 되고 그리고 분화하여 면역담당능력을 가진 T세포가 되어 혈액 중에 나간다.

2 과형성

참의 가슴샘 과형성(thymic hyperplasia)이란 정상의 가슴샘 조직이면서 가슴샘 중량이 연령상당의 정상범위를 넘어선 경우를 말한다. 대부분이 신생아 · 영아기에 관찰되고 보통, 연령의 증가와 더불어 자연히 퇴축한다.

한편 가슴샘의 속질에 배아중심을 가지는 림프여포가 다수 출현하는 경우를 림프여포 과형성(lymphoid follicular hyperplasia)이라 한다. 정상의 가슴샘에서는 배아중심은 매우 드물게 밖에는 보이지 않고 림프여포 과형성은 비정상적인 면역반응에 의한 것이라 생각되고 있다. 이 변화는 중증근무력증에서 관찰되는 일이 많고, 기타 SLE, 진행성전신성경화증(공피증), 관절류마티스, 갑상샘기능항진증, 애디슨병(Addison's disease) 등에서도 인지된다.

3 종양

a 가슴샘종

한때는 가슴샘에서부터 발생하는 모든 종양을 총칭하여 가슴샘종(thymoma)이라 부르고 있었으나 현재는 가슴샘의 상피성세포 유래의 종양을 가슴샘종이라 한다.

가슴샘종에서는 증상사례에 따라서 피포성의 것에서부터 국소 침윤, 나아가서는 흉강 내 파종이나 혈행성 · 림프행성 전이를 나타내는 것까지 다양한 진전정도를 취한다. 따라서 진전정도, 즉 병기가 진행된 가슴샘종은 악성의 것으로 간주된다.

또한 가슴샘종이 있는 환자의 약 30%에 중증근무력증을 합병하고, 3~4%에 적모구로를 합병한다.

b 악성림프종

가슴샘 원발의 악성림프종(malignant lymphoma)으로서는 Hodgkin병의 결절성경화형, 비Hodgkin 림프종에서 소아에 많은 림프모구형 및 대세포형 등이 태반을 차지하고 있다.

c 기타

편평상피암의 형태를 취하는 가슴샘암이나 신경내분비종양, 배아세포종양 등이 드물게 관찰된다.

F 물리치료 · 작업치료와의 관련사항

조혈기관 질환에는 여러 가재의 것이 있으나 각 질환의 진단, 치료나 재활의 방침 등은 각 질환의 병인 · 병태나 병리상을 잘 파악하고 이해함으로써 비로소 가능해지는 것이다.

복습의 요점

- 골수나 림프절, 지라, 가슴샘 등의 구조와 기능에 대해서 이해한다.
- 적혈구계의 질환에서는 빈혈의 정의 및 각종 빈혈에 대해서 그 생성원인이나 병리소견 등을 요약한다.
- 백혈구계 및 그 유연의 질환에서는 무과립구증, 각종 백혈병, 골수이형성증후군, 골수증식증후군, 골수종 · 마크로글로불린혈증 등에 대해서 그 병태나 병리소견을 중심으로 설명한다.
- 혈소판계의 질환의 주된 것을 열거하여 설명한다.
- 림프절의 반응성 병변(림프절염 · 림프절증)의 4개 유형에 대해서 이해한다.
- 악성림프종의 병태, 병리소견을 요약한다.
- 세망내피계(망내계)를 계통적으로 침범하는 주된 질환에 대해서 설명한다.
- 지라의 염증이나 종양에 대해서 설명한다.
- 지라는 여러 가지 질환, 병태에서 부어오른다. 원인별로 본 지라비대를 정리하고 각각에 대해서 설명한다.
- 가슴샘의 과형성이나 종양에 대해서 설명한다.

제 9 장

피부 · 감각기관

학습 목표
- 피부의 정상적 구조와 염증, 바이러스성 질환, 종양에 대해서 학습한다.
- 눈, 가운뎃귀(중이), 속귀(내이)의 대표적인 질환에 대해서 학습한다.

A 피부

1 피부의 구조

신체의 표면을 덮는 피부는 **표피**와 **진피**로 구성된다. 진피보다 깊은 부분의 지방조직은 **피하조직**이다.

표피는 각질이 있는 **중층편평상피**이다. 표피세포의 분열은 최하층의 기저세포에서 시행되고 증가한 세포는 서서히 상부로 이동한다. 기저세포의 위에는 여러 층의 **가시세포층(극세포층)**이 있고 최표층에는 **각화층**이 있다. 기저세포가 진피에 접하여 있는 부분에서는 기저세포는 기저막을 형성하여 진피와 경계를 형성한다. 표피 내에는 표피 고유의 세포 이외에 멜라닌을 생산하는 **멜라닌세포**, 면역반응에 관여하는 **랑게르한스세포** 등이 산재한다.

진피에는 교원섬유가 풍부하다. 교원섬유 사이에는 표피와 연속되는 **땀샘(한선)**, **모낭**, **기름샘(지선)**이 있다. 모낭에서부터 모발이 형성되어 체표에 돌출한다. 기름샘은 지질을 대량으로 포함한 세포의 덩어리로 이루어지고 모낭에서부터 분기한다. 땀샘에는 에크린땀샘과 **아포크린땀샘**이 있다. 에크린땀샘은 전신에 많고, 아포크린땀샘은 겨드랑이, 젖꼭지주위, 외음부에 많다.

2 습진

습진(eczema)은 피부의 염증이며 상이한 병인으로 이루어지는 여러 가지 피부질환을 포함하고 있다. 피부질환 중에서 가장 많고 대표적인 것에 **아토피성피부염**이나 **알레르기성접촉성피부염**이 있다. 이들은 피부에 홍반, 수포, 가피, 인비늘을 형성한다. 가려움이 심하고 찰과 때문에 2차 변화가 일어나기 쉽다.

알레르기성접촉성피부염은 감작된 물질과 접촉함으로써 일어나는 습진이고 Ⅳ형의 지연형의 알레르기반응에 의한다. 이 반응을 일으키는 물질로서 식물의 옻 성분이나 은행나무 씨의 과육 성분 등이 있다.

이러한 물질은 불완전항원(hapten)이라 불리고 피부에 접촉하면 표피 내의 랑게르한스세포의 막단백질과 결합하여 완전한 항원으로서 T림프구에 작용한다.

아토피성피부염은 보통, 소아기로부터 시작되고 연령과 더불어 경증화가 된다. 화분증, 기관지천식의 가족력이 많은 예에 있어, 유전성 요인이 강하게 관여하고 있다고 생각되는 I 형인 과민증형이 알레르기반응이 관계한다. 만성재발성 병변을 특징으로 한다.

3 두드러기

두드러기(urticaria)는 피부에서의 I 형인 과민증형의 알레르기이다. IgE 항체가 비만세포를 자극하여 히스타민 등을 방출한다. 이것에 의해서 피부 소혈관의 투과성 항진에 의한 부종과 심한 가려움이 일어난다. 항원에 노출되어 수 시간 이내에 소양성이 강한 **구진**(papule)이 다발하고 다시 수 시간 계속되며 마침내 소실한다.

4 바이러스 감염에 의한 병변

a 단순헤르페스

단순헤르페스(herpes simplex)는 피부점막 이행부분에 작은 수포를 형성하고 수일에서 치유한다. 단순헤르페스 바이러스는 입술이나 외음부에 감염하여 삼차신경절 등에 잠복, 여러 가지 유발요인에 의해서 발병한다.

b 수두 · 대상포진

수두는 보통 소아의 질환이며 수두 · 대상포진 바이러스의 감염에 의해서 피부에 수포가 다발한다. 감염형식은 보통 비말감염이다. 허파에 감염하여 약 2주간의 잠복기 후, 혈행성으로 확산되어 전신의 피부에 수포성 홍반이 출현한다. 수포는 3~4일에서 건조하여 가피를 형성한다.

수두가 치유해도 바이러스는 신경절에 잠복 감염하는 경우가 있으며 성인이 되어서 면역력이 저하하면 대상포진으로서 발병한다. 대상포진에서는 한쪽의 일정한 신경지배 영역에 통증이 선행하고 홍반을 수반하는 작은 수포가 출현한다. 수포는 바로 농포화가 된다. 바이러스가 존재하는 표피세포, 신경절세포에는 핵내봉입체(intranuclear inclusion body)가 관찰된다.

c 보통사마귀

보통사마귀(verruca vulgaris)는 DNA바이러스인 사람유두종 바이러스(HPV)의 감염에 의한다. HPV는 또한 자궁경부 등의 암의 원인이 되지만 피부의 양성의 이 병변에서는 상이한 유형의 HPV가 감염하고 있다. 대부분은 소아의 손가락 등 부분에 생기고 수개월에서 수년에서 소실한다. 심한 각화를 나타낸 융기성 병변이거나 돔(dome)에서부터 버섯모양의 부드러운 병변이거나 한다.

5 양성증식질환

a 지루성각화증

고령자에 가장 흔히 관찰되는 양성의 피부증식성 질환이며 **노인성사마귀**라고도 불린다. 대부분은 갈색에서부터 흑색을 띠고 있다. 표피의 각화가 심하고 증식한 표피세포는 멜라닌 과립을 포함하고 있는 일이 많다.

b 표피낭포

매우 흔히 있는 피부의 병변이다. 임상적으로는 피하낭종이라 불리고 진피 내의 낭포성 병변의 내강에는 비지모양의 각화물이 가득 찬다. 낭포는 표피모양의 중층편평성피로 안쪽에 피복되어있다.

c 멜라닌세포성모반

표피 내의 멜라닌세포의 양성 증식성 병변이며 갈색에서부터 흑갈색의 평탄한 것에서부터 돔 모양으로 융기한 병변이다. 표피 기저부 또는 진피 내에 멜라닌세포가 증식한다. 증식한 멜라닌세포는 모반세포라 불린다. 평탄한 병변에서는 표

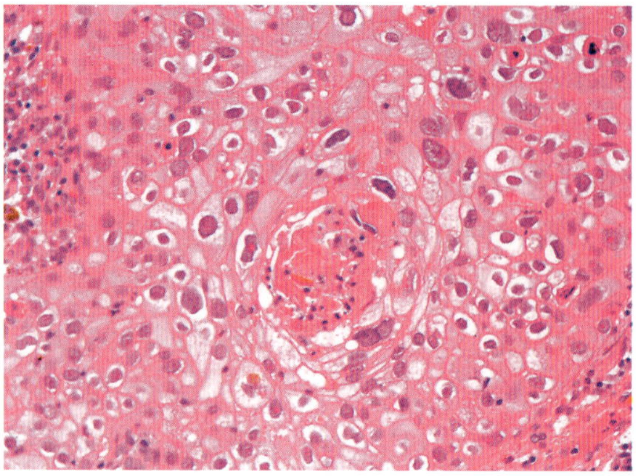

▶그림 1 편평상피암

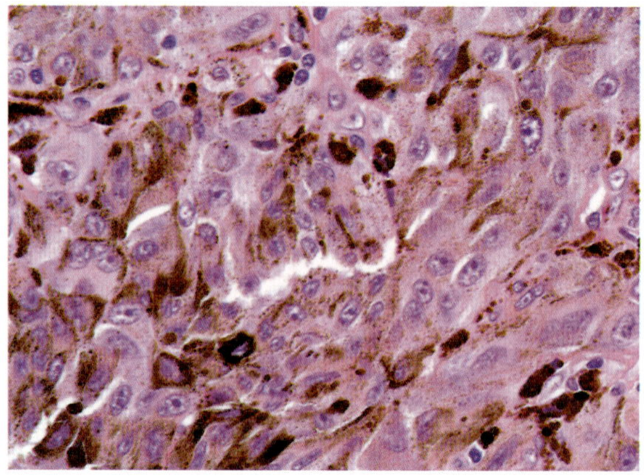

▶그림 2 악성흑색종

피 기저부에만 모반세포가 집단으로 관찰되고 융기성의 병변에서는 표피 내와 진피 내, 또는 진피 내에만 모반세포가 증식하고 있다. 소아기, 청년기에 출현하여 서서히 커지고 수십 년의 경과를 취한다. 이른바 "점"은 이 병변을 포함하고 있으나 좁은 의미에서의 점은 표피 기저부에 멜라닌과립이 증가하지만, 모반세포의 증식이 관찰되지 않는 평탄한 병변이다.

d 켈로이드

켈로이드(keloid)는 외상, 수술 후의 진피 내에 교원섬유가 과잉증식을 하여 융기한 흉터성의 병변이다. 자주 자연히 퇴축하지만 완전히 소실하는 일은 적다.

e 신경섬유종

말초신경의 슈반세포(Schwann cell) 유래의 양성의 진피 내 종양이다. 성기게 배열하는 방추형의 슈반세포의 증식에 의해서 이루어진다. 대부분은 단발성이다. 상염색체 우성유전인 von Recklinghausen병에서는 다발성의 신경섬유종과 피부의 카페오레반점의 출현을 특징으로 한다.

6 표피 내에서부터 발생하는 악성종양

a 편평상피암(▶그림 1)

표피에서부터 발생하는 악성종양이며 자외선에 노출되는 얼굴, 목, 아래팔, 손에 많다. 이러한 부위의 편평상피암은 일광각화증이나 보엔병(Bowen disease) 등의 선행병변으로부터 발전하는 일이 많다. 방치하면 소속 림프절 등으로 전이하다.

보엔병은 이형성이 강한 세포의 증식으로 이루어지고 침유하여 있지 않은 암이라 하고 있으나 참된 암인 편평상피암으로 이행하는 것은 5%로서 적다.

일광각화증은 이형을 가지는 세포로 점유되는 병변이며 전암병변이라 간주되고 있다. 고령자의 자외선 노출부위에 많은 병변이고 10~20%가 편평상피암으로 이행한다.

b 기저세포암

피부의 악성종양에서 가장 많은 유형이다. 표피에서부터 발생하지만 상기의 편평상피암과 달리, 전이를 하는 일은 없다. 악성종양으로서의 국소침윤 성격은 명백하지만 예후는 매우 좋다. 60세대 이상의 얼굴에 많다.

c 악성흑색종(▶그림 2)

표피 내의 세포이지만 발생학적으로 표피세포

와는 전혀 다른 멜라닌세포 유래의 악성종양이다. 코카사스 인종에 많고 일본인을 포함함 아시아인에서는 적다.

다른 표피의 악성종양과 마찬가지로 자외선의 노출은 이 종양의 발생률을 증가시킨다. 예후가 나쁘고 비교적 조기에 전신으로 전이한다. 종양세포가 멜라닌을 생산하고 있는 것이 특징이지만 멜라닌색소가 전혀 없는 경우도 있다.

B 눈

1 눈의 구조(▶그림 3)

눈의 앞면에 있는 각막은 투명하고 빛은 이곳을 지나서 눈 안으로 들어온다. 각막의 뒤에는 안방수가 포함된다. 그 뒤의 수정체는 섬유성 콜라겐이 조밀하게 규칙적으로 배열하여 있다.

수정체 앞부분 주변부분은 홍채가 덮고 홍채의 기저부의 근육의 수축에 의해서 동공의 크기가 변화하여 눈 안에 들어오는 빛의 양을 조절한다. 섬모체의 근육의 수축에 의해서 Zinn소대를 거쳐 수정체가 주변부분에 잡아당겨져 그 두께를 바꿔서 초점거리를 바꿀 수 있는 렌즈의 역할을 하고 있다. 안구방수는 섬모체에서 만들어지고 뒷방에서부터 앞방에 들어가 홍채 기저부에서 흡수된다.

안구의 대부분을 차지하는 유리체(액체)는 젤리모양의 조직이며 가느다란 콜라겐이 거친 그물코를 형성하고 그 사이에 다량의 물을 함유한 히알루론산이 가득 차 있다.

안구 뒷부분의 안구 벽의 가장 안쪽에는 망막이 있고 망막을 구성하는 세포는 빛을 감지하여 그 자극을 뇌에 전달하는 특수한 신경세포이다.

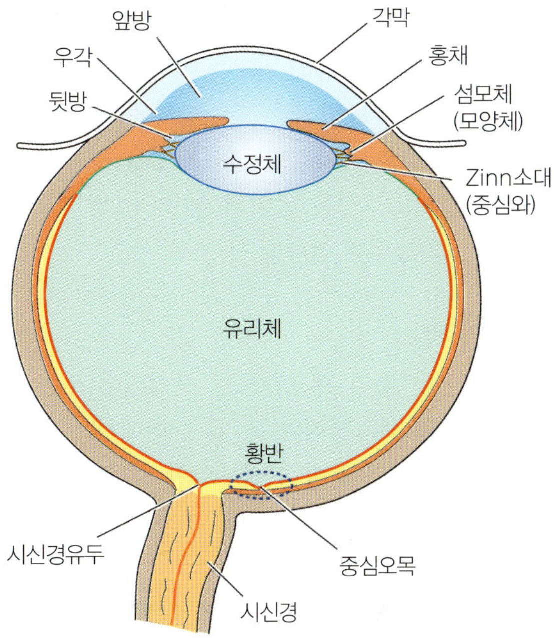

▶그림 3 눈의 해부

2 주된 질환

a 백내장

백내장(cataract)은 다양한 원인으로 일어나는 수정체의 혼탁이며 시력장애 최대의 원인이다. 백내장의 주된 원인에는 당뇨병, 비타민 부족, 유전질환, 독소, 약물, 자외선이 있다.

미국 등에서 가장 흔히 관찰되는 백내장은 노화와 관계가 있다. 노인성백내장의 환자에서는 수정체의 섬유사이에 틈새가 발생하여 변성한 수정체 기질이 그 틈새에 축적한다. 완전히 수정체가 변성하면 용적은 감소한다. 백내장의 수정체는 외과적으로 제거할 수 있고 안경, 콘택트렌즈 등에 의해서 망막에 초점을 맞출 수 있다.

b 당뇨병성망막증

당뇨병성망막증과 녹내장이 실명의 최대 원인이다. 당뇨병환자가 고혈당상태를 방치하면 5~15년 이내에 비증식성망막증이 발병하고 마침내 보다 위험한 증식성망막증이 나타난다. 혈당치의 조절이 좋을수록 망막증의 빈도는 저하한다.

당뇨병에서의 망막의 손상은 망막의 허혈에 의한다. 당뇨병은 죽상경화증의 진행을 현저하게 진행시키므로 그것은 망막의 세동맥, 망막중심동맥이나 안동맥의 협착을 시킨다.

c 망막 박리

망막은 몇 층의 세포층으로 구성되어 있는데 가장 표층의 색소상피와 그 밑에 존재하는 신경세포층과의 사이가 박리하는 일이 있다. 이것은 망막박리(retinal detachment)라 불리고 실명원인의 하나가 된다.

유리체액, 출혈, 염증에 의한 삼출액 등이 이들 층의 사이에 괴어 박리한다. 이들이 일어나는 요인에는 외상, 망막변성, 유리체의 견인, 유리체 소실 후의 압력의 감소 등이 있다.

d 나이가 듦에 따른 황반변성증

나이가 듦에 따른 황반변성은 구미에 많고 최근 일본에서도 증가한 노화에 연관성이 있는 병이며 시력저하와 실명의 큰 원인으로 되어 있다. 황반의 중심은 가장 시력이 좋은 부분이지만 나이가 듦에 수반하여 황반이 변성하여 시력이 저하한다.

e 녹내장

녹내장(glaucoma)은 안압이 상승하여 시신경의 위축을 초래하는 질환 군이고 시력이 저하한다. 섬모체에서 만들어진 안구방수는 뒷방에서부터 앞방으로 이동하고 정맥에 흡수된다. 정상에서는 생산과 흡수의 균형이 유지되어 안압은 생리학적 범위 내인 10~20mmHg로 유지되어 있다. 안구방수가 눈 안에 괴면 안압이 상승하여 녹내장이 된다.

녹내장은 다른 기초 눈의 병변을 수반하지 않는 원발성녹내장과 다른 눈의 병변에 속발하는 속발성녹내장으로 나뉜다. 원발성녹내장은 다시 홍채와 각막이 이루는 우각이 좁아져서 안구방수가 흡수되기 어려워지는 협우각녹내장과 우각은 협착이 되어 있지 않고 정상으로 보이는 기능적으로 안구방수의 흡수가 저하하여 있는 광우각녹내장으로 나뉜다.

원발성협우각녹내장은 일본인에 많고 갑작스런 고안압 발작이 나타난다. 응급의 눈 질환이며 최초의 2일 이내에 치료를 시작해야 한다. 고안압의 발작을 반복한 후 증상이 악화한다. 원발성광우각녹내장은 서구인에 많고 안압은 잠복성으로 상승하며 시간과 더불어 주변시야가 저하한다. 염증, 출혈 등이 속발성녹내장의 원인이 된다.

f 망막모세포종

망막모세포종(retinoblastoma)은 유아기에 가장 흔히 관찰되는 악성종양이다. 종양은 망막에서부터 발생하고 대개 생후 2년 이내에, 때로는 출생 시에 발견된다.

대부분의 망막모세포종은 산발적으로 발생하지만 일부는 유전성이다. 망막모세포종은 유전성 또는 제13염색체 긴팔에 위치하는 망막모세포종 종양억제유전자(Rb)의 변이와 관계가 있다. 망막모세포종은 세포가 풍부하고 사이질이 적으며 다양한 형태를 나타낸다. 망막모세포종은 시신경 내에 진전하여 머리뼈 내로 확산되고 혈행성 전이를 한다. 그러나 조기의 발견과 치료에 의해서 생존율은 높다.

C 귀

1 귀의 구조

귀는 바깥귀(외이), 가운뎃귀(중이), 속귀(내

이)로 나뉜다. 청각에 관여하는 기관이지만 속귀에서는 평형감각에 관계한다. 바깥귀는 귓바퀴(이개)와 바깥귀길(외이도)로 구성되어 있고 소리를 모으는 것과 가운뎃귀에의 소리의 전도에 작용한다.

고막은 바깥귀와 가운뎃귀를 경계로 하고 가운뎃귀는 또한 고실이라고도 불리며 망치뼈, 모루뼈, 등자뼈로 구성되는 귓속뼈를 갖고 있다. 귓속뼈는 고막과 속귀에 각각 연속되어 있고 소리에 의한 고막의 진동을 속귀에 전달한다.

고실은 귀관(이관)을 경유하여 인두로 이어져 있으므로 호흡기 감염이 귀에 파급하는 일이 있다. 고실의 안쪽은 뼈이며 속귀와의 경계로 되어 있다. 속귀는 뼈 안의 청각기관인 달팽이와 평형기관인 반고리관으로 구성된다.

2 주된 질환

a 중이염

가운뎃귀에의 세균감염에 의해서 중이염(otitis media)이 발병한다. 감염경로는 주로 귀관으로부터이다. 고막의 파열을 방치하면 바깥귀길 경유로 감염하는 위험성이 발생한다. 발열, 귀의 통증, 귀울림, 난청 등의 증상이 나타난다. 염증이 심한 경우에는 염증에 의해서 귓속뼈나 고막이 파괴된다.

만성중이염에서는 가운뎃귀 내에 중층 편평상피의 덩어리인 "진주종"이 때로는 형성되고 이 때문에 뼈의 파괴가 일어나는 일이 있다.

b 속귀의 병변

돌발성난청이나 메니에르병(Ménière's disease)은 속귀의 기능이상이 원인이라 생각되고 있으나 속귀는 뼈 안의 미소한 구조이라는 것도 있어 형태변화가 명백해지는 일은 거의 없다. 돌발성난청에서는 갑작스런 난청이 일어나고 메니에르병에서는 "난청", "귀울림"에 더하여 평형장애라 생각되는 "현기증"이 주된 증상이 된다.

D 물리치료 · 작업치료와의 관련사항

피부병변은 환자 본인이나 다른 사람이 바로 알아차리는 병변이며 흔히 있는 병변에 대해서는 알아둘 필요가 있다. 또한 시각이나 청각의 이상은 재활에 영향을 주는 요인이므로 각각의 병리에 대해서 이해할 필요가 있다.

복습의 요점

- 피부는 표피, 진피, 피하조직으로 구성되어 있다.
- 습진, 두드러기 모두 알레르기가 관계하고 있다.
- 헤르페스 바이러스, 수두 · 대상포진 바이러스, 사람유두종 바이러스 등이 피부에 병변을 형성한다,
- 표피로부터는 3종의 악성종양이 발생한다.
- 눈의 병변에는 백내장이나 녹내장, 망막모세포종에 더하여 당뇨병이나 나이가 듦에 수반하는 병변이 있다.
- 바깥귀, 가운뎃귀, 속귀의 구조는 다르며 가운뎃귀로부터는 중이염이 발병하고 속귀로부터는 메니에르병 등이 발병한다.

자기평가

I 총론

문제 1 **내인성 질환이 아닌 것은 어느 것인가?**

1. Klinefelter증후군
2. 구루병
3. Wilson병
4. 근육퇴행위축(muscular dystrophy)
5. 혈우병

해답 2

해설 구루병은 칼슘의 흡수장애에 의한 것이며 비타민 D 결핍, 자외선 부족 등이 원인이 되는 외인성 질환이다. Klinefelter증후군은 성염색체이상(XXY)에 의한 것, Wilson병은 상염색체 열성유전에 의한 것, 근육퇴행위축, 혈우병은 반성열성 유전에 의한 것이다.

문제 2 **철의 대사에 대해서 잘못된 것은 어느 것인가?**

1. 생체 중에서 철을 가장 많이 함유하는 세포는 적혈구이다.
2. 음식물 중의 철은 위산에 의해서 이온화되어 흡수된다.
3. 이온화된 철은 소장점막에서부터 흡수된다.
4. 생체 내의 철의 배설 기전으로서는 모발, 손톱이나 표피세포, 점막상피세포 등의 탈락으로부터도 상실되지만 콩팥에서부터의 배설이 가장 중요하다.
5. 철이 과잉으로 생체 내에 흡수되어 조직 내에 침착한 병태를 혈색소증이라 한다.

해답 4

해설 생체로부터의 철의 배설은 모발, 표피세포, 점막상피세포 등의 세포탈락 등에 의한 것뿐이고 콩팥에서부터는 배설은 없다.
철은 적혈구의 헤모글로빈에 포함되어 있고 생체 내의 철의 대부분을 차지한다. 음식물 중의 철른 위산으로 이온화되어 소장으로부터 흡수된다. 또한 혈색소증(hemochromatosis)은 생체 냉 다량의 철의 침착한 병태를 말한다.

문제 3 **단백 · 아미노산 대사이상의 조합에서 잘못된 것은 어느 것인가?**

1. 요단백 — 콩팥기능상실(신부전)
2. 간성혼수 — 고암모니아혈증
3. 저단백혈증 — 괴혈병
4. 통풍 — 고요산혈증
5. 페닐케톤요증 — 선천성아미노산 대사장애

해답 3

해설 저단백혈증은 콩팥기능상실이나 영양실조 등에 의해서 혈액 중의 단백질, 특히 알부민 농도가 저하한 상태이고 전신성의 부종이 발생한다. 괴혈병은 비타민 C의 결핍증으로 발생하는 것으로 단백대사와는 직접 관계가 없다.

문제 4 **위축에 대해서 잘못된 것은 어느 것인가?**

1. 위축이란 장기, 조직이 정상의 것과 비교하여 작은 것을 말한다.
2. 위축에는 단순위축과 수적 위축이 있다.
3. 단순위축이란 장기, 조직을 구성하는 개개의 세포가 축소하였기 때문에 일어나는 위축을 말한다.
4. 수적 위축이란 장기, 조직을 구성하는 세포의 수가 감소하였기 때문에 일어나는 위축을 말한다.
5. 폐용위축이란 무위위축이라고도 불리며 장기, 조직이 사용되지 않아 기능이 억제되었기 때문에 일어난 위축을 말한다.

해답 1

해설 위축이란 일단 성숙하여 정상적인 크기가 된 장기, 조직이 축소하는 경우를 말하며 발생초기부터 작은 장기, 조직은 저형성(hypoplasia)이라 한다.

문제 5 **괴사에 대해서 잘못된 것은 어느 것인가?**

1. 괴사란 세포, 조직의 죽음을 말하고 개체의 죽음도 괴사의 하나이다.
2. 괴사는 기본적으로 응고괴사와 융해괴사의 2종류로 나눌 수 있다.
3. 응고괴사의 대표적인 것은 심근경색이나 콩팥경색의 괴사부분에 관찰된다.
4. 결핵결절에 관찰되는 건락괴사도 응고괴사의 하나이다.
5. 융해괴사는 일반적으로 뇌 조직이 괴사에 빠졌을 때에 관찰된다.

해답 1

해설 생체의 일부의 세포, 조직의 죽음을 괴사라 한다. 생체의 죽음은 괴사라 하지 않는다.
괴사의 기본형은 응고괴사와 융해괴사의 두 가지 유형이고, 응고괴사는 일반적으로 뇌 이외의 장기, 조직의 괴사 때에 관찰되고 융해괴사는 뇌 조직이 괴사에 빠졌을 때에 관찰된다. 결핵결절의 중심부에 관찰되는 건락괴사도 응고괴사의 하나이다.

문제 6 **빌리루빈 대사이상(황달)에 대해서 잘못된 것은 어느 것인가?**

1. 간전성황달에서는 혈중의 간접 빌리루빈이 상승하고 요중 유로빌린, 유로빌리노겐이 강 양성이 된다.
2. 간성황달에서는 혈중의 직접 빌리루빈 및 간접 빌리루빈이 상승함과 동시에 요중의 유로빌린, 유로빌리노겐도 강 양성이 된다.
3. 폐색성황달에서는 혈중의 직접 빌리루빈이 상승함과 동시에 요중 유로빌린, 유로빌리노겐은 음성이 된다.
4. 폐색성(간후성) 황달에서는 빌리루빈이 소화관 내에 배설되지 않으므로 대변은 회백색이 된다.
5. 폐색성 황달에서는 빌리루빈과 함께 담즙산도 배설되지 않으므로 지방흡수가 장애되어 지용성 비타민의 흡수도 장애된다.

해답 2

해설 간성황달 때에는 요중 유로빌린. 유로빌리노겐은 양성이지만 강 양성으로는 되지 않는다.
간전성 황달 때에는 대량의 빌리루빈이 소화관 내에 유출하므로 대량의 유로빌린, 유로빌리노겐이 생산되고 흡수되어 요중에 강 양성이 된다. 폐색성(간후성) 황달에서는 빌리루빈, 담즙산이 소화관 내에 배설되지 않으므로 대변은 회백색이 되고 지방의 흡수가 장애되어 지용성 비타민의 흡수도 장애된다.

문제 7 **비대에 대해서 잘못된 것은 어느 것인가?**

1. 장기, 조직의 용적이 커지는 경우(넓은 의미의 비대) 세포 수도 증가하고 있는 경우와 세포 자체가 커져 있는 경우가 있다.
2. 세포 수가 증가하여 장기, 조직이 커지는 경우는 과형성이라 한다.
3. 세포 자체가 커져서 장기 조직이 커지는 경우를 비대(좁은 의미의 비대)라 한다.
4. 작업비대란 세포, 조직의 일의 양이 증가한 경우에 관찰되고 일반적으로는 고혈압증 때의 심비대나 근육훈련 때의 골격비대가 그것이다.
5. 보상성 비대란 콩팥을 적출하였을 때에 부신이 비대하는 것 같은 경우를 말한다.

해답 5

해설 한쪽의 콩팥을 적출하였을 때에 잔존하는 콩팥이 적출콩팥의 기능도 보상하기 때문에 비대한다. 이러한 비대를 보상성 비대라 한다.

문제 8 **창상치유에 대해서 잘못된 것은 어느 것인가?**

1. 창상의 치유에는 1차 치유와 2차 치유가 있다.
2. 1차 치유란 조직손상이 적고 소량의 육아조직의 형성과 소량의 섬유성 결합조직의 증식만으로 단기간에 치유하는 것 같은 치유를 말한다.
3. 예리한 날붙이에 의한 절상이 세균감염 없이 치유하는 경우는 1차 치유이다.
4. 2차 치유란 조직손상이 큰 경우 또는 창상에 세균감염이 있어 상당히 많은 육아조직의 형성과 많은 흉터조직을 남기고 치유하는 것을 말하며 개복수술의 수술창상의 치유 등을 말한다.
5. 광범위한 화상 등의 치유는 2차 치유에 속한다.

해답 **4**

해설 개복수술 때의 수술 창상은 상당히 큰 것이지만 예리한 메스로 절개함으로 조직손상은 적고 세균감염도 방어되어 있으므로 1차 치유의 경과로 치유한다.

문제 9 **욕창에 대해서 잘못된 것은 어느 것인가?**

1. 장기와상 때에 욕창이 발생하기 쉽다.
2. 욕창은 지속적인 국소의 압박에 의한 순환장애가 가장 큰 요인이다.
3. 욕창은 국소에 궤양이 생기고 농양 표면에는 육아조직이 형성된다.
4. 욕창의 표면의 육아조직에는 양성 육아 또는 불량 육아라 불리는 상태가 있다
5. 양성 육아는 영양상태가 좋은 경우에 관찰되는 것으로 적색기미가 풍부하지만 불량육아는 영양상태가 좋지 않는 경우에 관찰되고 악성육아라고도 불리며 악성종양으로 변화하는 일이 있다.

해답 **5**

해설 영양상태가 좋은 경우에는 육아조직의 혈관에는 혈액이 풍부하게 흐르기 때문에 적색기미가 강하고 욕창의 치유가 촉진되지만 영양상태가 불량인 경우에는 혈액의 흐름이 충분하지 않아 빈혈모양의 육아조직이 된다. 이러한 빈혈성의 육아조직을 불량육아라 하는데 악성종양으로 변화하는 것은 아니다.

문제 10 고혈압증에 대해서 잘못된 것은 어느 것인가?

1. 고혈압에는 본태성(1차성)과 속발성(2차성)으로 분류된다.
2. 본태성고혈압증은 과잉의 식염의 섭취가 주된 원인이다.
3. 속발성고혈압증은 특정 질환에 속발하여 일어나는 것으로 그 대표적인 것은 콩팥성고혈압이다.
4. 콩팥성고혈압은 레닌-안지오텐신-알도스테론계가 관여하고 있다.
5. 고혈압의 결과현상으로서는 동맥경화증, 소혈관 괴사 등의 혈관장애나 심장비대(심부전) 등이 있다.

해답 2

해설 본태성고혈압증의 원인은 아직 불명이지만 유전적인 요인이 가장 크게 관여하고 있다는 것이 알려져 있고 식염의 과잉섭취, 흡연, 음주, 스트레스 등은 고혈압의 발병을 촉진하는 환경인자이다.

문제 11 곁순환에 대해서 잘못된 것은 어느 것인가?

1. 간경변증에서는 클리슨(Glisson)집을 중심으로 한 섬유화가 두드러지고 간내 문맥 흐름이 장애되어 문맥압이 상승하기 때문에 곁순환이 일어난다.
2. 문맥압 상승이 의한 곁순환에는 세 가지의 경로가 있다는 것이 잘 알려져 있다.
3. 간경변증 때의 식도정맥류는 곁순환의 경로에 발생한 식도정맥의 확장으로 혈액은 상대정맥에 들어간다.
4. 식도정맥류는 자주 파열하여 치사적인 출혈성 쇼크가 발생한다.
5. 메두사의 머리라 불리는 복벽정맥의 노장은 간경변증 때의 곁순환의 하나이며 혈액은 하대정맥에 들어간다.

해답 5

해설 간경변증 때의 곁순환에는 세 가지가 있다는 것이 알려져 있다. 첫째, 지라정맥에서부터 십이지장정맥, 위관상정맥을 거쳐 식도정맥에 들어가고 반기정맥에서부터 상대정맥으로 들어가는 경로. 둘째, 출생 후 폐쇄되어 있었던 탯줄정맥(제대정맥)이 재개하고 복벽정맥을 경유하여 팔정맥에서부터 상대정맥으로 들어가는 경로. 셋째, 장관정맥에서부터 직장정맥, 치정맥, 내엉덩뼈정맥을 경유하여 하대정맥으로 들어가는 경로이다.

문제 12 **부종에 대해서 잘못된 것은 어느 것인가?**

1. 혈관 내외에의 체액성분의 이동은 혈과 내외의 압력(혈압 및 조직압), 혈관 내외의 아교질 침투압, 혈관벽의 성상의 변화 등에 의해서 조절되어 있다.
2. 심부전 때에는 정맥울혈, 말초모세혈관 내압상승에 의해서 혈관 밖으로의 체액의 이동이 많아져 부종이 발생한다(심장성 부종)
3. 콩팥염, 특히 콩팥증(nephrosis) 때에는 단백뇨가 지속되고 혈액 중의 단백상실, 혈액아교질 침투압의 감소에 의해서 혈관 밖으로 체액이 이동하여 부종이 발생한다(콩팥성 부종)
4. 심장성 부종, 콩팥성 부종은 어느 것도 신체의 아래쪽에 혈액이 울체하기 때문에 신체 아래쪽에 부종이 발생한다.
5. 알레르기성 염증 때에는 비만세포로부터 히스타민, 세로토닌 등의 화학물질이 방출되고 그 중에서도 히스타민은 혈관벽의 투과성을 항진시켜 부종이 발생한다.

해답 4

해설 심장성 부종은 심부전 때문에 신체의 아래쪽으로 혈액이 울체하기 때문에 신체 아래쪽의 모세혈관 내압이 상승하여 신체 아래쪽에 부종이 발생한다. 한편, 콩팥성 부종은 아교질 침투압의 저하에 의한 부종이므로 혈관내압에 관계없이 수분이 괴기 쉬운 소성결합조직이 많은 조직, 특히 눈꺼풀 등에 부종이 두드러진다.

문제 13 **혈전증에 대해서 잘못된 것은 어느 것인가?**

1. 혈액이 응고한 것을 혈전이라 한다.
2. 혈관 내에서 혈액이 응고하는 원인은 혈관벽의 손상, 혈액의 이상, 혈액성상의 변화 등이다.
3. 혈전은 육안으로 보아 백색혈전, 적색혈전, 혼합혈전이 구별된다.
4. 백색혈전은 혈소판, 피브린, 백혈구가 대부분을 차지한다.
5. 혈관을 폐색한 혈전이 기질화가 되면 자주 재소통이 일어난다.

해답 1

해설 혈관 내에서 혈액이 응고한 것을 혈전이라 한다. 단순히 혈액이 응고한 것, 특히 혈관 밖에서 혈액이 응고한 것은 응혈덩이라 하고 창상 면 등에 관찰되는 응혈덩이는 혈병이라고 한다.

문제 14 **색전증에 대해서 잘못된 것은 어느 것인가?**

1. 혈관 내에 이물질이 출현하고 혈관강을 폐색한 상태를 색전증이라 한다.
2. 혈관폐색의 원인이 되는 이물질을 색전물질이라 한다.
3. 색전물질에는 혈전이 가장 많고 그 외에는 공기(가스), 지방, 세포 및 조직, 세균, 기생충 등이 있다.
4. 잠함병은 다발성의 혈전에 의한 색전증이다.
5. 암세포의 전이는 세포성색전증에 의한 것이다.

해답 4

해설 잠함병은 잠수부가 해저에서부터 급속해 수면에 부상하면 기압의 급속한 저하에 의한 혈액 중에 녹아있는 공기가 거품모양으로 되어서 혈액 중에 나오기 때문에 발생하는 공기색전증이다.

문제 15 **경색에 대해서 잘못된 것은 어느 것인가?**

1. 끝동맥(end artery) 또는 기능적 끝동맥이 폐색하여 그 지배영역의 조직이 괴사에 빠진 상태를 경색이라 한다.
2. 경색은 빈혈성경색, 백색경색, 출혈성경색, 적색경색의 4종류로 구별되어 있다.
3. 심근경색, 뇌경색, 콩팥경색은 빈혈성경색이다.
4. 폐경색은 출혈성경색이다.
5. 출혈성경색은 혈관의 2중 지배를 받고 있는 장기에 관찰된다.

해답 2

해설 빈혈성경색은 백색경색이라고도 하며 출혈성 경색은 적색경색이라고도 한다. 따라서 경색의 종류는 빈혈성경색(백색경색)과 출혈성경색(적색경색)의 두 종류이다.

문제 16 **염증에 대해서 잘못된 것은 어느 것인가?**

1. 염증의 4대 징후는 발적, 종창, 발열, 통증으로서 예부터 잘 알려져 있다.
2. 발적은 국소의 충혈에 의한 것이며 종창은 부종에 의한 것이다.
3. 염증의 장에 침윤하는 세포를 염증세포라 부르고 호중구, 호산구, 림프구, 형질세포, 섬유모세포, 대식세포 등이다.
4. 특수성염은 육아종을 형성하는 염증이다.
5. 결핵, 한센병, 매독은 특수성염의 대표적인 질환이다.

해답 3

해설 섬유모세포는 염증세포에는 속하지 않는다.

문제 17 **알레르기성의 염증에 대해서 잘못된 것은 어느 것인가?**

1. 알레르기반응에는 I~V형이 있다.
2. 알레르기 I형 반응은 아토피, 과민증(anaphylaxis) 등의 즉시형 알레르기반응을 말하고 그 발생기전에는 IgE항체와 비만세포가 크게 관여하고 있다.
3. 알레르기 II형 반응은 생산된 항체가 보체 등과 공동하여 세포를 손상하는 것으로, 태아성적모구증, 부적합 수혈, 면역성용혈성빈혈 등이 대표적인 것이다.
4. 알레르기 III형 반응은 항원항체복합체가 조직 내에 침착하여 그 국소를 손상하는 것으로 그 대표적인 것은 급성토리콩팥염, 관절류마티스 등이다.
5. 알레르기 IV형 반응은 투베르쿨린반응, 이식의 거부반응 등의 지연형 알레르기 반응을 말하고 B세포가 세포나 조직을 공격하는 것이다.

해답 5

해설 지연형 알레르기 반응에는 T세포가 관여하고 있다. B세포는 형질세포로 분화하여 체액성 면역에 관여하는 항체를 생산한다.

문제 18 **면역부전증후군에 대해서 잘못된 것은 어느 것인가?**

1. 면역부전증후군에는 선천성의 것과 후천성의 것이 있다.
2. 선천성면역부전증후군은 림프구나 대식세포와 같은 면역담당세포라 불리는 세포에 선천적인 기능이상이 있는 경우에 발생한다.
3. 후천성면역부전증후군(AIDS)은 후천적으로 면역담당세포의 기능이상에 의해서 발생하는 것으로 그 대표적인 것이 HIV감염에 의한 AIDS이다.
4. HIV는 항체생산기능을 가지는 형질세포에 감염하여 형질세포가 붕괴하기 때문에 항체생산부전을 야기한다.
5. AIDS에서는 항체생산부전에 의해서 감염증이 용이하게 발생하고 최종적으로는 감염사에 이른다.

해답 4

해설 HIV는 T림프구에 감염하는 것이다. T세포가 장애되면 B세포가 항체생산세포인 형질세포로 분화할 수 없게 되기 때문에 면역부전이 발생한다.

문제 19 **종양에 대해서 잘못된 것은 어느 것인가?**

1. 종양이란 자율적인 세포(조직)의 과잉증식을 말한다.
2. 종양에는 양성종양과 악성종양이 있고 양성종양은 일반적으로 세포이형이 경도이고 팽창성으로 증식하지만, 악성종양에서는 세포이형이 강하고 침윤성으로 증식한다.
3. 종양발생의 원인에는 미생물, 화학물질(발암물질), 방사선 등이 알려져 있다.
4. 종양발생의 원인이 되는 미생물로서는 진균이나 바이러스가 잘 알려져 있고 특히 RNA 바이러스에 의한 백혈병의 발생은 동물실험에서 잘 알려져 있다.
5. 발암성의 화학물질로서는 담배, 타르 등에 포함된 방향족탄화수소가 대표적인 것이다.

해답 4

해설 바이러스에 의한 종양발생은 잘 알려져 있으나 진균이 발암에 관여하고 있는지 아닌지는 명백하지 않다.

문제 20 **종양전이에 대해서 잘못된 것은 어느 것인가?**

1. 악성종양의 전이경로에는 림프행성, 혈행성 및 파종성의 3개 경로가 있다.
2. 허파, 간, 뼈에의 전이는 혈행성이 대부분이다.
3. 위암세포의 빗장뼈오목 림프절에의 전이(Virchow 전이)는 림프행성 전이의 대표적인 것의 하나이다.
4. Krukenberg 종양은 위암세포가 파종성으로 난소에 전이한 것이다.
5. Schnitzler 전이는 악성종양이 방광 · 직장오목에 림프행성으로 전이한 것이다.

해답 5

해설 Schnitzler 전이는 악성종양이 파종성으로 방광 · 직장오목에 전이한 것을 말한다.

II 각론

문제 1 **심장기형에 대해서 잘못된 것은 어느 것인가?**

1. Fallot 4징후란 심장에 4개의 선천적인 기형을 수반한 것이다.
2. 심실중격 결손, 대동맥 기승전위는 Fallot 4징후 중의 2개의 특징이다.
3. 폐동맥 협착, 우심실 비대도 Fallot 4징후 중의 2개의 특징이다.
4. 심실중격결손은 일반적으로 중격 상부 막모양 부분에 관찰된다.
5. Botallo관의 개존은 생후 폐쇄되지 않고 대동맥과 폐동맥의 사이에 션트를 형성한 것이다.

해답 1

해설 Fallot 4징후는 심실중격 결손, 대동맥 기승전위, 폐동맥 협착, 우심실 비대의 4징후가 있는 것을 말하지만 우심실 비대는 선천적인 기형이 아니라 우심실 부하의 증대에 기초하는 것이다.

문제 2 **협심증에 대해서 잘못된 것은 어느 것인가?**

1. 협심증은 관상동맥의 협착에 의한 상대적인 심근허혈에 의한 것이다.
2. 관상동맥의 협착은 혈관수축(연축)에 의한 것이 가장 많다.
3. 노작협심증은 관상동맥의 동맥경화성 내강협착에 의한 것이 가장 많다.
4. 협심증에서는 심근세포가 선택적으로 괴사에 빠지고 사이질 결합조직은 괴사에 빠지지 않는다.
5. 협심증에서는 심내막 쪽의 심근에 미만성의 섬유화가 관찰된다.

해답 2

해설 협심증 때의 관상동맥의 협착은 동맥경화증에 의한 것이 가장 많고, 노작협심증을 초래한다. 안정협심증 때에는 관상동맥의 수축이 관찰되는데, 이것도 동맥경화를 기반으로 한 것이다.

문제 3 **심근경색에 대해서 잘못된 것은 어느 것인가?**

1. 심근경색은 관상동맥이 폐색하고 그 지배영역인 심근조직이 괴사 빠진 것을 말한다.
2. 관상동맥 폐색의 원인은 혈관염에 의한 것이 가장 많다.
3. 심근경색은 대부분 좌심실 벽의 심근경색이다.
4. 좌심실 심근경색은 일반적으로 앞벽 경색, 뒷벽 경색 및 옆벽 경색으로 나뉜다.
5. 좌심실 심근경색에서는 앞벽 경색이 가장 많고 이것은 왼쪽 관상동맥 앞 내림가지의 폐색에 의한다.

해답 2

해설 관상동맥 폐색의 가장 많은 원인은 관상동맥의 혈관염이 아니라 동맥경화증에 기초하는 혈전형성이다.

문제 4 **허파의 염증성 질환에 대해서 잘못된 것은 어느 것인가?**

1. 기관지폐렴은 기관지말초와 허파꽈리를 중심으로 하는 폐렴이다.
2. 대엽성폐렴은 허파엽(폐엽) 전체에 한결같이 발생하는 폐렴이다.
3. 사이질성폐렴은 허파꽈리의 염증을 주체로 한 폐렴이다.
4. 폐결핵의 초기변화군이란 허파 실질의 최초감염 병소와 함께 발생하는 소속 림프절 병변을 말한다.
5. 2차 결핵은 2회째 감염한 결핵에 대한 것을 의미하며 증상이 중증이고 진전도 빠르다.

해답 5

해설 2차 결핵이란 최초감염 병소에서부터 결핵병소가 진전하여 공동형성, 허파 내 및 허파 밖으로의 결핵병소가 확대한 것을 말한다. 2회째의 감염은 재감염이라 한다.

문제 5 **폐종양에 대해서 잘못된 것은 어느 것인가?**

1. 폐암은 중추기관지(폐문부분)에 많이 발생하는 것과 허파 말초부분에 많이 발생하는 것이 있다.
2. 중추기관지(폐문부분)에 많이 발생하는 암으로서는 편평상피암, 소세포암이 있다.
3. 허파 말초부분에 많이 발생하는 암으로서는 샘암, 대세포암이 있다.
4. 흡연과 관계가 깊은 암은 허파 말초부분에 발생하는 샘암이다.
5. 허파의 상피성 악성종양(육종)은 드물다.

해답 **4**

해설 흡연과 깊은 관계가 있는 폐암은 폐문부분에 발생하는 편평상피암이다.

문제 6 **위염 · 위궤양에 대해서 잘못된 것은 어느 것인가?**

1. 급성위염에서는 점막상피세포의 손상을 수반하고 자주 점막상피세포의 장상피화생을 수반한다.
2. Helicobacter pylori균은 만성위염의 원인의 하나라 생각되고 있으며 위궤양, 위암과의 관계도 생각되고 있다.
3. 위궤양은 날문 안뜰부분에 발생하는 일이 많다.
4. 위궤양에는 자주 동맥이 노출하여 파열해서 대출혈을 일으킨다.
5. Mallory-Weiss증후군은 격렬한 구토를 반복하는 경우에 관찰되는 들문부분의 궤양이다.

해답 **1**

해설 위점막 상피세포의 장상피 화생은 만성위염 때에 관찰되는 것이다. 급성위염은 점막의 충혈, 부종, 염증세포 침윤이 주체이고 장상피 화생은 일어나지 않는다.

문제 7 **위 · 소장종양에 대해서 잘못된 것은 어느 것인가?**

1. 위의 종양은 대부분 상피성의 종양이고 비상피성의 종양은 적다.
2. 위의 악성종양은 대부분 샘암이고 그 잘 발생하는 부위는 위각(gastric angle)부분을 중심으로 한 날문 안뜰부분이다.
3. 위암의 조기암 분류에는 Borrmann분류가 있다.
4. 위와 비교하여 소장(십이지장, 빈창자, 돌창자)에는 악성종양의 발생은 적다.
5. 소장종양 중에서는 십이지장 종양이 가장 많고 그 발생부위는 Vater유두부분이다.

해답 3

해설 위암의 Borrmann분류는 진행암의 분류이고 조기암의 분류는 아니다.

문제 8 **장관질환에 대해서 잘못된 것은 어느 것인가?**

1. 원인불명의 궤양성 질환에 Crohn병과 궤양성대장염이 있고 Crohn병은 일반적으로 돌창자 말단에서부터 결장 오른쪽 절반에 관찰되고 궤양성대장염은 일반적으로 결장 왼쪽 절반에 관찰된다.
2. 장티푸스는 소장 Peyer반을 중심으로 관찰되고, 이질은 대장점막에 병변이 관찰된다.
3. 대장의 샘종(adenoma)은 대장암의 발생모지로서 주목되고 있다.
4. 대장암은 막창자(맹장), 오름창자(상행결장) 등의 오른쪽 반 결장에 많이 발생한다.
5. 대장암은 혈행성 전이를 일으키기 쉽고 간에 전이하는 일이 많다.

해답 4

해설 대장암은 왼쪽 절반 결장, 특히 구불창자(S상결장), 곧은창자(직장)에 많이 발생한다.

문제 9 **간염, 간경변, 간암에 대해서 잘못된 것은 어느 것인가?**

1. 바이러스성간염에는 A형, B형, C형 등이 있고 B형, C형은 높은 비율로 만성화한다.
2. 알코올성간염은 만성화하지만 간세포의 지방침윤이 주체이고 간경변으로는 이행하지 않는다.
3. 간경변에서는 복수, 황달, 비종, 출혈경향, 곁순환(식도정맥류, 메두사의 머리, 치핵) 등의 증상이 관찰된다.
4. 간경변에서는 소엽구조는 파괴되고 거짓소엽을 형성한다.
5. 간세포암의 대부분은 간경변을 기반으로 하여 발생한다.

해답 2

해설 알코올성간염에서는 간세포의 지방침윤만이 아니라 알코올성 유리체, 염증세포침윤 등이 관찰되지만 만성화하면 알코올성간경변으로 이행한다.

문제 10 **내분비질환에 대해서 잘못된 것은 어느 것인가?**

1. 성장호르몬 분비세포의 과형성(또는 샘종)이 성장기에 발생하면 거인증이 된다.
2. 뇌하수체 뒤엽으로부터는 항이뇨호르몬이 생산되므로 뒤엽이 장애되면 요붕증이 발생한다.
3. Basedow병은 갑상샘기능항진증에 의한 것으로 Merseburg3징후(갑상샘종, 심계항진, 안구돌출)와 기초대사의 항진을 수반한다.
4. Cushing증후군은 부신피질기능항진에 의한 스테로이드호르몬 분비과잉에 의한 것으로 뇌하수체 앞엽으로부터의 부신피질자극호르몬(ACTH) 분비항진이 원인이다.
5. 갈색세포종은 부신피질의 종양이고 카테콜아민 분비항진을 수반하므로 고혈압증을 수반하게 된다.

해답 4

해설 Cushing증후군은 뇌하수체 앞엽의 부신피질자극호르몬(ACTH) 생산세포의 종양 또는 과형성에 의한 ACTH 분비항진만이 아니라 부신피질의 과형성에 의해서도 발생한다.

문제 11 **콩팥질환에 대해서 잘못된 것은 어느 것인가?**

1. 토리콩팥염 중에서 미소변화콩팥염, 막성콩팥염은 콩팥증후군을 나타낸다.
2. 콩팥성 고혈압은 콩팥질환에 기초하는 레니-안지오텐신-알도스테론계통의 활성화에 의한 것이다.
3. 토리의 Kimmelstiel-Wilson 병변은 당뇨병 때에 관찰된다.
4. 요독증은 콩팥기능부전에 의해서 발생하고 혈액 중에는 요소, 암모니아 등을 포함하는 NPN의 상승이 관찰된다.
5. 콩팥세포암(Grawitz종양)은 소아에 발생하는 종양이다.

해답 5

해설 콩팥세포암은 성인남성에 많이 발생하는 암이고 Wilms종양이 소아에 발생하는 암이다

문제 12 **남성생식기질환에 대해서 잘못된 것은 어느 것인가?**

1. 전립샘 비대는 전립샘조직(샘세포 및 사이질조직)의 과형성에 의한 것이다.
2. 전립샘 비대는 고령자에 많고 요도협착을 초래함으로 배뇨시간의 지연이 일어난다.
3. 전립샘 비대는 전립샘 가쪽 샘꽈리상피(외측 선방상피)의 과형성이 주체이다.
4. 전립샘암은 안드로겐 감수성의 가쪽 샘꽈리상피로부터 많이 발생한다.
5. 전립샘암은 일반적으로 호르몬요법이 효과적이다.

해답 3

해설 전립샘 비대는 전립샘의 안쪽 샘꽈리상피(내측 선방상피)의 과형성이 주체이고 요도협착을 초래하기 쉬우므로 배뇨시간의 연장이 일어난다.

문제 13 생식기(여성)에 대해서 잘못된 것은 어느 것인가?

1. 난소종양에서는 낭포형성성의 종양(장액성 · 점액성 낭포종양, 낭포성기형종 등)이 많다.
2. 난소의 Krukenberg종양은 난소 원발의 샘암이다.
3. 자궁내막암은 대부분 샘암이다.
4. 자궁경부암은 대부분 편평상피암이다.
5. 융모암(악성융모상피종)은 혈중, 요중의 hCG의 두드러진 상승이 특징이고 혈행성 전이를 일으키기 쉽다.

해답 2

해설 Krukenberg 종양은 위암의 난소전이에 의한 것으로 난소 원발의 종양은 아니다.

문제 14 중추신경질환에 대해서 잘못된 것은 어느 것인가?

1. Alzheimer병은 대뇌위축, 특히 이마엽과 관자엽의 위축이 관찰된다.
2. Parkinson병에서는 대뇌바닥핵인 흑색질의 세포가 변성, 탈락하여 있다.
3. 근위축성 측삭경화증은 제2차 신경세포의 변성, 탈락에 의한 것으로 척수앞뿔세포의 변성, 탈락이 인지된다.
4. 다발성경화증에서는 대뇌의 백색질을 중심으로 반점모양의 말이집탈락 병소가 관찰된다.
5. Creutzfeldt-Jakob병(프리온병)은 프리온 단백질 이상에 의한 것으로 대뇌의 두드러진 위축을 수반한다.

해답 3

해설 근위축성 측삭경화증은 제1차 및 제2차 신경세포의 변성, 탈락에 의한 것으로 대뇌겉질 운동영역(3~5층)의 대형세포와 척수 앞뿔세포의 변성, 탈락을 수반하고 있다.

문제 15 뇌종양에 대해서 잘못된 것은 어느 것인가?

1. 뇌종양(머리뼈 내 종양)의 대부분은 신경아교세포 유래(신경아교종)이다.
2. 별아교세포종(astrocytoma)은 대뇌반구에 많이 발생하고 악성도가 낮은 것에서부터 높은 것까지 있다.
3. 희소돌기아교세포종(oligodendroglioma)은 석회화를 수반하는 일이 많다.
4. 속질모세포종(medulloblastoma)은 소아의 대뇌반구에 발생하고 악성도가 매우 높다.
5. 속질모세포종(medulloblastoma)은 척수액을 통해서 전이한다.

해답 4

해설 속질모세포종(medulloblastoma)은 소아의 소뇌에 방생하는 악성도가 높은 종양이며 자주 척수액을 통해서 전이한다.

문제 16 뼈 질환에 대해서 잘못된 것은 어느 것인가?

1. 페르테스병(Perthes disease)은 소아의 넙다리뼈 뼈머리 괴사가 원인이다.
2. Osgood-Schlatter병은 정강뼈 거친면의 뼈 파괴와 재생을 수반하고 있다.
3. 골육종은 젊은이(10세대)에 많고 머리뼈 등의 납작뼈에 잘 발생한다.
4. 골육종은 뼈 파괴와 뼈 신생을 수반하고 뼈막에 침윤하면 Codman삼각, 조각뼈(spicule)를 형성한다.
5. 뼈 거대세포종은 긴뼈 뼈끝부분에 잘 발생하고 조직학적으로는 다수의 다핵거대세포의 출현이 관찰된다.

해답 3

해설 골육종은 긴뼈의 뼈몸통 끝부분, 특히 넙다리뼈 먼쪽, 정강뼈 몸쪽, 위팔뼈 몸쪽에 잘 발생하는 악성도가 높은 종양이다.

문제 17 **관절질환에 대해서 잘못된 것은 어느 것인가?**

1. 관절류마티스는 관절의 윤활막을 중심으로 만성염증을 일으키는 질환이며 남성이 많이 이환하고 진행되면 관절의 변형을 수반한다.
2. 어깨관절주위염은 사십견(오십견)이라고도 불리고 그 연대에 잘 발생하는 어깨관절주위의 퇴행성 질환이다.
3. 반달에는 안쪽과 가쪽이 있고 일반적으로 손상되기 쉬운 것은 안쪽반달이다.
4. 십자인대 손상은 스포츠외상, 교통사고 등에서 무릎관절에 강한 외력이 작용한 경우에 일어나는 것으로 일반적으로 앞십자인대가 손상되기 쉽다.
5. 아킬레스힘줄 손상은 급격한 달리기, 점프 등으로 일어나며 파열부에 일치하여 함몰이 관찰되고 발끝서기가 불가능하게 된다.

해답 1

해설 관절류마티스는 일반적으로 여성에 잘 발생한다.

문제 18 **근육질환에 대해서 잘못된 것은 어느 것인가?**

1. 진행성근육퇴행위축은 유전적인 질환이고 신경 · 근육 접합부분이 장애되어 있는 질환이다.
2. 진행성근육퇴행위축에서 Duchenne형은 반성열성 유전이다.
3. Duchenne형의 진행성근육퇴행위축은 남성이 이환하고 일반적으로는 3~4세까지에 발병하는 일이 많다.
4. Duchenne형의 진행성근육퇴행위축은 거짓 비대를 수반하는 일이 많다.
5. 거짓 비대는 다리의 장딴지근(비복근)에 관찰된다.

해답 1

해설 진행성근육퇴행위축은 진행성으로 골격근의 위축을 초래하는 유전적인 질환이고 신경 · 근육접합부분의 장애에 의한 것은 아니다.

문제 19 **빈혈에 대해서 잘못된 것은 어느 것인가?**

1. 철결핍성 빈혈에서는 헤모글로빈의 합성이 충분하지 않으므로 저색소성의 빈혈이 된다.
2. 용혈성 빈혈은 적혈구의 붕괴가 항진하기 때문에 발생하는 것이다.
3. 악성빈혈은 적혈구의 수명이 선천적으로 짧고 매우 중증의 빈혈을 초래하는 것을 말한다.
4. 태아적모구증은 어머니가 Rh(-), 아버지가 RH(+), 태아가 Rh(+) 때에 태아에 관찰되는 질환이다.
5. 재생불량성 빈혈은 골수의 혈구생산능력에 장애가 있고 말초혈액의 적혈구, 백혈구, 혈소판이 어느 것도 감소하는 질환이다.

해답 3

해설 악성빈혈은 위점막 위축에 의해서 내인자분비가 장애되어 비타민 B_{12}가 결핍하여 발생하는 빈혈이며 대구성, 고색소성 빈혈을 나타낸다.

문제 20 **조혈기관 질환에 대해서 잘못된 것은 어느 것인가?**

1. 급성골수성백혈병은 백혈구 중에서 가장 많고 주로 골수모구가 미만성으로 증식하는 것이다.
2. 만성골수성백혈병에서는 Ph(필라델피아) 염색체가 출현하는 일이 많다.
3. 림프성 백혈병은 면역세포학적으로 B세포성, T세포성 등이 구별된다.
4. 다발성골수종은 T세포 유래의 악성종양이고 요중에 Bence Jones단백이 배설된다.
5. Hodgkin병에서는 Reed-Sternberg세포가 출현한다.

해답 4

해설 다발성골수종은 형질세포 유래의 악성종양이며 혈액 중에는 단클론성 면역글로불린을 생산하고 요에 Bence Jones 단백을 배설한다.

색 인

한글

ㄱ

ㄴ

ㄷ

ㅂ

ㅅ

ㅈ

ㅍ

ㅎ

영어 · 숫자